Joseph Schreiber

Praktische Anleitung zur Behandlung durch Massage und methodische Muskelübung

Joseph Schreiber

Praktische Anleitung zur Behandlung durch Massage und methodische Muskelübung

ISBN/EAN: 9783742815798

Hergestellt in Europa, USA, Kanada, Australien, Japan

Cover: Foto ©Lupo / pixelio.de

Manufactured and distributed by brebook publishing software (www.brebook.com)

Joseph Schreiber

Praktische Anleitung zur Behandlung durch Massage und methodische Muskelübung

Praktische Anleitung zur Behandlung

durch

MASSAGE

und

Methodische Muskelübung.

Von

DR. JOSEF SCHREIBER,

Mitglied der k. k. Gesellschaft der Aerzte in Wien, früher Docent an der Wiener Universität, auswärtiges Mitglied der Société française d'hygiène, der Société d'hydrologie médicale de Paris, correspondirendes Mitglied der Société de médecine et de climatologie de Nice, correspondirendes Mitglied der ärztlichen Gesellschaft in Athen, Ehrenmitglied der Societatea sciintelor medicale in Bukarest, Curarzt zu Aussee und Meran.

Dritte verbesserte und vermehrte Auflage.

Mit 150 Holzschnitten.

WIEN UND LEIPZIG.
URBAN & SCHWARZENBERG.
1888.

HERRN

PROFESSOR DR. FRIEDRICH VON KORÁNYI

DIRECTOR DER MEDICINISCHEN KLINIK ZU BUDAPEST

IN VEREHRUNG

GEWIDMET.

Vorwort zur ersten Auflage.

Diese Schrift stellt sich die Aufgabe, dem praktischen Arzte bei der mechanischen Behandlung verschiedener Erkrankungen ein treuer Führer zu werden.

Während der Drucklegung des Buches, welche in Folge der zahlreichen, demselben beigegebenen Zeichnungen lange Zeit in Anspruch nahm, erschienen in deutscher Sprache allein vier grössere Abhandlungen, die sich mit dem von mir bearbeiteten Thema beschäftigen: Rossbach, Busch, Reibmeyer und Samuely.

Es liegt in der Natur der Sache, dass ich jede der genannten Schriften mit einem Gefühle von Bangigkeit durchflog. Die Besorgniss musste in mir erwachen, dass meine Arbeit möglicher Weise gegenstandslos erscheinen oder gar den Eindruck eines Plagiates hervorrufen könnte.

Diese Befürchtungen blieben unbegründet. Ich glaube, es ist mir gelungen, einige neue Gesichtspunkte aufzufinden und gebe mich der Hoffnung hin, durch meine Schrift eine Lücke in der Literatur der Mechanotherapie auszufüllen.

Mein Streben ging dahin, dem Praktiker die mechanische Behandlung durch ausführlich geschilderte, der eigenen Beobachtung entlehnte Krankenfälle klar zu legen, seine Aufmerksamkeit auf die einzelnen Schwierigkeiten und Zwischenfälle zu lenken und ihm andererseits kleine Winke und Vortheile bei Ausführung der Methode an die Hand zu geben.

Wenn diese Arbeit die von mir ausgesprochenen Intentionen erfüllt, so dürfte sie manchem Collegen eine nicht unwillkommene Gabe sein.

Aussee (Steiermark), Juni 1883.

Der Verfasser.

Vorwort zur zweiten Auflage.

Der rasche Absatz dieses Buches veranlasste die Verlagshandlung zur Veranstaltung einer zweiten Auflage, die um so berechtigter unverändert bleiben konnte, als in der Zeit, welche zwischen der ersten Auflage und der gegenwärtigen liegt, auf dem Gebiete der Mechanotherapie nichts wesentlich Neues zu Tage gebracht wurde.

Die lobende Kritik, deren das Buch in den medicinischen Blättern des In- und Auslandes sich erfreuen konnte, die mittlerweile in Paris erschienene französische Uebersetzung darf ich als Beweis ansehen, dass ich die mir gestellte Aufgabe nicht verfehlt habe.

Möge die neue Auflage das Wohlwollen jener Aerzte sich erwerben, welche bisher noch nicht Gelegenheit hatten, sich mit dem Inhalte des Buches zu befreunden!

Aussee, Mai 1884.

Der Verfasser.

Vorwort zur dritten Auflage.

Das Bedürfniss nach einer dritten Auflage dieses Buches fiel mit der Uebersetzung desselben in's Englische*) zusammen. Diese Thatsachen berechtigen mich zu der Annahme, die Behandlung des vorliegenden Themas in einer, die Berufsgenossen befriedigenden Weise durchgeführt zu haben.

Trotz der lobenden Kritik, deren sich die früheren Auflagen. auch die 1884 erschienene französische Ausgabe**) erfreuten, habe ich mir die Mängel des Buches nicht verhehlt und war ich bemüht. denselben in der vorliegenden Auflage abzuhelfen.

So entstand das für den praktischen Arzt wichtige Capitel über Scoliosenbehandlung, sowie über das von Oertel in die Praxis eingeführte Verfahren bei Kreislaufstörungen.

Es ist selbstverständlich, dass ich alle neuen Errungenschaften der Mechanotherapie, welche mir von bleibendem Werthe erschienen. in die neue Auflage aufgenommen habe. So findet die mechanische Behandlung der Lageveränderung des Uterus, der chronischen Lumbago ausführliche Besprechung und habe ich die neuesten Erfahrungen über Schreiberkrampf, über „schnellenden Finger", sowie die auf dem Gebiete der Physiologie gewonnenen Resultate über den Einfluss mechanischer Eingriffe auf Stoffwechsel, Assimilation, Blutdruck und Wärmeempfindung mitgetheilt. Die Geschichte der Mechanotheropie findet in authentischen Berichten über die Anwendung dieser Methoden in Japan und China eine Ergänzung.

---

*) A manual of treatment by massage and methodical muscle exercise by Josef Schreiber, M. D. Translated by Walter Mendelson M. D. of New-York. — Philadelphia: Lea Brothers & Co., 1887.

**) Traité pratique de massage et de gymnastique médicale par le Dr. J. Schreiber. Paris, Octave Doin, éditeur. 1884.

Der Reichthum des Stoffes ist die Ursache, dass trotz meiner Bemühungen, das Materiale zusammenzudrängen und nur das praktisch Wichtigste zu erwähnen, die neue Auflage dennoch um 6 Bogen grösser als ihre Vorgänger ausfiel und die Zahl der Zeichnungen von 117 auf 150 anwuchs.

Am wissenschaftlichen Aufbaue brauchte ich nichts zu ändern; derselbe hat sich zu meiner Freude als solid erwiesen, so dass ich gleichsam ein neues Stockwerk aufsetzen und manche Umgestaltung der einzelnen Geschosse vornehmen durfte.

Und so hoffe ich, die neue Auflage werde dem alten Wohlwollen der Collegen begegnen.

Meran, März 1888.

Der Verfasser.

Inhalt.

Geschichte der Mechanotherapie.

Die Methode, Krankheiten durch mechanische Eingriffe zu heilen, reicht bis zu den ältesten schriftlichen Denkmalen der Inder und Chinesen hinauf.

Das berühmte Buch der Inder „Susruta", welches viele Jahrhunderte vor Christi Geburt geschrieben wurde, enthält schon vortreffliche Schilderungen der medicinischen Gymnastik. Das anfänglich jedes Aberglaubens entblösste System der medicinischen Gymnastik wurde in der Folge von den Brahminen gefälscht, mit Mysterien und magischen Formeln umgeben, damit das Volk an die Hilfe der Götter und Schutzgeister glaube. Auf diese Weise erhöhten die indischen Priester ihre Einkünfte, gleichzeitig aber wuchs die Leichtgläubigkeit der Menge.

Der Orden der Brahminen geht heute noch in gleicher Weise, wie vor etwa 3000 Jahren zu Werke.

Auch das älteste Buch der Chinesen „Cong-Fou" enthält ausführliche Abhandlungen über medicinische Gymnastik, welche durch Zeichnungen erläutert sind und den Beweis liefern, wie viel richtiges Verständniss dieses alte Culturvolk für Mechanotherapie besass.

In einem, 1850 in Paris erschienenen Buche von F. Lutterbach, welches den pompösen Titel: „Revolution in der Art des Ganges" führt, finden sich die verschiedensten Arten der Athmung abgehandelt, wie sie von den chinesischen Aerzten seit Jahrtausenden angeordnet werden.

Schon der Name „Cong-Fou" ist für den Inhalt des Buches bezeichnend. Das Wort „Cong" bedeutet: Künstler, „Fou" heisst: Mann, also der Mann, der mit Kunst arbeitet.

Es unterliegt nach neueren Forschungen keinem Zweifel, dass das Buch „Cong-Fou" schon Belehrung enthält, wie Verkrümmungen, Verstauchungen und andere chirurgische Leiden durch Gymnastik behandelt werden sollen.

Nach den Mittheilungen des P. Duhalde befinden sich in allen Provinzen des göttlichen Reiches medicinisch-gymnastische Schulen und Etablissements, in welchen Aerzte „Tao-See“ herangebildet werden und wo Hunderte von Kranken aus allen Gegenden China's zusammenströmen, welche man mittelst Mechanotherapie behandelt. Eines der berühmtesten dieser Etablissements besteht in der Provinz: Kiang-Si. Die Stadt Kan-Tschean-Fou gilt als Hauptsitz der Tao-See; daselbst wohnt auch sozusagen ihr Provinzial, welcher den Titel: „Tien-See“, d. i. „göttlicher Doctor“ führt.

Dr. T. Lay erzählt in seinem 1841 in London veröffentlichten Buche: „The Chinese, as they are“ von einer genialen und sicher wirkenden Methode der chinesischen Aerzte, um Verkrümmungen der Wirbelsäule einzurichten. Dieselbe besteht in bestimmten Muskelübungen, verbunden mit tiefer und verlängerter Einathmung, damit die Respirationsmuskeln die längs der Wirbelsäule hinziehenden Muskelgruppen unterstützen.

Seit undenklichen Zeiten werden in China gymnastische Uebungen angewendet, um die durch Ermüdung erschlafften Muskeln zu kräftigen, um Krämpfe zu beheben, rheumatische Schmerzen zu beseitigen. Auch statt des Aderlasses wird bei ihnen medicinische Gymnastik getrieben, um Blutüberfüllungen entgegenzuarbeiten.

Ob die Chinesen einen physiologischen Grund hierfür kannten oder ihre Gymnastik auf einer therapeutischen Doctrin aufbauten, dafür fehlt allerdings der Beweis.

In einer aus 64 Bänden bestehenden Encyclopädie, welche gegen Ende des 16. Jahrhundertes nach Christi Geburt unter dem Titel: „San-Tsai-Tou-Hoei“ erschien, findet sich eine Sammlung von Holzschnitten, welche anatomische Tafeln und gymnastische Uebungen darstellen.

Bei den Indern führt die uralte mechanische Behandlung den Namen: „Shampooing“; auf den holländischen Colonien des stillen Oceans wird die mechanische Behandlung „pidjet-ten“ genannt; dieselbe wird auf allen Inseln des indischen Archipels (Gesellschafts—Sandwichs—Fidschi—Tongo) als Volksmittel angewendet, um Schmerzen zu lindern.

Von den Indern und Chinesen scheint die Kenntniss der Mechanotherapie auf die Griechen und Römer gekommen zu sein.

Der noch heute als Axiom hingestellte Satz: „Mens sana in corpore sano“ stammt von dem berühmten Arzte Demokritos auf Abdera.

Als Vater der medicinischen Gymnastik bei den Griechen muss der Arzt Herodikos betrachtet werden, welcher kurze Zeit vor dem peloponnesischen Kriege lebte und die ersten Grundsätze einer rationellen gymnastischen Behandlung schrieb. Herodikos war der Lehrer von Hippokrates (460 vor Christi Geburt), auf der Insel Kos geboren, welcher bekanntlich den heute mehr denn je in Ehren gehaltenen Satz aufstellte: „Natura sanat morbos; natura magister, medicus minister naturae.“

Seine Verordnungen beschränken sich auf die zweckmässige Wahl der Nahrung, das richtige Maass von Ruhe und Bewegung: er verwendete diätetische und physikalische Heilmittel.

Hippokrates baute die von seinem Lehrer vertretenen Grundsätze über Leibesübungen wissenschaftlich aus. Seine Lehren über Körperbewegung wurden von den berühmtesten Aerzten Griechenlands und Roms (Antillos, Oribasius, Asclepiades, Athenäus, Aretäus, Celsus, Galenos) befolgt. Galen stellte 9 verschiedene Arten von Massage-Bewegungen auf.

Plutarch erzählt, dass Cäsar, um von einer allgemeinen Neuralgie befreit zu werden, sich täglich von einem Sklaven kneipen liess.

Das im Niedergange begriffene Rom, welches an den grausamen Circusspielen sich ergötzte, setzte rohe Athletik an Stelle der aus Griechenland eingeführten rationellen Leibesübungen.

Das fromme Christenthum des Mittelalters kehrte allen römischen Einrichtungen den Rücken und so gerieth die von den Römern geübte Gymnastik gänzlich in Vergessenheit; der Mechanotherapie bemächtigten sich die Quacksalber und Einrenker. Erst im Jahre 1680, also zur selben Zeit, als Bacon, Descartes und Newton mit ihren gelehrten Theorien hervortraten, welche der Medicin neue Wege eröffneten, veröffentlichte Borelli sein Buch: „De motu animalium“, welches der Ausgangspunkt der jatro-mechanischen Schule war. Die letztere bekämpfte die seit Paracelsus bestehende jatro-chemische Schule.

Die Jatromechaniker suchten sich durch mathematisch-mechanische Lehrsätze alle Bewegungen und alle Functionen des menschlichen Körpers zu erklären. Aber anstatt die Krankheiten durch physikalische und mechanische Mittel zu heilen, entlehnten sie von ihren Gegnern die chemischen Stoffe.

Erst im Jahre 1740 erschien ein englisches Buch von Francis Fuller unter dem Titel: „Medicinische Gymnastik“ oder „Jeder sein eigener Arzt“ — eine Abhandlung über den Einfluss der Bewegung auf die thierische Oekonomie und ihre Wichtigkeit für die Heilung verschiedener Krankheiten, wie die Lungenschwindsucht, die Wassersucht, Hypochondrie u. s. w.

Dieses Buch machte grosses Aufsehen, es erlebte mehrere Auflagen, wurde in verschiedene Sprachen übersetzt und gab den Anstoss zu Specialschriften, wie: „Dissertatio de arte gymnastica nova“ von Börner, „de gymnasticae medicae veteris inventoribus“ von Gehricke, welche beide 1748 zu Helmstadt gedruckt wurden.

Aber die medicinische Welt war zu jener Zeit allzusehr mit pharmaceutischen und chemischen Speculationen beschäftigt, um sich um die in den genannten Schriften citirten kynesiatrischen Methoden der alten Griechen und der Tao-See zu kümmern, diese Priester der höchsten Vernunft, welche man damals noch für Magier und Jongleure hielt.

Einundvierzig Jahre nach Fuller's Schrift (1781) veröffentlichte ein französischer Arzt, Clement Joseph Tissot, ein Buch unter dem Titel: Gymnastique médicale ou l'exercice appliqué aux organes de l'homme d'après les lois de la physiologie de l'hygiène et de la thérapeutique.

Beide Werke verrathen wenig Kenntnisse der medicinischen Gymnastik, aber sie geben Zeugniss für die hohe Bedeutung, welche man den regelmässigen und methodischen Bewegungen auf den lebenden Organismus beilegte.

Viel eingehendere Arbeiten über die rationelle Gymnastik und den Mechanismus der Bewegung lieferte Barthez und die Gebrüder Weber.

Schon 1794 hatte John Pugh ein „Treatise on the science of muscular action“ geschrieben.

Besondere Beachtung erwarb sich Dr. John Barklay's Schrift: „The muscular motions of the human body“ (Edinbourgh 1808).

In diesem Buche findet sich ein schwerer Fall von rheumatischer Muskelcontraction, welche durch kein Mittel geheilt werden konnte und endlich durch einfache Klopfung des Musculus mastoideus behoben wurde.

Trotzdem solche vereinzelte Fälle von medicinischer Gymnastik bekannt wurden, schenkte man ihnen dennoch keine Beachtung. In der Folge erschienen immer häufigere Publicationen über die verschiedenen Zweige der Kynesitherapie, so z. B.: „Illustrations of the power of compression and percussion in the cure of rheumatisme gout and debility of the extremities and in promoting health and longevity" von Balfur." Edinbourgh 1819; „Méthode nouvelle pour le traitement des déviations de la colonne vertebrale" von Dr. Pravaz, Paris 1827.

Einen wesentlichen Fortschritt in der Bewegungsheilkunde bildete die im Jahre 1855 der Académie de médecine von Dr. Blache vorgelegte Abhandlung: „Du traitement de la chorée par la gymnastique", in welcher nachgewiesen wird, dass diese Methode den bisher bekannten Heilmitteln gleichkommt, ohne die Nachtheile dieser Methoden in sich zu schliessen, wie dies im Capitel „Chorea" ausführlich auseinandergesetzt wird.

Die mächtigste Anregung zur Wiederaufnahme der Mechanotherapie, welche bei den alten Griechen und Römern gepflegt wurde, bei Chinesen und Indern noch heute ausgeübt wird, gab ein Nichtarzt in Schweden, der Schöpfer der modernen Bewegungstherapie, dessen geistvolle Lehre nach England und Deutschland sich verpflanzte, und wenn dieselbe auch mannigfaltige wilde Reiser trieb, nach vielen Jahrzehnten sich allgemeine Anerkennung zu verschaffen wusste.

Die gedrängte Biographie dieses Mannes, welche ich hier wiedergebe, lässt die bekannte Thatsache erkennen, dass alle neuen Ideen nur mühsam sich Bahn brechen, dass ihre Vertreter mit den althergebrachten festgesessenen Anschauungen zu kämpfen haben; nur zu oft wird das Neue im Vorhinein, ohne Prüfung als Product einer reichen Phantasie belacht, bekrittelt und verworfen.

Peter Heinrich Ling wurde am 15. November 1776 zu Ljunga im Smaland (Schweden) geboren, studirte 1804 an der Universität zu Kopenhagen und besuchte nebenbei die Fechtschule, welche zwei französische Emigranten zu Anfang dieses Jahrhunderts daselbst errichtet hatten.

Da er durch diese Fechtübungen von einer rheumatischen Lähmung seines Armes geheilt worden war, so kam er auf die Idee, dass systematische Leibesübung einen günstigen Einfluss auf Körper und Gemüth des Menschen ausüben könne, und nach und nach entwickelte sich in ihm der Gedanke, es müsse die harmonische Ausbildung der einzelnen Theile des Körpers einen integrirenden Bestandtheil der Volkserziehung ausmachen.

Mit zäher Ausdauer brachte er die einmal gefasste Idee zur Reife.

In jener Zeit befand sich an der Militärschule zu Kopenhagen eine Turnanstalt unter der Leitung eines ausgezeichneten Mannes, Namens Nachtigall, welcher sich bemühte, diese Kunst auf wahre Principien zurückzuführen.

Ling unterstützte diese Versuche, studirte die noch vorhandenen, in den medicinischen Schriften der alten Griechen zerstreuten Ueberreste der Gymnastik, und als er 1806 an der Universität zu Lund als Fechtmeister angestellt wurde, ging er daran, seine Idee praktisch durchzuführen.

Da er einsah, dass ihm das Wichtigste fehle, um zu gutem Ende zu gelangen, nämlich die Kenntniss der Anatomie, Physiologie und anderer Naturwissenschaften, so wendete er sich diesen Studien zu. Es sei nebenbei erwähnt, dass Ling in Anerkennung seiner historischen Arbeiten und poetischen Leistungen von der schwedischen Akademie zum Mitgliede ernannt worden war.

Lange Zeit jedoch hatte Ling gegen Unwissenheit und Vorurtheile anzukämpfen. Im Jahre 1812 wendete er sich an den Minister des Unterrichtes (in Schweden), um von Seite des Staates eine Unterstützung für seine Bestrebungen zu erwirken.

Man antwortete ihm: „Wir haben genug Gaukler und Seiltänzer, um deren noch neue dem Staat aufzubürden."

Diese Antwort war sehr entmuthigend. Nichtdestoweniger liess sich Ling nicht abschrecken, bis er sein Ziel erreichte. Im Jahre 1813 schuf eine königliche Verordnung die Centralanstalt für Gymnastik zu Stockholm; hier konnte Ling seine Methode entwickeln und verbreiten. Binnen kurzer Zeit wurde dieselbe nicht nur in allen öffentlichen Schulen, sondern auch in den Waisenhäusern, Irrenanstalten und mehreren Spitälern, sowie in der Armee eingeführt.

Gleichzeitig strömten Männer aller Berufsclassen und aller Altersstufen zu den Vorträgen des Central-Institutes herbei, um zu lernen, sowie Kranke, um durch die neue Methode geheilt zu werden.

Die Aerzte waren anfangs der neuen Heilmethode wenig hold. Als sie aber mit eigenen Augen zahlreiche Heilungen von Krankheiten mit ansahen, welche den anderen Methoden widerstanden hatten, so mussten sie den Werth der Bewegungsmethode anerkennen. Mehrere Aerzte wurden sogar eifrige Schüler und Verbreiter der neuen Lehre.

Ling stieg immer mehr in Ansehen und Achtung, erhielt vom Könige den Professorstitel, sowie das Ritterkreuz des Nordstern-Ordens.

Aber nicht lange konnte sich Ling der Erfolge freuen, welche seine rastlose Arbeit erreicht hatte. Eine Lungenphthise, deren Fortschritte er durch sein eigenes System zu verlangsamen wusste, machte seinem angestrengten Leben 1839 ein Ende. Er starb im Alter von 62 Jahren.

Der Gedanke, der ihn sein ganzes Leben hindurch beschäftigte, füllte seine letzten Stunden aus; er empfahl auf dem Todtenbette das von ihm geschaffene Institut dem Wohlwollen des Monarchen, der Fürsorge des Staates.

Ling war während seines thätigen Lebens ausschliesslich damit beschäftigt, seine Beobachtungen auf einer breiten experimentellen Basis aufzustellen und von dieser die Gesetze abzuleiten; er hatte nicht Musse gefunden, seine Lehre zu formuliren.

Sein grösseres Werk: „Abhandlung über die allgemeinen Grundsätze der Gymnastik", an welchem er von 1834 bis zu seinem Tode arbeitete, in welchem er sein System auseinandersetzte, wurde zu Folge letztwilliger Anordnung erst nach seinem Tode von zweien seiner Schüler, nämlich von Dr. Liedbeck und Georgii, Directorsstellvertreter des Instituts, vollendet.

Dr. Massmann übersetzte Ling's Werke in's Deutsche. Nach seinem Tode übernahm M. Branting die Leitung des Instituts. Letzteres enthält grosse Säle für Gymnastik und Hörsäle, in denen folgende Fächer vorgetragen werden: descript. Anatomie, verbunden mit Secirübungen, Physiologie-Anatomie in Beziehung zu den Bewegungen des menschlichen Körpers — die Principien und die Theorie der Gymnastik — die Gymnastik mit und ohne Apparat, die medicinische Gymnastik. Ueberdies werden Fechtübungen aller Art gelehrt.

Im Institute lehren: 1 Director, 1 Subdirector, 3 Professoren und 8 Docenten. Es werden jährlich 300 Fechter ausgebildet und einige Hundert mit chronischem Leiden behaftete Kranke behandelt.

Die Ling'sche Methode.

„Harmonische Entwicklung der Organe des menschlichen Körpers bildet die Hauptgrundlage der Erziehung der Jugend und des Volkes." Diesem Spruche liegt eine durch und durch griechische Idee zu Grunde — sie findet sich in allen philosophischen Werken vor, — sie war im Gesetze bedacht, in allen pädagogischen Institutionen, bei allen öffentlichen Spielen verwirklicht und unter den Schutz Apollo's gestellt, des Gottes, der nach Plutarch den Menschen Gesundheit und Geist verleiht, indem er die Entwicklung der Form in der harmonischen Entwicklung der Kraft begünstigt.

Ling erkannte, dass die Ernährung und Entwicklung einer Muskelgruppe von den activen Bewegungen abhängt, welchen dieselbe unterworfen wird.

N. Dally*) behauptet, Ling habe wahrscheinlich den Bericht des P. Amiot in Händen gehabt, oder eine andere chinesische Originalabhandlung, welche entweder durch Missionäre oder durch Personen ihm übermittelt wurde, die bei den europäischen Gesandtschaften in China angestellt waren. Seine Lehre (Theorie wie Praxis) sei nichts Anderes, als ein photographischer Abdruck des Cong-Fou und des Tao-Sec.

Unmittelbar nach dem Erscheinen der ersten Auflage meines Buches (1883) erhielt ich von Frans Lindblom (damals Med. Stud. und Heilgymnastiker in Upsala) ein Schreiben, in welchem er mir unter anderen Richtigstellungen über Ling und „schwedische Heilgymnastik" die Ueberzeugung ausspricht, dass Ling die chinesische Gymnastik gar nicht gekannt, dass er aber aus Galen und anderen alten Autoren Ideen geschöpft habe. Ling habe in heilgymnastischer Beziehung sehr wenig geschrieben und das Wenige sei kaum praktisch verwerthbar; die pädagogische Gymnastik sei ihm das Wichtigste gewesen, seine meiste Zeit habe er militärischen Uebungen zuwenden müssen; von Natur aus sei Ling Dichter gewesen, am liebsten habe er Poesien geschrieben.

Der Biograph Ling's, sein Schüler Georgii, sagt: „Das Genie und die Beobachtungsgabe Ling's gaben ihm immer neue Mittel an die Hand, sobald die Nothwendigkeit an ihn herantrat. Die Findigkeit, mit der er die Bewegungsformen für die jeweilige Indication herausfand, könne als eine Art von Devination angesehen werden, welche die damalige Unvollkommenheit und Lückenhaftigkeit der physiologischen und biologischen Kenntnisse erzielte. Er hinterliess seinen Schülern so mannigfaltige und so zahlreiche Formeln von Bewegungen, dass man Jahre brauchte, um sie zu

*) N. Dally, Cinésiologie ou science du mouvement. Paris 1857.

studiren, zu erklären und in die Physiologie und Therapie einzureihen. Aber alle seine Formeln sind nach Dally's Versicherung im Cong-Fou enthalten.

Es muss an dieser Stelle darauf hingewiesen werden, dass die Idee, durch Bewegung zu heilen, schon in der Mitte des 16. Jahrhunderts durch Mercuriali und zu Anfang des 18. Jahrhunderts durch F. Hoffmann deutlichen Ausdruck fand, ohne durchzudringen. Sie gerieth wiederum in Vergessenheit, sowie die Bewegungsmethoden der griechischen und römischen Aerzte im Strome der Zeiten untergegangen waren.

Nach Daremberg*) opferte Hieronymus Mercuriali aus Verona 7 Jahre seines Lebens, um in den Manuscripten des Vaticans alle zerstreuten Schriften über Gymnastik zu sammeln.

Die erste Ausgabe seiner Schrift: „De arte gymnastica" erschien zu Venedig 1569.

Leider hat Mercuriali die Idee der alten Griechen und Römer nicht vollständig erfasst, er begriff nicht ganz, was die Alten unter gymnastischer Bewegung verstanden.

Er berichtet allerdings von der Eintheilung, welche die Alten machten: in active, passive und gemischte Bewegungen, aber er zog keine Schlüsse aus diesen Thatsachen. Dieser Irrthum wurde weiter nachgebetet, ohne dass man prüfte und forschte, und hierin liegt der Grund, dass die neue Wissenschaft keine Fortschritte machte.

In der Medicin entwickelten sich aus dem Studium der alten römischen und griechischen Wissenschaft die neuen Systeme von Stahl: der Jatro-Mechanismus, von Börhave: der Jatro-Dynamismus, und von Friedrich Hoffmann: der Mechano-Dynamismus.

In allen diesen drei Systemen spielte die Bewegung die Hauptrolle der Lebensfunctionen und aus ihr entwickelte sich die neuere biologische Anschauung in der Medicin. Alle neueren medicinischen Systeme erkennen in Bezug auf Physiologie, Pathologie und Therapie die Wirkungen der Bewegung auf psychische Erziehung, Erhaltung der Gesundheit, Heilung von Krankheiten an.

In der mechanisch-dynamischen Lehre von Friedrich Hoffmann sind die ersten Anfänge der heilgymnastischen Bestrebungen der deutschen Schule zu suchen. F. Hoffmann

*) Daremberg, Essai sur la détermination et les caractères des périodes de l'histoire de la médecine. Paris 1850.

ist eine zu interessante Figur in der Geschichte der Medicin, als dass man an ihr vorübergehen könnte, ohne sich eine kurze Weile aufzuhalten.

Er war 1660 zu Halle in Sachsen geboren, 1694 zum Professor der Universität daselbst ernannt und lehrte 48 Jahre lang die Heilkunst. Er erwarb sich als Praktiker und Schriftsteller gleich hohen Ruhm. Das beste Zeugniss stellt ihm Börhave aus, der, vom damaligen Könige von Preussen, Friedrich Wilhelm I., um ärztlichen Rath befragt, antwortete: „Majestät, mein bester Rath ist der, dass Sie sich an Hoffmann wenden mögen."

Der Hauptgrundsatz, welcher alle Schriften Hoffmann's beherrscht und welche in seinem grossen Werke: „Medicina rationalis systematica" gesammelt sind, lautet: „Der menschliche Körper besitzt, sowie alle anderen Körper in der Natur materielle Kräfte, mittelst deren er seine Bewegungen bewerkstelligt. Alle diese Kräfte lassen sich auf mechanische und mathematische Grundsätze zurückführen.

Ein unwägbares, aber materielles Agens, der Aether (die active bewegende Kraft), belebt alle Gebilde des Körpers und steht allen physikalischen Erscheinungen auf allen Gebieten der Schöpfung vor."

Hoffmann sagt ferner: „Der lebende Organismus übt die ihm eigenthümlichen Functionen in Folge von Eigenschaften der animalischen Materie: Die Triebkraft dieser Eigenschaften wohnt vorzugsweise in der Macht eines eigenthümlichen Stoffes, welcher vom Gehirne secernirt, in alle Theile des Körpers geleitet und durch einen sehr complicirten organischen Apparat regulirt wird.

Dieser Aether ist die Grundursache aller vitalen Bewegungen. Er ist es, welcher alle Organe belebt; die letzteren stellen ihre Functionen in dem Augenblicke ein, in welchem der belebende Aether ihnen nicht mehr zugeführt wird. Das Gesicht und Gehör erlöschen, wenn das nervöse Fluidum sich zurückzieht."

Nach Hoffmann ist also das nervöse ätherische Fluidum nichts Anderes, als die sensitive Seele, welche dem organischen Leben vorsteht und im Menschen die Animalität bedingt.

Hoffmann sagt ferner:

„Die Heilkunst kann nicht Fortschritte machen, wenn wir nicht genau die Natur der von der sensitiven Seele ausgehenden Bewegungen untersuchen und wenn wir nicht die Gesetze der Mechanik und Hydraulik auf die Medicin verwenden."

In Hoffmann's Therapie spielen Körperbewegungen und Ruhe, strenge Diät und kaltes Wasser, sowie die einfachen Gesetze der Hygiene die Hauptrolle.

Sein System enthält Irrthümer und Unvollkommenheiten (wie es der Standpunkt jener Zeit mit sich brachte), aber seine Lehren stehen noch heute unerschüttert und werden feste Säulen der medicinischen Wissenschaft für alle Zukunft bleiben.

Er war der Erste, welcher der gelehrten Welt sagte: Der menschliche Körper ist eine den Gesetzen der Mechanik unterworfene Maschine.

Er wusste schon, was 100 Jahre später die schwedische Schule lehrte, dass durch Druck auf den Nervus phrenicus (am Halse) der Zwerchfellskrampf behoben wird.

Hoffmann war der Begründer unserer modernen, zur Einfachheit zurückkehrenden Medicin.

In seinen Schriften (Dissertationes physico-medicae 1708) trägt der 6. Abschnitt, I. Band, die Aufschrift:

„Die Bewegung, das beste Heilmittel für den Körper." Im ersten Capitel desselben Buches: „Die Methode lange zu leben" citirt er den Ausspruch von Celsus: „Die beste Medicin ist: Keine zu nehmen."

Wenn man bedenkt, dass F. Hoffmann am Anfange des vorigen Jahrhunderts sein berühmtes Buch verfasste, so kann man nicht genug den erleuchteten Geist, welcher in seinen Schriften sich verräth, bewundern. Unser grosser Skoda könnte die herrliche Vorrede geschrieben haben, welche das genannte Buch einleitet. In derselben spricht sich solche Klarheit, Nüchternheit und Wahrheitsliebe aus, dass sie eine Wiedergabe verdient:

„Wer die Geheimnisse der natürlichen Heilkunde sorgfältig betrachtet und prüft, wird zur Erkenntniss gedrängt, dass die Grundlage der Gesundheit, des Lebens und der Krankheiten eine sehr einfache ist, welche sich niemals ändert und nichts Verworrenes in sich schliesst. Man muss sich deshalb wundern, dass die Aerzte so verschiedenartige Heilmittel ersonnen haben, um die Gesundheit zu erhalten und die Krankheiten zu bekämpfen.

Die Natur erhält das Leben durch einfache Vorgänge. Eine kleine Anzahl von Vorrichtungen genügen ihr zur Erhaltung der Gesundheit und die Ursachen der Krankheit sind nicht sehr zahlreich.

Wir dürfen demnach mit allem Rechte annehmen, dass die Heilmittel, welche die gestörte Gesundheit herstellen können, weder mannigfaltig, noch zahlreich sein sollen. Wir dürfen das nicht nur annehmen, sondern ich behaupte, dass das eine Wahrheit sei, und man darf es als böses Geschick der Heilkunde oder als Missbrauch hinstellen, dass der Wust von Medicamenten und Elixiren, wie sie in den Schriften der alten und modernen Aerzte sich vorfinden, keinen anderen Zweck hatte, als die Heilkunst recht zu erschweren, sie unsicher und trügerisch zu machen. Die Heilmittel, mittelst deren der Arzt, die Bestrebungen der Natur unterstützend, Erfolge erzielen, den Kranken heilen, sich selbst Ehre schaffen kann, sind gewiss nicht zahlreich.

Es gibt viele Dinge, welche von geringem Einflusse auf die Heilung von Krankheiten oder auf die Erhaltung der Gesundheit zu sein scheinen und dennoch eine unglaubliche Macht besitzen.

Solcher Art sind die 6 Dinge, welche man die nicht natürlichen nennt, deren vernünftige Anwendung für die Heilkunde ohne Medicamente von grossem Nutzen sein kann.*)

Ein Beispiel ihrer Kraft sehen wir in der Einwirkung der Bewegung und in der Uebung der Gliedmassen. Die Einwirkungen der Bewegung sind so mächtig, dass, wenn man dem Zeugnisse der Alten und der Erfahrung Glauben schenkt, man dieselben jedenfalls höher stellen darf, als die der werthvollsten Medicamente, da wo man Krankheiten verhüten oder heilen will."

„Ich unternehme die vorliegende Arbeit," sagt Hoffmann, „um, wenn Gott mir diese Gnade gewährt, diese wichtige Frage gründlich zu erörtern und um so klar als möglich zu beweisen, welches die nützlichen und schädlichen Einwirkungen der Bewe-

*) Bevor man die modernen Entdeckungen in der Anatomie, Physiologie und Pathologie gemacht hatte, unterschied man in Bezug auf den Menschen drei Arten von Dingen: Die natürlichen, die nicht natürlichen, die widernatürlichen.

Natürliche Dinge gab es 6: Die Temperamente — die humores (Chylus, Blut, Lymphe, Galle, Urin und Koth) — die vitalen und animalischen Geister (Nervenflüssigkeit und Aether) — die festen und flüssigen Dinge — die Functionen des organischen und animalischen Lebens — die Elemente (Feuer, Wasser, Luft und Erde). Nichtnatürliche Dinge gab es ebenfalls 6: Luft — Nahrung — Bewegung und Ruhe — Schlaf und Wachen — die im Körper zurückgehaltenen oder ausgeschiedenen Stoffe — die Leidenschaften.

Als widernatürliche Dinge galten die Krankheiten, ihre Ursachen und Symptome.

gung sind und in welcher Weise dieselben im Stande sind, die Gesundheit zu erhalten, Krankheiten zu heilen."

Kehren wir zu Ling zurück! Welches ist sein Verdienst? Er baute die Gymnastik der alten Völker auf wissenschaftlicher Basis auf. Er benützte die schon bekannten Resultate der geschickten deutschen Gymnasten, drang tiefer in die Schriften der alten Völker ein und war einer der Ersten, welche eine vollständige Lehre auf anatomischer und physiologischer Basis ausarbeiteten.

Wie in der Kunst, so haben sich auch in der Gymnastik verschiedene Schulen entwickelt. Aus der schwedischen Schule ging die deutsche und englische hervor, welche unter verschiedenen Modificationen, verschiedenen Classificationen, Methoden und Proceduren, die wieder nach Anschauung der einzelnen Individuen variiren, dasselbe Ziel anstreben. Wie kein Zweig der Wissenschaft Stillstand kennt, so werden auch in der medicinischen Gymnastik fortwährend neue Methoden ausgebildet. Die Schüler Ling's und deren Jünger trugen die neue Lehre und die neuen Methoden nach Deutschland, England, Frankreich und Russland.

Schon in der Mitte der Fünfziger-Jahre finden wir in allen diesen Ländern von tüchtigen Fachmännern geleitete heilgymnastische Institute und aus dieser Zeit stammt eine Anzahl grösserer Abhandlungen über Kinesitherapie.

In Schweden wirkten Branting, Georgii, Sonden; in London Indebeten, Bishop und Roth (Oesterreicher von Geburt); in Deutschland nahmen sich Rothstein, Neumann, Eulenburg, E. H. Richter, Koch, Hartwig, Berend, A. M. Böttcher und Andere der neuen Therapie an; Frankreichs Literatur aus den Fünfziger-Jahren ist durch Becquerel, Sée, Blache, Hervieux, Piorry, Dally, Laisné und Andere vertreten.

In Oesterreich (Wien) beschäftigte sich zu jener Zeit ein einziger Mann, Dr. Melicher, welcher bei Branting in Stockholm und bei Georgii in London die nöthigen Kenntnisse sich angeeignet hatte, mit Heilgymnastik.

Die Ueberschwänglichkeit einzelner Schüler Ling's konnte diese letzteren in den Augen der Mitwelt discreditiren, den guten Kern der Lehre aber nicht zerstören. Ueber die Excentricitäten Neumann's, welcher in seiner Schrift: „Die therapeutischen

Grenzen der Heilgymnastik" behauptete, man könne mittelst der letzteren die hartnäckigsten, erblichen Krankheiten, wie Carcinom und Lungenphthise, beseitigen, ging die wissenschaftliche Welt zur Tagesordnung über.

Ling und seine Schüler cultivirten vorzugsweise active und passive Bewegungen. Mechanische Eingriffe fanden bei ihnen wenig Anwendung; dieselben wurden zu Ende der Fünfziger-Jahre und zu Anfang der Sechziger-Jahre vorzugsweise in Frankreich unter dem allgemeinen Namen „Massage" geübt.

Die mechanische Behandlung der Ecchymosen, Contusionen und Distorsionen bildet den Hauptinhalt der jener Zeit angehörenden französischen Literatur. Die Publicationen von Elleaume, Rizet, Magne, Lebatard, Quesnois, Servier und Millet gewinnen der Mechanotherapie eine mehr chirurgische, als intern medicinische Seite ab.

Als epochemachend muss die gediegene Abhandlung von Estradère (1863) angesehen werden.

Sie wurde als These zur Erlangung der Doctoratswürde verfasst und kann sich der Ehre rühmen, bei einer nicht geringen Anzahl späterer Publicationen Pathenstelle vertreten zu haben. Dabei tritt aber die ganz eigenthümliche Erscheinung zu Tage, dass diese vorzügliche, so viel citirte Schrift ausserhalb der Bibliotheken der medicinischen Anstalten Frankreichs kaum anzutreffen ist.

Die Literatur der Mechanotherapie ist bis zum Anfange der Siebziger-Jahre nur durch wenige Werke und Journalartikel vertreten. Die praktische Verwerthung der Methode wurde bis dahin in ganz Europa, mit Ausnahme von Schweden, nur von einzelnen Aerzten als Specialfach betrieben.

Die oft an's Wunder grenzenden Resultate der Specialisten, besonders bei Heilung chirurgischer Leiden, riefen jedoch die Aufmerksamkeit hervorragender Männer der Wissenschaft wach. Man begann auf den verschiedenen chirurgischen Kliniken Deutschlands sich für „Massage" zu interessiren, die Indicationen festzustellen, die Methode auszubilden, und die durch dieselbe erzielten Heilerfolge trugen dazu bei, dass immer weitere Kreise für die neue Therapie gewonnen wurden.

Aber immer noch haftete den Heilungen, welche geübte Mechanotherapeuten bei als unheilbar erklärten Kranken erzielten, etwas Räthselhaftes, Mirakulöses an und man sprach von Zufall, Selbsttäuschung und Schwindelei.

Noch im Jahre 1875 veröffentlichte Billroth einen Artikel, in welchem er die auf seiner Klinik mittelst Massage erreichten Erfolge allerdings rückhaltslos anerkannte, aber gleichzeitig seinen Zweifeln Ausdruck verlieh, dass man durch mechanische Behandlung den Gelenksneurosen zu Leibe rücken könne.

Bisher ergingen sich die literarischen Producte der verschiedenen Autoren vorzugsweise in der Bewahrheitung der von Anderen veröffentlichten Mittheilungen. Es handelte sich entweder um einzelne Heilungen, oder um die Auseinandersetzung der ganzen Methode, wobei das „Jurare in verba magistri“ zur allgemeinen Regel wurde. Aber immerhin muss jeder dieser Publicationen das grosse Verdienst zuerkannt werden, dem Vordringen der Mechanotherapie in die grosse ärztliche Welt Vorschub geleistet zu haben. Die erste physiologische Arbeit über die Wirkung mechanischer Eingriffe stammt aus dem Jahre 1876, in welchem v. Mosengeil seine lehrreichen Versuche an Kaninchen in Langenbeck's Archiv für klinische Chirurgie veröffentlichte. Hiermit trat die Mechanotherapie aus dem Rahmen des dunklen Empyrismus heraus und durfte in den lichten Gefilden wissenschaftlicher Forschung sich sonnen.

Während bis 1874 die Zahl der Journalartikel und Broschüren bei sämmtlichen Culturvölkern etwa 1—4 pro Jahr betrug, entfallen auf das Jahr 1875 schon 5 und das Jahr 1879 figurirte bereits mit 19 Publicationen in verschiedenen Sprachen.

Die auffallende Zunahme der die Mechanotherapie behandelnden Schriften spricht für das allgemeine Interesse, welches die Methode bei den Aerzten gefunden hat. Die Anwendung der Mechanotherapie auf den bedeutendsten Kliniken verleiht der Methode wissenschaftliche Weihe.

Die Entstehung heilgymnastischer Institute in allen grösseren Städten, die Errichtung heilgymnastischer Säle in fast allen zur Zeit bestehenden hydropathischen Anstalten legt andererseits Zeugniss für die Popularisirung der betreffenden Methode, wie für die durch sie zu erzielenden und wirklich erzielten Heilerfolge ab.

Die Mechanotherapie hat im Laufe des letzten Decenniums sich einen Platz in den Werken über allgemeine Therapie (Rossbach, Physikalische Heilmethoden, — Busch in Ziemssen's Handbuch der allgemeinen Therapie) zu erringen gewusst. — Die künftigen Schriften über Augenheilkunde werden das Capitel „Massage“ nicht entbehren können. — Die Abhandlungen über

Gynäkologie, Nervenkrankheiten, Verdauungsbeschwerden und Bluterkrankungen werden ihr manche Seite widmen müssen.

Die Geschichte der Heilgymnastik verzeichnet die höchst merkwürdige Erscheinung, dass, während in Schweden, Deutschland, Oesterreich, Russland, England und Amerika ausgezeichnete Männer der Wissenschaft für die Verbreitung der Bewegungstherapie mit Wort und That eintreten, gerade in Frankreich, wo vor 25 Jahren so viele Anregung auf diesem Gebiete gegeben und manche glänzende Idee zu Tage gefördert wurde, im Jahre 1883, zu welcher Zeit diese Schrift in 1. Auflage erschien, nur ausnahmsweise ein Kliniker Mechanotherapie empfiehlt oder wissenschaftlich gebildete Aerzte sich mit ihr beschäftigen. Das Wort „Massage" hatte damals sogar einen üblen Klang; es verknüpfte sich mit demselben der Beigeschmack von Charlatanismus, weil thatsächlich durch lange Zeit das Publicum von speculativen und ignoranten Nichtärzten ausgebeutet wurde.

Das ist seither anders geworden. Die französischen Aerzte wurden durch die auf den Kliniken ausländischer Universitäten der Mechanotherapie zugewendete Beachtung, sowie die immer in breiteren Strömen fliessende, von wissenschaftlichem Geiste durchdrungene Literatur gedrängt, diesen Zweig der Medicin ebenfalls zu cultiviren. Charcot gebührt in erster Linie das Verdienst, das Vorurtheil gebrochen zu haben. Dr. Gautier, ein Schüler Schreiber's, wird von ihm sowohl auf seiner Klinik, wie in der Privatpraxis vielfach zur mechanischen Behandlung herangezogen.

Im letzten Decennium haben sich die allgemeinen Begriffe über Inhalt und Ziele der Mechanotherapie wesentlich geändert. Die Indicationen haben ebenso an Schärfe gewonnen, als sie an Zahl abgenommen haben. Das Mysteriöse, Räthselhafte und Wunderbare wurde abgestreift. Die Kliniker beider Hemisphären haben durch Wort und That die durch Laienbehandlung degradirte Methode wieder zu Ehren gebracht. Durch Dr. Metzger, bei welchem zu wiederholtenmalen gekrönte Häupter zur mechanischen Behandlung sich einfanden, hat die Mechanotherapie grosse Popularität erlangt, wissenschaftlich gehaltene Lehrbücher haben zu ihrer Verallgemeinerung unter den Aerzten beigetragen. Als allerjüngste Phase der Mechanotherapie kann die Specialistik innerhalb ihres eigenen Gebietes angesehen werden, wie die von Dr. Profanter veröffentlichte Schrift: „Die Massage in der Gynäkologie" *) beweist.

*) Wien 1887, W. Braumüller.

Seit dem Erscheinen der zweiten Auflage dieses Buches habe ich Gelegenheit gefunden, über den Stand der Mechanotherapie in Japan und China Erkundigungen einzuziehen.

Mechanotherapie in Japan.

Durch gütige Vermittlung des japanischen Geschäftsträgers in Wien, Herrn Gunsi Tanahassi, wurde mir von Seite des japanischen Unterrichtsministers ein Bericht zugestellt, dem folgende, getreu dem Wortlaute wiedergegebene Punkte zu entnehmen sind.

I. „Es gibt bei uns in Japan Specialisten, welche sich mit Massage beschäftigen. Auch ein Theil der Aerzte mit chinesisch-medicinischer Bildung versteht es, mit dem genannten Heilmittel umzugehen, aber die meisten von den Leuten, welche sich speciell damit abgeben, sind entweder Blinde oder sie sind nicht im Besitze der geringsten wissenschaftlichen Bildung. Die blinden Specialisten sind vorwiegend.

II. Die japanische Massage bedient sich weder der Apparate, noch der Instrumente, sie besteht einzig und allein aus dem Kneten und Schlagen mit der blossen Hand. Allerdings kennt man seit langer Zeit ein Instrument, genannt „Historiamma“, d. h. Selbstmasseur (Fig. 1).

Fig. 1.

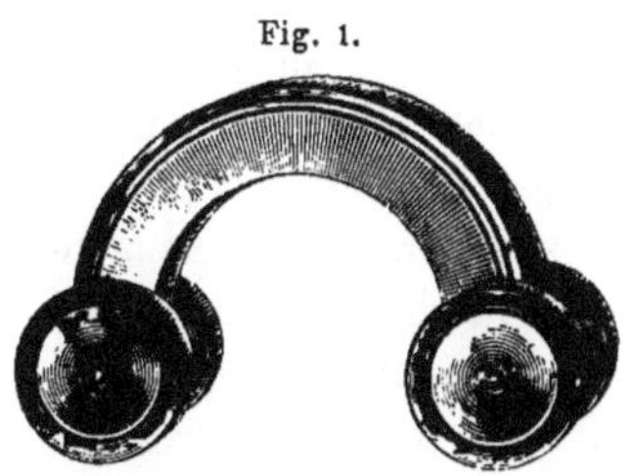

Die Construction desselben ist eine ganz einfache. An beiden Enden eines circa 2 Zoll langen bogenförmig gekrümmten Stückes Holz sind je zwei, ebenfalls hölzerne Rollen angebracht, welche beim Hin- und Hergleiten des Instrumentes auf dem zu massirenden Theile sich rollen.

Ein anderes Instrument besteht aus einem hölzernen Griffe, an dessen einem Ende ein mit Thierhaaren vollgestopftes Lederkissen angebracht ist, womit die betreffenden Theile, wie mit einem Hammer, geklopft werden (Fig. 2).

III. Die japanische Massage kennt keine Rücksicht auf das Wesen der Krankheit, ebensowenig auf den Sitz derselben. Die Hauptwirkung derselben besteht in Beförderung der Circulation, Verbesserung der Gemüthsstimmung, Behebung der Mattigkeit und der Muskelermüdung, sowie der Heilung mancher nervöser Affectionen.

Fig. 2.

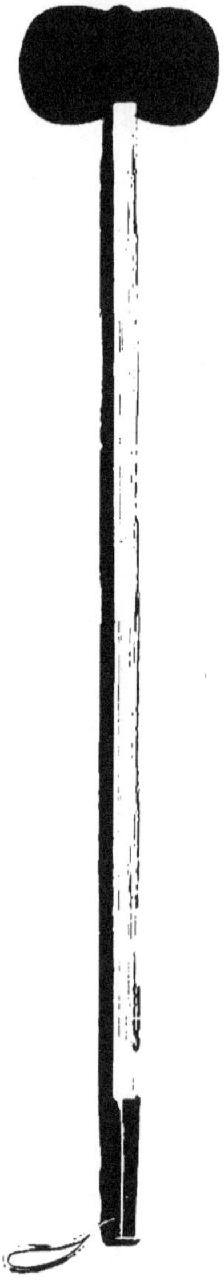

IV. Es existiren viele alte Bücher über Massage und Nadelstechen. Hierher zu zählen sind folgende: Hotei-Somon — Reisu — Taisokyo — Hoteikyo — Sessei — Nogi — Shuyo-Tairyaku — Kyoka-Hitstubi — Weinausi — Gishi — Nojoho u. s. w. und gerade diese Bücher sind so schlecht und so mangelhaft, dass man gar keinen Nutzen daraus ziehen könnte.

V. In allen Büchern findet sich die Angabe vor, dass Masseure und Nadelstecher den Titel „Harihakase" und „Ammahakase" führten und Lehrlinge unterrichteten. Aber das geschah nicht in einer bestimmten Schule, sondern im „Daigakurio", d. i. in der Universität, wo die Schüler gemeinschaftlich belehrt wurden. Heutzutage wird an der medicinischen Schule weder theoretisch noch praktisch die Massage gelehrt. Wer Massage lernen will, der muss vorerst die Benennungen verschiedener Körpertheile studiren und was die technische Fertigkeit betrifft, so ist derselbe ausser auf die nicht zahlreichen Schriften auf Selbstbildung, u. zw. auf Kosten der leidenden Menschheit, angewiesen.

VI. Aus dem Gesagten geht hervor, dass es keine Anstalt für Aufnahme von Kranken gibt, sondern dass die Kunst immer im Hause des Kranken ausgeübt wurde.

Der Schluss des Berichtes enthält folgende Worte: „Wir haben einem Medicinae Doctor empfohlen, über die Wirkung der Massage und Nadelstechung genaue Untersuchungen vorzunehmen. Wenn wir nach der Untersuchung ein sicheres Resultat bekommen, so werden wir gerne sogleich dasselbe mittheilen."

Die Mechanotherapie in China.

Der kaiserlich chinesische Gesandte Li Fongdao in Berlin hatte die Liebenswürdigkeit, mir einige an ihn gerichtete Fragen in folgender Weise zu beantworten.

1. Es existiren in China Aerzte und Laien, welche Massage treiben.

2. Ueber die Form, Art und Weise könnten nur praktische Aerzte sich aussprechen und sind wohl die Ansichten unter denselben getheilt.

3. Die mechanisch behandelten Krankheiten sind meistens nervöser Natur. Die Behandlung wird auch in der Rasirstube vorgenommen und gehört zur Rasirtoilette.

4. Die Literatur über dieses Fach, glaube ich, ist sehr umfangreich.

5. Die Praxis wird in privaten medicinischen Schulen gelehrt.

6. Mir sind keine Anstalten bekannt, in denen man nur auf diese Weise Kranke behandelt, doch dürfte es nicht ausgeschlossen sein, dass solche Anstalten existiren.

I. CAPITEL.

Definition des Wortes Massage. — Warum ist die Mechanotherapie bisher nicht Gemeingut der Aerzte geworden? — Kann man Massage ohne Lehrer erlernen? — Inwiefern kann der praktische Arzt sich mit Mechanotherapie beschäftigen, was muss er dem Specialisten überlassen? — Können Nichtärzte zur Ausübung der Mechanotherapie verwendet werden? — Lässt sich die menschliche Hand durch Apparate ersetzen? — Schlussfolgerungen.

Definition des Wortes Massage.

Massage, abgeleitet von „masser“ (kneten), bedeutet eigentlich „Knetung“.

Das Kneten ist aber nur einer der vielen Handgriffe, welche bei der hier zu besprechenden Therapie angewendet werden. Es gibt Krankheitsprocesse, bei denen nach dem bisher üblichen Ausdrucke „massirt“, aber gar nicht geknetet wird. Das Kneten setzt ein Eingreifen der Finger in die zu bearbeitenden Gebilde voraus, wie dies bei Weichtheilen (Muskeln) wirklich der Fall ist und vielfach ausgeführt wird.

Bei Behandlung der Neuralgia frontalis und supramaxillaris zum Beispiel kann nur von Streichen oder einem von streichenden Bewegungen begleiteten Drücken die Rede sein. Wenn ein verstauchtes, zur Unkenntlichkeit angeschwollenes Fussgelenk „massirt“ wird, so lässt sich ebenfalls nicht vom Kneten sprechen. Die Finger können in die harten, prall gespannten, infiltrirten Gebilde nicht eindringen. Man kann hier ebenfalls nur von kräftigen, unter starkem Drucke ausgeführten Streichungen sprechen. Das Wort „Walken“ wäre für diese Manipulation zutreffender.

Bei anderen Krankheiten wiederum, wie bei Ischias, Humeralneuralgie, Torticollis, Chorea, sowie bei Muskelrheumatismus werden nicht nur alle Formen der Massage angewendet, sondern die passiven und activen Muskelübungen spielen eine wichtige, oft die hervorragendste Rolle in der ganzen Behandlung; ja ohne diese Muskelübungen würde eine Heilung gar nicht erzielt werden können. Das Wort „Massage“ deckt mithin in keiner Weise den therapeutischen Eingriff. Auch der Ausdruck „Manipulations thérapeutiques“, welchen einzelne französische Autoren anstatt des in Frankreich nicht beliebten Wortes „Massage“ verwenden, entspricht nicht ganz der Behandlungsmethode, weil die activen Muskelübungen nichts mit den „Manipulations“ zu schaffen haben.

Rossbach hat, um dem Worte „massage“ aus dem Wege zu gehen, in seinem ausgezeichneten Werke*) dem betreffenden Capitel die Aufschrift: „Streichen und Kneten“ gegeben. Nun führt er aber als Hauptleistungen dieser Methode unter IV. das Klopfen oder Schlagen, unter V. die passiven Bewegungen an. Also auch die Rossbach'sche Bezeichnung ist nicht genügend. Es wäre daher zu wünschen, dass man sich über eine bessere, allgemeinere Bezeichnung einigte und scheint mir das Wort: „Mechanische Behandlung“ passend, weil es Alles in sich schliesst; denn selbst die activen Muskelübungen lassen sich unter dieser Bezeichnung unterbringen. Ein Kranker, welcher seine Muskeln übt, bewegt und dadurch sich von seinem Leiden befreit, hat die Heilung auf mechanischem Wege zu Stande gebracht. Zutreffend wäre auch das Wort „Bewegungskur“, welches Busch in seiner vortrefflichen Abhandlung über dieses Thema**) einmal gebraucht (pag. 246), obwohl er „Gymnastik und Massage“ als Titel gewählt hat.

Warum ist Mechanotherapie bisher nicht Gemeingut der Aerzte geworden?

Die Zeit ist vorüber, in welcher ein Arzt Bedenken trug, sich mit mechanischer Behandlung von Krankheiten zu beschäftigen oder über diese Behandlungsmethode seine Ideen niederzuschreiben und durch klinische Beobachtungen über die Resultate dieser durchaus nicht neuen Therapie zur Verallgemeinerung derselben sein Schärflein beizutragen.

Wenn Männer wie Albert, Billroth, Bamberger, Benedikt, Charcot, Chrobak, Eulenburg, Esmarch, Hervieux, Hüter, Gradenigo, Gussenbauer, Meynert, Nothnagel, Nussbaum, Oser, Pagenstecher, Piorry,

*) Lehrbuch der physikalischen Heilmethoden. II. Hälfte. Berlin 1882.

**) Ziemssen's Handbuch der allgemeinen Therapie. II. Bd 2. Theil. Leipzig 1882.

Trousseau, Winiwarter und Andere bei den mannigfaltigsten Erkrankungen der mechanischen Behandlung das Wort reden, so hat dieselbe wohl ihre wissenschaftliche Weihe erhalten.

Die grössten Aerzte unserer Zeit nehmen keinen Anstand, am Kranken selbst Hand anzulegen. Die mechanische Behandlung eines an Ischias leidenden Kranken ist kaum anstrengender, als die Operation einer Blasen-Scheidenfistel, bei welcher der Operateur ein bis zwei Stunden in der mühseligsten, unbequemsten Stellung verharren muss.

Man hört bisweilen das Bedenken aussprechen, dass es unter der Würde des Arztes sei, sich zu mechanischen Dienstleistungen herzugeben und dass letztere den Arzt zu sehr anstrengen. Diese Anschauung scheint mir eine ganz irrige, die Stellung des Arztes vollkommen verkennende zu sein. Die Aufgabe der Medicin ist: Krankheiten zu heilen. Von diesem, allein richtigen, gewiss unanfechtbaren Standpunkte geleitet, hat der Arzt nie zu fragen, wie der Kranke über manuelle Eingriffe urtheilt. Bei diesem Anlasse sei ein geistvolles Wort des grossen englischen Chirurgen Sir Josef Lister citirt. Während er einmal eines Kranken Analgegend sorgfältig reinigte, sprach er mit wohlgefälligem Lächeln: „Wir Aerzte geniessen unzweifelhaft den grossen Vortheil vor anderen Menschen, über den conventionellen Zwang gesellschaftlicher Prüderie erhaben zu sein. Wir können Jemandens Füsse oder gar Anus reinigen, ohne uns dabei etwas zu vergeben, ohne eine unserer Würde irgendwie abträgliche Handlung zu begehen." *)

Ob der Arzt seinen Finger in den Mastdarm einführt, ob er übel riechenden Urin mit dem Mikroskope untersucht, ob er zur Heilung einer Krankheit das Glüheisen, das Messer, die elektrische Batterie, den mechanischen Apparat oder blos die Hand verwendet, ist dem denkenden, von der Würde seines Berufes erfüllten Arzte ganz gleichgiltig; hier heiligt in der That der Zweck das Mittel. Der Kranke hat gewiss mehr Achtung, mehr Verehrung für den Arzt, welcher in wenigen Wochen von einem schweren, schmerzlichen Leiden ihn befreit, als für denjenigen, welcher durch Jahre mit lateinischer Küche ihn traktirt, ohne helfen zu können.

Und welch beseeligende Befriedigung gewährt die mechanische

*) Wiener Med. Presse. 1887, Nr. 4, Briefe aus England.

Behandlung dem Arzte selbst! Nicht allzuhäufig kommen wir Aerzte in die angenehme Lage, einem schwergeprüften Kranken, der arbeitsunfähig für seine Familie nicht mehr sorgen kann, der von körperlichem Schmerz und moralischem Kummer gebeugt an seiner Zukunft verzweifelt, zurufen zu können: „Ich heile Dich, ich befreie Dich von Deinen Schmerzen, ich gebe Dir Deine verlorene Beweglichkeit zurück, ich mache Dich arbeits- und erwerbsfähig, ich bringe Glück und Freude in Deine trauernde Familie!“

Nur allzu häufig müssen wir uns eingestehen, dass unsere gründlichen Kenntnisse über die Natur des Leidens nicht im Einklange stehen mit den therapeutischen Erfolgen — nur allzu oft müssen wir trotz grösster Klarheit über die pathologischen Vorgänge unsere eigene Ohnmacht offen bekennen.

Brauen nicht auch die Curpfuscher und Quacksalber alle erdenklichen Medicinen und wunderthätigen Salben? Ist das Niederschreiben eines Receptes, welchem bisweilen sehr wenig diagnostischer Scharfsinn und noch weniger medicinisches Wissen zu Grunde liegt, mehr geistige Arbeit, als die mechanische Behandlung einer Ischias, welche sich ohne anatomische und physiologische Kenntnisse gar nicht denken lässt? Das Recept mag Schablone werden, welche mit der Zeit die Thätigkeit des Gehirnes nur mässig in Anspruch nimmt; die mechanische Behandlung der Lumbago, des Schreibekrampfes, der Chorea, einer Neuralgie bietet mannigfaltige und interessante Modificationen, welche jederzeit wohl durchdacht sein müssen und immer neue Anregung gewähren.

Wer bei der mechanischen Behandlung nur das Mechanische im Auge behält, ist auf falscher Fährte. Der Mechaniker construirt eine Maschine nur auf Grundlage seiner mathematischen und physikalischen Kenntnisse.

So wie in anderen Gebieten ist auch hier die Empyrie der Wissenschaft vorausgeeilt. Der geniale Bauer Priessnitz in Gräfenberg hatte Tausende von Kranken durch kaltes Wasser geheilt, bevor die Heilkünstler von Beruf die thermischen und vasomotorischen Wirkungen dieses einfachen Mittels nachgewiesen hatten. Manches Decennium musste verstreichen, bevor das kalte Wasser einen ersten Platz unter den Heilmitteln errungen und die ganze ärztliche Welt von der Macht seiner Wirkung überzeugt hatte. Durch Jahrhunderte haben Empyriker die mechanische Behandlung bei verschiedenen Krankheiten mit Erfolg angewendet;

erst in den letzten Jahrzehnten haben Aerzte es für gut befunden, die Sache zu prüfen, die physiologische Wirkung dieser Therapie zu studiren, die Heilerfolge auf wissenschaftliche Grundsätze zurückzuführen und sie ihres geheimnissvollen Mirakelthums zu entkleiden.

Wir besitzen eine ganz ansehnliche Literatur, welche in vortrefflichen Journalartikeln, in ausgezeichneten Abhandlungen und dickleibigen Werken niedergelegt ist, und doch ist bisher die mechanische Behandlung nicht Gemeingut der Aerzte geworden.

Fragen wir: Warum?

Vor Allem, weil jede neue Idee sich schwer Bahn bricht. Wir Menschen hängen zu sehr am Althergebrachten und sind in der Regel zu bequem, das Neue zu prüfen. Auch verbietet unter gewissen Verhältnissen die Klugheit, das neue Mittel anzuwenden: den sicheren, unfehlbaren Erfolg kann der Arzt durch gar keine Methode einem Kranken versprechen. Und wenn der Erfolg ausbleibt? Das Publikum ist nur zu schnell bereit, den Arzt dafür verantwortlich zu machen.

Mit welchen Schwierigkeiten hat der Arzt auf dem Lande noch heute zu kämpfen, wenn es sich um die hydriatische Behandlung des Typhus handelt, trotzdem seit Einführung dieser Therapie die Sterblichkeit bei der genannten Erkrankung von 35% auf 8% herabgesunken ist.

Ein anderer Grund für die noch zu geringe Anwendung der Mechanotherapie ist in dem Umstande zu suchen, dass die Erlernung der Methode immerhin mit einigen Schwierigkeiten verbunden ist, und hier sind wir bei einer wichtigen Frage angelangt, welche einer eingehenderen Besprechung bedarf.

Kann man die Massage ohne Lehrer erlernen?

Bis in die jüngste Zeit wurde behauptet, man könne nur durch Zusehen lernen.

Ich darf mir das kleine Verdienst anrechnen, der Erste gewesen zu sein, welcher anlässlich eines in der 54. Naturforscher-Versammlung (1881 zu Salzburg) gehaltenen Vortrages dieses Axiom als unrichtig hinstellte und aus eigener Erfahrung die Ueberzeugung aussprach, dass man auch ohne Lehrmeister die nöthigen Kenntnisse und Fertigkeiten sich aneignen könne, wenn man nur bei jeder einzelnen Manipulation sich des Endzieles,

d. h. des physiologischen Effectes, bewusst ist. Das sklavische Nachahmen eines bis in die kleinsten Details beschriebenen Handgriffes führt nicht zum Ziele.

Diese Beschreibung ist allerdings unerlässlich: aber wer immer die Methode ausübt, weicht mannigfach und unbewusst von der Formel ab, gerade so wie der geübte Chirurg, trotzdem er nach allgemeinen Regeln die einzelnen Operationen ausführt, in seiner eigenen Weise zu Werke geht, während der Zuschauer nicht im Stande ist, die Tempi von einander zu trennen.

Wer einmal längere Zeit mit mechanischer Therapie sich beschäftigt hat, der geht sicher seinen eigenen Weg, und wenn ein bestimmter Fall verschiedenen, mit der Methode vertrauten Aerzten zur Behandlung übergeben wird, so geht gewiss ein Jeder in seiner eigenen Manier vor; aber alle werden am richtigen Ziele anlangen. Schwer ist nur der Anfang; schwer ist es, Vertrauen zur Sache zu gewinnen. Hat man aber das Glück, nur einen einzigen als unheilbar erklärten Fall zur Heilung gebracht zu haben, dann tritt man an die künftigen schon mit viel grösserer Zuversicht heran. Selbstverständlich muss man jederzeit vor anatomischen und physiologischen Grundsätzen sich leiten lassen und ja nicht glauben, dass man nach einer bestimmten Schablone vorgehen könne.

Was das Selbsterlernen anbelangt, so müssen wir unwillkürlich die Frage aufwerfen: „Wie haben jene Aerzte, welche die Methode zu allererst geübt haben, es angefangen? Von wem haben sie gelernt?"

Wohl nur durch eigenes Denken!

Daraus geht unwiderleglich hervor, dass jeder Arzt durch Studium und Selbstdenken bis zu einem gewissen Grade sich die Methode zu eigen machen kann. Dass jedoch der Unterricht, das blosse Zusehen den Anfänger rascher vorwärts bringt und der Letztere unter der Anleitung eines erfahrenen, vielgeübten Arztes die Schwierigkeiten leichter überwindet, die Zweifel und Bedenken rascher besiegt, dass er manch zweckloses Experiment dadurch erspart und mit frischerem Muthe zu Werke geht, ist eine selbstverständliche Sache, sowie es nicht vieler Beweise bedarf, dass eine gewisse Anlage für mechanische Fertigkeit erforderlich ist und dass es gewiss Aerzte gibt, deren ganzes Wesen für diese Art von Thätigkeit sich durchaus nicht eignet.

Sollen Aerzte aus der Mechanotherapie eine Specialität machen?

Diese Frage ist vielfach ventilirt worden, wir finden sie auch von einem hervorragenden Orthopäden, dem Dr. M. Eulenburg, in dem Artikel „Massage" der Real-Encyclopädie (Band VIII, pag. 608) beantwortet. Dieser Autor äussert sich in folgender Weise:

„Die Technik der Manipulation erfordert nach sachverständiger Erlernung eine häufige Uebung und ein theilnehmendes Wesen seitens des Ausübenden. Bei einiger Anlage und geeigneten Händen ist die Aneignung nicht schwer. Wohl aber kann eine auf Stunden ausgedehnte Ausübung recht sehr ermüden. Aus der Massage eine medicinische Specialität zu machen, ist völlig unberechtigt. Jeder Arzt muss wissen, welches Leiden durch die Massage allein oder durch deren Mithilfe am besten gemildert, respective behoben werden kann. Er muss einerseits die therapeutischen Indicationen kennen und andererseits die technischen Hilfsmittel in ihrer therapeutischen Wirkung zu würdigen verstehen, um mit der Massage einen rein technisch geschulten Gehilfen (Masseur) betrauen zu können."

Ich stimme dieser Anschauung bei, jedoch nicht in demselben Sinne und Umfange. Sowohl in meinem, 1883 erschienenen Buche, wie in einer späteren Publication habe ich der Ueberzeugung Ausdruck verliehen, dass jeder Arzt sich mit Mechanotherapie werde beschäftigen müssen. Ich fasse die letztere als einen dem praktischen Arzte unentbehrlichen Heilbehelf auf, mit dem er ebenso vertraut sein muss, wie mit dem Hörrohr, dem Kehlkopf- und Augenspiegel. Und so wie der praktische Arzt wohl einen Kehlkopf- und Augencatarrh zu heilen versteht, dagegen die Entfernung eines Kehlkopfpolypen, die Operation der Cataracta dem Fachmanne überlässt, ebenso wird er die schwierigen, grosse Routine und Erfahrung erfordernde mechanische Curen demjenigen Arzte überlassen, welcher mit diesen Fragen sich intensiver beschäftigt hat.

Insoferne ich also zu Verallgemeinerung und Popularisirung der Methode mein Schärflein beigetragen zu haben glaube, spreche ich mich durch die That gegen die Specialisirung der Methode aus. Sich ausschliesslich mit Mechanotherapie beschäftigen, wäre ebensowenig erbaulich, als ausschliesslich mit der Elektrisirmaschine zu arbeiten. Eine solche Beschäftigung müsste zur Verflachung und Einseitigkeit führen. Ich habe vom ersten Augenblick, wo ich der neuen Methode meine Aufmerksamkeit zugewendet habe, mich davor bewahrt, in der Mechanotherapie aufzugehen. Wo geeignete Fälle sich bieten, ziehe ich letztere mit um so grösserer Vorliebe heran, als sie mit ihrer positiven prognostischen Grundlage als wohlthuende Trösterin erscheint im Kreise ihrer wohlehrwürdigen, aber unsicheren und unzuverlässigen Schwestern; zumal dem mit Phthisikern viel verkehrenden Arzte, deren Behandlung nur allzuhäufig die Ohnmacht äztlicher Kunst in entmuthigender Weise zu Tage treten lässt, flösst die gleichzeitige Beschäftigung mit Mechanotherapie durch die Sicherheit der Heilerfolge neue Freude zum schweren Berufe ein.

Können Nicht-Aerzte zur Ausübung der Mechanotherapie verwendet werden?

Der berühmte Chirurg, Professor Schuh, hatte einen klinischen Diener, Namens Vasali, welcher im Geheimen Operations-Curse gab und, wie man sich erzählte, die grösseren Arterienstämme mit geschlossenen Augen unterband. Der bekannte Anatomiediener Anton, Famulus des grossen Rokitansky, konnte es im Verständniss der pathologischen Befunde mit manchem Professor aufnehmen.

Mit der Anführung dieser Thatsachen glaube ich die Frage beantwortet zu haben.

Es unterliegt gar keinem Zweifel, dass auch ein intelligenter Nicht-Arzt die mannigfaltigen Manipulationen, welche bei mechanischer Behandlung der Krankheiten angewendet werden, erlernen kann. Aber ich muss obigen Beispielen eine Bemerkung hinzufügen, nämlich die, dass Vasali 25 Jahre auf der Klinik Tausenden von Operationen und Dutzenden von Operationscursen beigewohnt hatte — und dass der alte Anton bei nicht weniger als 70.000 Leichensectionen, welche sein grosser Meister vorgenommen, mitgeholfen hatte. Es braucht längerer Zeit und intensiven Unterrichtes, bevor einem Laien die Ausführung der Behandlung überlassen werden kann. Die einzelnen Manipulationen an und für sich kann man leicht erlernen, wenn nur auf das Verhältniss zwischen Knochen und Weichtheilen die nöthige Rücksicht genommen wird. Aber die activen und passiven Bewegungen, welche zur Heilung gewisser Krankheitsformen unerlässlich sind, erfordern genaue Kenntniss der Anatomie und Physiologie. Diese passiven und activen Bewegungen wird jederzeit der Arzt selbst vornehmen oder wenigstens angeben und überwachen müssen.

So lange Laien unter ärztlicher Aufsicht Mechanotherapie treiben, können dieselben keinen Schaden anrichten. Das Unheil entsteht erst dann, wenn das Publicum sich direct an den Laien wendet, welcher unter allen Verhältnissen zu Willen ist, ohne beurtheilen zu können, ob im betreffenden Falle Mechanotherapie angewendet werden darf oder nicht.

Gibt es doch Affectionen, bei denen die Differential-Diagnose, ob man es mit einem rheumatischen Processe, oder einem Reizungszustande im Rückenmarke zu thun habe, auch für den erfahrenen Arzt Schwierigkeiten bietet. In dem einen Falle wird Mechanotherapie, im anderen absolute Ruhe und Antiphlogose am Platze sein. Eine Verwechslung könnte der Kranke selbst mit dem Leben bezahlen.

Und nehmen wir selbst den Fall, der Arzt habe sich geirrt, so wird er sich das offen eingestehen und sobald klar hervortretende Symptome die Diagnose ermöglichen, sofort die mechanischen Eingriffe einstellen, in die gerade entgegengesetzte Behandlung der absoluten Ruhe, der Besänftigung des gereizten Nervensystems einlenken und Alles noch zum Guten lenken. Der Laie hingegen, der für den Zusammenhang von pathologischen Vorgang und äusseren Merkmalen kein Verständniss besitzt, wird mit der mechanischen Behandlung fortfahren.

Entzündungen und Reizungszustände der Ovarien, sowie des Uterus, mittelst mechanischer Eingriffe durch Laien erzeugt, sind keine Seltenheit. Ich erinnere mich an einen Fall von Periostitis an der Rippe, in welchem ein Laie mechanische Behandlung vornahm, natürlich zum grossen Nachtheile für den Kranken. Die Verwechslung von Lungenentzündung und Brustfellentzündung mit rheumatischen Processen kommt häufig vor. Der zu Hilfe gerufene Laie wird Hand anlegen, wo der Arzt Bettruhe, Kälte und Chinin verordnen würde. Einem Arzte, der bei acutem Gelenksrheumatismus mechanisch eingreift, könnte ein Process anhängig gemacht, eventuell das Diplom entzogen werden — und in so schwerwiegenden Fragen sollte man Laien Urtheil und Eingriff überlassen!

Wir dürfen uns diese für das Publicum ernsten Gefahren nicht verhehlen, wenn sie glücklicherweise auch selten eintreten. Der einzelne Kranke jedoch, welcher darunter leidet, ist schwer zu beklagen.

Dem Publicum erwächst durch die von Laien auf eigene Faust betriebene Mechanotherapie ein anderweitiger Schaden. Der Kranke lässt sich vom Nichtarzte auch gegen Zustände behandeln, bei denen der Arzt einen Heilerfolg durch Mechanotherapie apodictisch ausschliesst. Die Schuld des Misserfolges trifft aber nicht den armen Masseur, dem man medicinisches Wissen zumuthet, sondern die Aerzte, welche durch unüberwachte Ueberlassung der Behandlung an Laien im Publicum den Glauben erwecken, diese Laien besässen medicinische Kenntnisse.

Mir ist aus jüngster Zeit folgender Fall bekannt: Bei einem hochgestellten Officiere entwickelte sich ein chronischer Entzündungsprocess in mehreren Brustwirbeln mit Vereiterung der Zwischenwirbelknorpel und theilweise der Wirbelkörper. In Folge dieses Processes kam es zur Knickung der Wirbelsäule, zur Functionsstörung in der Motilität der unteren Extremitäten, des Darms und der Blase. Es wurde Massage empfohlen, die von einem unwissenden Badediener ohne ärztliche Controle vorgenommen wurde. Wie der Kranke mir erzählte, hat der Masseur längs der Wirbelsäule, die noch jetzt sehr empfindlich ist, energische Manipulationen vorgenommen, welche in diesem Falle nicht nur ganz zwecklosen Schmerz erzeugten, sondern den Kranken der Gefahr einer Recidive der Wirbelentzündung aussetzten. Mit Recht zieht Reibmayr in der neuesten Auflage seines gediegenen Buches über Massage gegen die Curpfuscherei auf diesem Gebiete zu Felde, indem er sagt: „Durch die Ueberhandnahme der Laienmassage werde naturgemässerweise viel Schwindel und Unfug getrieben. Mögen es sich die praktischen Aerzte überlegen, bevor sie ein so wichtiges Heilmittel sich aus den Händen winden lassen. Es wird ihnen da eine Sorte von Curpfuschern entstehen, weit gefährlicher, als alle bisherigen.“

Thatsächlich haben die österreichischen Behörden sich schon veranlasst gesehen, gegenüber der von Laien betriebenen mechanischen Behandlung Stellung zu nehmen.

Den Anfang hat die hohe Statthalterei von Böhmen gemacht, welche an den Stadtrath von Carlsbad folgenden Erlass ergehen liess: „Die Anwendung der Massage bei Krankheiten, welche als ein integrirender Theil der ärztlichen Behandlung anzusehen ist, setzt eine genaue Kenntniss der Krankheitsprocesse voraus und kann in Ermangelung dieser Kenntniss grosse Gefahr für die Gesundheit der Behandelten bringen, darf daher nur nach vorangegangener Untersuchung durch einen berechtigten Arzt und auf seine Verordnung vorgenommen werden. Zur Ausführung derselben sind anatomische und physiologische Kenntnisse unerlässlich, welche nur bei denjenigen Sanitätspersonen vorausgesetzt werden können, die zur Ausübung der ärztlichen Praxis legal berechtigt sind, d. i. bei Medicinae Doctoren und Wundärzten. Anderweitigen Personen kann daher eine Bewilligung zur selbstständigen, gewerbsmässigen Ausübung der Massage überhaupt nicht ertheilt werden und die unbefugte Ausübung der letzteren ist nach §. 343, eventuell nach §. 335 des Strafgesetzes strafbar. Die Ausführung der einzelnen gröberen Manipulationen bei der Massagebehandlung, welche häufig eine besondere körperliche Kraft und Fertigkeit erfordern und für welche die Kräfte des Arztes bei einer grösseren Zahl der zu behandelnden Kranken nicht ausreichen, kann in den vom Arzte bestimmten Fällen, jedoch nur unter seiner Anleitung, Aufsicht und dauernder Anwesenheit von geübten Wartepersonen vorgenommen werden."

Lässt sich die menschliche Hand durch Apparate ersetzen?

Man hat, um die eigene Kraft zu schonen, mannigfaltige Apparate und Vorrichtungen erfunden; der Klemm'sche Muskelklopfer, die an elastischen Stäben befestigten Gummikugeln von Graham, die Zander'schen, durch Dampfkraft in Bewegung gesetzten Maschinen zur Bearbeitung der verschiedensten Körpertheile eignen sich für einzelne Krankheitszustände ganz gut — sie reichen aber lange nicht aus und erreichen nie bessere Resultate, als die geübte Hand, welche jedes, auch das beste Instrument ersetzt. Ein geschickter Mechanotherapeut braucht keinen anderen Behelf, als seine Hand, die zu allen nur erdenklichen Manipulationen taugt.

In den Fingern, in der Faust, der Schneide der Hand, im Vorder- und Oberarme liegt eine grosse Mannigfaltigkeit von Einwirkungen, welche durch einen zweiten Factor, die vom Arzte vielfach abgestufte Kraft, noch in's Unendliche vervielfältigt werden können. Ebenso lassen sich zur Ausführung der passiven und activen Muskelübungen mannigfaltige Apparate und Vorrichtungen mit grossem Vortheile und zur wesentlicheren Erleichterung für den Arzt, wie für den Kranken verwenden. Ja man stösst bei der Behandlung auf Schwierigkeiten, wenn diese Apparate fehlen. Und trotzdem ist man im Stande, auch ohne diese Vorrichtungen zu Ende zu kommen, den Kranken zu heilen;

man muss eben die regelrechten Apparate durch Surrogate ersetzen, welche sich in jedem Haushalte vorfinden. Hier zeigt sich in der Findigkeit das Verständniss des Arztes. Der Hilfsapparate wird bei Behandlung der einzelnen Krankheiten ausführlicher gedacht werden.

Schlussfolgerungen.

Auf Grundlage meiner Erfahrungen bin ich berechtigt, folgende Sätze aufzustellen:

I. Jeder Arzt ist, vorausgesetzt, dass er Lust und Anlage besitzt, im Stande, wo immer er seinen Beruf ausübt, die mechanische Behandlung der verschiedensten Krankheiten durch Selbststudium zu erlernen und mit Erfolg durchzuführen.

II. Der Mangel der gebräuchlichen Apparate, welche in heilgymnastischen Anstalten verwendet werden, ist kein absolutes Hinderniss. Dieser Mangel erschwert nur ein wenig die Anwendung der Methode, zieht die Behandlung in die Länge.

III. Veraltete inveterirte Krankheitsprocesse, welche ganz besondere Routine, Erfahrung und energisches Eingreifen erfordern, werden den in Mechanotherapie Erfahrensten oder den Heilanstalten überlassen werden müssen.

IV. Nichtärzte können durch Belehrung und längere Zeit fortgesetztes Zusehen zu den einzelnen Manipulationen abgerichtet werden. Selbstständige Behandlung solcher Routiniers schliesst manche Gefahr für den Kranken in sich.

II. CAPITEL.

Physiologische Wirkung der mechanischen Eingriffe. — Unmittelbare Wirkungen. — Mittelbare Wirkungen. — Wärme-Entwicklung im Muskel durch mechanische Erschütterung.

Physiologische Wirkung der mechanischen Eingriffe.

Die verschiedenen Wirkungen mechanischer Eingriffe lassen sich in zwei Hauptgruppen unterbringen.

I. Unmittelbare (rein mechanische) Wirkungen. Fortschaffung von Lymphe, Exsudat, Transsudat und Extravasat — Zerdrückung von Exsudaten — Zerreibung von Vegetationen. Lösung und Zerreissung von Adhäsionen.

II. Mittelbare Wirkungen durch Anregung der Circulation, durch Reizung der Muskelfasern, durch Reflex auf das Nervensystem, durch moleculare Veränderung und dadurch bedingte Alteration der Sensationen, durch Umgestaltung der Ernährungsvorgänge.

I. Unmittelbare (rein mechanische) Wirkungen.

Wenn man irgend einen Theil des Körpers in der Richtung von der Peripherie gegen das Herz hin unter intensivem Drücken streicht, so wird durch diese Procedur die Lymphe und das venöse Blut rascher fortbewegt. Die capillaren Lymphgefässe nehmen mit offenen Mündungen in den Interstitien der Gewebe ihren Anfang. Ueberdies sollen die Lymphgefässe in ihrem Verlaufe Oeffnungen haben, mittelst welcher sie mit den Interstitien der Gewebe (Saftcanäle) communiciren und das hier befindliche Blutplasma nach Abgabe seiner nährenden Bestandtheile als Lymphe aufnehmen und weiterführen. Da die Lymphgefässe gleich den Venen eine grosse Menge von Klappen (einfache Astklappen und paarige Stammklappen) besitzen, so wird ein

Rückfliessen des in ihnen gegen das Centrum fortbewegten Lymphsaftes verhindert.

Die in den gestrichenen und gepressten Theilen erzeugte Fortbewegung des Lymphstromes wirkt aber nach rückwärts, indem die nun mechanisch ausgeleerten Lymphcanäle neue, aus den Capillaren mittelst des Blutdruckes durchgepresste Flüssigkeit aufzusaugen im Stande sind. Die Streichung und Pressung wirkt demnach wie ein Pumpwerk auf die Lymphgefässe und Venen. Die Thätigkeit der umgebenden Muskeln (deren Verkürzung) ruft ebenfalls ein Zusammenpressen der darunter liegenden Gebilde hervor.*) Aus diesem Grunde wird die Knetung, Pressung, Drückung, Streichung oder wie die verschiedenen Manipulationen heissen mögen, durch passive und active Bewegungen wesentlich unterstützt.

Es unterliegt keinem Zweifel, dass Exsudate und Transsudate, wenn sie der mechanischen Therapie zugänglich sind, durch wiederholtes, kräftiges Drücken zerquetscht, verflüssigt und als verflüssigte Molecüle in die Lymphstomata und die in die Gewebs-Interstitien frei mündenden Lymphgefässe gepresst werden können. Selbst feste, consistente, seit Jahren bestehende Exsudate lassen sich auf diese Weise noch beseitigen. Die höchst lehrreichen Experimente von Mosengeil**), welcher die originelle Idee ausspricht, dass die durch die Massage losgelösten Zellen von ihres Gleichen gefressen und verdaut werden, beweisen die Raschheit und Mächtigkeit der durch die mechanische Therapie hervorgerufenen Resorption.

Eines seiner Experimente sei hier wiedergegeben: Er spritzte Morgens 9 Uhr einem Kaninchen in beide Kniegelenke je eine Pravaz'sche Spritze feinstgeriebener, schwarzer Tusche. Die Temperatur, im Rectum gemessen, betrug unmittelbar nach der Injection 100·8° F. Um ½10 Uhr wurde das rechte Knie massirt. Das Thier lief nachher ziemlich munter einher und spitzte die Ohren. Um ¾10 Uhr wurde abermals in jedes Knie je eine Spritze etwas dünner verriebener Tusche gespritzt und sofort das rechte Knie wieder geknetet. Diesmal schien der Schmerz heftiger, als bei der ersten Einspritzung zu sein. Das Thier sträubte sich sehr und war schwer zu halten. Auch das

*) Wundt, Lehrbuch der Physiologie des Menschen. Erlangen 1873.

**) v. Mosengeil, Langenbeck's Archiv für klinische Chirurgie. 1876. 9. Bd., 3. und 4. Heft.

Kneten des Kniegelenkes schien diesmal dem Thiere mehr Schmerz zu verursachen. Nach dem Kneten wurde das Knie wieder ganz dünn. Das linke, der Controle wegen nicht massirte Bein wurde beim Herumlaufen des Kaninchens ebenfalls allmälig dünner. Um 3 Uhr Nachmittags wurde wieder in jedes Gelenk je eine Spritze injicirt und das rechte wieder sofort geknetet. Nach zwei Minuten war am rechten jede Schwellung verschwunden, während das linke diesmal dick blieb. Die Temperatur im Rectum war bis auf 102·2° F. gestiegen und stieg am Abend um $^{1}/_{2}$9 Uhr auf 104·0° F. Das Thier schien sich jedoch, soweit sein Appetit einen Anhaltspunkt für die Beurtheilung seines Wohlbefindens bot, nicht schlecht zu fühlen, es hatte sehr stark gefressen. Um $^{3}/_{4}$9 wurde in jedes Kniegelenk nochmals eine Einspritzung gemacht; links ging keine ganze Spritze in's Gelenk, wohl aber rechts, wo wieder geknetet wurde. Am folgenden Tage Morgens bekam das Thier in jedes Ellenbogengelenk eine halbe Spritze dickgeriebener Tusche und wurde jedes Gelenk darnach massirt. Nun wurde das Thier getödtet und obducirt. Es zeigte sich bei den oberen Extremitäten im periarticulären Bindegewebe um die Einstichöffnungen herum bis in die subcutanen Partien gehend, Tusche in unregelmässigen Flecken verbreitet Die schwarze Färbung zog sich in der Gegend der Gefässe und Muskelinterstitien nach oben. Die Lymphdrüsen der Achsel enthielten auf der einen Seite Tusche und feine zuführende Gefässe zeigten sich intensiv schwarz gefärbt. Auf der anderen Seite, auf welcher ein College die Injection in das Ellenbogengelenk gemacht und zu kneten versucht hatte, waren Axillardrüsen und zuführende Lymphbahnen frei von Tusche.

Etwas verschieden war das Verhältniss an den unteren Extremitäten. Hier war die Injection nicht unmittelbar vor der Tödtung des Thieres vorgenommen worden, sondern mehrfach in mehr oder minder langer Zeit vorher.

Aus diesem interessanten Experimente geht hervor, dass man im Stande ist, durch Knetung die in das Kniegelenk eines Kaninchens injicirte Flüssigkeit schon nach wenigen Minuten zu verdrängen, in die Lymphbahnen zu pressen. Die Gleichmässigkeit der Tuschebilder, welche sich v. Mosengeil immer darstellte, spricht dafür, dass ganz bestimmte Wege vorhanden sein müssen, welche er als die Lymphwege ansah, wenn er auch die Endothelien der letzteren nicht nachweisen konnte.

In dem Grade, als die Exsudate und Transsudate zerquetscht, verflüssigt und in die Lymphbahnen gepresst werden, hört selbstverständlich der Druck derselben auf die sensiblen Nerven in den entzündeten Theilen und hiemit der im Entzündungsherde vorhandene Schmerz auf. Die rein mechanische Wirkung der Knetung ist also gleichzeitig eine schmerzverringernde, schmerzaufhebende. Mit Abnahme der Exsudate und Aufhebung der Stauung in den Lymphgefässen nimmt die Geschwulst der entzündeten Theile und die erhöhte Temperatur ab.

Die mechanische Behandlung hat demnach auch eine antiphlogistische Wirkung.

Die raschere Fortbewegung der Lymphe und des Blutes verhindert die Ansammlung von flüssigem Exsudat und das bereits angesammelte wird rascher aufgesaugt. Die mechanische Therapie befördert mithin eine lebhaftere Resorption.

II. Mittelbare Wirkungen der mechanischen Eingriffe.

Die wichtigste Wirkung der mechanischen Therapie fällt mit derjenigen zusammen, welche durch elektrische oder chemische Reizung der vasomotorischen Nerven und der Muskelfasern erzeugt wird, nämlich: Erweiterung und Verengerung der Arterien und dadurch hervorgerufene stärkere Blutzufuhr, also in letzter Linie: Hebung der Ernährung und Kräftigung der Aufsaugung, sowie Contraction der Muskelfasern.

Die Innervation der Blutgefässe erfolgt bekanntlich in zweifacher Weise:

1. durch Wandganglien, welche als Centren der Innervation functioniren;

2. durch äussere Nerven, deren Reizung auf das Lumen des Gefässrohrs von Einfluss ist.

Verfolgt man an durchsichtigen Theilen, z. B. am Mesenterium, an der Schwimmhaut des Frosches mikroskopisch die Wirkungen, welche mechanische Reizung eines Gefässbezirkes herbeiführt, so sieht man in der Regel zuerst eine Verengerung der Arterien erfolgen, oft bis zum Verschwinden des Lumens. Dieser Verengerung, die manchmal sehr schnell vorübergeht, folgt eine Erweiterung des Arterienrohres, welche immer längere Zeit andauert und während deren die Blutbewegung im ganzen Gefässbezirk, namentlich in der Capillarbahn, in's Stocken geräth, wobei die Auswanderungen farbloser und mitunter auch gefärbter Blutkörperchen zur Beobachtung kommen. Nach Claude Bernard tritt bisweilen auf Einwirkung des Reizes sofort die Erweiterung des Gefässes ein. Aus diesen Erscheinungen schliesst man, dass die Gefässwandungen, gleichwie das Herz, bewegende und hemmende Nervenvorrichtungen in sich bergen.

Ausser durch directe Reizung können die Gefässnerven auch auf reflectorischem Wege durch Reizung sensibler Nerven erregt werden. In der Regel erweitern sich die Gefässe derjenigen Hauptpartie, deren sensible Nerven gereizt werden, so z. B. die Ohrarterien bei Reizung des Nervus auricularis, die Fussarterien bei Reizung des Nervus dorsalis pedis.

Durch die in Folge directer Gefässreizung oder sensibler Nervenreizung erzeugten Verengerungen und Erweiterungen der kleinsten Arterien wird die örtliche Blutvertheilung fortwährenden Aenderungen unterworfen. Die Functionen der Organe, z. B. die Secretion der Drüsen, die Arbeit der Muskeln, sind von localer Hyperämie der functionirenden Organe begleitet.

Wird die reflectorische Gefässerweiterung dauernd, so geht der Process in die pathologische Hyperämie und Entzündung über.

Die durch die mechanische Therapie erzeugte höhere Temperatur der behandelten Körpertheile ist für dieselben von wesentlichem Nutzen da, wo der Krankheitsprocess eine schwächere Ernährung der Gebilde und in Folge dessen Erniedrigung der Temperatur zur Folge hat, wie dies bei kalten Händen und Füssen Anämischer und Chlorotischer der Fall ist.

Unter den Organen des menschlichen Körpers sind es insbesondere Nerven und Muskeln, auf welche die mechanische Behandlung einen mächtigen Einfluss auszuüben im Stande ist.

Die mechanische Einwirkung ist als Reiz aufzufassen, welche eine physiologisch bekannte Wirkung zur Folge hat. Der mechanische Reiz*) ruft gleich dem chemischen, thermischen und elektrischen Reize im Nerven (sensitiv wie motorisch) und Muskel einen Zustand der Erregung hervor. Was den Nerven erregt, gilt gleichzeitig für den Muskel als Erregungsmittel. Die den Muskeln und Drüsen durch den Nerven zugefügte Erregung äussert sich als Zusammenziehung und Secretion.

---

*) Wundt, Lehrbuch der Physiologie. Erlangen 1873.

Die im Verlaufe der motorischen Fasern eingeschalteten Nervenzellen (Erregungsganglien) leiten die motorische Erregung ungehemmt weiter oder übertragen dieselbe durch Reflexorgane auf peripherisch gelegene Gebilde.

Auf diese Weise können folgende Verbindungen hergestellt werden:

1. sensibler mit sensiblen Fasern (der Erfolg der Erregung ist Mitempfindung);
2. sensibler mit motorischen Fasern. Erfolg: Reflexbewegung;
3. sensibler mit secretorischen Fasern. Erfolg: reflectorische Secretion;
4. sensibler mit hemmenden Fasern. Erfolg: Hemmung einer Muskelbewegung oder einer Secretion (Hemmungsreflex).

Die Wirkung der mechanischen Reizung hat die meiste Aehnlichkeit mit jener der elektrischen. Sie hängt, wie letztere, von der Intensität des Reizes ab. Nach Valleix vermindert Compression die nervösen Schmerzen. Ein auf den Nerven oder Muskel ausgeübter Druck kann, wenn er allmälig sich steigert, bis zur völligen Zermalmung des Gewebes gehen, ohne dass Zuckung entsteht. Ein auf den Bewegungsnerven rasch einwirkender, einmaliger mechanischer Reiz erzeugt gewöhnlich eine einmalige Zuckung. Nur bei sehr erhöhter Reizbarkeit kann es vorkommen, dass ein solcher Reiz einen längeren Tetanus hervorruft.

Folgen dagegen die eine Nervenstelle treffenden mechanischen Reize sehr rasch aufeinander, so tritt regelmässig eine tetanische Zusammenziehung ein.

Schiff hat nachgewiesen, dass dem Muskelgewebe eine von Nerven ganz unabhängige Contractionskraft innewohnt, welche sogar nach dem Tode noch fortdauert und welche er „idio-musculäre Contraction" nennt. Dieselbe lässt sich hervorrufen, wenn man mit einer stumpfen Kante auf den Muskel senkrecht zum Faserverlauf schlägt. Eine mechanische Erschütterung hinterlässt nur eine rasch abklingende Aenderung der Erregbarkeit im Nerven. Dauernde Veränderung dieser Erregbarkeit kann nur hervorgerufen werden, wenn viele Erschütterungen aufeinander folgen und ihre Wirkungen sich summiren.

Die Wirkung mechanischer Reize auf Nerven und Muskeln beruht in vielen Fällen gewiss auf molecularer Veränderung in den Elementen der genannten Gebilde. Die Erschütterung der peripherischen Enden der Nerven wird bis zu den Centren fortgeleitet und von diesen auf motorische Fasern übertragen.

Wenn die Anschauung **Fleischl's**, dass der Axencylinder im lebenden Nerven eine flüssige Beschaffenheit habe, richtig ist, so liesse sich die Fortpflanzung mechanischer Reize durch Wellenbewegung leicht erklären.

Die günstigen Resultate, welche chirurgische Behandlung verschiedener Nervenaffectionen (Blosslegung und Zerrung des Nerven) herbeiführt, scheinen ebenfalls dafür zu sprechen, dass einzelne nervöse Affectionen thatsächlich auf einer molecularen Veränderung der Nervenelemente beruhen. Bei der mechanischen Therapie werden allerdings die Nervenstämme nicht als solche gefasst und gezerrt, aber die Tausende von Endausbreitungen werden gedrückt, gekneipt und geklopft. Die innerhalb des Nerven fortwährend stattfindenden chemischen Vorgänge lassen sich als Moleculararbeit, als fortwährend sich ablösende Molecularvorgänge auffassen.

Wirkt ein mechanischer Reiz ein, so überträgt derselbe ein gewisses Quantum äusserer Arbeit, die Reizarbeit, auf den Nerven. Durch den Reiz wird aber ein Vorgang erzeugt, welcher eine andere Form äusserer Arbeit, die Erregungsarbeit, hervorbringt, die, auf den Muskel fortgepflanzt, in mechanische Leistung übergeht. Nicht immer und nicht sofort muss aber der äussere Reiz in Arbeitskraft, d. h. lebendige Kraft, umgesetzt werden.

Die Molecularkräfte der Nerven sind theils Spannkräfte oder Arbeitsvorrath und zum Theile nur lebendige Kräfte. Die chemischen Zersetzungen, welche fortwährend im Nerven stattfinden, erzeugen Arbeit.

Von dieser Arbeit wird immer nur ein kleinerer Theil wieder zu chemischer Action, zu Verbindungen getrennter Theilmolecule verbraucht; der grössere wird frei, indem er, insoferne er nicht in mechanische Leistung der Muskeln übergeht, als Wärme zum Vorschein kommt. Reizbarkeit kann im Allgemeinen jede mögliche Form der äusseren Arbeit sein, welche den Molecularzustand des Nerven vorübergehend oder dauernd erschüttert.

Die dem Nerven zugeführte Reizbarkeit wird zunächst in Moleculararbeit umgewandelt, aus welcher letzteren dann erst die Erregungsarbeit hervorgeht.

Dieser physiologische Lehrsatz ist für die Wirkungen der mechanischen Therapie von grosser Wichtigkeit und wird bei der Behandlung der Neuralgien praktisch verwerthet.

Die von Tigerstedt*) gemachten Versuche deuten ebenfalls darauf hin, dass die lebendige Kraft des Reizes in eine für die Nervensubstanz eigenthümliche Form von Bewegung verwandelt wird. In welcher Weise diese Verwandlung vor sich geht, und inwiefern alle verschiedenen Arten von Reizen in der That eine und dieselbe Art von Bewegung in der Nervensubstanz ergeben, darüber wissen wir bis jetzt noch gar nichts.

Tigerstedt kommt zu dem Schlusse, dass der Functionszustand im Nervensysteme aus einer Wellenbewegung besteht, wie schon Hallstein, Wundt, Fechner, Heidenhain angenommen haben.

Mechanische Stösse von einer für die Nervenreizung minimalen Stärke reichen hin, um durch die Kraftverwandlung einen im Vergleich zum Nerven so groben Körper, wie die Stimmgabel es ist, in Bewegung zu versetzen.

Zum Verständniss der Wirkungsweise mechanischer Eingriffe auf Nerven und Muskeln wird es nothwendig sein, die wichtigsten physiologischen Lehren über den Chemismus der Nerven- und Muskelthätigkeit zu überblicken: Ueber den Stoffwechsel der Nervensubstanz während ihrer Ruhe und Thätigkeit besitzen wir wenig Aufschlüsse. Dagegen sind die Ernährungsvorgänge im Muskel ziemlich gut gekannt.

Nach du Bois-Reymond besteht die hervorragendste Veränderung der Muskeln in Folge ihrer Function in dem Auftreten freier Säuren, wahrscheinlich freier Milchsäure.

Die Intensität der sauren Reaction nimmt mit der Anstrengung der Muskeln zu; sie ist unter sonst gleichen Bedingungen am grössten, wenn man denselben durch starke Ueberlastung hindert, sich zusammenzuziehen. Beim Capitel (schwedische Heilgymnastik) werden wir auf diese physiologische Thatsache zurückkommen.

Im Zusammenhang mit dieser Säurebildung steht wahrscheinlich der gleichzeitige Verbrauch der Kohlenhydrate des Muskels, namentlich des Glycogens (Nasse, Weiss).

---

*) R. Tigerstedt, Studien über mechanische Nervenreizung. Helsingfors 1880.

Nach Sarokin und Ranke soll im arbeitenden Muskel der Gehalt an Fett, Wasser, Kreatin und an sonstigen, in Alkohol löslichen Extractivstoffen zunehmen, während die Menge der stickstoffhältigen Substanz sich etwas vermindert. Mit diesem Wechsel der festen und flüssigen Bestandtheile sind Veränderungen in der Athmung des Muskels verbunden.

Aus den Versuchen von Hermann, Ludwig und Sczelkow geht hervor, dass der thätige Muskel mehr Sauerstoff verbraucht und mehr Kohlensäure bildet als der ruhende.

Der thätige Muskel erzeugt nach A. Schmidt eine grössere Menge leicht oxydirbarer Substanz, die in's Blut übertritt. Auch haben Versuche gelehrt, dass bei der Bildung der Kohlensäure im Muskel ausser der Oxydation auch Spaltungen sauerstoffhältiger Atomcomplexe mitwirken. Die Steigerung des Sauerstoffverbrauches und der Kohlensäurebildung im arbeitenden Muskel wird zum Theile schon durch die grössere Geschwindigkeit bedingt, mit welcher das Blut durch den sich contrahirenden Muskel strömt, denn Ludwig sah am ausgeschnittenen, reizbar gebliebenen Säugethiermuskel, durch welchen er einen Strom erwärmten, defibrinirten Blutes leitete, schon in der Ruhe den Gaswechsel beträchtlich zunehmen, wenn die Geschwindigkeit des Blutstromes gesteigert wurde. Zwischen der Ermüdung und den chemischen Veränderungen, welche der Muskel erfährt, besteht wahrscheinlich ein näherer Zusammenhang: denn eine Injection von Milchsäure, oder einer, saures phosphorsaures Kali enthaltenden Flüssigkeit in die Blutgefässe des Muskels wirkt ermüdend auf diesen. Die restaurirende Wirkung des Blutstromes beruht hiernach nicht blos darauf, dass das Blut dem Muskel Stoffe, namentlich Sauerstoff, für seinen Verbrauch zuführt, sondern ausserdem auf der Entfernung jener Zersetzungsproducte. Beim Nerven scheinen nach Ranke ähnliche Verhältnisse stattzufinden.

Der stärkere Blutzufluss, welcher durch die mechanische Behandlung hervorgerufen wird, ist nach dem Vorhergeschickten für den Chemismus in den Muskeln und Nerven von grosser Bedeutung. Die mechanischen Eingriffe wirken auch durch Reflex mittelst der Hautnerven, so z. B. auf den Plexus hypogastricus und solaris und die von diesen beherrschten Circulations- und Digestionsorgane auf die Thätigkeit unwillkürlicher

Muskeln des Magens und Darmcanals, sowie die kreisförmige Reibung der vorderen Bauchwand auf die Anregung der Uteruscontractionen.

Dass der Muskel bei seiner Contraction Wärme entwickelt, ist eine feststehende physiologische Thatsache. Aus den mannigfaltigen Versuchen geht hervor, dass das Muskelgewebe der Hauptherd der Verbrennung im thierischen Körper ist. Der Muskel entzieht auch während der Ruhe dem zufliessenden Blute freien oder an das Hämoglobulin doch nur locker gebundenen Sauerstoff. Im Zustande der Erregung, der Thätigkeit steigert sich dieser Sauerstoffverbrauch im Muskel bis auf das Fünffache.

Aber auch die mechanische Erschütterung des Muskels entwickelt in letzterem Wärme. Der Beweis hiefür wurde durch die interessanten Versuche Danilewsky's erbracht, welche ich nach der ausgezeichneten Abhandlung von Fick*) in Kürze wiederzugeben nicht unterlassen möchte, im guten Glauben, dem praktischen Ziele dieses Buches keinen Eintrag zu thun.

Wärmeentwicklung im Muskel durch mechanische Erschütterung.

Danilewsky stellte Versuche an, durch welche er die Temperaturerhöhung bestimmte, welche ein Muskel erfährt, wenn dieser durch ein herabfallendes Gewicht zerrissen und erschüttert wird.

Um die Methode am leblosen Objecte zu prüfen, verband Danilewsky zwei dünne Kautschukplatten durch Blechzwingen zu einem elastischen Bande; zwischen die beiden Platten schob er eine Thermosäule und liess nun mittelst einer Hebelvorrichtung ein Gewicht von einer Höhe herabfallen, wodurch die Kautschukplatten erschüttert werden. Die Boussole der Thermosäule wurde abgelenkt und die Rechnung ergab eine Erhöhung der Temperatur in den Kautschukplatten von 0·0016° C.

Die am Kautschuk verwendete Methode übertrug Danilewsky auf lebende Froschmuskeln. Die Thermosäule wurde zwischen die beiden parallel neben einander hängenden Froschmuskeln hineingeschoben. Auch hier konnte die Erhöhung der Temperatur durch die Erschütterung nachgewiesen werden.

---

*) Fick, Mechanische Arbeit und Wärmeentwicklung bei der Muskelthätigkeit. Leipzig 1882.

Einfluss mechanischer Eingriffe auf Stoffwechsel und Assimilation.

In allerjüngster Zeit wurde von Gopadse*) der Einfluss der Massage auf den Stoffwechsel und die Assimilation studirt. Gopadse stellte unter Professor Manassein's Leitung vier genaue Beobachtungen an, von denen jede 21 Tage dauerte und während welcher genaue N-Bestimmungen aller Einnahmen und Ausgaben des Körpers vorgenommen wurden. Jede Beobachtung wurde in drei Perioden zu 7 Tagen getheilt und in der Zeit von 8—14 Tagen wandte Gopadse täglich 20 bis 25 Minuten theils 3 Stunden vor, theils 4 Stunden nach dem Essen allgemeine Massage an. Die Beobachtungen ergaben folgende Resultate:

Bei allen vier Personen stieg der Appetit unter dem Einflusse der Massage, desgleichen erhöhte sich der Stoffwechsel, trotz Vermehrung der Nahrungszufuhr verbesserte sich die Assimilation der Stickstoffbestandtheile. Während der Massageperiode nahmen zwei Personen an Gewicht ab; bei Einem stieg es um 533 Gramm, beim Vierten blieb es unverändert. In der dritten Periode (nachdem die Massage wieder weggelassen worden) nahmen alle vier an Gewicht zu.

Bei Nr. 2 und Nr. 4 der Versuchsobjecte (Studenten) bestand vor den Versuchen träger Stuhlgang, der nach Anwendung der Massage wieder normal wurde und auch nach Weglassen der Massage in Ordnung blieb. Bei Nr. 3 trat unter dem Einfluss der Massage durch Vermehrung der Peristaltik Durchfall ein.

Gopadse erwies auch durch Versuche, dass durch Massage der Aufenthalt der Speisen im Magen abgekürzt werde. Die Temperatur fiel unter dem Einflusse der Massage um 0·1 bis 0·5 Grade Celsius (im Rectum), während die Hauttemperatur um 0·3 bis 0·4 stieg; die Respiration wurde durch Massage beschleunigt, jedoch vertieft — der Puls wurde rascher durch schwache Massage, durch starke Massage hingegen langsamer und voller. Diese Veränderungen hielten meistens eine Stunde an und darüber.

---

*) J. Gopadse, Ueber den Einfluss der Massage auf den Stoffwechsel und die Assimilation des Stickstoffs der Nahrung. — „Wratsch“. St. Petersburger med. Wochenschr. 1886, Nr. 38.

Einfluss mechanischer Eingriffe auf Erregbarkeit der Muskeln und Nerven — auf Blutdruck und Wärmeempfindung.

Die von Zabludowski*) im Laboratorium von Prof. Kronecker vorgenommenen Untersuchungen ergaben folgende Resultate:

1. Unter dem Einflusse der Massage erholen sich ermüdete Kaninchenmuskel früher, als durch blosse Ruhe. In manchen Fällen leistet der nach erschöpfter Arbeit massirte Muskel beiweitem mehr als der frische zuvor zu leisten vermochte;

2. der krankhafte Zustand, welcher sich bei stark ermüdeten oder sehr erregbaren Muskeln häufig einstellt und unter dem Namen Contractur bekannt ist, kann durch Massage völlig behoben werden;

3. die Massage lässt die Erregbarkeit des Rückenmarks ungeändert, setzt aber die Hauterregbarkeit herab;

4. Massage vermindert die Abkühlung des Körpers;

5. die Feinheit der Wärmeempfindung nimmt unmittelbar nach der Massage zu, später ab;

6. der Blutdruck, mit dem Basch'schen Manometer gemessen, gibt eine Steigerung. Mittelst der plethysmographischen Methode ist die die Blutgefässe erweiternde Wirkung constatirt worden.

*) Ueber physiologische Wirkungen der Massage. — Deutsche Medicinalzeitung. 1883.

III. CAPITEL.

Beschreibung der mechanischen Eingriffe. — Stabile Eingriffe (Klopfen — Stossen — Hacken — der Klemm'sche Muskelklopfer — Kneipen — Quetschen). — Fortschreitende Eingriffe (Reiben — Streichen). — Passive Bewegungen. — Müssen die zu behandelnden Körperstellen eingeölt werden? — Soll die Mechanotherapie auf dem nackten oder auf dem bekleideten Körper vorgenommen werden?

Beschreibung der mechanischen Eingriffe.

Die Zahl der verschiedenen, bei der mechanischen Behandlung vorgenommenen Manipulationen ist ungemein gross. Einzelne Autoren gefallen sich darin, für jede kleine Modification der Haupttypen einen eigenen Namen zu schaffen. So liest man von: Schnürung, Walkung, Drückung, Hackung, Knetung, Reibung, Streichung, Klopfung, Sägung, Quetschung, Dehnung, Erschütterung, Kneipung, Stechung u. s. w.

Für die Klopfung allein wurden von Estradère fünf Varietäten aufgestellt (hachures, clacquements, vibrations pointées, vibrations profondes, la palette). Diese von anderen Autoren noch verfeinerte und vervielfältigte Spaltung der einzelnen Manipulationen kann nur dazu beitragen, den Anfänger abzuschrecken. Rossbach zieht in seiner Abhandlung (Streichen und Kneten*) gegen die bereits zu weit getriebene Verschnörkelung und Differenzirung der Methodik zu Felde. Er sagt: „Wie aus dem physiologischen Theile ersichtlich ist, handelt es sich eigentlich nur ganz einfach um eine Fortschaffung von Blut, Lymphe und Exsudat von der Peripherie gegen das Centrum; da ist denn doch das Streichen, Reiben, Kneten und Klopfen hinlänglich, um Alles zu erreichen, was mit dieser Methode überhaupt zu erreichen ist, und dürfte deshalb an die geistreichen Erfinder neuer Untermethödchen die dringende Bitte gerichtet werden, ihre Erfindungen lieber für sich zu behalten." Wer sich längere Zeit mit mechanischer

*) Lehrbuch der physikalischen Heilmethoden, pag. 492.

Therapie beschäftigt hat, wird Rossbach's Worte mit Vergnügen unterschreiben.

Ich möchte jedoch hinzufügen, dass es sich nicht blos um Fortschaffung von Exsudat, Blut und Lymphe, sondern bei verschiedenen Erkrankungen des Muskel- und Nervensystems in allererster Linie auch um Erschütterung und Wärmeerzeugung handelt, mit anderen Worten: um eine Molecularveränderung der primitiven Elemente der betreffenden Gebilde, und dass überdies passive und active Bewegungen durchaus nicht entbehrt werden können.

Aber die zu dieser Molecularveränderung erforderlichen Handgriffe lassen sich alle unter „Knetung", „Klopfung" unterbringen. Die Complicirtheit und Umständlichkeit der von den einzelnen Autoren beschriebenen Methoden ist ein wesentliches Hinderniss für die Verallgemeinerung der mechanischen Therapie. Für den Anfänger können die Handgriffe nicht genug auf ein einfaches und bescheidenes Mass reducirt werden. Ich gebe von der Ueberzeugung aus, dass derjenige Arzt, welcher Begabung und Anlage für diese Therapie besitzt, die vielen kleinen Modificationen, die sich bei Durchführung der Behandlung aus den anatomischen Verhältnissen und dem individuellen Falle ergeben, ganz gewiss von selbst herausfindet. Einem Arzte hingegen, bei welchem weder Neigung noch Anlage vorhanden ist, werden die in's Kleinlichste gehenden Beschreibungen und Auseinandersetzungen wenig nützen.

Bevor ich die Schilderung der einzelnen Handgriffe beginne, finde ich es angezeigt, zu erwähnen, dass die mechanische Therapie sowohl in der Ausführung, als in ihren Zielen ganz verschieden ist von dem, was als hygienische Massage geschildert wird. Sie hat weder mit den bei Römern und Griechen üblichen, einen integrirenden Act des Bades ausmachenden Proceduren etwas gemein, welche zur Erregung von Wollustgefühlen oder zur Erzeugung wonniger Behaglichkeit vorgenommen wurden, noch mit den in den Bädern des Morgenlandes und heutzutage auch in Europa allenthalben eingeführten Manipulationen, welche dem Badenden einen angenehmen Zeitvertreib gewähren.

Interessante Mittheilungen über die allgemein gebräuchliche nur der Behaglichkeit dienende Massage im Oriente finden sich in einem von einer Dame veröffentlichten Buche. *)

*) Memoiren einer arabischen Prinzessin. Von Emily Ruete, geborene Prinzessin von Oman und Zanzibar. Berlin, Friedrich Luckhardt, 1886.

Band I, Seite 64. — Das tägliche Leben in unserem Hause.

„Die Mehrzahl schlief bis gegen 8 Uhr weiter, wo Frauen und Mädchen von einer Sclavin durch sanftes, unbeschreiblich angenehmes Kneten zum Toilettemachen geweckt wurden.“

Band I, Seite 69.

„Legt man sich endlich nieder, so findet die vermögende Dame zwei Sclavinnen ihres Herren, beide bestimmt, das Einschlummern zu beschleunigen und zu überwachen. Die eine knetet, wie am Morgen alle Glieder, die andere schwingt den Fächer hin und her, bis sie sich leise davon schleichen können.“

Band II, Seite 63.

„Sehr angenehm und sicher wohlthätig wirkt das Kneten der Glieder. Ich habe schon erwähnt, dass man unter zartem Kneten einschläft und ebenso erweckt wird. Ich habe auch von der grossen Geschicklichkeit gesprochen, die unsere Sclavinnen hierbei bewiesen. Dieses Kneten ist nun bei Indispositionen aller Art, insbesondere bei allen Leibesschmerzen ein sehr gebräuchliches und beliebtes Linderungsmittel.“

Wenn Savary*) in seinen Briefen über Aegypten anlässlich eines dort genommenen Bades von den wonnigen Gefühlen erzählt. welche in ihm wachgerufen werden, dadurch, dass er eine Reihe von auf verschiedene Temperaturgrade erwärmten Gemächern durchschreitet, dass er überall in wohlriechende Dämpfe eingehüllt ist, dass sein Körper gereinigt, gedrückt, geknetet, seine Glieder gezogen, seine Gelenke geknackt werden, wenn er nachher in warme Wäsche gehüllt und auf ein weiches Bett gelagert wird und alle Theile seines Körpers von zarten Kinderhänden getrocknet werden — wenn Savary endlich des Kaffees und Tabaks erwähnt, welche zur Erhöhung des von der Massage erzeugten Vergnügens das Ihrige beitragen — wenn er in Lobeshymnen schwärmt über die Wollust und das Wohlbefinden, welches die Massage im Organismus hervorzaubert — wenn er von der Leichtigkeit spricht, mit der das Blut kreist — wenn er sagt, man fühle sich wie neugeboren, die süssesten Empfindungen gelangen in die Seele, erzeugen in ihr die angenehmsten Gedanken: wenn er endlich sich zu den Worten hinreissen lässt, dass der Massirte in seiner Phantasie die ganze Welt überblickt, die sich verschönert und dass er überall das heitere Bild des Glückes sieht,

*) Extrait des lettres de Savary sur les bains du Grand-Caire nach Phélippeaux. Étude pratique sur les frictions et le massage. Paris 1870.

— so hat leider die mechanische Therapie mit all diesen schönen Gefühlen und wonnigen Empfindungen gar nichts zu schaffen. Die mechanischen Eingriffe sind fast durchgehends von Schmerz begleitet und der Kranke hört nur in der volksthümlichen Anwendung der Redensart „alle Engel singen“.

Derselbe fühlt sich nach Beendigung der in der Regel täglich vorgenommenen Manipulation erschöpft, empfindet bisweilen noch 20 bis 30 Minuten nachher die nur allmälig erblassenden Schmerzen, denkt mit Furcht an die Stunde, zu welcher die Procedur wiederholt werden soll, und nur die Ueberzeugung von der Heilwirkung der Methode oder die Thatsache der bereits angebahnten und sichtlich fortschreitenden Heilung lässt ihn mit Muth und Ausdauer die über ihn verhängte Tortur ertragen. Bei einzelnen Erkrankungen (Obstipation, Neurasthenie, Chorea) ist allerdings die Behandlung mit kaum nennenswerthen oder keinen Schmerzen verbunden. Zuweilen sind die Schmerzen jedoch so heftig, dass die Kranken laut aufschreien, Thränen vergiessen oder gar mit Armen und Füssen gegen den Arzt sich wehren.

Eintheilung der mechanischen Eingriffe.

Für den Anfänger schafft die Classificirung jederzeit einige Erleichterung, und aus diesem Grunde habe ich mir die Aufgabe gestellt, für die verschiedenen mechanischen Eingriffe gemeinsame charakteristische Merkmale herauszufinden.

Die Eingriffe lassen sich in stabile und fortschreitende eintheilen. Die ersteren wirken durch Wiederholung der Anwendung an ein und derselben Stelle — die letzteren nur durch Uebergreifen der Anwendung von einer Stelle des erkrankten Theiles auf den anderen.

Die stabilen Eingriffe könnte man durch den Stoss auf einen festen Körper und die Fortpflanzung der Erschütterung durch den festen Körper, — die fortschreitenden hingegen durch die Schlangenbewegung versinnbildlichen.

Die stabilen Eingriffe entsprechen vorzugsweise den mittelbaren physiologischen Wirkungen — die fortschreitenden fast durchgehends den unmittelbaren.

Zu den stabilen Eingriffen wäre zu zählen: Drücken, Klopfen, Hacken, Kneipen, Erschüttern.

Zu den fortschreitenden: Streichen, Reiben und Kneten.

Die Grenze lässt sich jedoch nicht mathematisch ziehen und können einzelne Eingriffe durch die Modification in der Anwendung ebenso gut stabile, wie fortschreitende sein und den beiden physiologischen Effecten dienen oder von einer Form in die andere übergeführt werden, wie dies für Drücken gilt, das sich in Kneten, Zerquetschen umwandelt.

In der Geschicklichkeit der Ausführung dieser Feinheiten und Uebergänge gipfelt die Technik der Methode.

Die passiven Bewegungen können nach Umständen beiden Kategorien von Eingriffen angehören. Die activen Bewegungen, welche die mannigfaltigsten physiologischen Wirkungen bezwecken, bedürfen einer späteren, besonderen Besprechung.

I. Stabile Eingriffe.

A. Drücken.

Diese Procedur kann in vielfacher Weise vorgenommen werden. Je nach der Grösse der zu behandelnden Körperstelle

Fig. 3.

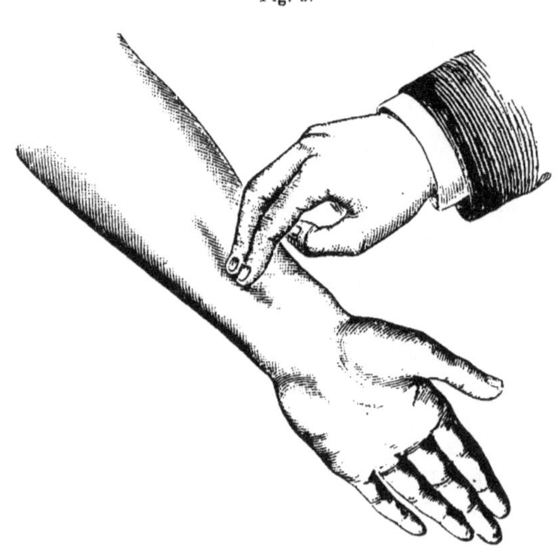

und nach der Kraft, die man anzuwenden beabsichtigt, verwendet man einen, zwei oder drei Finger, wie die Zeichnungen (Fig. 3 und 4) es veranschaulichen.

Der kleine Finger arbeitet nur scheinbar mit. Da derselbe um 2 Centimeter kürzer ist, als der Ringfinger, kann er gleichzeitig mit den anderen Fingern die zu bearbeitende Körperstelle nicht berühren, abgesehen hiervon würde seine geringe Kraft ganz ohne Belang sein.

Der Zeigefinger ist allerdings ebenfalls kürzer, als der Mittelfinger, aber nur um einen Centimeter; er kann sich deshalb dem Mittel- und Ringfinger leichter adaptiren. Unter den einzelnen Fingern wirkt der Daumen durch Kürze, Stärke und die ihm

Fig. 4.

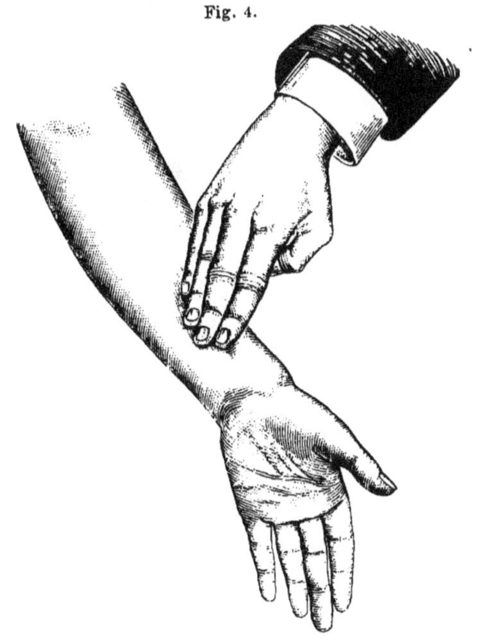

zur Verfügung stehende eigene Musculatur (M. flexor pollicis longus und brevis — Extensor p. longus und brevis — Abductor pollicis — Opponens pollicis) am mächtigsten.

Will man die Spitze des Fingers vermeiden, bringt es die Empfindlichkeit des Kranken oder die Localität mit sich, so verwendet man zum Drücken die zweite Phalanx des Zeigefingers oder die vereinigten zweiten Phalangen des Zeige- und Mittelfingers (Fig. 5).

In gleicher Weise lassen sich drei und auch vier Finger vereinigt verwenden.

Dass die Fläche des Zeige- und des kleinen Fingers nicht

Fig. 5.

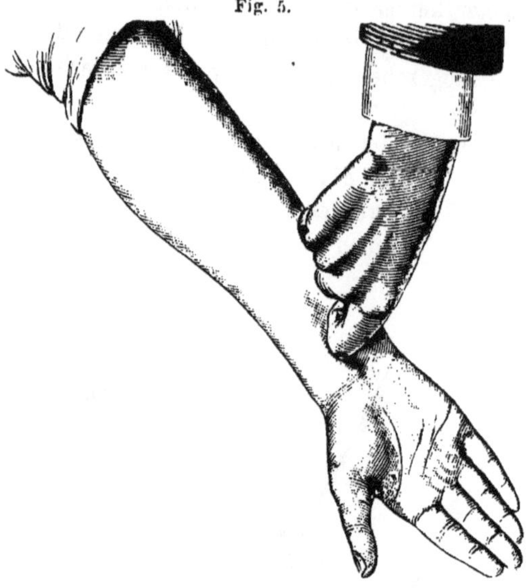

in der Ebene des Ring- und Mittelfingers liegen, stört bei dieser

Fig. 6.

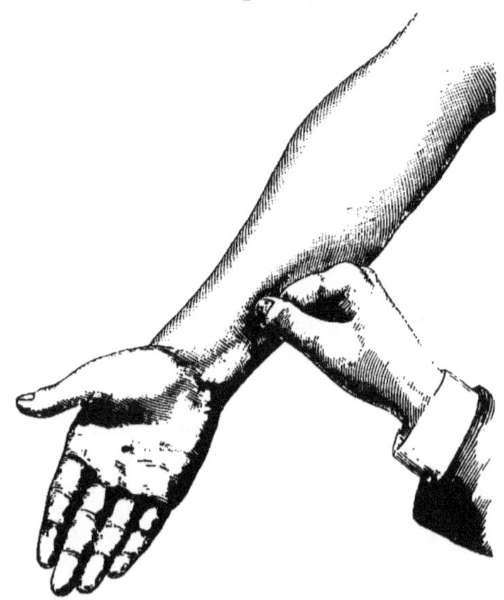

Procedur gar nicht, weil Körperflächen, welche in dieser Weise gedrückt werden sollen, meistens ebenfalls keine regelrechte Ebene darstellen. Der Druck lässt sich verstärken, wenn man statt der zweiten Phalangen die vereinigten ersten Phalangen der vier Finger, welche die Faust bilden, verwendet (Fig. 6), und dieser Druck gestattet eine abermalige Steigerung, wenn man statt der Fläche der vereinigten ersten Phalangen die Knöchel, d. h. die Capitula der Mittelhandknochen, wirken lässt (Fig. 7). Je mehr Gelenke zwischen dem drückenden Theile der Hand und dem Schultergelenke sich

Fig. 7.

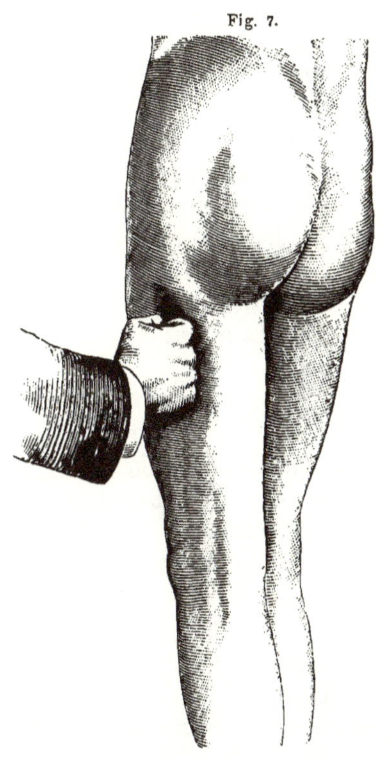

befinden, desto geringer ist ceteris paribus der Druck, weil ein guter Theil der verwendeten Muskelkraft zur Fixirung der zwischenliegenden Gelenke verbraucht wird. Das Wort: ceteris paribus bedarf einer Erklärung. Die Mächtigkeit des Druckes hängt auch wesentlich von der Stellung des Arztes zum Kranken ab. Der Arzt kann sowohl in sitzender wie in stehender Stellung seinen Oberkörper als Last mitwirken lassen. Wenn der Kranke horizontal ausgestreckt ist und der Arzt, über den Kranken sich neigend, den Druck ausübt, so erreicht der letztere das Maximum seiner Leistung, weil der ganze Oberkörper des Arztes als Last mitwirkt. Jede der aufgezählten Arten des Drückens erleidet eine dreifache Modification:

a) Die drückenden Finger oder die drückende Faust machen, ohne die Stelle des Körpers zu verlassen, kleine Bewegungen in seitlicher oder rotirender Richtung (Vibrations).

b) Die drückenden Finger oder die drückende Faust rücken von dem ursprünglichen Ansatzpunkte auf den zu behandelnden Körperstellen vor — nach aufwärts oder abwärts; der stabile Eingriff verwandelt sich in einen fortschreitenden; das Drücken geht in Streichen über, wobei der ausgeübte Druck gleichmässig andauert.

c) Die drückende Faust oder die drückenden Finger machen nur sehr kurze fortschreitende Bewegungen, der Druck schwillt dabei immer mehr an, die Kraft steigert sich vom piano zu einem fortissimo, um dann wieder abzuschwellen — in diesem Momente verlässt die Hand des Arztes die Ansatzstelle, um das Manöver von Neuem zu beginnen. So ist aus dem Drücken das Walken oder Kneten entstanden.

B. Klopfen, Stossen, Hacken.

Während man durch das Drücken eine andauernde Einwirkung erzielt, welche alle möglichen Anschwellungen und Abschwellungen der Kraft zulässt, kann durch die drei soeben genannten Handgriffe nur eine plötzliche momentan sich abwickelnde Einwirkung hervorgerufen werden. Das Klopfen geschieht mit den Fingerspitzen bei halbgebeugten Fingern — die Bewegung der klopfenden Hand geht vom Handgelenke aus vor sich. Man bezweckt mit dem Klopfen nur eine sanfte zarte Einwirkung, wie dies bei Neuralgien auf dem Schädelgewölbe der Fall ist.

Das Stossen vollzieht die vollkommen gestreckte, im Handgelenke unbewegliche Hand vermittelst der vereinigten Fingerspitzen, oder die geballte Faust (Fig. 8).

Die Bewegung des Armes hierbei wird im Ellenbogen- und theilweise im Schultergelenke ausgelöst. Der Kranke sitzt oder steht — die Hand des Arztes trifft den Körper des Kranken im rechten Winkel. Diese Manipulation wird vorzugsweise da vorgenommen, wo man zwischen Muskelgruppen in die Tiefe zu dringen wünscht, wie dies bei Rheumatismus und Neuralgien an stärkeren Muskelmassen (Gesäss, Oberschenkel) der Fall ist, oder wo eine kräftigere Wirkung beabsichtigt wird. Stossen und Klopfen bringen in den so bearbeiteten Gebilden eine Erschütterung hervor, welche von der Peripherie zum Centrum (bei Nerven) sich fortpflanzt — eine Molecularveränderung, welche von den oberflächlich getroffenen Stellen auf die in der Tiefe gelegenen Gebilde übertragen wird.

Weit kräftiger und in grösserer Ausdehnung wirkt das

Fig. 8.

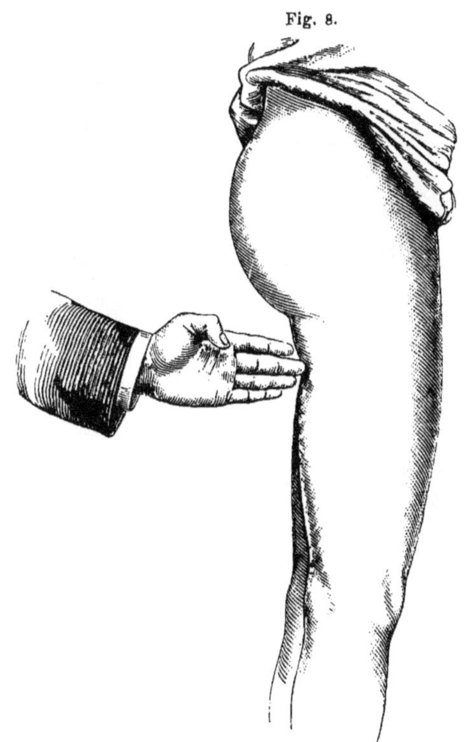

sogenannte Muskelhacken, eine Procedur, welche sich nur dort in Anwendung bringen lässt, wo mächtige Muskelgruppen den Sitz des Leidens abgeben (Nacken, Rücken, Gesäss, Ober-, Unterschenkel, Ober- und Vorderarm).

Dieser Eingriff wird mit der Schneide der gestreckten Finger (Fig. 9) oder der Schneide der gestreckten Hand (Fig. 10) vorgenommen, je nachdem man sanft und oberflächlich oder gewaltig und in die Tiefe wirken will. Im ersteren Falle (Schneide der gestreckten Finger) löst sich die Bewegung im Handgelenke aus, die Finger werden sozusagen auf den Körper des Kranken geschleudert. Im zweiten Falle (Schneide des Handtellers) wird die Bewegung entweder im Ellenbogengelenke oder im Schultergelenke des Arztes ausgelöst, welch letztere Manipulation die möglichst grösste Kraftentfaltung gestattet und bei sehr stark entwickelter Muskulatur (am Oberschenkel, am Gesässe und Nacken) zur Anwendung gelangt (Fig. 11).

Fig. 9. Fig 10.

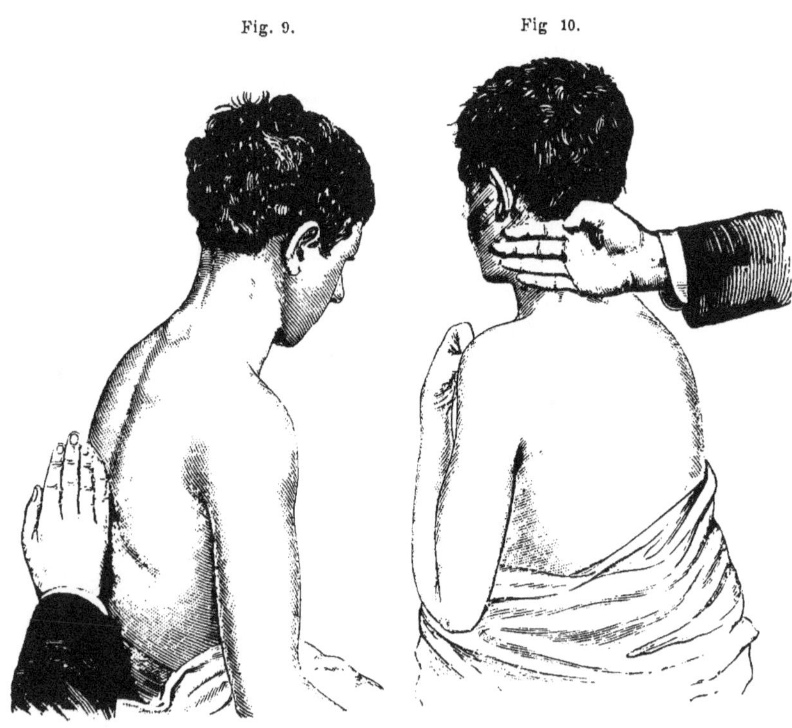

Der Klemm'sche Muskelklopfer.

Mit dem Muskelhacken darf die sogenannte Muskelklopfung, welche eine unvergleichlich mildere Procedur ist, nicht verwechselt werden.

C. Klemm, Dirigent einer Anstalt für Heilgymnastik in Riga, hatte die gute Idee, aus Gummi erzeugte, elastische, innen hohle Stäbe zur Bearbeitung der Haut (er selbst gibt an, zur Bearbeitung der Muskeln) zu verwenden, welche den wesentlichen

Vortheil besitzen, dass der Kranke sich mittelst dieser Apparate selbst klopfen kann, mithin den Gymnasten nicht braucht. Drei solcher elastischer Stäbe vereinigt, an dem einen Ende durch eine Handhabe aus Gummi verbunden, bilden das ebenso zweckmässige als einfache Instrument, welches Klemm Muskelklopfer nennt

Fig. 11.

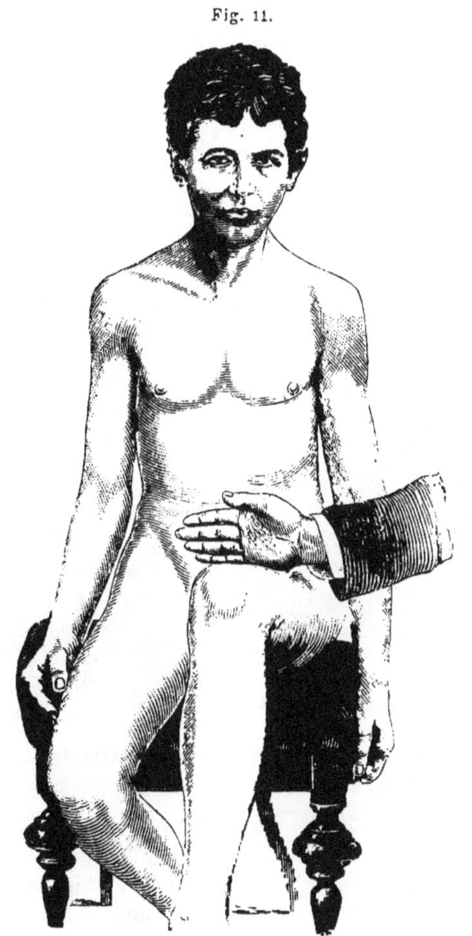

und in drei verschiedenen Längen, jede dieser Sorten wieder in drei verschiedenen Wanddicken-Dimensionen erzeugt wird (Fig. 12).

Der Muskelklopfer macht es dem Patienten möglich, bei zweckmässiger Stellung selbst die unzugänglichsten Stellen des

Körpers (Rücken und Nacken) eigenhändig zu bearbeiten (Fig. 13 und 14).

Mittelst des Muskelklopfers ist man im Stande, jene Effecte zu erzielen, welche durch Effleurage, mässiges Drücken, sanftes Muskelhacken erreicht werden.

Alle jene mächtigen Wirkungen, welche durch kräftiges Muskelhacken, durch intensives Drücken, durch Kneipen und Quetschen erzeugt werden, liegen ausserhalb der Leistungsfähigkeit dieses elastischen Apparates.

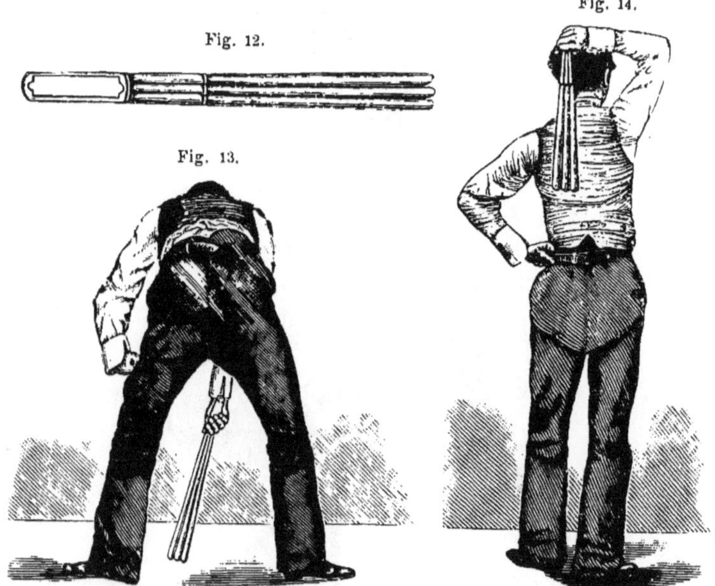

Fig. 12. Fig. 13. Fig. 14.

Wäre die menschliche Hand hohl und wie der Muskelklopfer aus elastischem Materiale gemacht, sie könnte nie und nimmer jene Effecte hervorbringen. Wenn man mit dem „Muskelklopfer" eine Körperstelle bearbeitet, so wird allerdings der Stoss des auffallenden Instrumentes sich über die Haut hinaus dem Unterhautzellgewebe, dem Fettpolster und endlich den Muskeln mittheilen; aber in wie geringerem Grade werden die tieferen Muskeln die Einwirkung verspüren! Selbst bei der grössten Kraftentfaltung wird vorzugsweise nur die Haut den Anprall des Instrumentes empfinden.

Die kneipenden Finger fassen den Muskel fast in seinem ganzen Umfange, die drückende Faust presst ihn an die knöcherne

Unterlage — die hackende Schneide des Handtellers dringt mit dem knöchernen Gerüste der Metacarpalknochen bis in die Tiefe der Weichgebilde.

Vergessen wir nicht, dass die drückende Hand, die kneipenden Finger durch die ihnen eigenthümlichen Muskeln andauernd wirken können, dass sie den kranken Muskel durch viele Secunden fest einklemmen und drücken, ohne dass die Haut einen wuchtigen Schlag auszuhalten hat.

Also einzelne Effecte, welche durch die Hand des Gymnasten erreicht werden, lassen sich durch den Muskelklopfer nie und nimmer erzielen.

In gewissen Stellungen, wie beispielsweise die in den Zeichnungen (Fig. 13 und 14) wiedergegebenen, lässt sich überdies nur sehr geringe Kraft entfalten. Immerhin jedoch wird der Muskelklopfer (ich möchte lieber sagen: Hautklopfer) bei allen jenen krankhaften Zuständen, wo oberflächlich und wenig tief gelegene Gebilde mechanisch bearbeitet werden sollen, sehr zweckmässige Verwendung finden (wie dies bei Behandlung kalter Hände und Füsse, bei Rheumatismus der Haut und oberflächlich gelegener Muskeln, bei leichter Versteifung der Gelenke der Fall ist).

Der „Muskelklopfer" wird schon deshalb günstig wirken, weil die vom Kranken entwickelte Arbeitsleistung und die einer activen Uebung gleichkommende Körperstellung einen wichtigen Antheil am Heilerfolge haben.

Die vom Erfinder des „Muskelklopfers" veröffentlichte Broschüre befremdet an einzelnen Stellen durch die für einen Nichtarzt aussergewöhnlich wissenschaftliche Sprache, während andere Stellen durch ganz unmedicinische Ideen auffallen.

Nach Klemm's Ueberzeugung vermag der Muskelklopfer bei einer grossen Reihe von Krankheiten gute Dienste zu leisten; von der musculären Verkrümmung der Wirbelsäule (?) bis zum Ausfallen der Haare, von den Gichtknoten bis zur Schlaflosigkeit und dem Schwindel.

C. Kneipen.

Wo die anatomischen Verhältnisse es gestatten, d. h. wo fassbare Weichgebilde vorhanden sind, erreicht man durch diese Manipulation intensive Wirkungen.

Dieselbe gestattet zwei Modificationen: *a)* der Daumen einerseits, die 4 übrigen Finger andererseits bilden gleichsam die beiden Arme einer Zange, welche senkrecht auf die zu bearbeitenden Theile einsetzen (Fig. 15); *b)* der Daumen und die 4 anderen Finger wirken nicht mit den Spitzen, sondern mit der Pulpa der letzten Phalangen (Fig. 16). Der erstere Eingriff ist energischer als der zweite.

Unter allen Manipulationen, sowohl den schon beschriebenen, als den noch zu schildernden ist dieser Eingriff in seinen beiden Modificationen für den behandelnden Arzt der am meisten anstrengende; er erfordert einen sehr kräftigen Daumen.

Fig. 15.

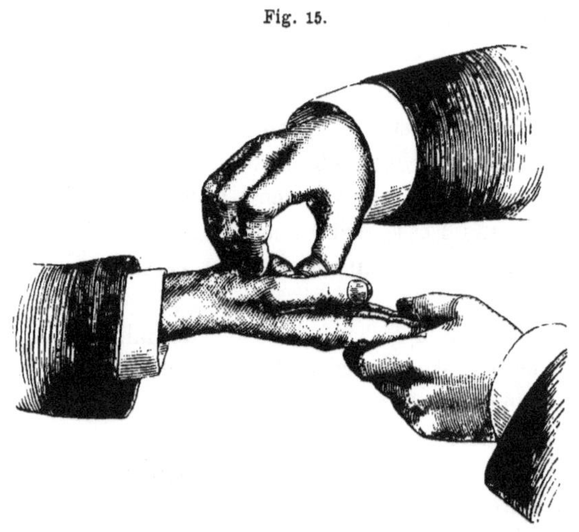

Die 4 Finger sind in der Regel vereinigt — die von einander entfernten Finger bringen viel weniger Kraft auf. Die Franzosen nennen diese letztere Manipulation „malaxation“ oder „pétrissage“ und fügen als erläuternde Erklärung hinzu: der Arzt müsse die Gebilde des Kranken so bearbeiten, als wolle er einen Teig durchkneten oder einen vollgetränkten Schwamm ausdrücken.

D. Quetschen.

ist nur eine Gattung der Kneipung. Während bei letzterer die beiden Arme der Zange (Daumen und die vereinigten Finger) in gleicher Weise von beiden Seiten einwirken, verhalten sich bei ersterer (Quetschung) die 4 Finger ruhig, sie arbeiten nicht, sondern dienen nur zur Fixirung, und nur der Daumen wirkt (Fig. 17), anfangs senkrecht gegen die zu bearbeitende Stelle sich aufstellend, dann mit dem Ballen der ersten Phalanx über das zu quetschende Gebilde (ein Ganglion, eine Drüse, ein Sehnenscheidenexsudat etc.) mit aller Kraft hin und her streifend.

II. Fortschreitende Eingriffe. Reiben — Streichen.

Dieselben lassen sich aus den stabilen entwickeln, wie ich schon früher beim Capitel „Drücken" auseinandergesetzt habe.

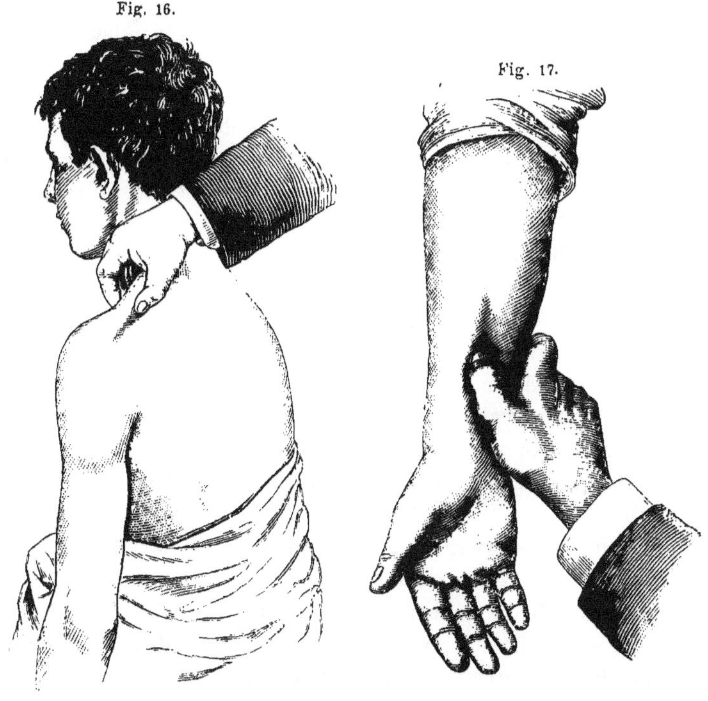

Fig. 16. Fig. 17.

Das Reiben und Streichen erkrankter Körperstellen mit den vereinigten Volarflächen der Finger ist nichts Anderes, als fortschreitendes sanftes Drücken (frictions simples der Franzosen). Nur jene Manipulationen, welche bei Verstauchungen der Gelenke die Hauptrolle spielen, bedürfen einer näheren Erörterung. Es handelt sich hier vorzugsweise um Fortschaffung von Blut, Exsudat und Lymphe von der Peripherie gegen das Centrum unter gleichzeitiger Zerquetschung von Blutgerinnseln und fest gewordener Exsudatmassen. Es muss also eine kräftige Compression unter gleichzeitiger Vorwärtsbewegung der comprimirenden Hände stattfinden. Zu diesem Behufe legen letztere sich wie ein Band um die zu behandelnde Gliedmasse, oder je nach der Lage der erkrankten Stelle wird entweder mit der Schneide der festanliegenden Hand oder mit den durch die anderen Finger kräftig unterstützten Zeigefingern (innerer Rand) der vorwärts schreitende Druck bewerkstelligt.

Diese Proceduren werden von den Franzosen „frictions fortes à pleines main s" oder „massage proprement dit" genannt, und von dieser Manipulation ist für die ganze Methode der Name entlehnt.

Passive Bewegungen.

Unter passiven Bewegungen versteht man solche, welche vom Arzte am Kranken vorgenommen werden, während Letzterer sich dabei vollkommen unthätig verhält. Dieselben erfüllen die mannigfaltigsten Aufgaben, und zwar:

I. Die bei Distorsionen der Gelenke vorhandenen Exsudate werden durch die Bewegung und Reibung der zwischen denselben eingebetteten Sehnen gedrückt, gerieben, gereizt und dadurch rascher resorbirt.

II. Die bei Steifigkeit der Gelenke contrahirten Muskeln und Sehnen werden gewaltsam und allmälig gestreckt, etwaige Exsudate und Vegetationen innerhalb der Gelenke zerrieben und resorbirt.

III. Durch die gewaltsame Streckung der Muskeln werden auch die in ihnen verlaufenden Nerven gedehnt und dadurch eine moleculare Veränderung in den primitiven Elementen sowohl des Muskels wie des Nerven erzeugt.

IV. Durch die gewaltsame Streckung der Muskeln werden auch die in ihnen und zwischen ihnen verlaufenden Gefässe und Lymphgefässe gepresst und dadurch der Kreislauf angeregt und beschleunigt.

V. Endlich gewinnen die durch neuralgische oder rheumatische Schmerzen zur Unthätigkeit verleiteten Muskeln wieder die nöthige Uebung — die passiven Bewegungen bilden bei gewissen Erkrankungen (Neuralgie, Rheumatismus) gleichsam die Introduction zu den noch viel schmerzhafteren, activen Bewegungen.

Der Kranke überwindet leichter den Schmerz, welchen die activen Bewegungen ihm verursachen, wenn durch passive die erste Empfindlichkeit schon abgestumpft worden ist. Er lernt, sich activ Schmerz zu bereiten, sobald er erkannt hat, dass der durch die Hand des Arztes ihm verursachte Schmerz Vortheil gebracht hat.

Die Formen der passiven Bewegungen bestehen, je nach der Construction des Gelenkes, in Beugung, Streckung, Auswärts-, Einwärtsrollung und Kreisen. Die Kraft, sowie die Raschheit, mit denen der behandelnde Arzt bei den passiven Bewegungen vorgeht, lässt alle möglichen Gradationen zu.

Fig. 18.

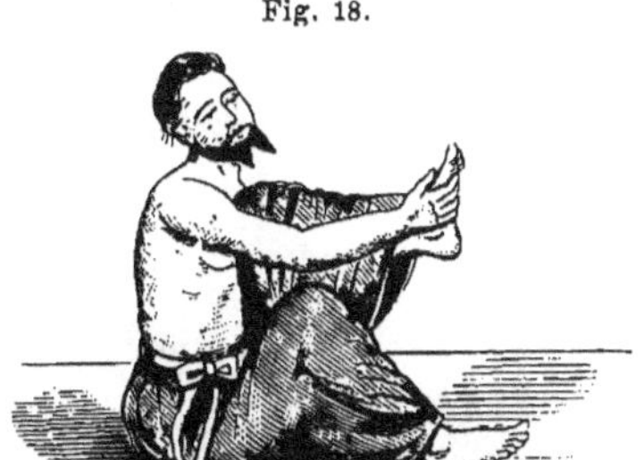

Er kann diese Bewegungen anfangs mit grosser Zartheit und Ruhe vornehmen, die Beugung, Streckung und Rollung nicht ad maximum ausführen, um nicht zu grossen Schmerz zu erzeugen; er wird sich mit schüchternen Andeutungen in der Ausführung begnügen und erst dann zu energischen Actionen übergehen, wenn der Kranke sich allmälig an den Schmerz gewöhnt hat. Will der

Fig. 19.

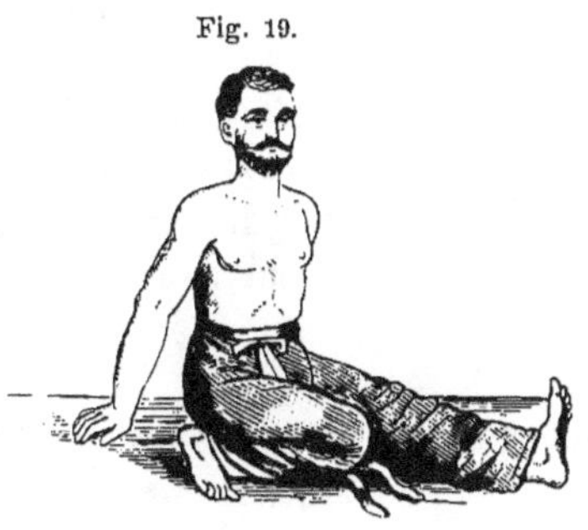

Arzt und der Kranke Zeit gewinnen, ist Letzterer von kräftiger Constitution, so werden energische passive Bewegungen vom ersten Augenblicke an zu empfehlen sein.

In dem ältesten Buche über medicinische Gymnastik (Cong-Fou), welches im vorigen Jahrhunderte von dem gelehrten französischen Missionär, dem Père Amiot, übersetzt wurde, finden sich

Figuren gezeichnet (Fig. 18, 19 und 20), welche die Stellungen und Bewegungen der Extremitäten, des Kopfes und des ganzen Körpers versinnlichen. Diese Bewegungen sollen den verschiedenen Indicationen bei gewissen Krankheiten entsprechen.

So findet sich z. B. eine Figur, welche die passiven Bewegungen darstellt, die zur Heilung des Lumbago vorgenommen werden sollen.*) (Fig. 20.)

Dasselbe gymnastische Mittel ist in Ungarn unter dem Namen „Csömör" seit undenklichen Zeiten in Gebrauch und wird daselbst meistens von alten Frauen geübt.

Fig. 20.

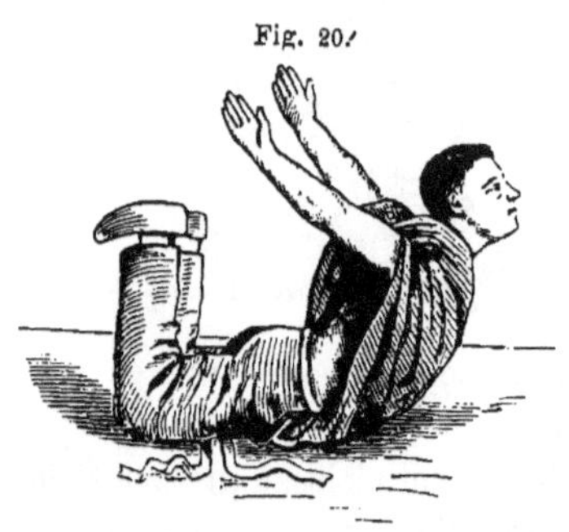

Der Schwede Ling hat sich um diese passiven Bewegungen wesentlich verdient gemacht, indem er die physiologische Begründung derselben herauszufinden sich bestrebte und ihre Technik ausbildete.

Zu den passiven Bewegungen gehört ausser den vom Arzte vorgenommenen Uebungen an Gelenken aller Art auch das Fahren, Reiten (insoferne der Fahrende und Reitende nicht activ eingreift), das Getragenwerden in Senften und Armsesseln, das Schwingen auf einer Schaukel.

Müssen die zu behandelnden Körperstellen des Kranken eingeölt werden?

Bisher galt es als allgemeiner Grundsatz, alle Körperstellen, welche mechanisch behandelt werden sollen, vorher einzuölen. Ich habe gefunden, dass das Einölen bei mannigfachen Manipulationen die Eingriffe nicht nur nicht leichter macht, sondern geradezu erschwert, und habe deshalb schon seit langer Zeit nur

*) N. Dally, Cinésiologie ou Science du mouvement. Paris 1857.

für gewisse Proceduren die Einölung eingeschränkt. Aus der Natur der verschiedenen Eingriffe geht von selbst hervor, bei welchen das Oel von Vortheil, bei welchen es von Nachtheil sein muss. Die fortschreitenden Eingriffe lassen sich auf beölten Stellen leichter ausführen: dieselben dringen über grosse Flächen vor. Da sie überdies von der Peripherie gegen das Centrum sich bewegen, die Richtung der die Haut bedeckenden Haare jedoch eine entgegengesetzte ist, so gleitet die Hand des Arztes über letztere hinweg, ohne dieselben zu zerren und zu reissen, wodurch dem Kranken unangenehme, schmerzhafte Empfindungen erspart werden.

Die Vornahme der stabilen Eingriffe hingegen wird durch Einölung geradezu erschwert, indem die Finger des Arztes von den glatten Flächen abrutschen. Eine mit Oel oder Fett bestrichene Körperstelle lässt sich nur mühsam kneten, walken, kneipen oder hacken.

Die durch die Einölung erzielte vermeintliche Erweichung der Haut hat am Ende gar keinen Werth; es handelt sich fast immer um die darunter liegenden, tieferen Gebilde. Im Nothfalle lassen sich auch die fortschreitenden Eingriffe ohne Einölung vornehmen — mit demselben guten Erfolge wie ohne Einölung, aber der Kranke hat dabei unangenehme Empfindungen. Der bekannte Naturarzt Pich, der zu Hořizka in Böhmen lebte, ursprünglich ein „Viehdoctor", dem jede ärztliche und thierärztliche Bildung fehlte, war bekanntlich durch seine Wundercuren bei Gelenksleiden ein berühmter Mann geworden, den auch gebildete und wohlhabende Kranke aufsuchten. Eine der besten Gesellschaft Wiens angehörende Dame laborirte an einem hartnäckigen Kniegelenksleiden, das sie am Gehen verhinderte. Nachdem weder der geniale Professer Schuh in Wien, noch der damals gefeierte Nélaton in Paris, noch andere berühmte Chirurgen jener Zeit die Dame heilen konnten, nahm sie zu dem auch berühmten Pich, dem, wenn ich nicht irre, für seine Verdienste das Licenciat der Medicin verliehen worden war, ihre Zuflucht. Pich bearbeitete das kranke Kniegelenk und schmierte es ebenso fleissig mit seinen Wundersalben. Die Dame war in wenigen Wochen geheilt und konnte die Extremität gebrauchen wie ehedem. Bei der Abreise erbat sich die Geheilte eine Quantität der Heilsalbe. „Ja, die Salbe allein nutzt nichts", antwortete der kluge Bauerndoctor, „sie muss in einer bestimmten Weise eingerieben werden, und das kann nicht Jedermann erlernen."

Dieses wahre Factum gehört der Mitte der Fünfziger-Jahre an — in den 30 Jahren, die seit damals verflossen sind, hat sich die mechanische Behandlungsmethode auch in der Wissenschaft eingebürgert, und heutzutage würden die Professoren in ähnlichem Falle keinen Wunderdoctor einen so glänzenden Sieg davontragen lassen.

Soll die mechanische Behandlung auf dem nackten oder auf dem bekleideten Körper vorgenommen werden?

Mit Ausnahme der Distorsionen, bei deren Behandlung die betreffenden Gelenke entblösst werden müssen, lässt sich die

Fig. 21. Fig. 22.

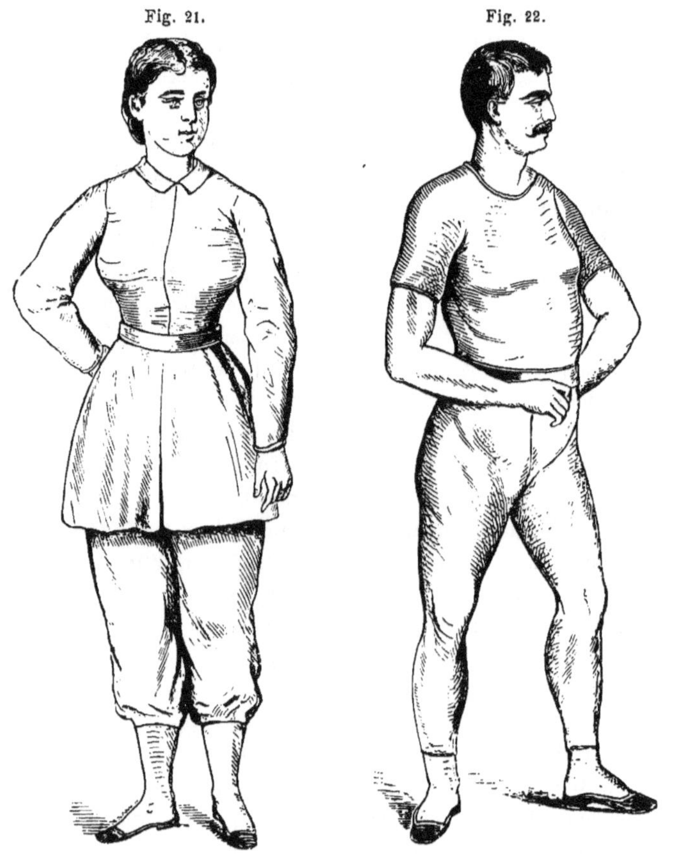

mechanische Behandlung bei allen übrigen, dieser Methode zugänglichen Erkrankungen bei bekleidetem Körper vornehmen.

Ich ziehe sogar für einzelne Eingriffe die Bekleidung vor, weil die Schmerzhaftigkeit durch dieselbe abgeschwächt und die Haut, welche nicht der Sitz des Leidens ist, mehr geschont wird; anderseits gewinnen die Finger durch die Bekleidung für gewisse Manipulation bessere Ansätze. Doch können weder Männer noch Frauen in ihren gewöhnlichen Kleidern behandelt werden. Am besten eignet sich, da ja passive und active Bewegungen oft einen unerlässlichen Antheil an der ganzen Behandlung nehmen, ein sogenannter Turneranzug aus leichtem Flanell; Leinwand versagt den Dienst zu solchen Anzügen; die Hand des Arztes gleitet auf diesem Gewebe leicht aus und die Finger ermüden rasch — die letzteren können auf Leinwand nicht die sonstige Kraft entwickeln.

Die Bekleidung ist von grosser Wichtigkeit bei Frauen, welche gewiss in vielen Fällen gegen die mechanische Behandlung sich sträuben würden, wenn sie gezwungen wären, die letztere am entblössten Körper vornehmen zu lassen. Der Anzug besteht für Frauen aus einem weiten Beinkleide, welches über der Wade abschliesst und das durch ein Gummiband festgehalten wird. Die Füsse tragen Strümpfe und leichte Hausschuhe aus Leder. Den Oberkörper bedeckt eine bequeme Aermelblouse, welche bis zur Mitte des Oberschenkels herabreicht. Die an der Vorderseite zu knöpfende Blouse wird von einem Gürtel umschlossen, welcher gleichzeitig das Beinkleid festhält. Man wähle eine dunkle Farbe (braun, violett, schwarz, grün), lichte Farben sind den Damen unangenehm; sie haben den Beigeschmack der Harlekinade (Fig. 21). Für Männer eignet sich am besten ein Beinkleid und Leibchen aus dunklem, nicht zu straff anliegenden Tricot, die Hüfte sei von einem weichen, wollenen Gürtel umschlossen, der Fuss von einem leichten Lederschuh bedeckt (Fig. 22).

IV. CAPITEL.

Active Bewegungen. — Heilgymnastik und schwedische Heilgymnastik. — Kann die Kraft des Gymnasten durch Apparate ersetzt werden? — Physiologische Wirkung der Gymnastik; Einwirkung auf die Circulation des Blutes und die Herzthätigkeit. — Einwirkung auf die Haut- und Nierenthätigkeit. — Einwirkung auf die Fettablagerung. — Einwirkung auf die Athmung. — Einwirkung auf die Verdauung. — Einwirkung auf das Centralnervensystem und das Gemüth.

Active Bewegungen.

Nicht bei allen Erkrankungen, welche durch mechanische Therapie geheilt werden können, bilden active und die eben geschilderten passiven Bewegungen einen Act der Cur. Diese Bewegungen leisten vorzügliche Dienste bei Erkrankungen der Gelenke und ihrer Nachbargebilde (Distorsion, Contusion, Pseudoankylose, chronisch-rheumatische Gelenksentzündung mit Steifigkeit der Gelenke, Synovitis), bei Erkrankungen der Nerven und Muskeln (Neuralgie, Paralyse, Anästhesie, Muskelrheumatismus, Muskelschwiele, Schreibekrampf, Chorea, Neurasthenie), bei allen constitutionellen Leiden, wo es sich um Verbesserung der Blutbereitung, um Kräftigung der Herzthätigkeit, um Belebung der Circulation, um Anregung der peristaltischen Bewegungen und Bethätigung der Secretionen handelt (Chlorose, Anämie, Obstipation, chronischer Magencatarrh).

Die passiven, wie activen Bewegungen wären selbstverständlich zwecklos oder gar nicht denkbar da, wo die mechanischen Eingriffe sich die Aufgabe stellen, Schwellungen in drüsigen Organen zu beheben (Mastitis, Drüsenhypertrophien), Infarcte des Uterus zum Schwinden zu bringen.

Auch da, wo Bewegungen neben den mechanischen Eingriffen vorgenommen werden, ist der Zweck derselben nicht immer der gleiche.

Bei einzelnen Curen bilden active Bewegungen einen unerlässlichen Act der mechanischen Procedur, wie dies beispielsweise bei Behandlung der Neuralgien in muskelreichen Körpertheilen, des Muskelrheumatismus, der Obstipation, der Neurasthenie der Fall ist. Die Heilung solcher Zustände würde durch blosse mechanische Eingriffe, ohne gleichzeitige Vornahme activer Bewegungen jedenfalls in die Länge gezogen und erschwert, wenn nicht gar unmöglich gemacht werden. Die activen Bewegungen sind bei diesen genannten Erkrankungen schon im Beginne der Behandlung anzustreben und auszuführen — allerdings mit Vorsicht und sorgfältiger Auswahl, von den leichteren allmälig zu den schwierigeren, von den einfachen zu den combinirten übergehend.

Bei anderen Anomalien hingegen (Distorsion, Contusionen der Gelenke, bei chronisch-rheumatischen Gelenksentzündungen) haben die mechanischen Eingriffe den Löwenantheil an der Besserung und Heilung; die passiven Bewegungen kommen erst im späteren Verlaufe der Behandlung an die Reihe und die activen krönen nur das Werk; sie liefern sozusagen den Beweis für die beim Kranken eingetretene Genesung.

Heilgymnastik und schwedische Heilgymnastik.

Man hat die Lehre von den passiven und activen Bewegungen unter dem Namen Heilgymnastik zusammengefasst und einzelne Autoren haben unter dem Titel: „Kynesitherapie“, „Kynesiatrik“, „Cinésiologie“ grössere Werke veröffentlicht, welche bei aller Vorzüglichkeit durch die Weitschweifigkeit des bearbeiteten Materials den praktischen Arzt abschrecken, dem sein Beruf für solche Abhandlungen nicht Musse lässt.

Und gar die „Schwedische Heilgymnastik“! Sie ist für den Specialisten, den Orthopäden ein unentbehrliches Studium; aber ihre schwierige, überaus complicirte Nomenclatur genügt, um den praktischen Arzt von diesem Zweige der Therapie ferne zu halten. Was fängt derselbe mit den Ausdrücken „Klafterbreitneigstehen“, „Reckrechtsgangstützstehen“ an oder gar mit dem unaussprechbaren „Linksruhrechtsstreckganglinksseitstützstehen“, das nur ein einziges Wort sein soll?

Ich werde es nicht unterlassen, in flüchtigen Zügen das Wesen der schwedischen Heilgymnastik zu skizziren, kann jedoch aus innerster Ueberzeugung die Versicherung geben, dass der praktische Arzt die mechanische Therapie mit bestem Erfolge anwenden und heilgymnastische Uebungen mit seinen Kranken vornehmen kann, ohne auch nur einen der zungenbrechenden Ausdrücke der schwedischen Heilgymnastik zu erlernen.

Ich halte es für meine Pflicht, eine Berichtigung hier einzuschalten, welche mir von dem schon früher genannten Herrn Frans Lindblom, im Jahre 1883, zu einer Zeit, wo die II. unveränderte Auflage meines Buches unter der Presse war, eingesandt wurde. In dem bereits citirten Briefe heisst es: „Von der Ling'schen Gymnastik ist nicht viel mehr übrig geblieben, als der Name und die (sozusagen) geschichtliche Voraussetzung dessen, was in Deutschland und Frankreich „Schwedische Heilgymnastik" genannt worden ist. Dieser Name „Schwedische Heilgymnastik" ist bei Ihnen (Oesterreich) unglücklich gewählt und bei uns Schweden gar nicht in Gebrauch, wenigstens nicht in derselben Bedeutung."

„Eine Gymnastik, wie die von Ling existirt nicht mehr. Alles, was einzelne Schüler oder deren Jünger nachher erfunden haben, wurde als Ling's Gymnastik ausgegeben. Neumann wie Rothstein haben Ling nie gekannt."

„Die zungenbrechende Nomenclatur ist nicht von Ling erfunden, da sie schon während seiner Lebzeit von seinem Schüler und Gehilfen Branting, der später seinen Platz einnahm, erdacht wurde. Ling selbst hat diese Nomenclatur nie benützt; er verwendete kurze, praktische, oft sogar lächerliche Namen für die verschiedenen Bewegungen, wie: „Mühle", „Schlachten", „Brustbewegung" etc.

„Die meisten der von ihm erfundenen Namen und viele seiner Bemerkungsformen sind bereits verloren gegangen. Ich sehe es sogar als ein Unrecht an, dass Neumann seine Plaudereien eigenmächtig mit Ling's Namen gestempelt hat."

Die Heilgymnastik unterscheidet sich nicht wesentlich von dem gewöhnlichen Turnen (der hygienischen Gymnastik). Ein guter Theil der heilgymnastischen Uebungen bildet einen integrirenden Bestandtheil des Geräth- und Zimmerturnens. Es waltet nur der Unterschied ob, dass letzterer sich die Aufgabe stellt, auf den Gesammtorganismus einzuwirken, das Erkranken der Organe zu verhüten, den Geist und die moralische Kraft des Individuums zu stärken, die Muskelkraft zu erhöhen, die gute

Haltung zu befestigen, die Behendigkeit und Geschicklichkeit der Bewegungen zu fördern, die Körperformen zu verschönern.

Die Heilgymnastik dagegen hat den Zweck, einzelne Organe des Körpers zu beeinflussen, schon erkrankte Theile des letzteren zur Norm zurückzuführen, darniederliegende Functionen (der Muskeln, Nerven, der Drüsen) zu beleben, Anomalien der Circulation, der Respiration und Wärmeproduction zu beseitigen. Bei gewissen Erkrankungen (Anämie, Chlorose, Scrophulose) decken sich die Ziele der Heilgymnastik und der hygienischen Gymnastik nahezu vollkommen.

Die Heilgymnastik sucht die einzelnen Bewegungen zu isoliren, die Mitwirkung nicht betheiligter Muskeln und Muskelgruppen auszuschliessen; sie muss mithin die anatomischen und physiologischen Verhältnisse der einzelnen Muskeln und Muskelgruppen genau studiren, was bei der hygienischen Gymnastik nicht nöthig ist, da es sich hier um allgemeine Effecte handelt. Und was beabsichtigt die schwedische Heilgymnastik?

Im Grunde genommen auch nichts Anderes; nur dass hier die Isolirung der zu übenden Muskeln und Muskelgruppen durch eine von Ling, dem Gründer der schwedischen Heilgymnastik, ganz neu erfundene, auf anatomisch-physiologischer Basis beruhende Methode in viel vollkommener Weise erreicht wird. Diese Methode besteht darin, dass der Kranke nicht allein die Uebungen ausführt. Der Arzt oder unter seiner Anleitung ein Gehilfe (Gymnast) setzt den beabsichtigten Bewegungen des Kranken einen Widerstand entgegen. Wie die Physiologie lehrt, wird die sauere Reaction im Muskel besonders dann vermehrt, wenn man letzteren durch Ueberlastung an der Contraction verhindert.

Die sauere Reaction (wahrscheinlich durch die Bildung freier Milchsäure erzeugt) ist aber das charakteristische Merkmal des arbeitenden, functionirenden Muskels. Ling war dieser physiologische Lehrsatz nicht bekannt, sowie Priessnitz keine Ahnung von den physiologischen Wirkungen der Thermotherapie hatte — aber beide Männer haben in divinatorischem Instincte das Richtige herausgefunden. Durch die Ling'sche Methode wird die Contraction der Antagonisten, welche bei jeder Muskelbewegung vorhanden ist, durch die Leistung des Gymnasten ausgeschaltet. Eine Zeichnung wird dies fasslicher machen.

Nehmen wir an, ein Kranker litte an Parese der Beugemuskeln des Vorderarmes, so müsste man nach Ling diese Beugemuskeln durch Heilgymnastik kräftigen. Der Arzt dürfte nicht Muskelübungen des ganzen Armes anordnen, weil dadurch auch die Antagonisten der paretischen Muskulatur geübt und gekräftigt würden. Mit Recht behauptet **Ling**, dass man durch solche allgemeine Uebungen des Armes gerade die gesunden Muskeln (hier also die Extensoren) vorwaltend kräftigen würde, weil der

Fig. 23.

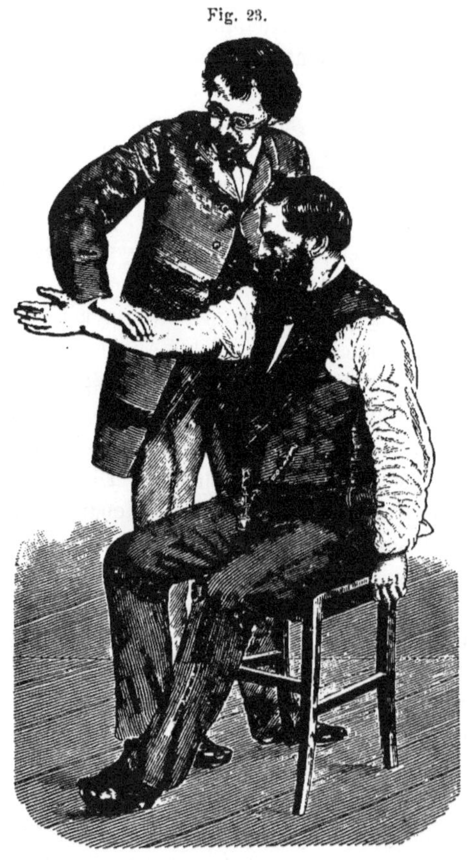

Willenseinfluss auf die gesunde Muskulatur mächtiger einwirkt, als auf die kranke. Von Seite des Arztes oder des Gymnasten müsste den sich contrahirenden Beugemuskeln ein Widerstand entgegengesetzt (Fig. 23), d. h. durch die Kraft des Gymnasten die Kraft der unbewusst wirkenden Extensoren ersetzt werden; letztere werden, bei der geschilderten Uebung zu gänzlicher Unthätigkeit verurtheilt, ausgeschaltet, während die Flexoren allein und ausschliesslich zu arbeiten gezwungen sind.

Der Zweck der Thätigkeits-Isolirung einer Muskelgruppe lässt sich nun auf zweifache Weise erreichen:

a) Entweder der Gymnast setzt seine Kraft den sich contrahirenden Muskeln entgegen, wie Figur 24 es darstellt; hiebei ist die Extremität im Beginne der Uebung ausgestreckt.

Fig. 24.

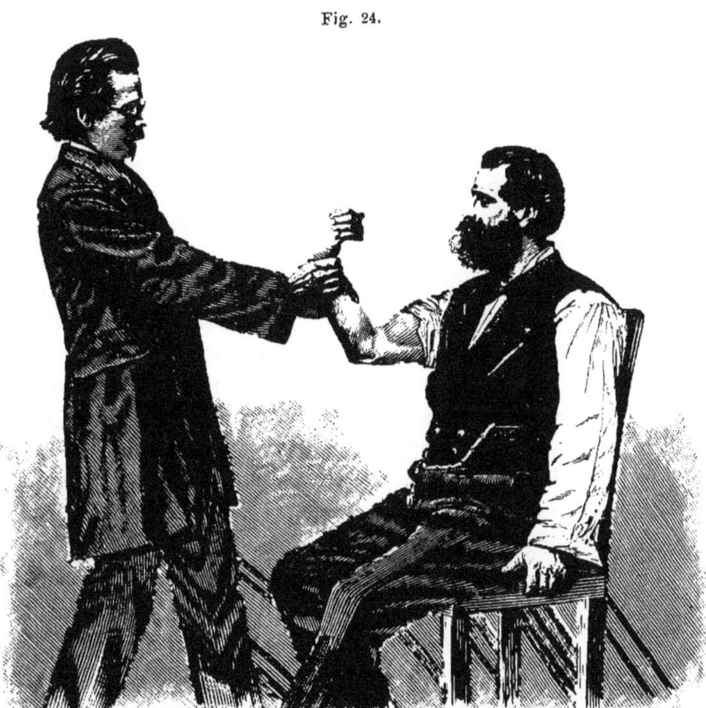

Ling hat diese Bewegung mit dem Namen: concentrisch-duplicirt belegt. Duplicirt, weil der Kranke und der Gymnast zusammenwirken; concentrisch, weil die Muskeln des Kranken einen Widerstand zu überwinden haben, der die Flexion gegen den Stamm hindert.

b) Oder der Kranke hält im Beginne der Uebung den Arm im Ellenbogengelenke gebeugt, contrahirt also die kranke Muskulatur und der Gymnast versucht durch Zug den Vorderarm zu strecken (Fig. 24).

Die schwedische Heilgymnastik nennt diese Bewegung excentrisch-duplicirt, weil die Muskeln des Kranken gegen einen Widerstand ankämpfen, der nach aussen vom Körper wirkt.

Die Erfahrung und Geschicklichkeit des Arztes oder des von ihm abgerichteten Gymnasten hat die Kraft des Widerstandes zu bemessen, welche im jeweiligen Falle nothwendig ist. In der richtigen Abschätzung dieser Kraft liegt die Schwierigkeit, zum Theile auch der Erfolg; denn es darf zwischen dem Kranken und dem Gymnasten zu keinem Ringen, zu keinem Kampfe kommen.

Kann die Kraft des Gymnasten durch Apparate ersetzt werden?

Die Anschauungen der Mechanotherapeuten und Autoren gehen in Betreff dieser Frage auseinander. Ich habe schon Gelegenheit gehabt, meiner der eigenen Erfahrung entspringenden Ansicht Ausdruck zu verleihen, indem ich sagte, ein geübter Kynesiater könne mit seiner Hand Alles zu Stande bringen, wozu Andere Apparate verwenden. Damit ist jedoch die vortheilhafte Anwendung von Apparaten nicht ausgeschlossen. Gerade die Widerstandsbewegungen, welche in der schwedischen Heilgymnastik eine Hauptrolle spielen, lassen sich mit Hilfe von zweckmässig construirten Apparaten in präciserer, das anzustrebende Ziel besser erreichender Weise durchführen, als wenn der Widerstand durch die Kraft des Gymnasten geregelt wird.

Es sei zugegeben, der Letztere habe seine Muskeln dermassen in seiner Gewalt, dass er alle Abstufungen der Kraft jeden Augenblick zu erzeugen vermag.

Kann er aber auch bemessen, wie gross die Kraft der kranken Muskeln sei, denen er Widerstand leisten soll?

Kraft des Gymnasten und Kraft der kranken Muskulatur gleichen den Wagschalen einer Wage, deren eine den zu wägenden Körper, die andere das aufzulegende Gewicht darstellt. Um die erstere zu messen, bedarf es immer des Versuchens, des Experimentirens. Es muss ein Gewichtstück hinzugelegt oder hinweggenommen werden, bis die beiden Wagschalen sich gleichen. Der Widerstand, den der Gymnast aufzubringen hat, ist ein einfaches mathematisches Exempel, das sich doch offenbar am präcisesten durch den leblosen Apparat correcter und rascher lösen lässt, als durch die organische Kraft, welche vom Willensimpulse des Gehirns erst ausgelöst und überwacht werden muss.

In dem Grade, als die kranken Muskeln erstarken, soll die Kraft des Gymnasten (des Widerstandleisters) sich erhöhen.

Das Gewicht, welches der Kranke gestern heben oder hinwegstossen konnte, ist eine mathematische Grundlage für die heute vorzunehmende Erhöhung des Gewichtes, welche Eigenschaft der gestern angewendeten Kraft des Gymnasten fehlt. Der Apparat liefert gleichzeitig die unfehlbare Controle für die allmälig fortschreitende Genesung. Ich kann mich aus diesen Gründen der Ansicht Rossbach's nicht ausschliessen, dass solche Apparate die menschliche Hand nicht ersetzen können.

Fig. 25.

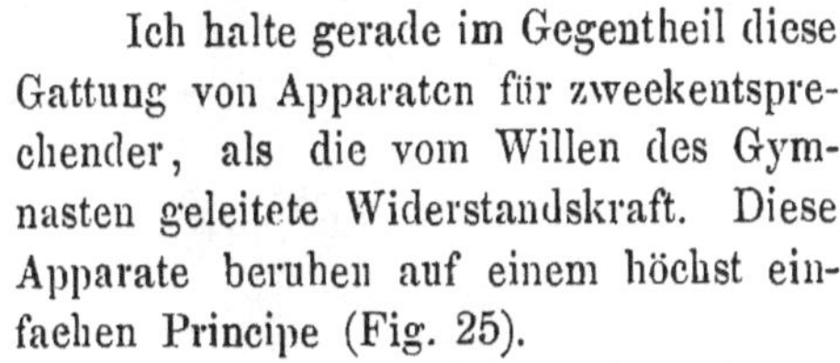

Ich halte gerade im Gegentheil diese Gattung von Apparaten für zweckentsprechender, als die vom Willen des Gymnasten geleitete Widerstandskraft. Diese Apparate beruhen auf einem höchst einfachen Principe (Fig. 25).

Ein viereckiges Gehäuse ist zu heben oder zu stossen, das durch die verschiedensten Gewichte belastet werden kann. Das Gehäuse ist durch Stricke aufgehängt, welche über Rollen laufen und an ihren Enden mit polirten Stahlgriffen versehen sind, die der Kranke mit seinen Händen erfasst oder in die er seine Füsse steckt (Fig. 26 und 27).

Bei Aufstellung der Apparate ist darauf zu achten, dass sie mit zweifelloser Festigkeit an der Wand fest verankert werden, damit ein Umstürzen, selbst bei dem energischesten Zuge, unmöglich gemacht werde. Jeder Apparat besitzt mehrere Gehäuse, die mit Gewichten belastet werden können. Die zu den einzelnen Gehäusen gehenden Stricke verlassen in verschiedener Höhe vom Fussboden den Apparat. Hiedurch wird es möglich, an demselben Apparate die mannigfaltigsten Effecte zu erzielen.

Sollen die Nacken- und Stammmuskeln gekräftigt werden, so sind die beiden Stricke an einem Joch befestigt, das der Kranke mit seinen Schultern hebt (Fig. 28).

Bei allen diesen Apparaten wird die zu übende Muskulatur durch die Mitbewegung des ganzen Körpers unterstützt. Für die isolirte Arbeit einzelner Muskelgruppen sind folgende Apparate construirt (Fig. 29 und 30).

Es leuchtet von selbst ein, dass ein auf dem Bauche liegender Mensch keine andere Muskelgruppe in Thätigkeit versetzen kann, als die Schulter- und Armmuskulatur, wenn er die Stricke des Apparates nach aussen bewegen will. Desgleichen können

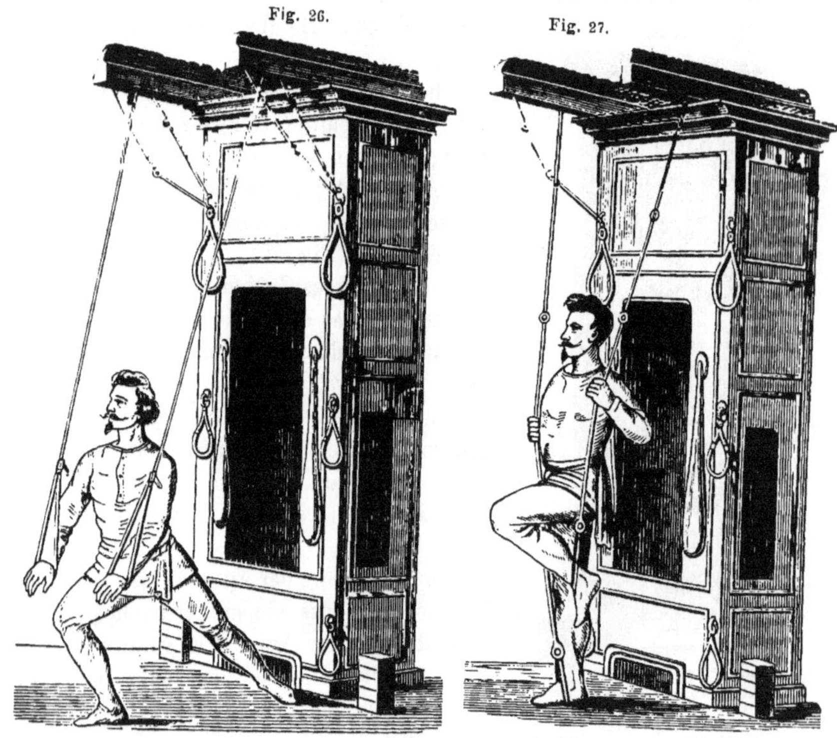

Fig. 26. Fig. 27.

ausschliesslich nur die Muskeln des Ober- und Unterschenkels arbeiten, wenn der Kranke in sitzender Stellung die mit Gewichten belasteten Fusstritte gegen das Innere des Apparates stösst.

Die Gehäuse laufen auf Schienen innerhalb der aus Holz angefertigten Kasten. Zum Auflegen oder Hinwegnehmen der Gewichte sind im Schranke seitliche Oeffnungen angebracht.*)

*) Sehr vollendete Apparate dieser Art erzeugt Mr. Burlot in Paris, 35 rue S. Lazare.

Fig. 28.

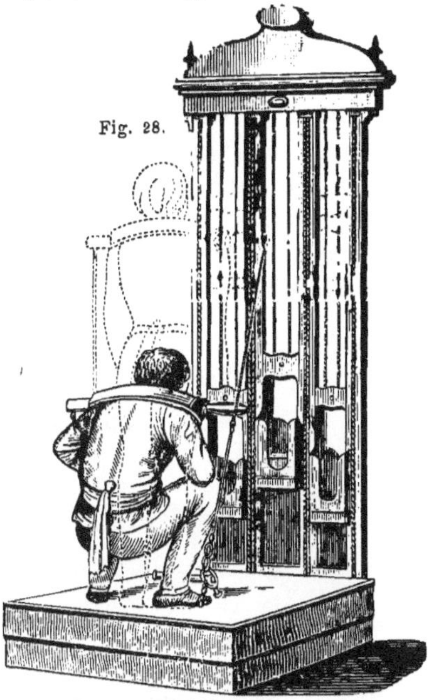

Fig. 29.

Da diese Widerstandsapparate ihrer Kostspieligkeit wegen nicht Jedermann zugänglich sind, so muss das von dem Turnlehrer und Heilgymnastiker Fr. M a g e r in Lübeck erfundene „feststehende Turngeräth“ freudig begrüsst werden, welches in gewisser Beziehung die Apparate von B u r l o t recht gut zu ersetzen vermag. Dieses Turngeräth lässt sich leicht an jeder Wand anbringen, nimmt wenig Raum ein, gestattet eine grosse Vielseitigkeit der Verwendung für die verschiedenen Widerstandsbewegungen, von denen eine in Fig. 31 veranschaulicht wird, und kostet nur den 10. Theil der Pariser Apparate. Jedoch lassen sich gewisse Bewegungen, insbesondere die Isolirung bestimmter Muskelgruppen, sowie die Bewegungen in horizontaler Richtung, wie

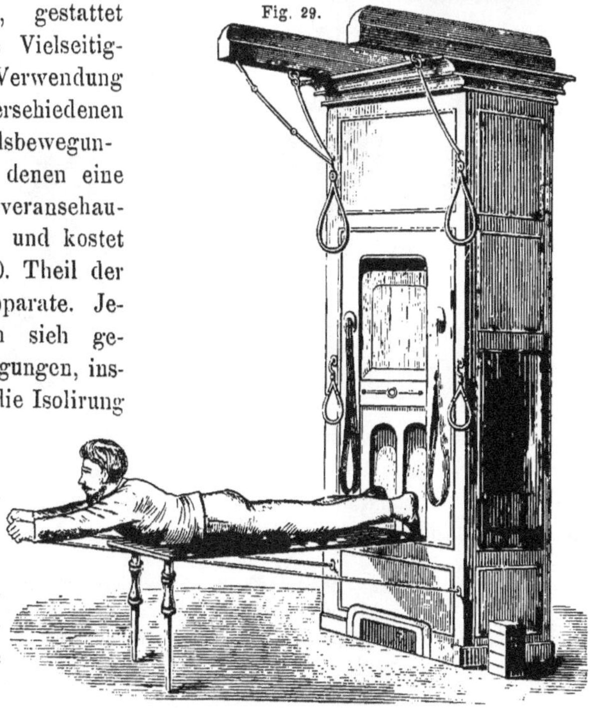

Fig. 29, zeigt mit dem Mager'schen Turngeräthe nicht ausführen.*)

Die kranken Muskeln dürfen nur allmälig zu grösseren Leistungen herangezogen werden. Um eine Ermüdung der zu übenden Muskeln hintanzuhalten, werden dem Kranken nach jeder Uebung einige Minuten der Ruhe gegönnt. Das Princip, von welchem Ling ausgegangen ist, wird von jedem Arzte, der mit diesen Fragen sich beschäftigt, als richtig anerkannt; die glänzenden

Fig. 30.

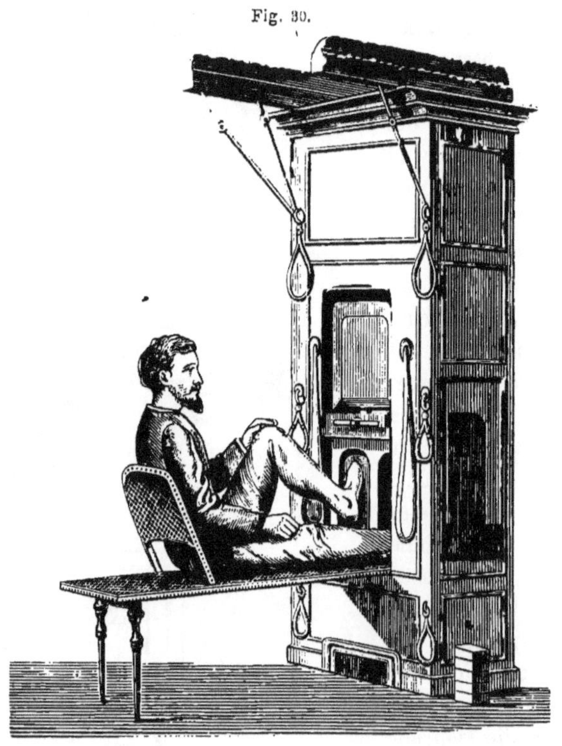

Resultate, welche durch diese Behandlung erzielt werden, liefern den untrüglichen Beweis für die Richtigkeit der Ling'schen Theorien. Die Sache ist unendlich klar und einfach. Darum muss man es bedauern, dass eine von Ling angegebene Systemisirung

*) Herr Mager (Lübeck) ertheilt bereitwilligst jede beliebige Auskunft und legt den bei ihm bestellten Apparaten photographische Ansichten bei, welche die Anbringung des Apparates, sowie dessen mannigfache Verwendung klar machen.

und die von ihm eingeführte complicirte Nomenclatur eine Verkünstelung geschaffen hat, welche allenfalls den Specialisten nicht abschreckt, der Verallgemeinerung der Lehre jedoch fast unüberwindliche Hindernisse entgegenstellt. Ling nimmt für sämmtliche Bewegungen fünf Hauptausgangsstellungen an, und zwar: Stehen, Sitzen, Liegen, Knien, Hängen.

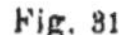
Fig. 31.

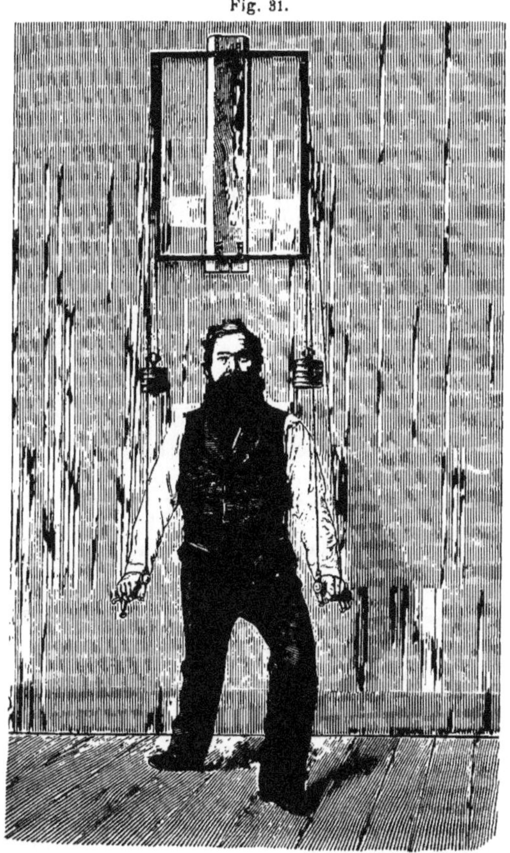

Diese Grundstellungen werden in mannigfacher Weise modificirt und mit einander combinirt — derart, dass sich aus ihnen sogenannte binäre, ternäre, quaternäre Stellungen entwickeln lassen.

So wird beispielsweise die Grundstellung „Stehen“ mannigfach modificirt, und zwar: I. durch die Stellung der Füsse. Man unterscheidet: Schlussstehen, Breitstehen, Zehstehen und Gangstehen.

II. Durch unterschiedliche Haltung der Arme: Klafterstehen, Hebstehen, Ruhstehen, Streckstehen, Reckstehen.

III. Durch verschiedene Haltungen des Rumpfes: Geradstehen, Neigstehen, Wendstehen.

IV. Durch Verwendung verschiedener Geräthe: Stützstehen, Spannstehen, Hochstehen, Stufstehen, Lehnstehen.

Da diese Schrift sich das Ziel setzt, nur von Krankheiten zu handeln, welche mit Ausschluss der prototypen, kunstgerechten „Schwedischen Heilgymnastik", nur durch alle sonstigen mechanotherapeutischen Behelfe geheilt werden können, eine detaillirte Schilderung überdies den Rahmen dieser Abhandlung überschreiten würde, so muss ich mich mit der Erklärung des allgemeinen, der ganzen Methode zu Grunde liegenden Principes und der Beigabe der beiden Zeichnungen (Seite 70 und 71) begnügen.

Aus der Verbindung der Kategorien I—IV entstehen:

a) binäre Combinationen des Stehens: Rechtsgangstehen, Linksspannrechtsseitslehnstehen, Reckrechtsgangstehen u. s. w.;

b) ternäre Combinationen des Stehens: Rechtsstreckganglinksseitsstützstehen, Klafterbreitneigstehen, Reckrechtsgangstützstehen u. s. w.;

c) Quaternäre Combinationen des Stehens: Linksruhrechtsstreckganglinksseitsstützstehen u. s. w.

In analoger Weise lassen sich die Combinationen für Sitzen, Liegen, Knien und Hängen entwickeln. Diese in der gewöhnlichen Praxis ebenso überflüssige, wie schwer zu erlernende Nomenclatur, die durch die sogenannten schwedischen Heilinstitute herbeigeführte Aufbauschung und Verschnörkelung der einfachen Sache, die Ueberschwänglichkeit einzelner Schüler Ling's haben den gesunden Kern mit zwecklosem Aufputz und Firlefanz umgeben und manchen Gegner geschaffen. Es macht sich nun allenthalben das Bedürfniss und das Bestreben nach Vereinfachung geltend. In nicht ferner Zeit wird die Gährung vollendet sein, das blendende Rauschgold wird sich loslösen und die unzerstörbare, gute Frucht wird dann zum Wohle von tausenden Kranken leicht Gemeingut der Aerzte werden.

Es lohnt der Mühe, das Urtheil eines tiefen Denkers, wie Du Bois-Reymond es ist, über die schwedische Heilgymnastik zu hören. Er sagt: „Von einer wissenschaftlichen Begründung des Ling'schen Systems durch seinen Urheber kann im Ernst die Rede nicht sein. Ein Blick in seine Schriften genügt, um zu erkennen, dass man es darin mit einem Ausläufer jener verrufenen Naturphilosophie zu thun hat, welche ein Vierteljahrhundert lang die deutsche Wissenschaft in Schmach getaucht hielt. Nur ein Halbgebildeter, dem willkürliche Constructionen, eine hohle Symbolik, ein dürrer Schematismus, eine pedantische Terminologie, ein paar anatomisch-physiologische Brocken als tiefe Wissenschaft erscheinen und dem die Schnitzer entgehen, kann sich dadurch imponiren lassen. Wer einen Begriff davon hat, worum es sich in der Wissenschaft handelt, wird nur mit grosser Ueberwindung jene Schriften nach den werthvollen Einzelheiten durchsuchen, die man erwarten sollte, wo ein wohlmeinender, obschon verwirrter Enthusiast, wie Ling, dessen Leben in einem bedeutenden Gegenstand aufging, seine Erfahrungen sammelt und niederlegt. Aber auch hierin findet man sich getäuscht. Das Buch enthält nur, was auf gewisse Vordersätze hin Jeder sich ausdenken kann, in trivial-dogmatischer Weise vorgetragen. Was die physiologische Beantwortung der Grundfrage betrifft, so ist dafür aus Ling's Schriften gar nichts zu entnehmen. Das weitschichtige Werk des Jüngers Ling's, Rothstein, gleicht einer unermesslichen, aus Tausenden von Locken gehäuften Allongenperücke auf einem winzigen, hohlen, brüchigen Puppenkopf von grämlich-starren, vornehm-absprechenden Zügen. Der Puppenkopf ist das beschränkte, hohle, starre, leicht zu durchlöchernde Ling-sche System, das den Kern des Buches ausmacht. Die Allongenperrücke ist das mit staunenswerther Emsigkeit aus allen Disciplinen zusammengetragene Material, welches die Klarheit des Systems verdeckt, es ausschmückt und ansehnlicher erscheinen lässt, und dies in dem Masse leistet, dass man vom Hundersten in Tausendste geführt, den eigentlichen Gegenstand oft auf lange Zeit ganz aus dem Auge verliert.

Die philosophischen, ethischen, ästhetischen, politischen, pädagogischen, philologischen, theologischen, geschichtlichen Elucubrationen der Art berühren uns hier nicht. Von den anatomisch-physiologischen Excursen, zu denen der Leser eingeladen wird, muss ich leider sagen, dass sie völlig werthlos sind. In der Anatomie handelt es sich um Auszüge aus dem kleinen Compendium von Wilson-Hollstein. In der Physiologie wirft der Verfasser veraltete Anschauungen und Meinungen mit neueren Thatsachen und Lehren in einer Weise durcheinander, die eine vollständige Unsicherheit des wissenschaftlichen Urtheils verräth, wie sie bei Laien nicht selten ist, welche glauben, zu einem bestimmten Zweck autodidaktisch in ein verwickeltes Gebiet eindringen zu können. Daraus entspringt eine Verwirrung, die alle Begriffe übersteigt und das Unternehmen einer eingehenden Kritik dieses Abschnittes so schwierig machen würde, als es andererseits leicht wäre, den Verfasser durch Anführung einzelner Sätze sehr empfindlich blosszustellen."

Du Bois-Reymond mag vielleicht zu weit gegangen sein. Es ist hier nicht meine Aufgabe, zu untersuchen, bis zu welchem Grade das herbe Urtheil des grossen Physiologen ein verdientes ist. Aber die pompösen Anpreisungen der mechanischen Therapie oder, wie es allgemein heisst, der schwedischen Gymnastik, als eines Universalmittels, mittelst dessen einzelne Aerzte Alles, selbst die Hypertrophie und Atrophie des Herzens, Insufficienz der Klappen, Stenose etc. heilen wollen, bedurften einer heilsamen Geisselung.*)

---

*) Ich benütze diesen Anlass, um zwei von Nebel in Hamburg in seiner Schrift (Ueber Heilgymnastik u. Massage, Sammlung kl. Vortr. von R. v. Volkmann, Nr. 286, Leipzig 1886) mir gemachte Vorwürfe als unbegründet zurückzuweisen.

Nebel ruft mir zu: „Wenn Schreiber in seiner Monographie meint, das harte Urtheil, welches Du Bois-Reymond gefällt hat, sei insoferne gerechtfertigt, als die übertriebenen Anpreisungen schwedischer Aerzte etc. — so irrte er sich in der Adresse."

Ich spreche von „Schwedischer Gymnastik", was doch wohl nicht identisch ist mit „Schwedische Aerzte". Mit der Phrase „Schwedische Gymnastik" wird noch heute viel geflunkert.

In einer Stelle auf pag. 2648 desselben Heftes sagt Nebel: Seltsam ist die Art, wie Schreiber in seinem Buche über die Massage mit Ling umgeht. In der Einleitung ist derselbe ein Genie, später ein Abschreiber, der sein ganzes System geborgt hat und noch weiterhin bemüht er sich fast, ihn lächerlich zu machen."

In dieser Stylisirung liegt eine, ich hoffe, nicht beabsichtigte Entstellung.

Ich gab, wie dies unverändert in der gegenwärtigen dritten Auflage der Fall ist, eine geschichtliche Darstellung und citirte in unparteiischer Weise die Aussprüche anderer Autoren (Dally, Du Bois-Reymond).

Ueberall, wo ich selbst von Ling spreche, geschieht dies nur mit Worten der Verehrung und Bewunderung.

Ging doch Neumann so weit, zu behaupten, dass die Wirkungen der Heilgymnastik sich auf die Flimmerzellen erstrecken.

Man vergesse nicht, welch grosse Rolle der Zufall bei langdauernden, chronischen Leiden spielt.

Zu welchen Schlüssen gelangt man, wenn man dem zufällig angewendeten Mittel die Heilung in die Schuhe schiebt? Aber man braucht nicht das Kind mit dem Bade auszuschütten.

Ling hat sich durch seine Erfindung ein unsterbliches Verdienst erworben, schon dadurch, dass denkende und gebildete Aerzte sich einem bis dahin ganz in Vergessenheit gerathenen mächtigen Heilmittel wieder zugewendet haben.

Man muss nur nicht für alle Eingriffe und Heilerfolge physiologische Erklärungen erzwingen wollen. Vorläufig muss man sich begnügen, diese Erklärung anzustreben, das zum Theile noch Geheimnissvolle in der Frage erforschen zu wollen und sich mit den glänzenden Erfolgen freuen.

Kennen wir etwa die physiologische Wirkung des Chinins bei Intermittens auf die Abschwellung der Milz? Hält uns Unkenntniss ab, dieses anerkannte Febrifugum anzuwenden? Schon vor 30 Jahren wurde die excessive Richtung, welche damals Dr. Neumann in Berlin in der schwedischen Heilgymnastik eingeschlagen, von Professor Romberg scharf getadelt, obwohl dieser bedeutende Neuropathologe der letzteren das Wort redete und sie wärmstens empfahl.

Die Ling'sche Methode theilt das Schicksal aller neuen Disciplinen: dieselben werden entweder mit Consequenz angefeindet, oder von Schwärmern als Panacée in den Himmel gehoben. M. Eulenberg hat schon 1853 in einer sachgemässen, die goldene Mittelstrasse wandelnden Schrift*) darauf hingewiesen, dass die Ling'sche Gymnastik ein wahrhaft rationelles Heilverfahren gegen chronische Krankheiten in der Sphäre der Motilität gewähre, so bei Verkrümmungen des Rückgrats, Pseudoankylosen, phthisischer Anlage, Hühnerbrust, peripherischen

---

Ich bitte Herrn Nebel, mir eine Stelle meines Buches, das gelesen zu haben er vorgibt, zu citiren, in der ich mich bemühe, Ling lächerlich zu machen.

So darf man in einer Publication denn doch nicht mit den Thatsachen umspringen!

*) Die schwedische Heilgymnastik. — Versuch einer wissenschaftlichen Begründung derselben. Berlin 1853.

Lähmungen. Sie kann selbst bei solchen Lähmungen noch Heilung schaffen, welche durch Affection des Rückenmarks entstanden und wo nach Ablauf der ursprünglichen Krankheit jedes andere therapeutische Verfahren absolut zwecklos wäre. Die durch den beendeten Krankheitsprocess zurückgebliebene Motilitätsstörung und Atrophie der Muskulatur wird durch rationelle Heilgymnastik bisweilen gebessert und vollkommen zur Norm zurückgebracht, während jeder andere Heilversuch ohne Erfolg vorgenommen wird.

Die Einfachheit und Fasslichkeit der technischen Ausdrücke, welche die deutsche Gymnastik gebraucht, verschaffen dieser einen unschätzbaren Vortheil. Wie charakteristisch kennzeichnen beispielsweise die Benennungen: Fingerbeugen, Armrollen, Beinheben, Kniestrecken, Niederlassen, Rumpfkreisen, Armstossen, Ellenbogen zurück, Axthauen, Schnitterbewegung die auszuführenden Uebungen.

Schon 1835 erklärte Stromeyer unter allen Mitteln, welche die Orthopädie zur „Hebung der Vegetation" erfunden hat, die Heilgymnastik als das kräftigste und am sichersten zum Ziele führende. Er hielt aber ein Individualisiren je nach der pathologisch-anatomischen Beschaffenheit der Verkrümmung damals noch nicht für ausführbar und erkannte es dem Hannover'schen Leibarzte Lentin als grosses Verdienst an, weil dieser als der Erste das Aufhängen an den Händen als Heilmittel der Rückgratsverkrümmungen angegeben hat.

Physiologische Wirkung der Gymnastik.

Der mächtige Einfluss der Körperbewegung auf die Gesundheit war schon den ältesten Völkern bekannt und auch die Rückwirkung auf die Gehirn- und Nententhätigkeit war ihnen nicht fremd, wie das römische Sprichwort: „Mens sana nonnisi in corpore sano" beweist. Die Kunst der Körperbildung, angewendet auf die Behandlung von Krankheiten, war schon viele Jahrhunderte vor Chr. G. den Chinesen geläufig, deren ältestes Buch (Cong-Fou) Grundsätze und Regeln über medicinische Gymnastik enthält.

I. Einwirkung auf die Circulation des Blutes und die Herzthätigkeit.

Schon in dem genannten Buche wird deutlich ausgesprochen, dass die Circulation im menschlichen Körper zwei grosse Hindernisse zu überwinden habe: die Schwere und die Reibung, und dass alle Manipulationen und Körperbewegungen, welche diese beiden Hindernisse vermindern, die Circulation erleichtern helfen.

Auch der Einfluss der Athmung, der Athmungsbewegungen auf die Circulation und Herzthätigkeit war, wie aus dem Cong-Fou hervorgeht, bereits den Chinesen geläufig und ist wahrscheinlich diese Kenntniss auf Griechen und Römer übergegangen.

Wie Dally *) behauptet, hat Ling seine Athmungsübungen dem Cong-Fou oder vielmehr den Mittheilungen des Père Amiot entnommen.

Die Theorie der tiefen Athmung, durch welche die verbrauchten Stoffe im Körper eliminirt werden (insbesondere der Kohlenstoff) und welche auf die Verdauung und sonstigen Functionen so mächtigen Einfluss haben, ist schon in den Werken von Orisabius (360 n. Chr. G.) deutlich vertheidigt. Methodische Körperbewegungen werden von allen Aerzten als das beste Mittel zur Aufrechterhaltung und Herstellung einer richtigen Blutvertheilung im Körper betrachtet. Sie beseitigen die partiellen Hyperämien einzelner Organe, welche die mannigfaltigsten Störungen erzeugen: Die Hyperämien des Gehirns, wie sie bei Menschen vorkommen, welche sich geistig überanstrengen, sowie die Hyperämien der Unterleibsorgane, wie sie sich bei sitzender Lebensweise entwickeln, endlich die Hyperämien der Geschlechtsorgane bei der Wollust ergebenen Personen weichen keiner wie immer gearteten Therapie so rasch und gründlich, als den activen Muskelbewegungen.

Sommerbrot**) hat nachgewiesen, dass bei jeder Körperbewegung, durch welche der intrabronchiale Druck gesteigert wird, wie dies beim Singen, Lachen, Turnen, Rudern, Schwimmen, Laufen, Steigen der Fall ist, im Circulations-Apparate zwei Wirkungen hervorgerufen werden:

1. Entspannung der Gefasswände.
2. Beschleunigung der Herzthätigkeit.

Sobald die Bewegungen aufhören, steigert sich wieder der Blutdruck, die Gefässwände spannen sich wieder, die Herzthätigkeit wird langsamer. Sommerbrot ist nun der Ansicht, dass die Verminderung des Blutdruckes und die Beschleunigung der

*) N. Dally, Cinésiologie. Paris 1857.

**) Sommerbrot, Ueber eine bisher nicht gekannte wichtige Einrichtung des menschlichen Organismus. Tübingen 1882.

Herzthätigkeit als Reflex der Reizung sensibler Lungennerven aufzufassen sei.

Der intrabronchiale Druck ist gleichsam der Regulator für die Stromgeschwindigkeit des Kreislaufes. Nun ruft aber jede Muskelthätigkeit eine Erhöhung des intrabronchialen Druckes hervor, indem erstere den Sauerstoffgehalt des Blutes vermindert, seinen Kohlensäuregehalt vermehrt und durch Reizung der Athmungscentra die Athmung beschleunigt und vertieft. Die Folgen der Muskelthätigkeit sind:

Mehrverbrauch von Blut, also von Sauerstoff im Organismus (der arbeitende Körper verbraucht vier- bis fünfmal so viel Sauerstoff, als der ruhende), Anregung der Nierenthätigkeit, Regulirung der Körperwärme.

Wie schon früher (beim Capitel Muskelreizung und deren physiologische Wirkung) nachgewiesen wurde, erweitern sich im arbeitenden Muskel die Gefässe, die arbeitenden Muskeln nehmen demnach mehr Blut auf. Sie bilden gleichsam die Ableitungscanäle für die durch Blut überflutheten inneren Organe.

In Betreff der Circulation im Pfortaderkreislaufe kommt, abgesehen von der Anregung der peristaltischen Bewegungen im Darme und die hierdurch hervorgerufene Beschleunigung der Blutbewegung, ein mechanisches Moment mit in's Spiel, indem durch Contractionen der Bauchmuskeln die Bauchhöhle sich verkleinert, bei welchem Anlasse das Blut vorwiegend in der Richtung gegen das Herz getrieben wird.

Der grössere Sauerstoffverbrauch in den arbeitenden Muskeln hat aber auch eine energische Abfuhr der Ermüdungsstoffe zur Folge, die Muskeln selbst werden besser ernährt und gekräftigt, und da gleichzeitig auch die in den Muskeln verlaufenden Nerven besser ernährt werden, so gibt sich diese Veränderung durch angenehme Empfindungen der Energie und Körperkraft zu erkennen.

Muskelübung ist ein vortreffliches Prophylacticum gegen eine sehr verbreitete Erkrankung des höheren Alters, nämlich die Sclerose der Arterien und die damit verknüpfte Hypertrophie des Herzens.

Bei fettleibigen Individuen werden durch die Ablagerung des Fettes in der Bauchhöhle anfangs die grösseren Darmvenen, allmälig aber auch die kleineren Arterien comprimirt. In Folge der schwachen peristaltischen Bewegungen und des langen Verweilens der Fäcalmassen im Darmcanale und deren ungenügender

Resorption kommt es zur Ansammlung grosser Gasmengen. Die in der Darmwandung verlaufenden Gefässe werden nun sowohl durch die Gase von innen her, als durch das Fett von aussen her zusammengedrückt und das aus der Bauchhöhle ausgetriebene Blut überfüllt den Kreislauf des übrigen Körpers. Diese Blutüberfüllung der ausserhalb der Bauchhöhle gelegenen Körpertheile muss Erweiterungen der Venen zur Folge haben, gerade so wie bei schwangeren Frauen durch den Druck des graviden Uterus auf die grossen Venenstämme in der Beckenhöhle Erweiterung der sämmtlichen Venen der unteren Extremitäten hervorgerufen wird. Bei zunehmender Blutüberfüllung pflanzt sich endlich die Störung von den Venen auf die Capillaren und von diesen auf die grossen Arterienstämme fort. Das letzte Glied in der Reihe dieser Veränderungen, welche sich erst im Laufe vieler Jahre allmälig und langsam entwickeln, bildet eine Steigerung des Aortendruckes mit allen hiedurch bedingten Folgezuständen (Sclerose der Arterien).

Um solchen Stauungen im Pfortaderkreislaufe entgegenzuarbeiten oder vorhandene zu beheben, gibt es entschieden kein besseres Mittel, als systematische Uebung aller Muskeln, welche die Bauchhöhle umgeben.

II. Einwirkung auf die Haut- und Nierenthätigkeit.

Voit und Pettenkofer haben nachgewiesen, dass Muskelübungen in Folge der energischen Circulation des Blutes und Erhöhung des Blutdruckes eine stärkere Wasserausscheidung hervorrufen, sowohl durch die Haut, als durch die Nieren. Dass wir bei intensiver Bewegung in Schweiss gerathen, ist eine allbekannte Thatsache.

Wenn also während der Ruhe Haut und Nieren weniger arbeiten, so muss das Wasser in den Organen zurückgehalten werden, was zu allen möglichen Störungen Veranlassung gibt.

III. Einwirkung auf die Fettablagerung.

Da im trägen, ruhenden Organismus der Oxydationsprocess langsamer vor sich geht, so wird das Fett in geringerem Masse verbrannt, es hat also Gelegenheit, sich anzuhäufen. Je fetter aber ein Organismus, umsomehr nimmt die Intensität des Athmungsprocesses ab und dementsprechend verringert sich die Blutmenge. Tüchtige Muskelübungen sind ein anerkannt gutes Prophylacticum und gleichzeitig ein Therapeuticum gegen übermässige Fettablagerung unter der Haut und in den inneren Organen.

Bei der Mästung der Thiere wurde dieses physiologische Gesetz seit undenklichen Zeiten verwerthet, noch bevor die Wissenschaft es erkannt hat.

Gänse, welche auf Fett gemästet werden, hält man in engen Stallungen, wo ihnen Bewegung unmöglich gemacht wird. Ein arbeitender Ochse wird nie fett. Die Fiakerpferde, welche Tag und Nacht auf den Beinen sind, haben gute kräftige Muskeln, aber die Knochen drängen sich durch die Haut; lässt man ihnen jedoch einige Wochen Ruhe, so runden sich ihre Formen, selbst bei geringerer Futtermenge.

Die Erhöhung der Muskelthätigkeit geht, wie schon im Capitel über die physiologische Wirkung der mechanischen Eingriffe auseinandergesetzt wurde, Hand in Hand mit einer Erhöhung der Wärmeproduction und diese in letzter Linie mit einer Umgestaltung des Molecularzustandes der primitiven Elemente der Organe (Muskeln, Nerven) und einer mächtigen Anregung des Stoffwechsels.

Rossbach*) macht darauf aufmerksam, dass bei der angestrengtesten Muskelthätigkeit das eigentlich wichtigste Substrat des Körpers, das Eiweiss, fast nicht angegriffen wird und die Stickstoffausscheidung sich fast nicht vermehrt, dass also die eigentliche kraftgebende und Kraft erhaltende Substanz nicht vermindert wird.

IV. Einwirkung auf die Athmung.

Körperbewegung erzeugt eine stärkere Herzthätigkeit, einen energischeren Oxydationsprocess. Letztere hat eine ausgiebigere Luftzufuhr im Gefolge, es entsteht sozusagen Lufthunger und der Mensch ist zu tieferen Inspirationen gezwungen. Die kräftigeren, tieferen Athemzüge dehnen die Lunge aus, die elastischen Fasern der Lungenzellen werden ebenfalls geübt und gestärkt; denn nach Du Bois-Reymond lässt sich alles Gewebe im Organismus, sogar das Horngewebe, üben.

Das Endresultat der Körperbewegung, der Muskelübung ist, soweit es sich um die Lunge handelt, eine bessere Ventilation, eine bessere Ernährung der letzteren und Kräftigung ihrer elastischen Muskelfasern.

*) Lehrbuch der physikalischen Heilmethoden. II. Hälfte, Berlin 1882.

V. Einwirkung auf die Verdauung.

Leibesübungen, welche die Bauchmuskeln in Anspruch nehmen und vermittelst dieser die Bauchhöhle comprimiren, die Circulation im Pfortaderkreislaufe beschleunigen, regen gleichzeitig die peristaltischen Bewegungen an; der Chylus wird in Folge dessen rascher aufgesaugt und rascher durch die Lymphgefässe des Darmes in den Ductus thoracicus fortgeschafft — in letzter Linie die Verdauungsfähigkeit und lebhafteres und häufigeres Verlangen nach Nahrung wachgerufen. Die vermehrte Nahrungsaufnahme, die gründlichere Verarbeitung und Assimilation der Nahrungsstoffe erzeugen eine grössere Blutfülle und hiedurch erklärt sich die wunderthätige Wirkung der Gymnastik bei allen chronischen Krankheiten, welche auf mangelhafter Verdauung beruhen, wie Scrophulose, Chlorose, Anämie.

VI. Einwirkung auf das Centralnervensystem und das Gemüth.

Fast alle chronischen Erkrankungen, welche mit Blutverarmung einhergehen oder durch Circulationsstörungen bedingt sind, üben auf das Centralnervensystem eine nachtheilige Rückwirkung aus. Menschen, die an solchen Leiden laboriren, werden hypochondrisch, verlieren den Lebensmuth, unterliegen häufigen Anwandlungen übler Laune.

Zum Theile sind die Verdrossenheit, der Mangel an Lebenslust nur der Ausdruck der schlechten Ernährung des Gehirns.

Muskelübungen verleihen dem Organismus durch Erhöhung des Blutdrucks, durch Beseitigung der Unterleibsstauungen neue Energie; die täglich angespornte Willenskraft gibt frischen Lebensmuth. Besonders günstig wirkt die Gymnastik auf die Erzeugung eines normalen, gesunden, erquickenden Schlafes, von unschätzbarem Werthe für Individuen, bei denen geistige Ueberanstrengung erschöpfende Schlaflosigkeit, Missmuth, Lebensüberdruss verursacht hat. Bei solchen, bisweilen zur Psychose sich steigernden Erkrankungen des Centralnervensystems ist Gymnastik geradezu ein Rettungsmittel, wenn alle anderen Medicationen fruchtlos versucht worden sind.

Ueberdies wurde durch Henneberg nachgewiesen, dass im Blute und den Muskeln eines muskelkräftigen Menschen während des Schlafes eine grössere Menge Sauerstoff sich anhäuft, als beim schwächlichen und fettleibigen, dass also der Erstere beim Erwachen schon sich frischer und kräftiger fühlt.

In ähnlicher Weise günstig wirken Muskelübungen bei Gemüthsverstimmungen, welche nicht chronischen Krankheiten, sondern physischen Einflüssen ihre Entstehung verdanken.

Höchst interessante, neue Gesichtspunkte hat der grosse Physiologe Du Bois-Reymond*) den Muskelübungen abgewonnen. Er beweist in der citirten kleinen, aber inhaltsreichen Abhandlung, dass Leibesübungen weniger Uebungen des Muskelsystems, als vielmehr Uebungen des Centralnervensystems, des Hirns und Rückenmarks sind. Der Ideengang des tiefen Denkers ist ein so reizender, dass ich der Versuchung nicht widerstehen kann, denselben kurz wiederzugeben. Er sagt: „Unter Uebung versteht man gewöhnlich das öftere Wiederholen einer mehr oder minder verwickelten Leistung des Körpers unter Mitwirkung des Geistes oder auch einer solchen des Geistes allein, zu dem Zweck, dass sie besser gelinge. In den physiologischen Lehrbüchern sucht man meist vergebens nach Belehrung über Uebung; kommt sie vor, so sind meist die Leibesübungen gemeint und werden als Uebungen allein des Muskelsystems hingestellt; allerdings gehört zu den Leibesübungen, wie Turnen, Fechten, Schwimmen, Reiten, Tanzen, Schlittschuhlaufen, ein gewisser Grad von Muskelkraft. Aber man kann sich einen Menschen denken mit Muskeln, wie der farnesische Herkules, und doch unfähig zu stehen und zu gehen, geschweige verwickelte Bewegungen auszuführen.

Dazu braucht man ihm blos in der Vorstellung das Vermögen zu nehmen, seine Bewegungen zweckmässig zu ordnen und zusammenwirken zu lassen, ihn beispielsweise nur zu chloroformiren oder ihn zu berauschen, wie Poliphem. So wird klar, dass jede Leistung unseres Körpers mehr auf dem Zusammenwirken der Muskeln beruht, als auf der Kraft ihrer Verkürzung. Um eine zusammengesetzte Bewegung, beispielsweise einen Sprung, auszuführen, müssen die Muskeln in der richtigen Reihenfolge zu wirken anfangen und die Energie jedes einzelnen muss nach einem gewissen Gesetze anschwellen, anhalten, nachlassen, damit das Ergebniss richtige Lage der Glieder und richtige Geschwindigkeit des Schwerpunktes in richtiger Richtung sei.

*) Emil Du Bois-Reymond, Ueber die Uebung. Rede, gehalten zur Feier des Stiftungstages der militärärztlichen Bildungsanstalten am 2. August 1881. Berlin 1881.

Von der Art, wie wir der Energie eines Muskels einen bestimmten zeitlichen Verlauf ertheilen, wissen wir noch wenig, da die bisherigen Untersuchungen uns einigermassen erst über Zuckungen nach verschwindend kurzer Reizung und über Tetanus belehrten. Obschon es gerade in diesen beiden äussersten Fällen nicht eintrifft, hat man doch Grund, anzunehmen, dass in der Regel der normale Muskel dem Nerven pünktlich gehorcht und dass sein Contractionszustand in jedem Augenblick durch den Erregungszustand des Nerven in einem kurz vorhergehenden Augenblick bestimmt wird. Da nun die Nerven selbst nur die aus den motorischen Ganglienzellen kommenden Impulse überbringen, so leuchtet ein, dass der eigentliche Mechanismus der zusammengesetzten Bewegungen im Centralnervensystem seinen Sitz hat und dass folglich Uebung in solchen Bewegungen im Wesentlichen nichts ist, als Uebung des Centralnervensystems. Dieses besitzt die unschätzbare Eigenschaft, dass Bewegungsreihen, welche häufig in ihm nach bestimmten Gesetzen abliefen, leicht in derselben Ordnung ebenso an- und abschwellend und wieder verschlungen wiederkehren, sobald ein darauf gerichteter, als einheitlich empfundener Willensimpuls es verlangt. Alle früher genannten Uebungen sind also nicht blos Muskelgymnastik, sondern auch und sogar vorzugsweise Nervengymnastik, wenn wir der Kürze halber unter Nerven das ganze Nervensystem verstehen.

Schon Johannes Müller hatte diese Doppelnatur der Leibesübungen erkannt, doch betonte er sie nicht genug. Er machte eine Bemerkung, welche die Wahrheit der Du Bois-Reymond-schen Behauptung schlagend bekräftigt: dass nämlich die Vervollkommnung in Leibesübungen oft fast ebenso in Beseitigung unzweckmässiger Mitbewegung besteht, wie in Geläufigmachung der nöthigen Bewegungen.

Die heilgymnastische Behandlung der Chorea beruht vorzugsweise auf der praktischen Verwerthung dieses wichtigen physiologischen Fundamentalsatzes.

Man sehe, sagt Du Bois-Reymond, einen kräftigen Knaben, der zum ersten Male an der Leiter mit den Händen emporklimmert. Obschon es ihm nichts nützt, zappelt er bei jedem Griff der Arme mit den Beinen. Nach einigen Wochen hält er Hüft-, Knie- und Fussgelenk der fest aneinandergeschlossenen Beine schön gestreckt.

Vom Mechanismus der Hemmung, von Mitbewegungen, wissen wir nichts; doch leuchtet ein, dass, wo in Folge der Uebung Muskeln in Ruhe bleiben, die Frucht der Uebung nicht deren Kräftigung war. Bei den meisten zusammengesetzten Bewegungen kommt neben der Beherrschung der Muskeln durch das motorische Nervensystem noch etwas Anderes in Betracht. Auge, Druck und Muskelsinn und schliesslich die Seele müssen bereit sein zur Auffassung der Körperstellung in jedem Augenblick, damit die Claviatur der Muskeln richtig angeschlagen werde. Also nicht blos das motorische, auch das sensible Nervensystem und die seelischen Functionen sind der Uebung fähig und bedürftig, wodurch die Bedeutung der Muskeln für die Gymnastik abermals tiefer zu stehen kommt. Was hier von gröberen Bewegungen gesagt ist, gilt ebenso von allen Handfertigkeiten der höchsten, wie der mindesten Art. Obschon ein Liszt, ein Rubinstein nicht ohne eiserne Armmuskulatur denkbar sind und sogar die Führung von Joachim's Bogen während einer Symphonie vielen Kilogrammmetern entsprechen mag, steckt doch ihr Virtuosenthum in ihrem Centralnervensystem. Die Fertigkeit des Drechslers, Mechanikers, Uhrmachers, des Schreibens und Zeichnens, die weiblichen Handarbeiten, endlich die kaum noch beachteten und doch mehr oder minder künstlichen Verrichtungen des täglichen Lebens: An- und Auskleiden, Handhaben von Messer und Gabel, was sind sie alle zuletzt als erworbene Verkettungen zwischen den Actionen von Ganglienzellen, welche, nachdem sie oft in bestimmter Reihenfolge abliefen, nunmehr mit bevorzugter Leichtigkeit in derselben Art von Statten gehen, in einander greifend, pausirend und wieder einsetzend, wie die Stimmen im kunstvoll fugirten Satz.

Die bei der Muskelarbeit sich abspielenden chemischen Processe geben Aufschluss über den hohen Werth der Heilgymnastik. Wer sich über die ausführlicheren Details dieser Vorgänge interessirt, findet in dem schon genannten Buche von Fick*) anregende Belehrung. Hier seien nur die Schlussfolgerungen seiner Beweisführung wiedergegeben:

Fick ist der Ansicht, dass die Muskelcontraction, welche auf den ersten Blick unter den Erscheinungen des organischen Lebens fast den unerklärlichsten und räthselhaftesten Eindruck macht,

---

*) Fick, Mechanische Arbeit und Wärmeentwicklung bei der Muskelthätigkeit. Leipzig 1882.

zu allererst eine mechanische Erklärung finden dürfte. Die Grunderscheinung des organischen Lebens beruht in der Formveränderung der Protoplasmazelle, wenn ein Reiz auf dieselbe einwirkt, eine Formveränderung (Bewegung), welche sich mikroskopisch demonstriren lässt.

Bei der Muskelfaser jedoch, in welcher die Protoplasmamolecule in unzähligen parallelen Reihen regelmässig angeordnet sind, tritt die Formveränderung aus den Grenzen mikroskopischer Wahrnehmbarkeit heraus. Fick nennt die Muskelsubstanz krystallisirtes Protoplasma und findet die Hoffnung, dass es vielleicht gelingen dürfte, den Process der Muskelzusammenziehung künstlich nachzuahmen, nicht ganz absurd.

Dass bei der Arbeit chemische Veränderungen im Muskel stattfinden, darauf deuten schon einige allgemein bekannte, am eigenen Körper leicht zu beobachtende Erscheinungen. Jeder weiss, dass, wenn er mit einer Muskelgruppe eine Zeit lang sehr energisch gearbeitet hat, diese den Willensimpulsen nicht mehr so kräftig folgt, wie zuvor. Diese unter dem Namen der Ermüdung bekannte Erscheinung beweist schon ganz unwiderleglich, dass der Muskel durch seine Arbeit eine innere Veränderung erleidet; denn wäre er Atom für Atom dasselbe Ding, wie vorher, so müsste er sich auch dem neuen Willensimpulse oder Nervenreiz gegenüber genau ebenso verhalten, wie gegenüber dem ersten. So lange der Muskel mit dem übrigen lebenden Körper noch in unversehrtem Zusammenhange ist, kann diese Veränderung wieder rückgängig gemacht werden, offenbar durch den Stoffaustausch mit dem ihn durchströmenden Blute. Es gibt sogar Muskeln, die so reichlich mit Blut versorgt sind, dass während der Arbeit selbst die Veränderungen, welche sie erleiden, wieder ausgeglichen werden, so dass sie das ganze Leben hindurch ohne längere Unterbrechung thätig sein können und nie eine Spur von Ermüdung zeigen, wie z. B. das Herz. Am deutlichsten muss dagegen die Ermüdung erscheinen an einem aus dem Zusammenhange mit dem übrigen Körper getrennten und folglich dem Blutstrome entzogenen Muskel.

Eine zweite, allgemein bekannte Erscheinung kann uns schon einen Fingerzeig geben über die Natur der chemischen Veränderung, welche die Muskelsubstanz bei der Arbeitsleistung erleidet. Sie besteht darin, dass sich bei energischer Muskelarbeit ein erhöhtes Athembedürfniss geltend macht. Steigen wir z. B. nur eine Treppe hinauf, so bemerkt man leicht, dass die Tiefe und Zahl der Athemzüge unwillkürlich vermehrt wird. Nun lehrt die Physiologie der Athmung, dass mit der Zahl und Tiefe der Athemzüge die Einfuhr des Sauerstoffes und die Ausfuhr der Kohlensäure aus dem Körper vermehrt wird. Andererseits aber ist auf Grund ganz allgemeiner Betrachtungen vorauszusetzen, dass sich die Energie der Athmung dem Bedürfniss von selbst anpasst; denn wären die Functionen des Organismus nicht in dieser Weise zweckmässig eingerichtet, so würde sich die Species gar nicht erhalten können. Wir müssen also aus der Steigerung der Athmung schliessen, dass in Zeiten angestrengter Muskelthätigkeit im Körper mehr Sauerstoff gebraucht und mehr Kohlensäure gebildet wird, als in Zeiten der Ruhe, dass also mit anderen Worten mit der Muskelarbeit eine Verbrennung von Kohlenstoff oder kohlenstoffhaltigen Verbindungen Hand in Hand geht.

Wo aber Verbrennung stattfindet, d. h. wo chemische Kräfte Arbeit leisten, besteht allemal ein mehr oder weniger grosser Theil der Wirkung in der Erzeugung unregelmässiger, in jeder Richtung des Raumes geschehender Vibrationen der Molecule (von Wärme).

Dass in der That bei jeder Muskelaction nebenher Wärme entwickelt wird, darauf deuten schon aus dem alltäglichen Leben einem Jeden geläufige Erscheinungen. Bekanntlich steigt durch bedeutende Muskelanstrengungen die Temperatur des ganzen Körpers, besonders aber die Temperatur der Haut durch vermehrten Blutzufluss zu derselben, und wenn die Temperatur der umgebenden Luft nicht sehr niedrig ist, wird die Haut durch reichliche Schweissabsonderung feucht.

Aber auch durch das Experiment wurde mittelst thermoelektrischer Instrumente der directe Beweis geliefert, dass bei Tetanisirung des Muskels Wärme erzeugt wird. Wer sich über die Details der von Helmholtz und Haidenhain angestellten Versuche interessirt, den verweise ich auf das citirte Buch von Fick (pag. 160).

Der von einzelnen Physiologen aufgestellte Vergleich des Muskels mit einer Dampfmaschine hat viel Zutreffendes.

Im Muskel wie auf dem Herde der Dampfmaschine verbrennen kohlenstoffhaltige und wasserstoffhaltige Verbindungen.

Bei der Dampfmaschine wird bekanntlich die chemische Arbeit vollständig zur Erzeugung von Wärme verwendet, welche zunächst in den Verbrennungsgasen der Kohle enthalten ist; von diesen wird sie auf das Wasser des Kessels übertragen und ein Theil derselben wird vermöge der Einrichtung der Maschinerie bekannter Weise in andere Formen der Energie — wie man zu sagen pflegt — verwandelt, ein anderer Theil wird in die kalte Luft oder an das Kühlwasser des Condensators abgeleitet.

Aehnlich, könnte man denken, ginge es in den Muskeln zu. Man könnte annehmen, es läge in jeder Faser etwas Brennmaterial bereit, das unter dem Einflusse des Reizes entzündet, zunächst blos Wärme erzeugt, die dann in einer mikroskopisch kleinen Maschinerie zum Theile elastische Arbeit leistet, zum Theile als solche bestehen bliebe und durch den Blutstrom abgeleitet würde. Man wollte also im Muskel eine thermodynamische Maschine erblicken. Nun lehren aber die nach dieser Richtung gemachten Studien, dass die natürliche Muskelzusammenziehung kein thermo-dynamischer Kreisprocess ist, bei welchem durch Verbrennung zunächst blos Wärme als solche erzeugt wird, von der sich ein Theil in mechanische Energie verwandelt. Es müssen vielmehr die chemischen Anziehungskräfte von vorneherein mehr oder weniger im Sinne der zu erzielenden mechanischen Wirkung geordnet und mittelbar an dieser betheiligt sein. Dass aber der Process ganz ohne unregelmässige Erschütterung der Molecule verlaufen sollte, ist von vorneherein sehr unwahrscheinlich, und so sehen wir denn in der That bei jeder Muskelzusammenziehung neben dem mechanischen Effect auch Wärme entstehen.

— - —

V. CAPITEL.

Welche Krankheiten eignen sich für die Mechanotherapie? — I. Gruppe: Mechanotherapie der Neuralgien und des Muskelrheumatismus: *a)* Mechanotherapie der Neuralgia ischiadica und cruralis. — 1. bis 32. Behandlungstag. — Allgemeine Bemerkungen. — Sollen die Kranken ausser den unter Anleitung des Arztes vorgenommenen Uebungen noch anderweitige ausführen? — Krankengeschichten. — 1. Beobachtung: einseitige Ischias. — 2. Beobachtung: doppelseitige Ischias. — Eignet sich die Mechanotherapie auch für frische Fälle? — 3. Beobachtung: Behandlung der Neuralgia cervico-brachialis. — 1. bis 22. Behandlungstag. — Allgemeine Betrachtungen. — 4. Beobachtung. — *b)* Behandlung der Cervico-Occipital-Neuralgie. — 5. Beobachtung. — *c)* Mechanotherapie der Trigeminus-Neuralgie, der Intercostal-Neuralgie, der Cephalalgie. — 6. Beobachtung. — Mechanotherapie des Muskelrheumatismus. — Die mechanische Behandlung der Lumbago. — Was ist Lumbago? — Mechanische Behandlung der frischen Lumbago. — Ausführung der mechanischen Eingriffe. — 7. und 8. Beobachtung. — Mechanische Behandlung der inveterirten Lumbago. — Schilderung der Behandlung. — 1. Tag. — Active Bewegungen. — 2. bis 21. Tag. — Allgemeine Bemerkungen. — Kritische Bemerkungen. — Recidive der inveterirten Lumbago. — 9. Beobachtung. — Mechanotherapie als Behelf zur Erklärung des räthselhaften Wesens des Muskelrheumatismus. — Schlussfolgerungen. — Behandlung des Torticollis rheumaticus. — Darf die mechanische Therapie bei fieberhaftem Zustande des Kranken angewendet werden? — 10. Beobachtung. — Mechanische Behandlung der Anästhesie und Hyperästhesie. — 11. Beobachtung. — Behandlung der Gelenkneurosen. — Mechanotherapie der Lähmungen. — Mechanotherapie bei Opium-, Morphium- und Chloroform-Vergiftungen. — 12., 13. und 14. Beobachtung. — Mechanotherapie bei Vergiftung durch Chloralhydrat. — 15. Beobachtung. — II. Gruppe: Mechanotherapie der Distorsion, der Synovitis, der Teutovaginitis, der Drüsenanschwellungen, der Tendovaginitis serosa, chronica und crepitans; der schnellende Finger; Mechanotherapie der Mastitis, der Tonsillitis, der chronischen Metritis und Parametritis. Mechanotherapie der Lageveränderungen des Uterus. — Mechanotherapie der Unterleibsexsudate und Ovarialgeschwülste. — 16. und 17. Beobachtung. — Mechanotherapie der Gelenks- und Sehnensteifigkeiten. — 18. Beobachtung. — Mechanotherapie bei Augenkrankheiten. — III. Gruppe: Mechanotherapie der Chlorose, — des chronischen Magencatarrhs, — der Lungen-

Welche Krankheiten eignen sich für mechanische Therapie?

Das Ziel, welches sich die vorliegende Abhandlung gesteckt hat, treu im Auge behaltend, wollen wir nur mit jenen Erkrankungen uns beschäftigen, bei denen die Wirkung und der Erfolg der mechanischen Therapie über allen Zweifel erhaben ist und von allen Aerzten ausnahmslos anerkannt wird.

Man hat in neuester Zeit die mechanische Therapie, vulgo Massage, bei allen erdenklichen pathologischen Processen in Anwendung gezogen und auf Grundlage vereinzelter oder weniger Beobachtungen die Heilungen als das Resultat der Behandlung hingestellt. Nichts ist gefährlicher und comprimittirender für eine neue Behandlungsmethode, als nach wenigen Beobachtungen schon ein Urtheil über die Wirkung oder auch die Wirkungslosigkeit derselben zu fällen, besonders, wenn es sich um Erkrankungen handelt, welche bekanntermassen bei jeder wie immer gearteten Therapie und auch ohne alle Therapie mit Genesung enden, oder jeder Methode widerstehen.

Es bedarf einer richtigen Deutung der Thatsache, wenn Gerst*) acute catarrhalische Schleimhautentzündungen der Nase, des Rachens, der Tuba, des Mittelohrs, des Kehlkopfs, Tonsillitis im ersten Stadium mittelst Massage geheilt zu haben versichert — oder wenn er gar in seinen Tabellen eine wesentliche Besserung verzeichnet, welche er nach Verlauf eines Monates bei einem chronischen Kehlkopfcatarrh mit Erosionsgeschwüren als Begleiterscheinung von Lungenphthise constatiren konnte, nachdem er unter gleichzeitiger Anordnung von Carbollösung-Inhalationen Effleurage der beiden Halsseiten und des Kehlkopfes angewendet hatte?

Die mitlerweile gemachte Entdeckung des Tuberkel-Bacillus enthebt mich jeden Beweises, dass die Gerst'sche Mittheilung bezüglich der Erosionsgeschwüre auf einem Irrthume beruhe.

---

*) Dr. Gerst, Ueber den therapeutischen Werth der Massage. Würzburg 1879.

Wenn eine Tonsillitis im ersten Stadium nach dreitägiger Massagebehandlung zur Heilung gelangt, so lässt sich aus einer Gesammtzahl von 7 Beobachtungen noch kein Schluss ziehen; denn solche Entzündungen im ersten Stadium erblassen sehr häufig auch ohne alle therapeutischen Eingriffe oder unter blosser Einhaltung von Ruhe und Fernhaltung der schädlichen Momente.

Damit eine neue Methode empfohlen und von Anderen aufgenommen werde, muss dieselbe entweder raschere Heilresultate erzielen oder da, wo jede andere Therapie vergeblich versucht wurde, noch eclatante Erfolge herbeiführen.

Dies ist der Standpunkt, von welchem wir uns bei unseren Erörterungen leiten lassen müssen. Entsprechend den physiologischen Effecten wird die mechanische Therapie bei allen jenen Zuständen von Erfolg gekrönt sein, wo es sich darum handelt:

I. In kranken Weichtheilen und Muskeln einen stärkeren Blutzufluss herbeizuführen, die Circulation dadurch anzuregen und die im Muskel angehäuften Zersetzungsproducte fortzuschaffen, deren Zurückhaltung Functionsstörung und Sensationsveränderungen bedingt, die Muskelfasern zu kräftigen, durch Erschütterung eine Molecularveränderung in den Muskel- und Nervenfibrillen, vielleicht sogar im Centralorgane zu erzeugen.

II. Exsudate, Transsudate, Infiltrate in zugänglichen Organen und Körpertheilen zum Schwinden zu bringen, Trennungen von Adhäsionen in Sehnenscheiden und Gelenken ohne Messereingriff zu bewerkstelligen, Vegetationen in Gelenken zu zerreiben, wie dies fast in allen chirurgischen Werken empfohlen und seit undenklichen Zeiten geübt wird (Unmittelbare Wirkung).

III. Durch passive und active Muskelübungen sämmtlicher Muskelgruppen eine kräftigere Oxydation der Blutmasse innerhalb der Muskeln zu erzielen und auf diesem Wege Anomalien in der Blutbereitung zu beheben, einen energischeren Vegetationsprocess im Organismus zu erzwingen.

IV. Durch Muskelarbeit die Blutmasse in das von den Muskeln gleichsam gebildete Reservoir abzuleiten und auf diese Weise blutüberfüllte innere Organe (Gehirn, Lunge, Darmcanal, Uterus, Nieren) zu entlasten.

V. Sympathische Nerven und Ganglien direct zu reizen, dadurch Secretionen und Reflexe auf organische Muskelfasern auszulösen und Functionsstörungen zu beheben.

VI. Durch systematische Uebung (Heilgymnastik) krankhaft erregte Muskeln zu erziehen, fehlerhafte Bewegungen in normale umzugestalten, Mitbewegung zu unterdrücken.

Diesen physiologischen Effecten entsprechend, habe ich die der mechanischen Therapie zugänglichen Erkrankungen in sechs Gruppen unterzubringen mich bemüht. Ich bin mir dabei wohl bewusst, dass sich diese Gruppen nicht haarscharf von einander abgrenzen lassen, dass einzelne Krankheiten aus dem ihnen angewiesenen Rahmen heraustreten und nebenbei noch die physiologischen Effecte anderer Gruppen mit den ihrigen combiniren. Ich verkenne nicht die Unvollkommenheit dieser Eintheilung; da sie aber eine übersichtliche physiologische Grundlage besitzt, scheint sie mir für den Anfänger zweckmässiger, als die in anderen (besonders französischen) Werken beliebte Eintheilung nach Körperregionen. Wenn wir beispielsweise lesen:

„Massage der Schulter“, so ist dies ein viel zu allgemein gehaltener Ausdruck, dem die verschiedenartigste Technik, sowie die mannigfaltigsten physiologischen Effecte zu Grunde liegen, weil diese Gegend, wie jede andere, den Sitz für ganz verschiedene Erkrankungen abgibt.

Es kann sich um eine Contusion, um einen acuten Muskelrheumatismus, um eine Humeral-Neuralgie, um chronischen Rheumatismus im Schultergelenke, um Paralyse und Atrophie von Muskeln und Anästhesie handeln.

In jeder dieser verschiedenen Erkrankungen werden die mechanischen Eingriffe differiren. Das eine Mal werden energische Knetungen und Hackungen der Muskeln — das andere Mal centripetale Streichungen die Hauptrolle spielen; ein drittes Mal wird das Hauptgewicht auf passive und active Muskelbewegungen gelegt werden müssen — endlich das vierte Mal wird der Bänder-Apparat des Gelenkes zu lockern, dessen Steifigkeit zu beheben sein.

I. GRUPPE.

Mechanische Therapie der Neuralgien und des Muskelrheumatismus.

Die mechanische Therapie dieser beiden Erkrankungen lässt sich unter Einem abhandeln, weil dieselbe gar keine Verschiedenheit darbietet. Haben ja auch beide Krankheitsprocesse so viel Analoges. Die Hauptsymptome beider Erkrankungen bestehen in grosser Schmerzhaftigkeit und Functionsstörung. Bei beiden Processen ist die Wissenschaft über das eigentliche Wesen der Erkrankung im Unklaren, die pathologische Anatomie bietet fast keine Anhaltspunkte; die Autoren ergehen sich nur in Hypothesen und Vermuthungen. Ueber die Veränderungen der sensiblen Nervenapparate bei Neuralgien und Muskelrheumatismus wissen wir so gut wie nichts. Diese Veränderungen sind den jetzigen Hilfsmethoden der Untersuchung nicht zugänglich. Es herrscht bis zur Stunde ein solches Dunkel über das Wesen der Neuralgie, dass Erb*) alle in bestimmter Form auftretenden Ansichten über die eigentliche Natur dieser Erkrankung für verfrüht betrachtet und dass Senator**) in seiner Einleitung zu den Krankheiten des Bewegungsapparates sagt: „Der Muskelrheumatismus“ ist vollends eine ganz undefinirbare Rubrik, welche alle in den Muskeln und deren Nachbarschaft sitzenden Leiden, die sich anderwärts nicht unterbringen lassen, aufzunehmen hat; von ihm lässt sich, ähnlich wie es in jener alten grammatischen Regel heisst, sagen: „Schmerzen, die man nicht definiren kann, sieht man als Rheumatismus an.“

Mortimer Granville***) nimmt abnorme Schwingungsweise in den Nervenelementen als die Ursache der Neuralgie an. Mechanische Vibrationen auf den Nerven übertragen, können die abnormen Schwingungen stören, dieselben in normale umwandeln und auf diese Weise den Schmerz beseitigen.

Granville verwendet zu diesem Zwecke ein Instrument (Percutor), welches eine bestimmte Anzahl Schläge in der Minute zu appliciren gestattet.

Die beiden Erkrankungen sind bisweilen auch schwer auseinander zu halten; sie gehen in einander über. Sucht doch eine Hypothese, weil in den Muskeln beim Rheumatismus bisher nichts Pathologisches entdeckt werden konnte, die Erklärung in einer krankhaften Reizung der Nervenendigungen der betreffenden Theile, in einer Neuralgie der sensiblen Muskelnerven.

Die Differential-Diagnose beider Erkrankungen beruht bekanntlich auf dem Verbreitungsgebiete und der verschiedenen Gestaltung des Schmerzes.

---

*) Erb, Handbuch der Krankheiten des Nervensystems. II, Leipzig 1876.

**) Senator, Handbuch der Krankheiten des Bewegungs-Apparates. Leipzig 1879.

***) M. Granville, Percussion als Heilmittel der nervösen Störungen. Brit. med. Journal. 1882, Nr. 11.

Bei der Neuralgie verbreiten sich die Schmerzen im Verlaufe des betreffenden Nervenstammes und seiner Aeste — bei Muskelrheumatismus ist der Schmerz mehr diffus über den ganzen Muskel oder eine ganze Muskelgruppe ausgebreitet. Bei der Neuralgie kommt es meistens zu typischen Exacerbationen. Die Schmerzanfälle erreichen zu bestimmten Zeiten ihre Akme.

Beim Muskelrheumatismus dauert der Schmerz gleichmässig an, ohne typische Exacerbationen. Der Umstand, dass beide Erkrankungen in der Regel sehr rasch durch grelle Temperatureinflüsse und Zugluft entstehen und dass mechanische Eingriffe rascher und sicherer Heilung erzielen, als irgend eine andere Methode, scheint darauf hinzudeuten, dass die beiden Erkrankungen auf molecularen Veränderungen in den Gewebselementen der Muskeln und Nerven beruhen.

Es gibt Neuralgien und Muskelrheumatismen, welche sich ebenso oft einstellen, als man die betreffende Körperstelle der Zugluft, der Kälte ausgesetzt, und die sofort verschwinden, wenn die erkrankten Körperstellen erwärmt oder gerieben, geknetet, passiv und activ bewegt werden.

Wärme ist doch nach den heutigen Anschauungen der Physik nur eine Form oder Bewegung der kleinsten Atome.

Es ist eine bekannte Thatsache, dass Neuralgie und Muskelrheumatismus auch durch andere therapeutische Eingriffe behoben werden, ja dass sie in vielen Fällen ohne alle ärztliche Behandlung wieder verschwinden. Wenn wir also von den geradezu eclatanten Erfolgen der mechanischen Therapie sprechen wollen, so dürfen wir nur an veraltete, Jahre lang bestehende, durch alle übrigen Methoden erfolglos behandelte Formen denken.

Bevor ein Arzt an die mechanische Behandlung einer Neuralgie oder eines Muskelrheumatismus herantritt, wird er sich vergewissern, dass er es nicht mit entzündlichen Processen im Nerven (Neuritis, Entzündung der Knochen und Gelenke, Wirbelcaries, Coxitis etc.) zu thun hat; denn in diesem Falle wäre jeder mechanische Eingriff ein grober Kunstfehler. Ob man gegen eine periphere oder centrale Neuralgie zu Felde zieht, ob man eine eigentliche Neuralgie, d. h. eine schmerzhafte Erkrankung der Nervenstämme oder eines Plexus bekämpft oder eine neuralgische Affection der Muskeln und Sehnen, ist für den Erfolg der mechanischen Therapie zwar nicht gleichgiltig, aber selbst in den weniger günstigen Fällen, als welche die auf centraler

Basis beruhenden Neuralgien anzusehen sind, kann die Anwendung der mechanischen Therapie nicht schaden; hiebei sind selbst jene Formen eingerechnet, welche der Erkenntniss des Leidens grosse Schwierigkeiten in den Weg stellen, weil neuralgische Beschwerden in vielen Fällen gerade die ersten Vorläufer centraler Erkrankungen (Tabes) bilden.

Erb sagt: „Jeder erfahrene Arzt wird zugeben, dass in manchen Fällen die Diagnose oft Monate und Jahre lang im Dunkeln bleibt und erst durch die Section enthüllt wird." Hat doch gerade in den letzten Jahren die von den hervorragendsten Aerzten vorgenommene und warm empfohlene Nervendehnung bei Tabes dorsalis in einzelnen Fällen glänzende Erfolge zu verzeichnen.

Der mechanische Eingriff kann also keinesfalls Nachtheil bringen.

Eine Verwechslung mit Muskelrheumatismus, die dem besten Diagnostiker bisweilen zustösst, schlägt durchaus nicht zum Nachtheile der eingeleiteten mechanischen Therapie aus.

Dass es sich bei manchen Formen des Muskelrheumatismus, sagt Senator, in der That mehr um nervöse Störungen, als um entzündliche der Muskelsubstanz oder des Zwischenbindegewebes handelt, beweisen jene Fälle, in denen oberflächlich gelegene und der Untersuchung leicht zugängliche Muskeln, wie z. B. der Sterno-cleido-mastoideus, vom Rheumatismus ergriffen werden.

Die Unklarheit, fügt derselbe Autor hinzu, welche in diesem ganzen Gebiete herrscht, wird durch das Hereinziehen dieser Formen nur noch mehr befördert. Der Muskelrheumatismus wird häufig mit Neuralgien verwechselt, bei denen der Symptomencomplex nicht vollkommen ausgeprägt ist, indem tiefliegende Nerven ergriffen sind und die Schmerzen nicht genau dem Verlaufe eines Nervenstammes entsprechen, sondern über einen grossen Bezirk ausstrahlen. Vom Standpunkte der mechanischen Therapie und deren Erfolgen kann der praktische Arzt, dem es ja weniger um differential-diagnostische Meisterstücke als um Heilung seines Kranken zu thun ist, ganz ruhig sein und er darf mit um so grösserer Sicherheit auf gute Resultate rechnen, je mehr das schmerzhafte Leiden, über dessen Natur er nicht im Klaren ist, in den Muskeln, in der Tiefe der Muskelsubstanz selbst seinen Sitz hat.

Dass es bei Neuralgie wie bei Muskelrheumatismus zu einer mehr oder weniger intensiven Ernährungsstörung in den Muskeln kommt, wird kaum von irgend einem Autor mehr bezweifelt, wenn auch die Natur derselben bis jetzt noch nicht gekannt ist.

Und kein Mittel vermag so rasch und so gründlich Ernährungsstörungen in den Geweben, besonders in den Muskeln, zu beheben als Bewegung. Darum wirkt bei Neuralgien wie bei Muskelrheumatismus nichts nachtheiliger als die so häufig empfohlene Ruhe des von diesen Erkrankungen befallenen Körpertheiles. Benedikt*) gebührt das Verdienst, im Jahre 1864 den therapeutischen Werth der Heilgymnastik, welche vor langer Zeit schon durch andere Männer empfohlen worden war, wieder von Neuem betont zu haben. Er weist anlässlich der neuralgischen Affectionen der Muskeln und Sehnen auf die allgemeine Erfahrung hin, dass meist durch Erkältung und Zerrung ohne klinisch nachweisbare Veränderungen heftige Schmerzen entstehen, welche Monate und Jahre hindurch Körpertheile in ihrer Function hindern. Es ist wohl kein Zweifel, dass in diesen Fällen locale Circulationsstörungen in den Organen und an den Nervenausbreitungen bestehen.

„Die schulgemässe Behandlung scheitert hier oft, indem sie Antiphlogose und Ruhe selbst mit fixen Verbänden verordnet. Die Volksmedicin hat der Wissenschaft hier manchen Possen gespielt, indem sie im Beginn reizende Umschläge anwendete und später durch eingeleitete Bewegungen, besonders im chronischen Stadium, ausserordentliche Erfolge erzielte. Die Rufe der Heilgymnastiker verhallen meist ohne gehört zu werden und erst die Arbeiten von Stromeyer und Volkmann haben die Therapie für die meisten Fälle wieder in's rechte Geleise gebracht. Beiderlei Grundmethoden zur rechten Zeit vorsichtig zu versuchen und dann energisch fortzusetzen, ist die wichtigste Aufgabe der Therapie."

Auch bei allen auf Anämie, Hysterie und Malaria basirenden Neuralgien kann die mechanische Therapie nur günstig wirken, indem insbesondere passive und active Muskelübungen eine energischere Oxydation der Blutmasse, bessere Ernährung des Organismus, mithin auch der Nerven des Gehirns und Rückenmarks zur Folge haben. Selbstverständlich wird die mechanische Therapie ebensowenig wie irgend eine andere Heilmethode bei

*) Benedikt, Nervenpathologie und Elektrotherapie. Leipzig 1874.

jenen Neuralgien von Erfolg sein können, welche durch organische Veränderungen (Knochenleiden, Carcinom, Geschwülste, unzugängliche Narben, senile und andere Gewebsdegenerationen) hervorgerufen sind.

Die positive Zwecklosigkeit der in solchen Fällen eingeleiteten mechanischen Cur erfordert deshalb eine möglichst correcte, fehlerfreie Diagnose.

a) Mechanische Therapie der Neuralgia ischiadica und cruralis.

Eine grosse Zahl von Ischialgien, welche mir zur Behandlung unterkamen, waren mit Cruralneuralgien combinirt, weshalb ich diese Formen unter Einem abhandle. Es scheint mir als das Zweckmässigste, wenn ich die ganze Behandlung an einem Schema durchführe, welches sich im Grossen und Ganzen mutatis mutandis jedem speciellen Falle anpassen lässt, das jedoch die mannigfachen Details aus verschiedenen thatsächlichen Beobachtungen entlehnt.

Setzen wir den Fall: ein an ausgesprochener rechtsseitiger Ischias und Cruralneuralgie leidender Kranker sucht unsere Hilfe auf, nachdem er viele Jahre hindurch vergeblich durch Veratrin-, Akonit- und Belladonnasalbe, durch Morphium-Injection und Elektricität, durch Senfteige und Pustelsalben behandelt wurde. Nehmen wir an, er habe auch Arsenik, Chinin, Jodkali, Bromkali durch längere Zeit fruchtlos eingenommen. Er hat auch eine Badecur in Gastein, Wiesbaden, Teplitz und Ragaz ohne Erfolg durchgemacht. Ebensowenig hat ein Seebad ihm das hartnäckige Leiden hinweggewaschen und selbst die energischeste Kaltwasserbehandlung sei an der Halsstarrigkeit des inveterirten Leidens gescheitert. Nehmen wir überdies an, der Kranke könne nur mühsam mit Hilfe eines Stockes auf der Ebene sich fortschleppen, wobei jeder Schritt heftige Schmerzen verursacht. Fügen wir hinzu, das Niedersetzen und Aufstehen könne nur mit Hilfe der oberen Extremitäten bewerkstelligt werden, das Ersteigen einer Treppe, das Verlassen des Bettes sei nur möglich, wenn eine zweite Person dabei behilflich ist, der Kranke sei nie vollkommen schmerzfrei, er habe täglich seinen heftigen Anfall, der einige Stunden dauert und ihm die Nachtruhe raubt. Wir untersuchen den sonst gesunden kräftig gebauten Kranken, alle seine Functionen sind in Ordnung. Wir finden grosse Empfindlichkeit an der Austrittstelle des Nervus ischiadicus, am Gesässe, mehrere Puncta dolorosa an der Aussen- und Innenseite des Oberschenkels, welcher jederzeit und in jeder Lage des Körpers (beim Stehen, Sitzen und Liegen) in der charakteristischen pathognomonischen Stellung gehalten wird.

Der kranke Schenkel ist nämlich nach innen gerollt, adducirt, im Kniegelenke leicht gebeugt. Die Extremität berührt den Boden nicht mit der Fusssohle, sondern nur mit den Zehen.

Beim Niedersetzen stützt sich der Kranke auf den linken Arm und lässt sich auf die linke Hinterbacke sozusagen niederfallen, anstatt im Hüft- und Kniegelenke regelrechte Beugungen auszuführen. Es leiden eben die Musculi semitendinosus und semimembranosus, die Sehnen dieser Muskeln sind auch gegen Druck sehr empfindlich. Verlangt man vom Kranken, er soll den leidenden Schenkel abduciren, so vermag er diese Bewegung nicht auszuführen. Beim Stehen vermag der Kranke nicht einmal das gesunde Bein zu abduciren, weil er sich auf dem leidenden nicht halten kann.

Desgleichen ist es ihm nicht möglich, den Schenkel nach auswärts zu rollen. Es sind demnach sämmtliche Glutei, der Musculus pyriformis, Musculus obturatorius internus und die Musculi gemelli (die Auswärtsroller des Oberschenkels) ergriffen. Der Kranke kann aber den Oberschenkel auch nicht heben (es leidet also der Musculus iliacus internus und psoas major) oder die passiv abducirte Extremität zuziehen (Musculi sartorius, rectus internus, adductor longus, adductor brevis, adductor magnus, pectineus). Am meisten Schmerz verursacht wie gewöhnlich die Auswärtsrollung, weil der Nervus ischiadicus bei dieser Bewegung auf dem Musculus quadratus femoris sich verschiebt und hiebei gerieben wird.

Ich suche absichtlich einen Fall heraus, bei welchem sämmtliche Muskeln am Gesäss, um das Hüftgelenk herum und am Oberschenkel in Mitleidenschaft gezogen sind und ihre Functionsfähigkeit fast ganz verloren haben.

Auf Grundlage jahrelanger Erfahrung und mannigfacher Versuche hat sich mir die Ueberzeugung aufgedrängt, dass die Heilung solcher Ischialgien am raschesten erzielt wird, wenn gleichzeitig mit den mechanischen Eingriffen passive und active Bewegungen aller jener Muskeln vorgenommen werden, welche in Folge des Leidens functionsunfähig geworden sind.

Auch lehrt die Erfahrung, dass es zweckmässiger ist, den Kranken mit den activen und passiven Bewegungen seine täglich vorzunehmende Kur beginnen zu lassen und erst nachträglich die mechanischen, sehr schmerzhaften Eingriffe auszuführen, weil letztere ihn in der Regel derart erschöpfen, dass er sich nach Ruhe sehnt und er kaum die moralische Kraft aufbringen würde, durch Bewegung sich neuerdings Schmerz zu bereiten.

1. Behandlungstag.

Man trachtet, von den allereinfachsten zu den complicirteren und schwierigeren Uebungen überzugehen. Die einfachste und am leichtesten zu erreichende Muskelübung besteht für die meisten Kranken im Heben des Oberschenkels. Während es mir jedoch in der Regel schwer gelang, den Kranken zur auch nur geringsten Hebung des Beines zu bewegen, erreicht man das angestrebte Ziel leichter, wenn man ihm eine im Anfange sehr bescheidene Höhe vorschreibt, bis zu welcher er den Fuss emporzuheben hat. Ich bin aus der Beobachtung einzelner Fälle zur Ueberzeugung gelangt, dass die Kraft zur Ausführung gewisser Uebungen vorhanden ist, dass auch der mit der Bewegung verbundene Schmerz gerne ertragen wird; aber dem Kranken ist im Laufe der vielen Jahre, während deren er seine Muskeln nicht functioniren liess, die Geläufigkeit, die cerebrale Fähigkeit abhanden gekommen, welche bei jeder, auch bei der einfachsten Bewegung mit eine Rolle spielt. Die Ueberzeugung, dass man bei Wiederherstellung der Functionsfähigkeit nicht blos die Muskeln üben, sondern auch auf die Vorstellungen des Kranken, welche der jeweiligen Bewegung vorhergehen, dieselben eigentlich auslösen, einwirken müsse, hatte sich mir längst aufgedrängt, noch bevor ich dafür die wissenschaftliche Begründung mir zurecht legen konnte, wie ich sie zur Hebung meiner Zweifel über diese Erscheinung in den Du Bois-Reymond'schen Ideen über die Uebung vorfinde, denen zufolge Muskelübung vielmehr Gehirnübung ist. Die Localisation der Sinnesorgane im Gehirn ist eine alte physiologische Thatsache. Die Localisation für gewisse höhere Functionen, z. B. für das Sprachorgan, wurde erst in jüngster Zeit entdeckt. Es müssen aber zwischen den gewöhnlichsten Muskelthätigkeiten und dem Centralorgane innige Wechselbeziehungen bestehen, derart, dass lang andauernde Aufhebung der Muskelarbeit einzelner Gliedmassen Verkümmerung gewisser Partien im Gehirn nach sich ziehen. Eine höchst interessante hieher gehörige

Beobachtung stammt aus dem Jahre 1882 und verdient eine ausführlichere Mittheilung.

Reymond*) nahm im Jahre 1882 die Section eines im Hôtel Dieu zu Paris an Tuberkulose gestorbenen 31jährigen Mannes vor, dem 1870 der linke Arm amputirt worden war und dem auch auf der rechten Hand der Zeige- und Mittelfinger fehlte.

Reymond benutzte dieses Zusammentreffen, um zu erforschen, ob sich nicht etwa in den motorischen Bahnen des Gehirns und des Rückenmarks eine Veränderung auffinden liesse, welche durch die Functionsaufhebung des amputirten Armes und der beiden fehlenden Finger der anderen Hand bedingt wäre.

Im Rückenmarke war mit freiem Auge keine Veränderung zu finden. Beim Vergleiche der beiden Gehirnhälften liess sich auf den ersten Blick ein auffallender Unterschied bemerken. Während linkerseits in der Gegend der motorischen Bahnen die Gehirnwindungen vollkommen entwickelt waren, waren die beiden aufsteigenden Frontal- und Parietalwindungen rechterseits abgeplattet, nahezu eingesunken, atrophirt, ihr Volumen um $^4/_6$ geringer als auf der rechten Seite. Alle übrigen Theile des Gehirns wurden vollkommen gesund und normal befunden.

Der hier gezeichnete einfache Apparat, ein modificirtes Zimmer-Reck, eignet sich zur Erreichung des angestrebten Zweckes ganz vortrefflich (Fig. 32).

Die von mir vorgenommene Modification besteht darin, dass ich die durch punktirte Linien angedeuteten Querstücke, welche zwischen *a c* und *b d* die Hölzer *a b* und *c d* verbinden und festhalten, entfernen liess, weil sie bei den Uebungen stören. Das Querstück *e f*, welches beim gewöhnlichen Zimmer-Reck viel höher sich befindet, liess ich so tief als möglich anbringen, um die nach auf- und abwärts verschiebbare Walze, welche auf den herausziehbaren Holznägeln *i* und *k* aufruht, weit herab bis in die Nähe des Fussbodens bringen zu können. Beim gewöhnlichen Zimmer-Reck befindet sich der tiefste Stand dieser Walze etwa in der Höhe des Loches Nr. 5.

Um die Festigkeit des ganzen Apparates in anderer Weise zu ersetzen, wurden die senkrecht stehenden Balken, deren jeder 12 Löcher besitzt, durch je zwei Stützen verkeilt.

---

*) Reymond, Progrès médical. 1882, Nr. 24.

Der Kranke tritt nun an das Reck heran, dessen nach aufwärts verschiebbare Walze *g h* den tiefsten Stand (etwa 20 Centimeter vom Fussboden entfernt) einnimmt. Der Arzt stellt sich dem Kranken gegenüber, reicht im beide Hände als Stützen und fordert ihn auf, das kranke Bein zu heben, den Fuss auf die Walze *g h* zu setzen. Oft ist der Kranke trotz der Unterstützung von Seite des Arztes nicht im Stande, diese geringe

Fig. 32.

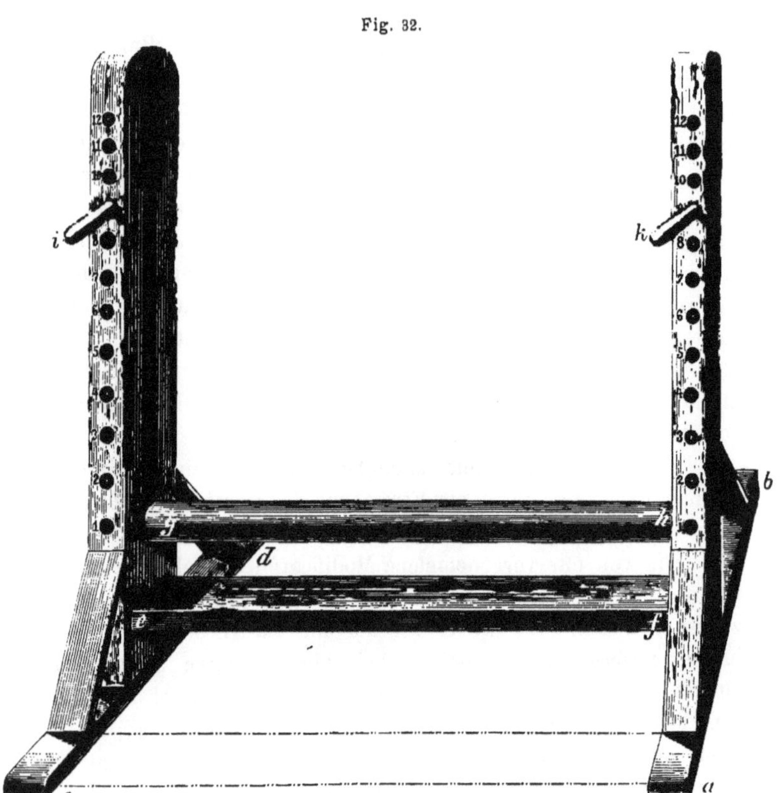

Muskelleistung zu vollbringen. In diesem Falle gestatte der Arzt, dass der Kranke sich an den beiden senkrecht stehenden Balken des Recks anhalte: Ersterer (der Arzt) erfasst nun mit beiden Armen das kranke Bein, hebt es auf die Walze, lässt den Kranken in dieser Stellung durch 1—3 Minuten und commandirt nun die Rückhebung des Beines in die ursprüngliche Lage. Der Kranke vermag bisweilen auch diese Bewegung nicht vorzunehmen, bei welcher der Musculus glutaeus magnus arbeiten soll. In diesem Falle erfasst der Arzt das Bein, bringt es auf den Fussboden zurück und wiederholt die passiven Bewegungen des Hebens und Senkens der kranken Extremität 10 Mal, wobei es seinem Ermessen anheimgestellt ist, in welchem Tempo er die Bewegungen vornimmt, bis zu welcher Höhe er vor dem Niederlassen des Fusses auf die Walze den Oberschenkel hebt, wie viele Minuten er den gehobenen Oberschenkel auf der Walze verweilen lässt, mit welcher Kraft er den Fuss auf die Walze ansetzt, um dadurch einen schwächeren oder stärkeren Stoss zu erzeugen, der bis auf die kranken Muskeln und Nerven des Gefässes und des Oberschenkels sich fortpflanzt. Man kann durch ein „Zuviel" dem Kranken niemals schaden. Man kürzt im Gegentheil die Dauer der Kur durch energischeres Vorgehen ab. Massgebend ist die Individualität des Kranken, wie dieser über das Ertragen von Schmerzen denkt, ob er sanftes Vorgehen bei längerer Behandlungsdauer einem kräftigeren Eingreifen bei kürzerer Frist vorzieht oder umgekehrt.

Die Entscheidung dieser wichtigen Frage erfordert Menschenkenntniss, Vorsicht und Erfahrung.

Ich muss noch einmal auf den nicht zu unterschätzenden Gewinn zurückkommen, welchen der unscheinbare Apparat (das Reck) als pädagogisches Mittel zur Anregung, Herausforderung und Belebung der jahrelang schlummernden Muskelthätigkeit schafft. Wie bereits erwähnt, vermag mancher Kranke trotz des besten Willens das Bein nicht zu heben. Sobald er jedoch angewiesen wird, den Fuss auf einen bestimmten Punkt zu setzen, der allerdings in der ersten Zeit so nieder als möglich bemessen werden muss, dann gelingt das Unternehmen bisweilen auch ohne alle Unterstützung von Seite des Arztes. Man beobachtet hiebei, dass der Kranke, die Walze des Recks scharf fixirend, den Fuss in hastiger Weise hebt, wobei er durch Vorwärtsneigen des Oberkörpers sich zu helfen trachtet. Er ist jedoch nicht im Stande, ohne Unterstützung sich in dieser Stellung zu erhalten; denn nun sollen die Glutaei das Becken auf den Schenkelköpfen balanciren, den Stamm gerade halten. Würde der Arzt seine Hilfe in diesem Augenblicke verweigern, so würde der Kranke entweder fallen oder mit seinen Armen die senkrecht stehenden Balken des Recks erfassen oder den Oberkörper nach rückwärts und gegen die linke Seite neigen, damit das gesunde Bein allein die Last des

Körpers trage. Der behandelnde Arzt muss diese fehlerhafte Haltung wohl kennen, um sich nicht der Täuschung hinzugeben, dass sein Kranker nun schon auf beiden Beinen stehe.

Hat der Kranke diese erste harte Probe überstanden, so werden passive Hebebewegungen und endlich die mechanischen Eingriffe vorgenommen. Zu diesem Behufe bedient man sich der heilgymnastischen Bank, welche nach vorliegender Zeichnung allerorten von jedem Tischler angefertigt werden kann (Fig. 33).

Diese Bank hat statt des Sitzes einen durch zwei Charniere (*a* und *b*) in 3 Theile zu zerlegenden Rahmen, auf welchen eine ebenfalls durch zwei Charniere dreitheilig gemachte, mit Rosshaar gepolsterte Matratze von 8 Centimeter Dicke passt. Die Matratze

Fig. 33.

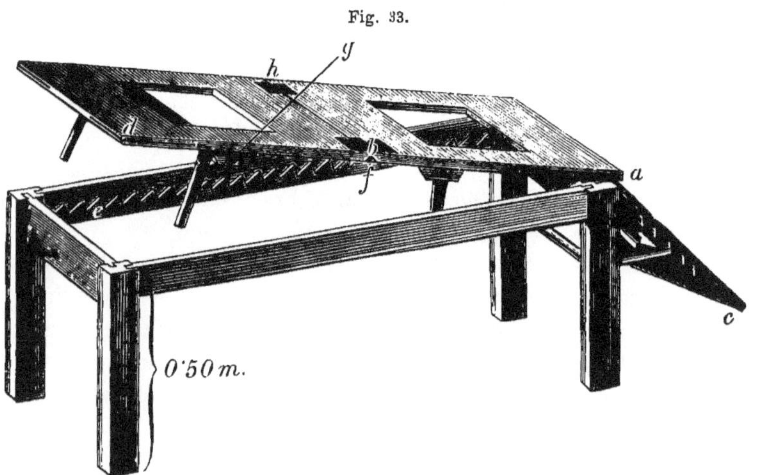

kann auf diese Weise jede Bewegung des Rahmens mitmachen. Die Charnierbänder bei *a* befinden sich an der unteren Fläche des Rahmens, wodurch es möglich wird, den für die Unterschenkel des Kranken bestimmten Theil (*a c*) nach abwärts zu klappen.

Die Charnierbänder bei *b* befinden sich an der oberen Fläche des Rahmens, wodurch es dem Kopftheile (*b d*) gestattet wird, zum mittleren Theile (*a b*) sich im Winkel nach oben zu stellen.*) An der Innenseite der Längsstücke der Bank befinden

*) Da nebenbei die sich berührenden Kanten des Kopftheiles und des mittleren Theiles schräg nach abwärts divergiren und dadurch ein keilförmiger Ausschnitt entsteht, so können diese beiden Theile auch nach abwärts sich im Winkel stellen, der allerdings nur sehr geringe Aenderungen zulässt.

sich gezahnte Leisten (*e f*). Die Leiste der gegenüberliegenden Seite kann in der Zeichnung nicht sichtbar sein. In diese Zahnleisten greifen die von dem Rahmen ausgehenden, an einer beweglichen Welle (*g*) befestigten Holzzähne ein, welche die Aufgabe haben, den Rahmen in der ihm gegebenen Winkelstellung festzuhalten und zu stützen. Desgleichen ist der Fusstheil *a c* mit Zahnleisten versehen, gegen welche die zwischen den beiden Füssen an einer beweglichen Welle befindlichen Zähne gerichtet werden können, um diesen Theil des Rahmens in dem ihm gegebenen Winkel zu erhalten. Sämmtliche 3 Theile des Rahmens lassen sich, sowie die darauf ruhende Matratze, in eine Ebene bringen. Der Kranke legt sich nun der Länge nach auf den Rücken, macht am ersten Tage dieselbe Bewegung, welche er stehend ausführte, in der Rückenlage und dann wird dieselbe an ihm passiv vorgenommen (Hebung des Oberschenkels). Der Arzt erfasst zu diesem Zwecke (immer unseren Fall der rechtsseitigen Ischias vorausgesetzt) den rechten Unterschenkel mit beiden Händen, beugt das Kniegelenk, beugt nun den Oberschenkel im Hüftgelenke, nähert dadurch das Knie der Brust des Kranken nicht ad maximum, denn in den ersten Tagen würden die durch diese Procedur verursachten Schmerzen unerträglich sein; der Kranke muss in der ersten Zeit mit aller nur möglichen Vorsicht behandelt werden; ein zu rasches und energisches Vorgehen würde dem Leidenden zu grosse Schmerzen verursachen, ihm das Vertrauen zum Arzte rauben und ihn vor ferneren Versuchen abschrecken.

Während bei der activen Hebung des Oberschenkels die Musculi: iliacus internus und psoas major thätig sind, bleiben dieselben bei der passiven Hebung des Oberschenkels und bei dessen Annäherung an die Brust ganz schlaff; dagegen wird der Nervus ischiadicus hiebei in dem Grade um so mehr gespannt, je mehr das Knie dem Stamme sich nähert.

Die Dehnung des Nervus ischiadicus ohne Blosslegung desselben wurde zur Heilung der Ischias in jüngster Zeit vielfach versucht, theilweise mit, theilweise ohne Erfolg. Diese Operation wird während der Narkose in der Weise vorgenommen, dass die Extremität zuerst im Kniegelenke gestreckt, dann im Hüftgelenke a d m a x i m u m gebeugt wird, wobei die Dorsalfläche des Fusses das Gesicht berührt.

Die am ersten Tage vorzunehmende Beugung im Hüftgelenke darf sich mit einem Winkel von 60—45 Graden vollkommen zufrieden stellen; der Oberschenkel soll nur einen Moment in diesem Winkel erhalten, sodann gleich wieder in die Strecklage zurückgebracht werden, auch möge das Tempo, in welchem diese passive Bewegung ausgeführt wird, ein ruhiges, sanftes und die vom Arzte angewendete Kraft eine minimale sein.

Ich habe Fälle von Ischias behandelt, bei denen gerade die an der Innenseite des Oberschenkels gelegenen Muskeln bei Berührung am meisten empfindlich waren, zum Zeichen, dass die vom Nervus cruralis versorgten Muskeln psoas und iliacus internus noch mehr ergriffen waren, als die vom Nervus ischiadicus betheiligten.

Auch jede der passiven Bewegungen wiederhole ich 10 Mal. Der Kranke zählt dabei mit; diese unscheinbare, man möchte sagen kindische Massregel, ist durchaus nicht zu unterschätzen. Sie lenkt die Aufmerksamkeit des Kranken von seinen Schmerzen theilweise ab. Der Kranke controlirt den Arzt, ob er nicht etwa öfter, als versprochen, die schmerzhafte Bewegung vornimmt. Dem Kranken wird durch diese Regel ein ihm wohlthuendes Ziel gesetzt. Er weiss, mit Nr. 10 haben seine Qualen ein Ende und der Arzt hätte hunderte Male weder die Beredtsamkeit noch den moralischen Einfluss, welchen die dem Kranken heilige Zahl 10 ausübt. Der Letztere thut es sich zu liebe und findet oft unter bewunderungswürdiger Verleugnung und heroischer Ueberwindung die Kraft, die Zahl 10 zu Ehren zu bringen. Der Arzt vergesse überhaupt bei der ganzen Behandlung nie, wieviel am Erfolge seine Ausdauer, seine Ueberzeugung, sein gutes Wort, sein moralischer Einfluss vermag. Nach Beendigung der passiven Bewegungen werden die mechanischen Eingriffe vorgenommen. Der erste Tag gelte sozusagen als Introduction. Er diene dazu, die empfindlichen, schmerzhaften Stellen an die Berührung der ärztlichen Hand zu gewöhnen.

Man begnüge sich, im vorliegenden Falle den ganzen Oberschenkel an allen Flächen (innen, aussen, vorne und rückwärts), sowie sämmtliche Gesässmuskeln bis zur Crista ossis ilei (gerade die Ursprungsstellen der Musculi glutaei längs der Crista sind meistens sehr empfindlich) durch leichte Drückungen zu bearbeiten. Man verwende hierzu die Ballen des Zeige-, Mittel- und Ringfingers nach Figur Nr. 3. Bedenkt man, dass jede Stelle der ausgedehnten Fläche 10 Mal gedrückt werden soll, so erfordert diese Manipulation reichliche 8—10 Minuten. Man gewähre, sobald man das zu drückende Gebiet 5 Mal übergangen hat, dem Kranken eine Ruhepause von 2—3 Minuten, welche man auch zwischen den activen und passiven Bewegungen, zwischen letzteren und den mechanischen Eingriffen lassen möge.

Die Schmerzensäusserungen des Kranken dürfen natürlich den Arzt nicht irre machen, in seinem Programme fortzufahren. Sollte der Kranke nicht die moralische Kraft haben, ruhig zu bleiben, so wird er von einer dritten Person gehalten, und zwar womöglich nicht durch einen Diener des Hauses, sondern durch ein Mitglied der Familie, welches Energie, Ruhe und Autorität besitzt. Bei Vornahme der Drückungen auf der hinteren Fläche des Oberschenkels und dem Gesässe muss der Kranke selbstverständlich auf dem Bauche liegen.

Fig. 34.

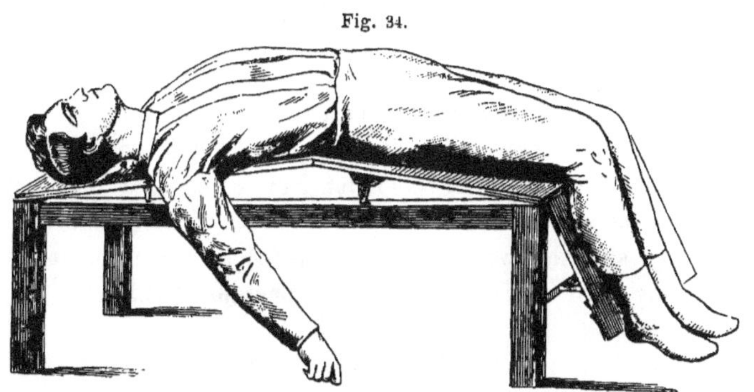

Die Pausen benütze man dazu, um durch Rückenlagerung des Kranken heilgymnastisch einzuwirken (Fig. 34).

Man klappe während der Ruhepause den Fusstheil des Rahmens sammt dem unteren Drittel der Matratze herab. Die Kniekehlen des Kranken kommen gerade an die Stelle des Charniers, die Unterschenkel hängen demnach in einem Winkel herab und üben dadurch einen leichten Zug auf die erkrankten Muskeln, welche vom Becken zum Ober- oder Unterschenkel hinziehen. Die an Unthätigkeit gewohnten, verwöhnten Muskeln werden dadurch ein bischen aufgefrischt und die in ihnen verlaufenden Nerven in mildester Weise gezerrt, was natürlich mit einigem Schmerz verbunden ist.

Die Kranken haben bei diesen Proceduren die früher beschriebenen Anzüge.

Mit den nun beschriebenen Manipulationen ist die Aufgabe des ersten Tages vollbracht. Der Kranke ist ermüdet, klagt über Schmerz und verlangt Ruhe.

Die Temperatur des Körpers steigt bisweilen nach der Procedur um 0·5—1° C., der Puls ist beschleunigt. Die durch die mechanischen Eingriffe erzeugten Schmerzen sind intensiv, erblassen jedoch in der Regel schon nach 20—40 Minuten. Nur ausnahmsweise dauern sie stundenlang an. Die Nächte, welche für viele an Ischias Leidende die gefürchtete Zeit der peinigenden Anfälle abgeben, sind in den ersten Behandlungstagen meistens noch unruhiger und qualvoller als früher. Das kann der behandelnde Arzt vorhersagen; die scheinbare Verschlimmerung wird dann den Kranken nicht erschrecken oder gar Veranlassung zur Unterbrechung der Kur abgeben. Schon nach 6—12 Tagen ändert sich das Bild: die Nächte werden ruhiger, der Schmerz milder: die ersten Anzeichen der Besserung stellen sich zu dieser Zeit gewöhnlich ein.

2. Behandlungstag.

Der Arzt wird selbstverständlich mit Klagen, Bedenken und Befürchtungen über den Erfolg der Kur empfangen. Er kann ruhig und mit gutem Gewissen die letzteren niederkämpfen. Die Misserfolge sind da, wo genügende Ausdauer vorhanden und die Behandlung mit Verständniss und Energie fortgesetzt wird, selten.

Programm: 1. Wiederholung der Uebung vom gestrigen Tage (10 Mal Schenkelheben) am Reck — in derselben Höhe, wie das erste Mal. Die Ausführung der Uebung gelingt kaum besser.

Kann der Kranke die Uebung nicht activ vornehmen, so bewerkstelligt sie der Arzt in passiver Form. Gelingt die Uebung leichter und besser, als Tags zuvor, dann verschiebt man sofort die Walze *g h* bis auf das Loch Nr. 2 und lässt nun Hebeversuche vornehmen.

2. Neuhinzukommende Uebung: Bethätigung der Abductoren und der Adductoren des Oberschenkels (der Musculi: glutaeus magnus, glutaeus medius, glutaeus minimus, gracilis, adductor longus, brevis, magnus und pectineus).

Man verlangt vom Kranken, dass er das leidende Bein vom gesunden nach rechts abziehe und wieder anziehe. Diese Uebung lässt sich gerade so, wie die Hebung, in zweifacher Stellung ausführen, nämlich stehend und liegend.

A priori müsste man annehmen, dass der Kranke diese Uebungen in der Rückenlage leichter ausführen sollte, als im Stehen, weil bei letzterer Stellung die Musculi glutaei nicht blos den Schenkel abziehen, sondern noch die auf dem Schenkelkopf ruhende Last des Oberkörpers überwinden müssen.

Die Erfahrung lehrt jedoch gerade das Gegentheil. Der Kranke überträgt beim Stehen zuerst die Last des Oberkörpers durch Seitwärtsneigen auf die gesunde Seite und lässt in diesem Augenblicke unter Mithilfe des schwingenden Armes der kranken Seite den Oberschenkel vielmehr nach aussen fallen, als dass er durch wirkliche Contraction der ergriffenen Muskeln ihn abzieht: während in der Rückenlage ausschliesslich durch die Arbeit der Glutaei die Abduction zu Stande gebracht werden kann. Aber im Anfange muss man sich auch mit incorrect ausgeführten Uebungen begnügen; ein wenig müssen die kranken Muskeln immerhin arbeiten, so sehr der Leidende dies zu vermeiden trachtet und bei aller Sehnsucht nach Genesung in jeder nur möglichen Weise sich und den Arzt täuscht.

Will es dem Kranken durchaus nicht gelingen, die Abduction und Adduction zu bewerkstelligen, so reiche ihm der gegenüberstehende Arzt beide Hände als Stützen, und wenn auch dieses Mittel fehlschlägt, so lasse man den Kranken am Reck mit beiden Armen sich festhalten und nehme die genannten Bewegungen passiv vor (10 Mal). Nun wird die Hebung, Abduction und Adduction auf der heilgymnastischen Bank activ und passiv geübt. Hiebei muss ich bemerken, dass die Bewegung bisweilen leichter gelingt wenn die gesunde Extremität dieselbe mitmacht. Ich will hier zum letzten Male darauf aufmerksam machen, dass man die schon einmal erwähnten Ruhepausen benütze, um den Fusstheil der Bank herabzuklappen, um dadurch den Unterschenkel in einen Winkel zum Oberschenkel zu bringen und auf diese Weise einen Zug auf die erkrankten Muskeln auszuüben. In der ersten Zeit begnügt man sich mit einem Winkel von 135° — nach und nach lässt man den letzteren immer kleiner werden, bis der Unterschenkel im rechten Winkel steht. Diese Dehnung der in den Muskeln verlaufenden Nerven kann gesteigert werden, wenn man auch den Kopftheil des Rahmens zum mittleren Theile nach abwärts in Winkelstellung bringt, weil in diesem Falle auch nach der entgegengesetzten Richtung an den Beckenmuskeln ein Zug ausgeübt wird, und je kleiner der so gebildete Winkel, desto geneigter die schiefe Ebene, desto intensiver der Zug und die Dehnung. Nun folgen die mechanischen Eingriffe.

Zuerst die schon gestern vorgenommenen Drückungen, anfangs in sanfter, allmälig in etwas intensiverer Weise. Als neuer Eingriff werden leichte Kneipungen hinzugefügt, wie Figur Nr. 14 und 15 sie schildern. Dieser Eingriff ist für den Arzt am anstrengendsten, besonders bei Individuen, deren Muskeln kräftig entwickelt und überdies von einem mächtigen Panniculus adiposus bedeckt sind. An den Gesässmuskeln, an der äusseren, vorderen und inneren Fläche des Oberschenkels verwende ich in solchen Fällen beide Hände gleichzeitig neben einander. In der Regel wird bei Ausführung dieser Manipulation, welche in die tiefsten Schichten der Muskelmassen dringen soll, die Assistenz einer dritten Person nothwendig, welche die unteren Extremitäten des Kranken an die gymnastische Bank fixirt; denn die Schmerzhaftigkeit dieses Eingriffes hält gleichen Schritt mit der für den Arzt erwachsenden Anstrengung der Hand, insbesondere des Daumens.

Hiemit ist das Programm des 2. Tages erschöpft.

3. Behandlungstag.

Es sei, um Wiederholungen zu vermeiden, ein- für allemal erwähnt, dass das Programm eines jeden Tages die Tags vorher ausgeführten activen und passiven Uebungen, sowie die bereits vorgenommenen mechanischen Eingriffe enthält. Es werden demnach nur die neu hinzukommenden Muskelübungen und Manipulationen zu besprechen sein.

Die Walze des Recks wird auf den tiefsten Punkt (Loch 1) gebracht, der Kranke hat das kranke Bein über dieselbe hinüberzuheben, in dieser Stellung eine halbe bis eine Minute zu verbleiben und hierauf den Fuss wieder in seine Ausgangsstellung zurückzubringen. Der Arzt muss in der Regel, wie bei den früheren Uebungen, in der ersten Zeit seine Arme als Stütze anbieten. Bringt der Kranke die active Bewegung nicht zu Stande, so gestattet ihm der Arzt das Anhalten am Reck, währenddem er die Bewegung passiv ausführt. (10malige Wiederholung.) Als neuer mechanischer Eingriff wird Drücken mit den Knöcheln nach Figur Nr. 5 vorgenommen.

4. Behandlungstag.

Heben des gesunden Fusses auf die Walze des Recks — hierauf Ueberschreiten der Walze mit dem gesunden Fusse.

Diese Uebung bedeutet einen Wendepunkt. Es wird dem Kranken viel leichter, für einen kurzen Moment das kranke Bein zu heben, als das gesunde, weil bei der erstgenannten Uebung die Last des Körpers auf dem gesunden, bei der zweiten aber auf dem kranken Schenkel aufruht und bekanntlich bei fixirtem Oberschenkel die Glutaei den Rumpf balanciren und festhalten müssen und hierbei auch alle anderen, vom Becken zum Oberschenkel und Unterschenkel hinziehenden Muskeln zur Geradehaltung des Stammes das Ihrige beizutragen haben. Unterstützung von Seite des Arztes, wenn dies erforderlich, ist nicht ausser Acht zu lassen. Neuer mechanischer Eingriff: Stossen der dicken Muskelschichten nach Fig. Nr. 7.

5. Behandlungstag.

Die Walze wird womöglich jeden 2. bis 3. Tag um 1 Loch höher gerückt, sowohl für das Heben des Beines, als für das Ueberschreiten. Niederlassen des Knies auf einen gepolsterten Sessel — abwechselnd mit dem rechten und linken; Verweilen $^1/_2$ bis eine Minute in dieser Stellung, anfangs mit, später ohne Unterstützung.

Die passiven Hebebewegungen des Oberschenkels werden mit immer grösserer Kraft ausgeführt — das Knie immer mehr der Brust genähert.. Bei der Rückbewegung wird der Unterschenkel sozusagen auf die Bank geschleudert, dadurch eine Zerrung der erkrankten Nerven hervorgerufen, weshalb diese Uebung für den Kranken sehr schmerzhaft ist. Der Letztere kann sich zu dieser Zeit weder correct auf die gymnastische Bank niederlegen, noch correct sie verlassen. Er legt sich stets auf die gesunde Seite nieder, schiebt sich mit dem gesunden Beine unter Zuhilfenahme der oberen Extremitäten in die Mitte der Bank, wobei der kranke Schenkel in pathognomischer Haltung bewegungslos auf dem gesunden aufruht, hierauf wendet sich der Kranke auf den Rücken — aber die kranke rechte Hinterbacke berührt kaum die Unterlage — sie ruht nicht regelrecht auf, und nur die linke Gesässhälfte drückt den Polster. Der Kranke ist demnach in der Rückenlage immer etwas nach der gesunden Seite geneigt. Im Sitzen machen sich dieselben Verhältnisse geltend. Der Kranke sitzt eigentlich nur auf der gesunden Hinterbacke. Es braucht bisweilen 6—8 Wochen, bis die Haltung des Kranken im Liegen, Sitzen und Stehen eine normale wird.

6. Behandlungstag.

Niederlassen des Knies auf einen mit einem Polster bedeckten Fussschemel — Verharren in dieser Stellung. Dieselbe Uebung mit dem Knie der gesunden Extremität, was jederzeit für den Kranken schwieriger und schmerzhafter ist.

Unterstützung von Seite des Arztes. Auf der gymnastischen Bank zum ersten Male mildes Muskelhacken. Bei diesem Eingriffe ist auf die Knochen wohl Rücksicht zu nehmen.

Dieselben sind gegen Druck und Schlag sehr empfindlich. Aus diesem Grunde lassen sich diese Eingriffe schwer durch einen der Anatomie unkundigen Gehilfen vornehmen. Man muss unbedingt auch durch die Kleidung hindurch den Verlauf der Crista ossis ilei, die Lage des Trochanter, die Kniescheibe, den Sitzknorren kennen. Man muss bei den Männern auf die Testikel und den Penis, bei Frauen auf die Labien Rücksicht nehmen, zumal gerade die Ansätze der Musculi psoas, iliacus internus-pectineus am kleinen Trochanter, also die unmittelbar an die Genitalien angrenzenden Gebiete, häufig der Sitz hartnäckiger Schmerzen sind und keine Manipulation so mächtig und so tief eingreift und, wenn nur der dadurch erzeugte Schmerz vertragen wird, so günstig wirkt, als energisches Muskelhacken, welches bei kräftig entwickelter Muskulatur mit der vollen Kraft des ganzen Armes ausgeführt werden darf.

Es kommt gar nicht selten vor, dass durch die auch in sanfter Weise vorgenommenen mechanischen Eingriffe Sugillationen unter die Haut erfolgen, welche der betreffenden Körperstelle alle erdenklichen Farben verleihen.

Dergleichen Blutaustritte, so erschreckend und beängstigend ihr Anblick für den Kranken und dessen Umgebung auch sein mag, machen den Arzt keinen Augenblick besorgt. Mit Ausnahme des oberflächlichen Schmerzes in der Haut, welcher im Verhältnisse zu den unerträglichen Nervenschmerzen kaum beachtet wird, haben diese Sugillationen auf den Verlauf der Behandlung und die Dauer der Kur eher einen günstigen, als nachtheiligen Einfluss. Sowie bei Pannus der Cornea durch reizende Salben eine künstliche Entzündung erzeugt wird, in welcher die jahrelang aller sonstigen Therapie trotzenden Verdickungen und Trübungen der Hornhaut verflüssigt und aufgesaugt werden, wie alte Exsudate um Gelenke herum durch energische mechanische Eingriffe, welche von Zerreissung, Zertrümmerung und demgemäss von Entzündung begleitet sind, resorbirt werden, so werden durch die in der Haut und gewiss auch in der Tiefe der Muskulatur erfolgenden Blutaustritte eine energischere Circulation, eine mächtige Ernährungs-Revolution hervorgerufen und die angehäuften, in den Muskeln und Nerven zurückgehaltenen Zersetzungsproducte auf diese Weise um so rascher im lebendigeren Blutstrome fortgeschafft. Ich konnte wenigstens jederzeit die Thatsache feststellen, dass einige Tage nach Resorption des ausgetretenen Blutes die Uebungen viel leichter und unter geringeren Schmerzen bewerkstelligt wurden. Dem Arzte muss es als Gesetz dienen, so lange die durch den Blutaustritt bedingten Schmerzen und Farbenveränderungen der Haut nicht geschwunden sind, an den betreffenden Stellen keinen wie immer gearteten Eingriff vorzunehmen. Er wird sogar gut thun, schon im Beginne der Behandlung auf die Möglichkeit solcher Sugillationen aufmerksam zu machen und dadurch im Vorhinein jedem Vorwurfe, jeder Unzufriedenheit, jeder Aufregung vorzubeugen. Noch auf einen kleinen Vortheil muss bei Ausübung des Muskelhackens hingewiesen werden. Die Leichtigkeit der Ausführung und der Effect des Eingriffes hängt ebenso wie bei den übrigen Manipulationen von der günstigen Stellung der eingreifenden Hand zu der zu bearbeitenden Körperstelle ab. Für einzelne Körperstellen ist es zweckmässiger, wenn der Arzt auf der kranken, für andere wiederum, wenn er auf der gesunden Seite des Leidenden sich befindet.

Sollen beispielsweise die an der Innenseite des Schenkels befindlichen Muskeln (ilio-psoas, adductores, pectineus, gracilis) durch Hacken behandelt werden, so muss der Arzt unbedingt auf der kranken Seite des auf der heilgymnastischen Bank liegenden Patienten stehen, seinen Rücken dem Kranken zuwendend, die Schläge vom Knie gegen das Schambein führend. Die Schenkel des Kranken müssen dabei im Kniegelenke gebeugt und m ä s s i g abducirt sein, damit sie erschlafft der eindringenden Schneide der Hand keinen Widerstand entgegensetzen. Die Musculi glutaei, der Biceps femoris, Extensor cruris quadriceps, als die am Gesässe der hinteren und vorderen Peripherie des Oberschenkels liegenden Muskeln können ebensogut von der kranken, als von der gesunden Seite her bearbeitet werden. Dagegen kann die Schneide der Hand nur von der kranken Seite her in die Ursprünge der Musculi semimembranosus und semitendinosus eingreifen. Der Kranke muss zu diesem Zwecke auf dem Bauche liegen und die Schenkel spreizen. Fast immer bedarf der Arzt im Beginne eines Assistenten, der den gesunden Schenkel abzieht. Wo der Knochen nur von dünnen Muskelschichten bedeckt wird, ist das Muskelhacken mit vieler Milde und Vorsicht auszuführen; hingegen kann an den Stellen, wo der Knochen viele Zolle von der Oberfläche entfernt liegt, grosse Kraft entfaltet werden. Von der Crista ossis ilei gegen den Sitzknorren hin kann die verwendete Kraft allmälig anwachsen; in der Nähe des letzteren muss sie wieder nachlassen.

In gleicher Weise hat man vom Trochanter gegen das Kniegelenk herab vorzugehen. Auch dem querliegenden Schambeinaste muss Aufmerksamkeit zugewendet werden.

Das Muskelhacken als die schmerzhafteste Manipulation möge jedesmal den Schluss der mechanischen Eingriffe bilden.

7. Behandlungstag.

Active und passive Uebung der Auswärtsroller und Einwärtsroller.

Diese Muskeln werden am besten dadurch geübt, dass der Kranke sich bemüht, im Stehen die Spitzen beider Füsse so weit als möglich von einander zu entfernen, während die Fersen geschlossen bleiben. In der ersten Zeit wird der von den Füssen gebildete Winkel ein kleiner sein, allmälig wird derselbe so gross, dass die beiden Füsse nahezu in einer geraden Linie liegen. Zur Uebung der Einwärtsroller wird die entgegengesetzte Uebung vorgenommen. Die grossen Zehen beider Füsse müssen sich zu nähern trachten, während die Fersen auseinander weichen. Hierbei ist wohl zu achten, dass die Kniegelenke vollkommen gestreckt bleiben, denn bei gebeugten Kniegelenken kann die Bewegung der Füsse ausschliesslich durch Drehung der Tibia bewerkstelligt werden.

Eine combinirte Bewegung, bei welcher neben den Aus- und Einwärtsrollern auch die Abductoren und Adductoren mitwirken, besteht in der abwechselnden Pronation und Supination bei gleichzeitiger Spreizung und Zuziehung der Schenkel. Die Füsse sind anfangs geschlossen, es entfernen sich die Zehen nach aussen, hierauf entfernen sich in fortschreitender Bewegung die Fersen nach aussen; nun kommt wiederum die Auswärtswendung der Zehen und sofort, bis die Schenkel ad maximum von einander entfernt sind. In gleicher Weise mit Zehen- und Fersenbewegung abwechselnd, wird die Zuziehung bewerkstelligt. Freilich ist dabei die Wadenmuskulatur ein wenig mit thätig, was nicht zum Nachtheile gereicht.

Die Bethätigung der Auswärts- und Einwärtsroller des Oberschenkels wird nun auch auf der gymnastischen Bank vorgenommen.

Am energischesten vollzieht man passiv die Auswärtsrollung in der sitzenden Stellung des Kranken. Man hebt ihm den Unterschenkel der leidenden Extremität auf den Unterschenkel der gesunden Seite, so dass der äussere Knöchel auf dem letzteren aufruht, und übt auf das Knie des kranken Beines mit dem Händen einen Druck nach abwärts.

Fig. 35.

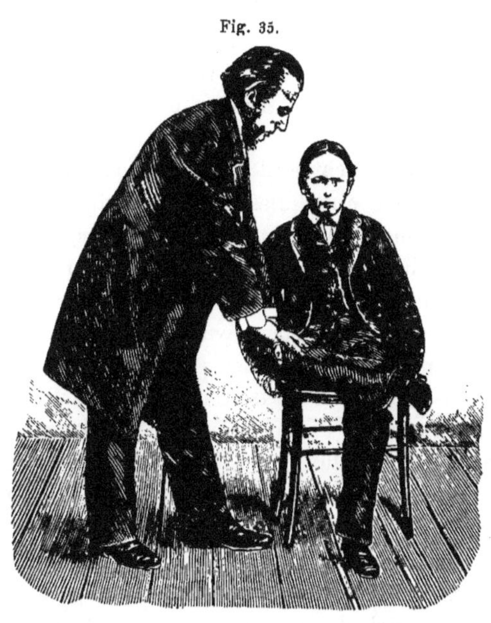

Die Procedur verursacht intensiven Schmerz, sie muss deshalb anfangs mit grosser Zartheit vorgenommen werden. Erst nach vielen Tagen ist bei täglicher Wiederholung dieser Uebung etwas grössere Kraftentfaltung gestattet (Fig. 35).

Auf der gymnastischen Bank werden vom Arzte die Schenkel des Kranken gekreuzt.

In der Reihenfolge der mechanischen Eingriffe wird von nun an nichts geändert bis zur vollkommenen Genesung des Kranken; die Muskeln werden gedrückt (an einzelnen sehr massigen Stellen wird hiezu die Faust verwendet) und sogenannte Vibrationen vorgenommen; die Weichgebilde werden gekneipt, gestossen und gehackt. Die hiebei entwickelte Kraft darf von Tag zu Tag ansteigen. Die Empfindlichkeit des Kranken gegen die Procedur hat nach Ablauf der ersten Woche in der Regel schon ein wenig abgenommen; die Schmerzen in den Weichtheilen beginnen nachzulassen, einzelne, ehedem unmöglich auszuführende Bewegungen werden bereits, wenn auch unbeholfen und schüchtern, zu Stande gebracht. Der Kranke kann sich aber immer noch nicht regelrecht niedersetzen, geschweige muskelrecht aufstehen. Seine Haltung bleibt nach wie vor fehlerhaft. Der Kranke nimmt sich nur in Gegenwart des Arztes zusammen. Ist er jedoch unbeobachtet und uncontrolirt, so bemerkt die Umgebung kaum eine Veränderung in der fehlerhaften Haltung. Nur der Schlaf ist ruhiger geworden, die nächtlichen Schmerzanfälle sind etwas milder und erträglicher.

Es gibt aber auch Fälle, bei denen nach den ersten 8 Tagen keine Spur einer Besserung bezüglich der Schmerzen beobachtet wird und die in Betreff der Hebung der Functionsstörung erzielten Resultate sich nahezu auf Null reduciren. Ja es gibt Fälle, in denen die Schmerzen, die Empfindlichkeit zugenommen und neue unangenehme Symptome hinzugekommen sind.

Das darf nicht bange machen. Da heisst es ruhig und vertrauensvoll das Verfahren fortsetzen. Es ist selbstverständlich, dass in den ungünstigen Fällen, bei denen die Besserung langsam eintritt, die Zahl der ausführbaren Bewegungen eine viel geringere ist oder gar keine Bewegung activ vorgenommen werden kann. Nichtsdestoweniger ist die bisher verwendete Mühe nicht verloren. Die aufgebrachte Arbeit ist sozusagen in den kranken Muskeln aufgespeichert; sie kommt dann mit einem Male zur Geltung, es lösen sich dann nach der 2.—3. Woche eine grosse Anzahl von Bewegungen in überraschend kurzer Zeit auf einmal aus und das Resultat der Therapie ist schliesslich ganz dasselbe. Ich kann aus vielfacher Erfahrung nur zurufen: Geduld und Ausdauer! der Erfolg bleibt nicht aus!

8. Behandlungstag.

Verläuft alles günstig, dann ist in Folge der vorbereitenden einfachen Uebungen die Zeit gekommen, combinirtere Bewegungen (Gehen, Setzen, Niederlegen, Reitstellung, Niederhocken etc.) zu versuchen. Die nächste Aufgabe lautet: Ordentlich gehen! Der Kranke muss das Gehen erlernen, das er aus Mangel an Uebung im Laufe der Jahre verlernt hat. Solche Kranke gehen nur zum Scheine. Ihr Gehen ist nicht physiologisch. Das physiologische Gehen besteht darin, dass wir unseren Oberkörper nach vorwärts neigen, dadurch fällt der Schwerpunkt des letzteren nicht mehr zwischen beide Füsse und wir müssten fallen, wenn wir nicht durch das Vorwärtssetzen eines Beines dies verhinderten. Die beiden Füsse lösen sich im rhythmischen Tempo ab; das Tempo dieser Ablösung variirt vom langsamen Schritte bis zum raschesten Galopp. In jedem Tempo aber trägt abwechselnd nur ein Schenkel die Last des Körpers. In unserem Beispiele geht der an rechtsseitiger Ischias Leidende eigentlich nur mit dem linken Beine und schleppt die kranke Extremität nach: denn kaum hat er mit den Zehen der letzteren (der kranken) den Boden berührt, so macht schon wiederum der linke, gesunde Fuss einen Schritt nach vorwärts; die Last des Körpers ruht nie auf der kranken Extremität; der Leidende überträgt die Last auf den mit einem Stocke bewaffneten Arm in dem Augenblicke, wo der kranke Oberschenkel ein wenig nach vorwärts schwingt. Hier führt ein Gewaltmittel am schnellsten zum Ziele.

Der Arzt fasse den Kranken an beiden Armen und ziehe ihn nach vorwärts. Der Kranke wird sozusagen überrascht; er folgt dem an seinen Armen wirkenden Zuge, wobei er mit flectirtem Hüft- und Kniegelenke, unter Schmerzensäusserungen oder gar unter Thränen die ersten Gehversuche vornimmt. Erscheint die Anwendung eines solchen heroischen Mittels nicht opportun, dann überlasse man die Gehversuche der Initiative des Kranken.

Durch einen sehr einfachen heilgymnastischen Apparat gelingt es, schon nach wenigen Tagen den Kranken zu regelrechten Gangbewegungen zu vermögen. Der Kranke schleift nur das rechte Bein, während er es heben sollte. Ich liess mir eine Anzahl von Hölzern (8—12 je nach der Länge des Zimmers, in welchem die Uebungen vorgenommen werden) anfertigen, welche $^1/_2$ Meter lang, 6 Centimeter dick, 12 Centimeter breit sind und lege dieselben in regelmässigen Abständen auf den Fussboden. Den Kranken an beiden Händen vorwärtsziehend, zwinge ich ihn, die Hölzer zu überschreiten, was er natürlich in den ersten Tagen in ungleichem Rhythmus ausführt, so dass er mit dem kranken Beine so rasch als möglich über die Hölzer hinwegsetzt, während er auf dem gesunden Beine länger verweilt (Fig. 36).

Ich lasse diese Uebung 10 Mal nach einander wiederholen, wobei der Kranke jederzeit von dem Arzte unterstützt und gegen Fall geschützt werden muss. Derselbe hat nämlich, selbst wenn er den Schmerz überwindet und das kranke Bein ordentlich, d. h. mit der ganzen Fusssohle auf den Boden aufsetzt und die Last des Körpers auf ihm ruhen lässt, keine Sicherheit; er schwankt wie ein Rohr im Winde hin und her und würde ohne Unterstützung von Seite des Arztes sofort niederstürzen. Ich will nicht unterlassen, zu betonen, dass im Kranken die unerschütterliche Ueberzeugung festwurzeln muss, er könne zuversichtlich auf die

Fig. 36.

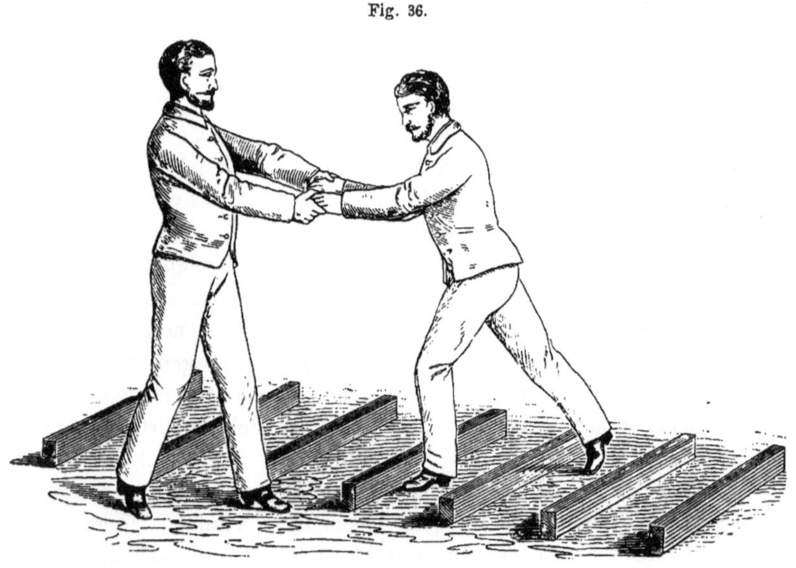

Unterstützung des Arztes rechnen, welcher jeder Bewegung mit scharfem, wachsamen Auge zu folgen hat. Es wäre ein grober Fehler, wollte der Arzt aus Unachtsamkeit oder im Scherze dem Leidenden die unentbehrliche Stütze entziehen. Die ferneren Uebungen würden dadurch in Frage gestellt.

Ich komme hier wieder auf die schöne Idee von Du Bois-Reymond zurück, dass Muskelübung gleichzeitig Gehirnübung ist. Der Kranke, welcher versichert, dass es ihm unmöglich sei, Schritte zu machen, hebt, allerdings vom Arzte unterstützt, das Bein, sobald er ein Ziel vor sich hat — sobald er zu dem auf dem Fussboden liegenden Holze kommt, das er genau auf Höhe und Breite prüft.

Diese unscheinbaren Hölzer haben mir ausserordentlich gute Dienste geleistet.

Durch Verschiebung der Entfernungen zwischen je zwei Hölzern, durch Aufthürmung des einen Holzes über dem anderen hat man die mannigfaltigsten Steigerungen für die Gehübungen zur Verfügung. Man lässt den Kranken vorwärts und rückwärts, langsam und schnell über diese Hölzer hinwegschreiten, ihn endlich auf Commando in den verschiedensten Phasen der Bewegung anhalten, bald während der gesunde, bald während der kranke Fuss ein Holz überschritten hat und erst, wenn jedes Commando des Arztes pünktlich befolgt werden kann, dann ist den Muskeln und dem Gehirn wieder das Gehen geläufig. Das Stillhalten in jener Phase, wo der kranke Fuss ein Holz überschritten hat, ist schwieriger, weil die Last des Körpers auf dieser Extremität ruht — hingegen überschreitet der kranke Fuss leichter als der gesunde aus dem eben genannten Grunde das Holz.

Die durch diesen einfachen Hilfsapparat erzielten Resultate treten allerdings nicht so schnell ein, als sich die Sache niederschreibt und liest. Die Gehbewegungen erweisen sich im Anfange (die ersten 8 Tage) recht mühsam und unbeholfen. Man ist bisweilen geneigt, weitere Versuche aufzugeben. Das soll jedoch der Arzt nie thun. Die Resultate zeigen sich manchmal erst in der 3. bis 4. Woche. Der Beobachtung solcher Kranken lässt sich ein warmes Interesse abgewinnen und man freut sich mit ihnen über jeden kleinen Fortschritt. Mit jeder neuen Bewegung, welche dem Kranken durch Jahre unmöglich gewesen und auf deren Ausführung er für immer verzichtet hat, gibt es in der Familie des Kranken eine freudige Stimmung, wie wenn Baby das erste „Papa“ und „Mama“ stammelt oder der erste Zahn entdeckt wird.

Wiederholung sämmtlicher, bisher vorgenommener activer und passiver Bewegungen auf der gymnastischen Bank.

Neue Uebung: Heben der g a n z e n unteren Extremität, wobei das Kniegelenk gestreckt bleibt. Bisher wurde der Oberschenkel bei gebeugtem Knie gehoben. Die Hebung der gestreckten Extremität gehört zu den schwierigsten Muskelleistungen; ausser den Beugern des Oberschenkels hat der Extensor cruris quadriceps hierbei zu arbeiten.

9. Behandlungstag.

Es werden die ersten Sitzübungen vorgenommen. Der Kranke muss sich ohne Hilfe der Arme auf den Sessel niederlassen und ebenso vom Sessel sich erheben. Hierbei haben die verschiedensten Muskelgruppen mit thätig einzugreifen. Insbesondere müssen die Glutaei den Stamm auf den Schenkelköpfen balanciren. In der ersten Zeit ist der Arzt bei Ausführung dieser Uebung behilflich.

Auf der gymnastischen Bank wird die Abduction ad maximum geübt. Die Oberschenkel müssen sich so weit von einander entfernen, dass die Unterschenkel zu beiden Seiten der Bank senkrecht herabhängen, so dass der Kranke die letztere zwischen seinen Extremitäten umfasst. Die als Last wirkenden Unterschenkel rufen eine Zerrung und Dehnung in den Adductoren und Beugern des Oberschenkels hervor, welche dem Kranken ebensoviel Schmerz bereitet, als sie ihm Nutzen schafft.

10. Behandlungstag.

In dem Grad als die Anzahl der vom Kranken ausgeführten Bewegungen wächst, erfordert die Behandlung täglich mehr Zeit (30 bis 40 Minuten und darüber). Erste Laufübung über die Hölzer, anfangs unter Hilfe des Arztes, welcher dem Kranken den einen Arm reicht. Auf der gymnastischen Bank dieselbe Uebung wie gestern, nur mit der Modification, dass die Extremitäten geschleudert werden, um in grösste Abduction zu gelangen und auch auf ein einziges Tempo in die geschlossene Lage zurückzukehren.

11. Behandlungstag.

Nach dem 10. Tage wird dem Kranken ein Tag der Ruhe zugestanden. Er hat an diesem Tage keine wie immer geartete Uebung vorzunehmen.

12. Behandlungstag.

Beim Laufen muss die Wadenmuskulatur die Last des Körpers heben — der Körper wird für kurze Zeit auf den Zehen getragen. Das Laufen bildet die Vorübung für das Aufsteigen auf die Walze des Recks. Die kranken Muskeln müssen schon bedeutend an Kraft gewonnen, die Schmerzhaftigkeit der Nerven wesentlich abgenommen haben, wenn diese Leistung möglich sein soll.

Diese Uebung beschäftigt durch die mannigfachen Modificationen, welche sie zulässt, den Kranken auf viele Tage hinaus. Die Walze nimmt anfangs den niedersten Stand ein: sie wird von einem Tag zum anderen oder nach je zwei bis drei Tagen um ein Loch höher geschoben.

Der Kranke steigt abwechselnd mit dem gesunden und kranken Bein nach, bleibt auf der Walze stehen, wobei er mit den Armen am Reck sich anhält. — Er steigt mit einem Beine auf und überschreitet mit dem anderen die Walze — verbleibt in dieser Stellung, um den Fuss wieder zurückzuschwingen. Der Kranke hebt sich endlich von rückwärts auf die Walze abwechselnd mit dem leidenden und gesunden Beine, bleibt in dieser Stellung oder schwingt mit einem Fusse auf der Walze stehend, das andere nach rückwärts über die letztere. Die Durchführung der einzelnen Modificationen, deren täglich nur eine vorgenommen werden soll, beansprucht 5 Tage. Der Kranke setzt sich reitend auf einen Sessel (Uebung der Abductoren).

Auf der gymnastischen Bank wird das Stossen des ad maximum gebeugten Unterschenkels geübt.

13. bis inclusive 20. Behandlungstag.

Ausführung der verschiedensten Modificationen des Aufsteigens und Ueberschreitens der Walze am Reck. Sitzübungen (welche dem Kranken sehr schwer fallen). Wiederholung sämmtlicher Uebungen auf der gymnastischen Bank.

Gehübungen — Laufübungen – Knieübungen (Niederknieen auf einen Sessel — auf einen Schemel — auf einen Polster, der auf dem Fussboden liegt) und Aufstehen (anfangs mit, später ohne Hilfe des Arztes). Die mechanischen Eingriffe in allen ihren Formen bilden den Schluss des täglichen Programmes.

21. Behandlungstag.

Zweite Ruhepause.

22. Behandlungstag.

Eine der combinirteren Bewegungen, das Ueberschlagen der Beine, bedarf zu ihrer Ausführung am meisten Mühe von Seite des Kranken.

Die Vorstellung, dass diese Bewegung durch den Musculus sartorius zu Stande gebracht werde, ist von Hyrtl als eine falsche widerlegt.

Das Ueberschlagen des einen Beines über das andere in liegender und sitzender Stellung kann nur durch das Zusammenwirken der Beuger und Adductoren des Oberschenkels und der Beuger des Unterschenkels zu Stande gebracht werden.

Entsprechend der Du Bois-Reymond'schen Anschauung bedürfen combinirtere Bewegungen (die Handhabung eines Werkzeuges, die Handhabung von Messer und Gabel), langer Uebung — die Contractionen und Erschlagungen, die Anschwellungen und Abschwellungen der Muskeln, müssen sozusagen in einander greifen. Das Ueberschlagen des einen Beines über das andere ist im Verhältnisse zur Handhabung der Nähnadel allerdings eine ziemlich rohe Fertigkeit, aber immerhin müssen drei verschiedene Muskelgruppen theilweise nach einander, theilweise gleichzeitig eingreifen, um sie zu Wege zu bringen. Auch wenn durch Uebung die seit Jahren vergessenen einzelnen Bewegungen des Beugens, des Zuziehens des Oberschenkels und des Beugens im Kniegelenke wieder geläufig geworden, so fehlt doch die Uebung des rechtzeitigen Combinirens dieser Bewegungen.

Das Ueberschlagen des einen Beines über das andere wird dem Kranken in liegender Stellung leichter, als in sitzender, weil die Beugung des Oberschenkels bei ersterer Lage geringere Kraft erfordert; aber das Kreuzen der Beine will auch in dieser Stellung nur sehr langsam und mühsam von Statten gehen. Man sieht, dass die mit dieser Bewegung verbundene Gehirnarbeit schwerer bewältigt wird.

Bei den meisten Kranken, welche ich an veralteter Ischias behandelt habe, war es diese Bewegung, welche zu allerletzt in correcter Weise ausgeführt werden konnte; sie bedurfte durch 3 bis 4 Wochen täglicher Uebung. In einzelnen Fällen beobachtete ich nicht eine allmälige Entwicklung der Uebungsgeläufigkeit, sondern der Kranke gab sich durch Wochen alle erdenkliche Mühe, die Uebung auszuführen, ohne sie zu Stande zu bringen.

Eines schönen Tages, als wieder das Ueberschlagen der Beine an die Reihe kam, wurde diese Bewegung fehlerfrei, nahezu vollendet ausgeführt. Die Willensimpulse waren durch Wochen geübt — sie wurden von den Muskeln nicht verstanden. Alle übrigen Uebungen machten die mannigfaltigsten Stadien der Geläufigkeit durch — von der mühsamsten Unbeholfenheit bis zur tadellosesten Gewandtheit.

In der ersten Zeit muss die genannte Uebung passiv vorgenommen werden, sowohl auf der gymnastischen Bank, als in der sitzenden Stellung des Kranken.

23. Behandlungstag.

Es ist nun die Zeit gekommen, die wesentlich erstarkten Muskeln und Nerven zu den grössten Leistungen heranzuziehen, deren diese Gebilde überhaupt fähig sind.

Diese Leistung besteht im Sprunge, der sich in den verschiedensten Gradationen ausführen lässt:

1. Grad: Der Kranke steigt auf die, den tiefsten Stand einnehmende Walze des Reeks. Der Arzt reicht ihm beide Arme, der Kranke springt mit geschlossenen Beinen herab. Die durch den Sprung erzeugte Erschütterung ruft gewaltigen Schmerz hervor. Für einen an Ischias Leidenden ist eine solche Uebung eine kühne That.

Der Arzt beachte dabei mit scharfem Auge die Haltung beider Füsse. Fast immer kann er überzeugt sein, dass selbst der gewissenhafteste, redlichste Kranke bei dieser Uebung täuscht. Letzterer springt nämlich nur mit dem gesunden Fusse, nur dieser hat den Anprall auf dem Fussboden auszuhalten. Die Haltung des kranken Fusses ist eine nahezu correcte, so dass nur ein sehr geübtes, scharfes Auge die Täuschung herausfindet. Der Kranke, auf seine fehlerhafte Haltung aufmerksam gemacht, legt jederzeit ein offenes Bekenntniss ab und bemüht sich, den ihm drohenden Schmerz zu ertragen. Es handelt sich übrigens nur um's erste Mal.

2. Der Kranke vollzieht die Abduction und Adduction im Sprunge — hiebei ist das in die Luftschnellen eine Verschärfung der Leistung.

3. Der Kranke springt mit geschlossenen Beinen über die Walze des Recks (bei tiefstem Stande), durch das Hinaufschieben der Walze lassen sich der 1. und 3. Grad in vielfacher Weise modificiren. In der ersten Zeit legt man eine dünne Rosshaarmatratze auf den Fussboden, um den Stoss abzuschwächen und ist dem Kranken mit seinen Armen zu Diensten.

Vom 24. bis 30. Behandlungstag

werden die bisher geübten Bewegungen fleissig wiederholt.

Der 31. Behandlungstag

gilt der Ruhe.

32. Behandlungstag.

Der Kranke hat sich längst des Stockes entledigt, ohne den er durch Jahre keine Ortsbewegung vornehmen konnte. Er schreitet ohne Unterstützung die Treppen hinab und hinauf.

(Erstere Bewegung ist stets die anstrengendere.) Er ist im Stande, sich zu setzen, zu legen, zu knieen, zu springen.

Einzelne Bewegungen werden ohne allen Schmerz ausgeführt — andere sind von mässiger Schmerzempfindung begleitet. Nur gewisse Bewegungen stossen noch auf Schwierigkeiten.

Die Schmerzanfälle während der Nacht treten gar nicht mehr ein, letztere wird durch den normalsten, gesundesten Schlaf ausgefüllt.

Zu den Bewegungen, welche noch mühsam ausgeführt werden, gehört das Niederhocken und das Umwenden in liegender Stellung.

Im Niederhocken bei geschlossenen Fersen und nach auswärts gekehrten Knieen haben sämmtliche Muskeln der unteren Extremität und des Beckens das Maximum ihrer Leistung aufzubringen.

Die Auswärtsroller des Oberschenkels, der gastrocnemius und soleus sind activ — der Extensor cruris quadriceps und die Adductoren sind passiv gespannt. Ueberdies haben die Glutaei noch das Becken zu balanciren. In dieser hockenden Stellung durch kleine Sprünge nach vorwärts und rückwärts sich bewegen ist noch weit schwieriger; die Ausführung dieser Uebung, welche selbst ganz gesunden Muskeln und Nerven nicht gelingt, kann in Gemeinschaft mit dem Ueberschlagen der Beine als Prüfstein für die vollkommene Heilung betrachtet werden. Bei älteren Individuen verzichtet man im Vorhinein auf dieselbe, man versucht es nicht einmal. Das Umwenden in liegender Stellung wird von dem Kranken jederzeit in der Richtung nach der gesunden Seite ausgeführt, die Arme arbeiten mit, das kranke Bein bleibt dabei unthätig, es wird immer nur nachgezogen.

In gleicher Weise legt sich der Kranke stets mit der gesunden Seite zuerst auf die gymnastische Bank und verlässt auch dieselbe immer auf der Seite der gesunden Extremität.

Es ist nun Aufgabe der methodischen Behandlung, den Kranken zu veranlassen, immer mit der kranken Seite zuerst sich auf die gymnastische Bank niederzulassen und von dieser Seite aus herabzusteigen. Die Durchführung der exacten Ausführung sämmtlicher Bewegungen nimmt die letzte Zeit der Behandlung in Anspruch, welche 6—8 Wochen dauern kann. Die mechanischen Eingriffe werden bis zum Ersterben jeglicher Empfindlichkeit fortgesetzt. In den letzten Wochen genügt es, jeden

2., 3. oder 4. Tag den Genesenden vorzunehmen, bis alle Bewegungen tadellos ausgeführt werden und der Kranke als vollkommen geheilt betrachtet werden kann.

Allgemeine Bemerkungen.

Es sei wiederholt, dass die nun geschilderte Behandlung nur als Schema gedacht ist, welches sich jedem einzelnen Krankheitsfalle adaptiren lässt. Je nachdem nicht alle um das Hüftgelenk und am Oberschenkel gelegene Muskelgruppen ergriffen sind, werden nur die den leidenden Muskeln entsprechenden Uebungen angeordnet und an jenen Stellen vorzugsweise die mechanischen Eingriffe vorgenommen, welche gegen Druck empfindlich sind.

Es kann als allgemeiner Grundsatz gelten, dass gerade jene Muskelübungen vorzunehmen sind, deren Ausführung dem Kranken schwer fällt und ihm Schmerzen verursacht.

Die Dauer der Behandlung hängt von mannigfaltigen Momenten ab:

1. Von der Dauer des Leidens. Je länger das letztere besteht, desto mehr Zeit erfordert die Behandlung in der Regel. Acht Wochen dürfen als Maximum der Behandlungsdauer angesehen werden, sie entsprach in einem meiner Fälle einem 4jährigen Bestande der Erkrankung. Für Fälle, welche wenige Monate alt sind, genügen 8—12 Behandlungstage. Man darf jedoch kein mathematisches Gesetz hier annehmen. Es kommt vor, dass relativ kurze Zeit bestehende Ischialgien doppelt soviel Zeit bis zur Heilung brauchen, als andere weit älteren Datums.

2. Von der Ausbreitung der Erkrankung. Je mehr Muskeln ergriffen sind, desto mehr Uebungen und Eingriffe sind erforderlich, um so länger dauert die Behandlung.

Doch hat diese allgemeine Regel vielfache Ausnahmen. Es können ausgebreitete Neuralgien in kurzer Zeit zur Heilung gebracht werden, während solche mit beschränkter Ausbreitung die Geduld des Kranken wie die des Arztes auf harte Probe stellen.

3. Von der Individualität des Kranken. Bei sehr empfindlichen Personen kann man nur langsam und behutsam zu Werke gehen. Die Behandlung dauert ceteris paribus doppelt so lange als bei muthigen, nicht wehleidigen Menschen.

4. Vom Verständnisse, der Erfahrung und dem Fleisse des Arztes. Die Vertrautheit mit der Methode lässt den Arzt Vieles thun, was den Kranken rascher vorwärts bringt und das der

schüchterne Anfänger in correcter Weise unterlässt, sowie nur derjenige Chirurg, welcher schon viel operirt hat, zur Kühnheit berechtigt ist.

5. Vom Alter und dem Ernährungszustande des Kranken. Diese beiden Punkte hat die mechanische Therapie mit allen übrigen Methoden gemeinsam. Bei älteren und körperlich herabgekommenen Individuen lässt sich eine Umgestaltung der Ernährung in den Nerven und Muskeln, wie die mechanische Therapie sie bezweckt und zweifellos zu Stande bringt, schwerer herbeiführen, als bei jugendlichen Personen. Doch habe ich wiederholt Kranke, welche die Siebziger überschritten hatten, mit bestem Erfolge behandelt.

Sollen die Kranken ausser den unter Anleitung des Arztes vorgenommenen Uebungen noch anderweitige ausführen?

Diese Frage wird von dem Kranken selbst häufig aufgeworfen. Es kann für den Letzteren nur von Nutzen sein, wenn er innerhalb 24 Stunden die Muskelübungen wiederholt. Allein die wenigsten Patienten besitzen die moralische Kraft, ohne Controle von Seite des Arztes oder seines Assistenten die schmerzhaften Bewegungen auszuführen, und wenn sie es thun, so geschieht dies in einer fehlerhaften, ungenügenden Weise, so dass ich im Laufe der Zeit zur Ueberzeugung gelangt bin, es sei besser, die Wiederholung ohne Assistenz zu untersagen.

Die mechanischen Eingriffe dürfen unter allen Verhältnissen nur einmal innerhalb 24 Stunden vorgenommen werden. Dagegen kann der Kranke wesentlich zur Heilung selbst beitragen, wenn er bei jeder Bewegung, die er ausführt (Gehen, Treppensteigen, Niedersetzen, Niederlegen, Aufstehen) die fehlerhafte Haltung bekämpft, sobald er sich schon in dem Stadium befindet, in welchem er, wenn er darauf achtet, die genannten Bewegungen correct ausführen kann. Allein sobald seine Aufmerksamkeit von seinem Leiden abgelenkt ist, verfällt er unwillkürlich wieder in die seit Jahren eingeübte fehlerhafte Gebahrung der Muskeln. Ich habe vielfach beobachtet, dass solche Kranke ordnungsgemäss über die Treppen hinaufgingen, d. h. abwechselnd das gesunde und kranke Bein hoben, wenn man sie erinnerte, und dass sie nur mit der gesunden Extremität die Stufen erstiegen, hingegen die kranke nachzogen, wenn sie im Gespräch an ihr Leiden vergassen, der gewohnten krankhaften Muskelarbeit ihren Willen nicht entgegensetzen.

Hier vermag die Umgebung des Kranken viel Gutes zu leisten, indem sie denselben jederzeit in seinen Bewegungen beobachtet und auf fehlerhafte Haltung aufmerksam macht.

Ebenso verhält es sich mit dem Niedersetzen und Aufstehen. Der Kranke muss sich stets so niedersetzen, dass beide Schenkel gleichzeitig sich beugen und beide Gesässhälften gleichzeitig den Sessel berühren, darf aber nicht, wie er es gewohnt ist, mit der gesunden Seite unter Mithilfe des Armes sich niederlassen. Auch muss die Umgebung den Moment des Erhebens vom Sessel erfassen, der Kranke muss auf die kranke Extremität sich stützen.

Die die Ischias so häufig begleitenden Anästhesien und Hyperästhesien der Haut verschwinden jederzeit unter Anwendung der mechanischen Therapie. Die in der ersten Zeit der Behandlung auftretende Verschlimmerung der Hyperästhesie darf den Arzt nicht irre machen.

Krankengeschichten.

Wenn man eine grössere Anzahl von Ischialgien beobachtet und behandelt hat, so bietet jeder einzelne Fall interessante Sonderlichkeiten dar, obwohl im Grossen und Ganzen die Charaktere der Krankheit sich decken. Ich will zwei Fälle, eine einseitige und eine doppelseitige Ischias, als Typen herausgreifen.

1. Beobachtung.
(Einseitige Ischias.)

Baronesse L. C., 19 Jahre alt, erkrankte im December 1876 an Scharlach, nach dessen Ablauf Neuralgien im linken Arme, in der linken Wange und in der rechten unteren Extremität sich einstellen. Die kräftig gebaute, gut entwickelte junge Dame litt seit dieser Zeit an continuirlichen, reissenden und bohrenden Schmerzen. Im Herbst 1877 wurde das Gehen unmöglich. Einer der hervorragendsten Kliniker der Prager Universität, Professor Knoll, welcher die Kranke ärztlich behandelte, hatte die Güte, mir mitzutheilen, dass zu jener Zeit neben einer Neuralgia mentalis sinistra und einer Neuralgia cervico-brachialis sinistra eine Algie im Bereiche des rechten Nervus ischiadicus bestand, die nicht strenge dem Verlaufe des Nervenstammes entsprechend localisirt war. Die beiden genau localisirten Neuralgien wichen der Galvanisation vollständig in kurzer Zeit. Die Schmerzen im rechten Beine aber waren sehr resistent, trotzdem die elektrische Behandlung den ganzen Winter hindurch bis Mitte April 1878 fortgesetzt wurde (theils mit dem constanten, theils mit dem faradischen Strome).

Im Sommer 1878 gebrauchte die Patientin im Bade Elster 36 Moorbäder ohne Erfolg — auch die von Dr. Löbner in Elster vorgenommene Elektrisirung der kranken Extremität nützte nichts. Im Winter 1878 auf 1879 versuchte Professor Knoll in Prag abermals die Galvanisirung — erfolglos.

Im Sommer 1879 trank die Kranke auf Anrathen der Aerzte Schwalbacher Wasser und wurde später nach Gastein geschickt, wo sie 28 Bäder nahm. Diese schienen günstig zu wirken. Die Patientin, welche zu Beginn der Kur im Rollwagen geführt werden musste, konnte zu Ende derselben wenigstens mit Hilfe des Stockes sich fortbewegen. Die Schmerzen hatten sie jedoch nicht verlassen; ja dieselben wurden immer heftiger und continuirlicher. Im October 1879 gab es für die Kranke keine schmerzfreie Stunde mehr — es stellten sich heftige Anfälle ein, welche von 7—12 Uhr Abends dauerten und den Schlaf raubten. Die Kranke, welche um so unbeweglicher wurde, je mehr sie den Fuss schonte, konnte durch Monate die Nacht nicht im Bette zubringen, sondern suchte immer das Canapé oder den Fauteuil auf.

In diesem Zustande wurde mir die Dame, welche nur mittelst eines Stockes gehen konnte und beim Ersteigen einer Treppe den kranken Fuss nachzog, zur mechanischen Behandlung anvertraut. Die letztere wurde am 13. December 1879 begonnen — am 2. Februar war die Kranke vollkommen geheilt, so dass sie zu dieser Zeit zum ersten Male nach Jahren an einem Tanze theilnehmen konnte, bei welchem Anlasse keiner der Anwesenden in Haltung und Bewegung eine Spur des Leidens zu entdecken vermochte.

Das Schema des von mir geschilderten Modus procedendi entspricht zum Theile der in diesem Falle durchgeführten Behandlung, welche ohne unangenehme Zwischenfälle verlief. Nur ein einziges Mal drohte mir und auch der Patientin die Gefahr, dass die Behandlung aufgegeben werden sollte. Eines Tages waren in Folge der mechanischen Eingriffe (Kneten und Muskelhacken) am Gesässe, an der äusseren und inneren Peripherie des Oberschenkels ausgebreitete Sugillationen aufgetreten, welche die Patientin wie die Umgebung sehr erschreckten.

Beruhigende, überzeugungsvolle Worte machten jedoch alle Bedenken zu nichte.

Es war ein glücklicher Zufall, dass die Patientin der Obhut einer beherzten, energischen Tante, der Gräfin L., anvertraut war, welche mir versicherte, im elterlichen Hause hätte man nie und nimmer eine so schmerzhafte Behandlung gestattet — und gar die erschreckenden Sugillationen hätten zweifelsohne derselben ein Ende gemacht.

Ich nehme aus dieser und anderen Erfahrungen Anlass, darauf hinzuweisen, dass mancher Misserfolg, welcher der Methode in die Schuhe geboben wird, durch Mangel an Ausdauer von Seite des Patienten oder seiner Umgebung oder Mangel an Zuversicht und Ueberzeugung von Seite des Arztes verschuldet ist.

2. Beobachtung.

(Doppelseitige Ischias.)

Bevor ich diesen Fall, welcher interessante Gesichtspunkte bietet, mittheile, sei mir eine kurze Aufklärung gestattet.

Ich brachte den Winter 1880—1881 in Paris zu. Da ich mich seit Jahren mit Mechanotherapie beschäftige, schenkte ich der Auffassung dieser Frage an der Pflanzstätte der medicinischen Wissenschaft Frankreichs besondere Aufmerksamkeit. In den Pariser Kliniken und Spitälern wurde damals, so viel ich beobachten konnte, von keinem der Professoren oder Spitalsärzte mechanische Therapie angewendet. Auf meinen Wanderungen durch das medicinische Paris besuchte ich auch die Abtheilung des Professeur agrégé, Dr. Blachez (damals im Hôpital Necker), der mich einlud, die Morgenvisite mitzumachen. Wir kamen zu einem Kranken, der auf dem Bauche lag.

„Was fangen Sie mit solchen Ischialgischen in Wien an, bei denen jede bisher angewendete Therapie fruchtlos bleibt?“ fragte mich Dr. Blachez.

„Wir würden mechanisch behandeln und nebenbei passive und active Bewegungen vornehmen,“ lautete meine Antwort.

„Der junge Mann steht zu Ihrer Verfügung,“ versetzte der Abtheilungsvorstand mit ungläubiger Miene.

Freudig ergriff ich die Gelegenheit, um gerade in Paris die Wirkung der mechanischen Therapie ad óculos zu demonstriren, da die Männer der Wissenschaft mit wenigen Ausnahmen derselben gegenüber sich damals entweder ablehnend oder indifferent verhalten hatten.

Eugen Mangeant, 23 Jahre alt, Maurergehilfe, wurde im Jänner 1882 mit einem subacuten Gelenksrheumatismus im linken

Kniegelenke und der Articulatio tibio-dorsalis derselben Seite bei mässiger Exsudation in den genannten Gelenken in's Spital Necker gebracht. Vor einem Jahre schon litt der kräftige, muskulöse Mann an Schmerzen in den Schienbeinen, welche sich gegen die Oberschenkel fortpflanzten. Den Ursprung seines Leidens führt derselbe auf den Winter 1880 zurück, zu welcher Zeit er in einem kalten, feuchten Zimmer eine Nacht zubrachte und am nächsten Morgen Schmerzen in beiden Beinen fühlte. Der Process in den Gelenken war nach kurzer Zeit der angewendeten Behandlung gewichen. Dagegen hat sich eine beiderseitige Ischias entwickelt (links intensiver als rechts), welche trotz aller durch $2^1/_2$ Monate versuchter Mittel nicht geheilt werden konnte.

Es sind mehrere Puncta dolorosa an den Schenkeln und am Gesässe vorhanden. Die Schmerzen sind besonders heftig an den Nates, an der Austrittsstelle des Nervus ischiadicus — längs der Crista ossis ilei — den Ansatzstellen des Glutaeus magnus — an den beiden Sitzknorren. An der linken Extremität ist auch die Kniekehle sehr empfindlich. Die Schmerzen, welche seit Monaten den Platz nicht gewechselt haben, sind bei Nacht heftiger als bei Tag, verlassen den Kranken aber keine Minute. Gegen 3 Uhr Morgens wird er von den Schmerzen geweckt, welche erst gegen 7 Uhr Morgens nachlassen. Der Kranke kann nur auf dem Bauche liegend einschlafen. Sobald die Schmerzen ihn wecken, wendet er sich mühsam mit Hilfe der Arme auf den Rücken; er liegt gegen die Seite geneigt, indem er nur mit der rechten Hinterbacke, welche viel weniger empfindlich ist, die Unterlage berührt; der linke Oberschenkel ist adducirt, im Kniegelenke gebeugt, zum Theile auf dem rechten aufruhend.

Der Kranke ist gut genährt, alle Functionen in Ordnung, nur das Uriniren ist mühsam, er muss lange pressen (5—8 Min.), bevor der Strahl kommt.

Die Harnröhre ist gesund. — Es liegt ohne Zweifel ein paretischer Zustand der Harnblasenmuskulatur vor, der sich aus den Anastomosen des Plexus sacralis (dem der Nervus ischiadicus entstammt) mit dem Plexus hypogastricus (der zur Blase Aeste abgibt) leicht erklärt.

Der Kranke kann weder gehen, noch sitzen. Auf beiden Schenkeln ergibt die Untersuchung an der vorderen und äusseren Fläche ausgedehnte anästhetische Stellen, von den Trochanteren bis über die Kniekehle (zur Mitte der Wade) herabreichend. Nadelstiche werden an diesen Stellen nicht empfunden, selbst wenn die Nadel bis zum Kopfe eingestossen wird.

Um das Bett zu verlassen, hebt er sich mit beiden Armen und lässt den Körper wie eine Walze vorsichtig herab, was nur unter heftigen Schmerzen bewerkstelligt werden kann. Wenn man den Kranken auf einen Sessel niederlegt, sitzt er nur auf der rechten Hinterbacke. — Bei den überaus mühsamen und schmerzhaften Gehversuchen wird im linken Hüftgelenke gar keine Bewegung vorgenommen.

Ich unterlasse die Schilderung der täglich vorgenommenen Uebungen — dieselben gleichen mehr oder weniger denen aus der 1. Krankengeschichte. Es sei nur der Verlauf derselben in kurzen Worten mitgetheilt.

Am 18. März wurden die ersten Uebungen ausgeführt. Die jungen Aerzte der Abtheilung (Externes) hatte ich mir zur Assistenz erbeten, gleichzeitig zu dem Zwecke, sie mit der Methode vertraut zu machen. Am ersten Tage nahm ich keinen mechanischen Eingriff vor.

19. März (2. Behandlungstag). Die Nacht war schlimmer, die Schmerzen heftiger denn je zuvor. Heute wurden die ersten mechanischen Eingriffe vorgenommen. Der Kranke musste hierbei von den Externes gehalten werden. Muskelübungen und mechanische Eingriffe erzeugten eine förmliche Erschöpfung. Ich erbat mir für den Leidenden als Belohnung für die überstandene Procedur jeden Tag $^{1}/_{4}$ Liter Wein.

20. März. Die Schmerzen werden noch heftiger, der Kranke schläft gar nicht — trotzdem wird die Behandlung fortgesetzt.

21. März. Andauernde Schmerzen — jedoch in der Nacht ein wenig geschlafen.

22. März. Die Schmerzen vermindern sich — der Kranke hat die ganze Nacht geschlafen.

Er vermag, allerdings sehr mühsam, zum ersten Male in normaler Weise in's Bett zu steigen. Die activen Bewegungen beginnen kräftiger zu werden.

23. März. Der Kranke klagt neuerdings über Zunahme der Schmerzen, besonders auf der linken Seite.

24. März. Die Nacht war besser, die Schmerzen haben nachgelassen. Der Kranke macht seine Gehübungen schon ziemlich gut — die Haltung ist noch immer fehlerhaft, die Bewe-

gungen sind furchtsam — aber er beugt schon den linken Oberschenkel im Hüftgelenke; der rechte macht die Bewegungen ziemlich gut.

Zufällig überraschte ich den Kranken eine Stunde nach vorgenommener Procedur; er sitzt auf einem Sessel in althergebrachter fehlerhafter Stellung — auf der rechten Hinterbacke, den linken Schenkel im Hüftgelenke gestreckt. Eines Verweises gewärtig, nimmt er sofort die ihm vorgeschriebene gute Haltung an. Ich ordne ihm an, das Bett aufzusuchen, sich auszustrecken, so oft seine Muskeln zu müde sind, aber er muss regelrecht sitzen und stehen. Das gilt als allgemeiner Grundsatz.

25. März. Schlechte Nacht — besonders empfindlich sind die anästhetischen Stellen, die wahrscheinlich in Folge der mechanischen Eingriffe in so hohem Grade hyperästhetisch geworden sind, dass der Kranke bei Berührung dieser Stellen laut aufschreit.

Wenn man diese ausserordentlich empfindlichen Stellen mit den Händen erfasst oder an ihnen in die Tiefe drückt, so beruhigt sich der Schmerz, bis er endlich ganz erlischt. Sobald man jedoch die drückende, kneipende Hand entfernt und von Neuem diese Hautstellen berührt, kehrt die frühere Empfindlichkeit zurück. Die Schmerzhaftigkeit an den Nates hat jedoch wesentlich nachgelassen.

26. März. Ruhepause — keine Muskelübung — kein mechanischer Eingriff.

27. März. Die Hyperästhesie an den genannten Stellen dauert an; die leiseste Berührung der Haut verursacht Schmerz — sogar das Anstreifen des Hemdes. Der Kranke verträgt keine Kleidung. Dagegen ist die Schmerzhaftigkeit am Darmbeinkamme (beiderseits) an den Sitzknorren, in der Kniekehle fast ganz gewichen. Nur zwei Punkte an den Nates, ganz symmetrisch gelegen, 6 Centimeter vom Steissbein entfernt, zeigen noch grosse Empfindlichkeit und eine Stelle am linken Oberschenkel, etwa 2 Centimeter oberhalb des Trochanters. Die Anästhesie der unterhalb der Kniekehle gelegenen Stellen hat normaler Empfindung Platz gemacht. Das Uriniren mühsamer als bisher. Allgemeinbefinden gut.

Die nun folgenden drei Zeichnungen haben die Aufgabe, das Nachschlagen eines anatomischen Atlases zu ersparen. Der Arzt muss sich die anatomischen Verhältnisse der Muskeln zu den Knochen, besonders deren sehnige Ursprünge und Ansätze genau vor Augen halten. Gerade diese Stellen sind häufig der Sitz der intensivsten Schmerzen und bedürfen energischer mechanischer Eingriffe.

Die allzugrosse Empfindlichkeit der Haut macht eine Fortsetzung der mechanischen Eingriffe unmöglich. Da überdies das Uriniren viel schwieriger von Statten ging als früher (der Kranke

Fig. 37. *)

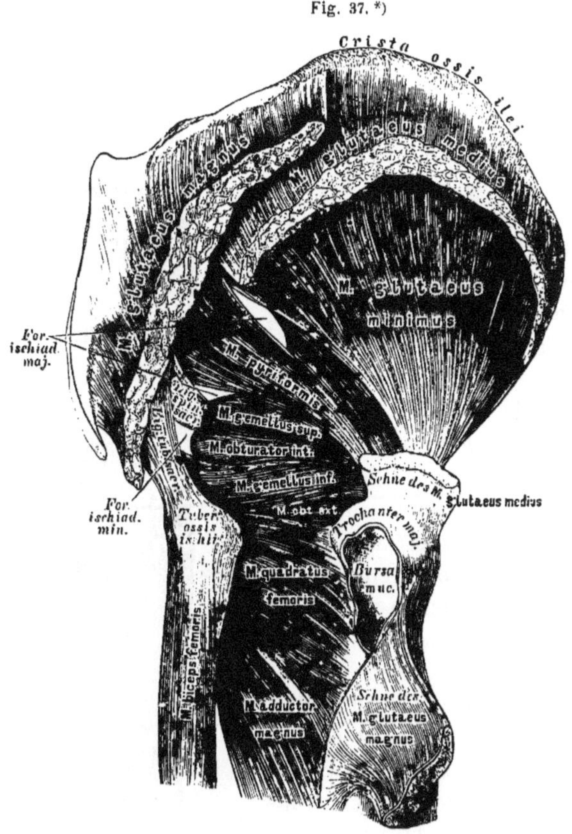

musste 15 Minuten drängen und warten, bevor der Strahl kommt) und Herr Dr. Blachez der Befürchtung Ausdruck verlieh, dass die Doppelseitigkeit des Leidens in Verbindung mit den Urin-

*) Aus dem C. Heitzmann'schen Werke: „Die descriptive und topographische Anatomie des Menschen in 600 Abbildungen.“ W. Braumüller. Wien 1875.

beschwerden auf eine Centralerkrankung hindeute, was ja etwas Plausibles für sich hatte, und ich als Gast im fremden Hause nicht gegen die Wünsche des Chefarztes ankämpfen wollte, so wurde die Behandlung bis 1. April ausgesetzt. Im Laufe der nun folgenden vier Tage besserte sich der Zustand des Kranken nach jeder Richtung hin in ganz erstaunlicher Weise.

Fig. 38.

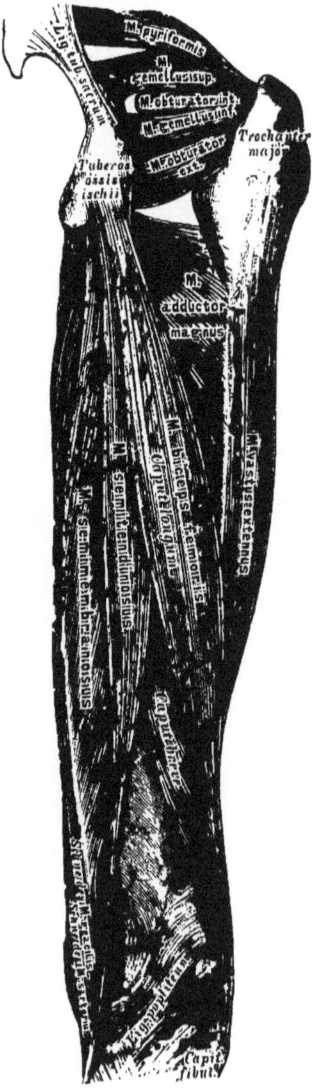

Die Nächte des 27., 28., 29. und 30. März waren noch meist schlecht; der Kranke klagte über intensive Schmerzen, aber am 1. April konnte derselbe gut schlafen, die Schmerzen liessen wesentlich nach, die Functionen der Muskeln besserten sich von Tag zu Tag. Die Hyperästhesie an den beiden Oberschenkeln verschwand gänzlich. Die Urinbeschwerden verminderten sich und machten einem ganz normalen Harne Platz.

Am 30. März ging der Kranke zum ersten Male ohne Schmerzen über die Treppe hinab und hinauf. Er konnte im Garten des Spitals 2 Stunden ohne Ermüdung spazieren gehen. In unglaublich raschem Tempo stellte sich ein normaler Zustand her, so dass der Kranke am 4. April, also nach 16tägiger Behandlung, vollständig geheilt, jede wie immer geartete Bewegung mit grösster Leichtigkeit ausführte. Die Schmerzhaftigkeit war bis auf eine kaum nennenswerthe Empfindung an den obengenannten symmetrisch gelegenen Punkten am Gesäss (Austrittsstellen der Nervi ischiadici) verschwunden.

Fig. 39.

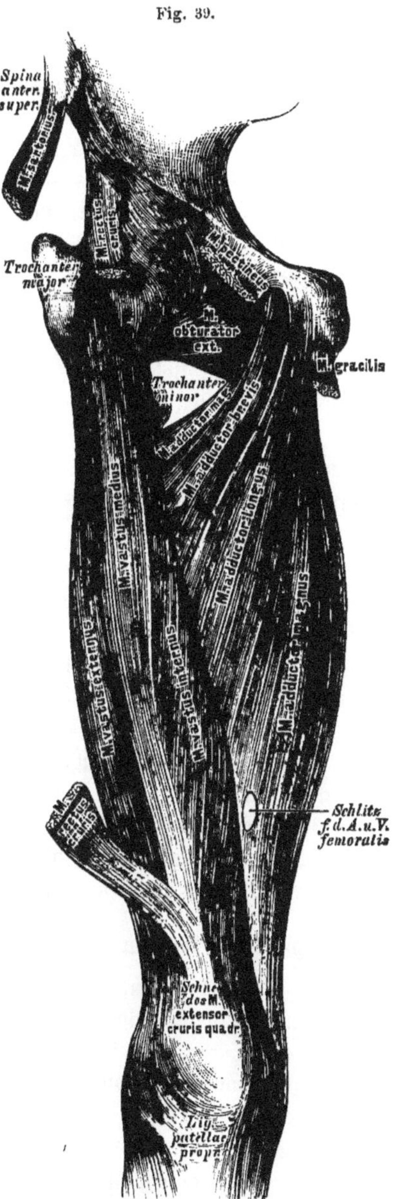

Diese überraschend schnell erzielte Heilung veranlasste Herrn Dr. Blachez sofort einen anderen Fall von Ischias (leichteren Grades) durch die jungen Aerzte der Abtheilung, welche ich in der Methode unterrichtet hatte und die unter meiner Anleitung an dem erstgenannten Kranken (Mangeant) zum Theile schon selbst die mechanischen Eingriffe, wie die passiven Bewegungen vorgenommen hatten, in derselben Weise behandeln zu lassen. — Der Erfolg war ein ebenso günstiger. Ich darf wohl annehmen, dass diese Erfolge der mechanischen Therapie von nun an in den Pariser Spitälern manchen Ungläubigen bekehrt haben.

Uebrigens ist auch in deutschen Landen die Zahl der „Ungläubigen" eine ziemlich grosse. Gehörte ich doch vor sechzehn Jahren auch denselben an. Man wird nur durch die Thatsachen bekehrt, die man mit eigenen Augen gesehen.

Auch Busch zweifelt an Heilerfolgen. In seiner vortrefflichen Abhandlung*), die allerdings

*) Allgemeine Orthopädie-Gymnastik und Massage in Ziemssen's Handbuch der allgemeinen Therapie. Leipzig 1882.

die Neuralgien nur flüchtig berührt, sagt der grosse Chirurg: „Die Wirkung ist jedoch schnell vorübergehend und dauernde Heilungen dürften weder durch Gymnastik, noch durch Massage zu erzielen sein, es sei denn, dass es sich um hypochondristische oder hysterische Neuralgien handelt, deren Beseitigung durch eine kräftige Bewegungscur allerdings nicht unmöglich erscheint." Wenn Busch diese seine Aeusserung auf Neuralgien des Trigeminus bezieht, so unterschreibe ich sein Urtheil. Bezüglich aller jener Neuralgien hingegen, welche in grösseren Muskeln ihren Sitz haben, muss ich auf Grundlage meiner bisherigen Erfahrungen gerade das Gegentheil versichern und wünschte ich nichts sehnlicher, als Gelegenheit zu finden, meine Behauptung durch Behandlung von Kranken, welche als unheilbar erklärt wurden, bewahrheiten zu können.

Es muss auffallen, dass dieser immerhin schwere Fall (lange Dauer des Leidens, grosse Ausbreitung, intensive Functionsstörung) in so überraschend kurzer Zeit geheilt wurde. Die Ursache liegt höchst wahrscheinlich in der Energie, mit welcher ich bei dem gesunden, kräftigen, der Arbeitsclasse angehörigen Kranken vorzugehen mir erlaubte. Bei einer zarten, empfindlichen, von ängstlicher Familie umgebenen Dame wäre es schwer, gleich vom Beginne mit solcher Kraftentfaltung die mechanischen Eingriffe vorzunehmen und in so raschem Tempo von einem zum anderen überzugehen, noch könnte man die passiven Bewegungen mit solcher Vehemenz ausführen. Ich habe dem Kranken damit nur Zeit erspart — ein von Dankesworten überfliessender Brief, den ich verwahre, gibt meinem Gewissen die Beruhigung, dass ich dem Kranken durch mein energisches Vorgehen nur Gutes erwiesen habe.

Eignet sich die mechanische Therapie auch für frische Fälle?

Die Erfahrung lehrt, dass viele Ischialgien schon nach kurzer Zeit, nach wenigen Tagen, zur Heilung gelangen, selbst ohne alle ärztliche Behandlung, insbesondere die durch Verkühlung entstandenen weichen der Wärme, dem Dampfbade, der kühlen Abreibung. Aber immerhin bedarf es einiger Tage.

Die mechanische Therapie, in solchen recenten Fällen in Anwendung gezogen, beseitigt ebenfalls das Leiden, nur mit dem wesentlichen Unterschiede, dass der Kranke schon innerhalb 12—24 Stunden seine Extremität gebrauchen kann. Freilich gibt sich nicht jeder Kranke zu dieser schmerzhaften Procedur her.

Die Behandlung des Lumbago, des Torticollis rheumaticus und aller frischen Muskelrheumatismen fällt vollkommen mit dieser Methode zusammen.

Ich will statt jeder Beschreibung eine Beobachtung aus dem Jahre 1882 hier in ihren Details mittheilen.

3. Beobachtung.

M. H., Hausbesorgersgattin, 29 Jahre alt, eine häufig an Supraorbital-Neuralgie leidende, sonst gesunde, aber magere und nicht muskulöse Frau, liess mich im August 1882 zu sich bitten, weil sie vor Schmerzen nicht im Stande sei, sich im Bette umzudrehen, vielweniger dasselbe zu verlassen. Die Kranke, welche sich genau erinnerte, zwei Tage vorher schwitzend in den Keller gegangen zu sein, wünschte ein Mittel, das sie schnell gesund mache, denn sie müsse im Sommer, der einzigen Zeit des Erwerbes, arbeiten.

Die Untersuchung ergab, dass beide Nervi ischiadici ergriffen waren; die Muskeln der Hüfte, des Gesässes, des Oberschenkels (an der hinteren Peripherie) versagten den Dienst und waren gegen Druck unendlich empfindlich, einige Puncta dolorosa vorhanden. Die Kranke war nicht im Stande, im Bette sich auf die andere Seite zu wenden, sie lag wie ein Stück Holz da — unbeweglich, unglücklich und weheklagend. Ich machte ihr begreiflich, dass es wohl ein rasch wirkendes Mittel gebe, das könne man aber nicht in der Apotheke kaufen, sondern ich trage es immer bei mir und zeigte ihr meine beiden Hände, hinzufügend, dass dieses Mittel viel Schmerz, allerdings nur für kurze Zeit erzeuge, dass ich ihr aber für den Erfolg garantire und dass sie am nächsten Tage höchst wahrscheinlich ihrer Thätigkeit (sie war Wäscherin) werde nachgehen können.

„Ich bin zu Allem bereit, nur arbeitsfähig möchte ich werden," lautete die Antwort.

Ich nahm die schon vielfach geschilderten mechanischen Eingriffe in derselben Reihenfolge vor, wie ich dies bereits auseinandergesetzt habe; um die Kranke an den Schmerz zu gewöhnen, übte ich Anfangs Effleurage, dann leichte, immer stärker ausgeführte Drückungen, Knetungen, Kneipungen, endlich Muskelhacken an allen schmerzhaften Stellen des Gesässes und der Oberschenkel. Es ist nicht nöthig, zu berichten, dass diese Eingriffe Schmerzen verursachten.

Nun nahm ich energische passive Bewegungen vor, insbesondere kräftige Beugungen des Oberschenkels, so dass die Kniee den Stamm berührten, die im Knie gebeugten Oberschenkel durch das Gewicht meines Körpers (ausser der Kraft meiner Arme) belastend. Diese passive Bewegung ist eigentlich nichts anderes, als eine Form, ein Grad der Streckung des Nervus ischiadicus, wie sie unter Narkose bei gestrecktem Kniegelenke geübt wird.

Diese Uebung wiederholte ich 10mal. Und nachdem die Empfindlichkeit der Nerven in dieser Weise ertödtet war, ordnete ich der Kranken an, sich um ihre Längsaxe im Bette zu wenden, je 10mal nach beiden Richtungen. Dies gelang (selbstverständlich unter grossen Schmerzen und unter einer kleinen Nachhilfe durch meine Arme).

Nun fasste ich die Leidende an beiden Händen, sie auffordernd, das Bett zu verlassen — und sie vorwärts ziehend, machte ich sofort Gehübungen. Die Kranke jammerte und ächzte vor Schmerz. In der stehenden Stellung nahm ich nun wiederum energisches Muskelhacken der Nates und der hinteren Peripherie der Oberschenkel vor. Will man das angestrebte Ziel, die Kranke sofort zum Gehen zu bringen, erreichen, so muss grosse Kraft entfaltet werden. Es muss in den gehackten Muskeln viel Wärme erzeugt werden und diese Wärme ruft höchstwahrscheinlich eine Molekularveränderung in den Muskel- und Nervenfibrillen hervor. Die Kranke war nach einer Viertelstunde continuirlich angewendeter mechanischer Therapie viel weniger empfindlich. Nun liess ich dieselbe ankleiden und ordnete ihr an, eine benachbarte Höhe (etwa 500 Fuss) zu ersteigen, auf die ein guter Promenadeweg führt. Von ihrem Manne unterstützt, erstieg sie die besagte Anhöhe, kam nach einer Stunde zurück. Ich wiederholte im Laufe des Tages noch 3mal energisches Muskelkneipen und Muskelhacken, das mit jedem Male weniger schmerzte, liess die Kranke 3mal je eine Stunde Bewegung machen und Sitzübungen vornehmen. Am Abend war der neuralgische Schmerz fast ganz erloschen, alle Bewegungen wurden leicht und anstandslos ausgeführt: die Kranke konnte am nächsten Morgen genesen und überglücklich ihrem Tagewerk nachgehen; nur Spuren von Empfindlichkeit blieben noch durch mehrere Tage zurück.

Die innerhalb 10—15 Minuten erzielten Heilungen der Lumbago, des Torticollis rheumaticus sind allbekannte Thatsache:

meine Erfahrungen stellen die Heilungen frischer Neuralgien mit den genannten Erkrankungen in eine Reihe. Der Arzt kann ihnen gebieten, wenn der Kranke willig und geduldig der mechanischen Therapie sich überlässt.

Nochmals aber will ich es betonen: Es bedarf energischen Eingreifens! Der Arzt, der furchtsam und schüchtern zu Werke geht, durch jeden Aufschrei des Kranken, bei jedem Bestreben desselben, sich zu entwinden, irre wird und keine Kraft entfaltet, erreicht nichts, hat den Patienten zwecklos gequält. Es handelt sich darum, die Muskeln bis in die Tiefe durchzuarbeiten, wobei die Knochen wohl zu beachten sind: die Muskeln und Nerven müssen gedehnt und erschüttert werden, man muss durch die mechanischen Eingriffe, durch active und passive Bewegungen Wärme in den kranken Gebilden erzeugen und den Blutzufluss vermehren. Ich habe recente Ischialgien in der geschilderten Weise oft genug geheilt, dass ich keinen Anstand nehme, zu behaupten, der Arzt könne durch sein Eingreifen solche Erkrankungen beherrschen und bemeistern und er besitze kein Mittel, das so rasch und sicher wirkt. Tausende unglückliche, an Ischias leidende Menschen würden nicht zu Jahre langen, unerträglichen Schmerzen (Anästhesien, Hyperästhesien) oder gar zur Atrophie der Muskeln verurtheilt sein, hätte man sie im ersten Beginne des Leidens nur Bewegung machen lassen und ihre kranke Extremität mechanisch bearbeitet.

Nur Ein Einwand liesse sich erheben. Man könnte sagen: „Vielleicht wäre die Ischias auch bei einem einfachen Senfteige, durch ein Dampfbad oder gar nur durch einige Tage Bettruhe gut geworden.“ Diese Möglichkeit muss ebenso wie das Gegentheil zugegeben werden. Dann hat aber die mechanische Therapie keinesfalls geschadet und man hat einem Wurzelfassen des Leidens vorgebeugt.

Ich hatte selbst das Missgeschick, zwei Jahre an einer Ischias zu laboriren, welche durch keine der vielen angewandten Methoden (Medicamente, Dampfbäder, Kaltwasserkur, Elektricität) geheilt werden konnte. Endlich that ich gar nichts mehr, die Ischias verschwand von selbst; wäre damals (1873) mechanische Therapie so im Rufe gestanden wie heute, hätte ich sie gekannt, wie ich heute von ihrer mächtigen Wirkung durchdrungen bin, ich hätte nicht 2 Jahre lang so viel Schmerz ertragen müssen.

Behandlung der Neuralgia cervico-brachialis.

Die Cervicobrachialneuralgien, welche dem Verbreitungsbezirke der vier unteren Cervicalnerven und eines Theiles der ersten Dorsalnerven entsprechen, befallen die Schulter, die Pectoralmuskeln, den Ober- und Vorderarm, die Gegend der Dornfortsätze der 4 unteren Hals- und 2 oberen Brustwirbel. Wie bei Ischias finden sich zahlreiche Puncta dolorosa (am Plexus brachialis, in der Achselhöhle, am unteren Winkel der Scapula, an der hinteren Schulterfläche, an der Ellbogenbeuge, an den Austrittsstellen des Nervus cutaneus medius und lateralis, am Nervus ulnaris oberhalb des Condylus internus, am Handgelenke, am Nervus radialis), auch ausgesprochene Exacerbationen stellen sich besonders des Nachts ein und rauben den Schlaf.

Die Diagnose macht bisweilen grosse Schwierigkeiten, weil die Nervengebiete in dieser Gegend sich schwer abgrenzen lassen und die letztere ein Lieblingssitz des Muskelrheumatismus ist. In diesem Falle würde jedoch die Anwendung der mechanischen Therapie mit um so grösserer Sicherheit auf Erfolg rechnen können, denn letztgenannte Erkrankung bietet der mechanischen Methode weit grössere Chancen, als die Neuralgien. Anders steht freilich die Sache, wenn Gelenksrheumatismus und Knochenerkrankungen die Formen und Symptome der Neuralgie vortäuschen. In diesen Fällen muss die Differenzialdiagnose mit aller nur möglichen Schärfe gestellt werden. Eine solche Verwechslung wäre verhängnissvoll, mechanische Therapie eine positive Schädlichkeit. Entgegen der von Erb betonten möglichsten Ruhe der Extremität als Bedingung zur Heilung, kann ich auf Grundlage vielfacher Beobachtungen die mechanische Therapie mit nicht geringerer Ueberzeugung empfehlen, als bei Ischias. Aus aprioristischen Gründen schon muss man auch für diese Neuralgien die mechanische Therapie als günstige Methode betrachten, wenn man von der Idee ausgeht, dass Dehnung der erkrankten Nerven Neuralgien heilen könne. Die mechanischen Eingriffe, die activen und passiven Bewegungen haben ja den Zweck, auf die in den Muskeln verlaufenden Nerven mechanisch einzuwirken. Die Behandlung richtet sich gegen alle Muskeln des ergriffenen Gebietes, deren Beweglichkeit mehr oder weniger gelitten hat. Es kommt nicht selten zur Parese und selbst Paralyse einzelner Muskelgruppen. Wie bei Ischias treten auch bei dieser Neuralgie häufig Anästhesien und

Hyperästhesien als Begleiterscheinungen auf. Auch vasomotorische und trophische Störungen gesellen sich bisweilen hinzu.

Alle diese Erscheinungen verschwinden mit der Grunderkrankung durch die mechanische Behandlung, welche dem jeweiligen Sitze der Schmerzen und der Art der Functionsstörung sich anzupassen hat. Das eine Mal sind die vom Hinterhaupte und den Dornfortsätzen der Hals-, Brust- und Lendenwirbel entspringenden, zum Schulterblatt hinziehenden Muskeln (Musculus cucullaris, latissimus dorsi, rhomboideus major und minor: levator

Fig. 40.

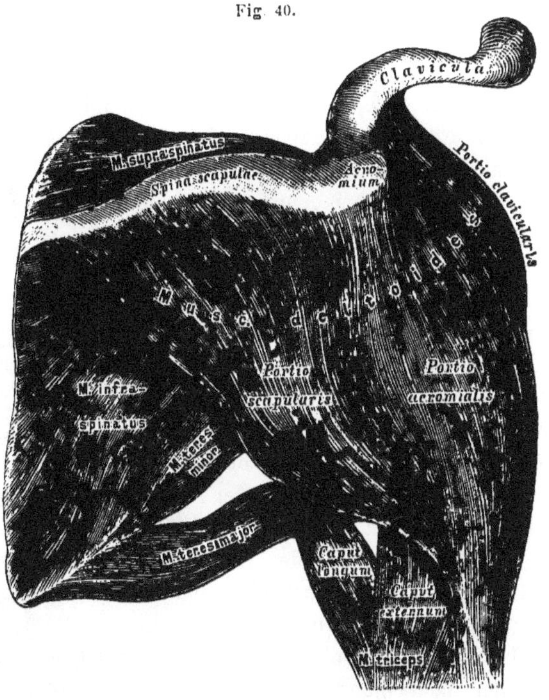

scapulae), also die Dreher, Anzieher, Heber des Schulterblattes und Rückwärtszieher des Armes, am meisten ergriffen — ein anderes Mal die vom Schulterblatte zum Oberarm gehenden Muskeln (deltoideus, supraspinatus, infraspinatus, teres minor, teres major, subscapularis, coraco-brachialis), die Heber, Auswärts- und Einwärtsroller des Oberarmes, ein drittes Mal endlich leidet mehr die Functionsfähigkeit der zum Vorderarm strebenden Muskeln (biceps, brachialis internus, triceps), der Beuger, Strecker, Auswärtsdreher und Einwärtsdreher des Vorderarmes (Fig. 40). In einzelnen Fällen wiederum sind sämmtliche Muskelgruppen gleichmässig ergriffen. Setzen wir den Fall, ein Kranker letztgenannter Kategorie mit rechtseitiger Cervico-Brachialneuralgie suche unsere Hilfe.

Wir ordnen dem Kranken an, die verschiedenen Bewegungen vorzunehmen, indem wir selbst die letzteren ihm vormachen, wobei wir der Reihe nach die Functionen sämmtlicher Muskeln und Muskelgruppen durchprüfen. Wir untersuchen auch die erkrankten Gebilde auf ihre Empfindlichkeit. Gerade so wie bei Behandlung der Ischias beginnen wir mit activen und passiven Bewegungen und lassen diesen die mechanischen Eingriffe folgen.

1. Behandlungstag.

Passives Schulterheben (der Arzt erfasst mit seiner rechten Hand den im Ellenbogen gebeugten Arm und stösst ihn mit vieler Kraft in senkrechter Richtung nach aufwärts, wobei er mit seiner linken, auf der kranken Schulter ruhenden Hand einen Gegendruck ausübt. Der Arzt steht vor dem Kranken. Diese Uebung wird 10 Mal wiederholt. Hierauf versucht der Patient dieselbe Bewegung activ auszuführen (Fig. 41).

Fig. 41.

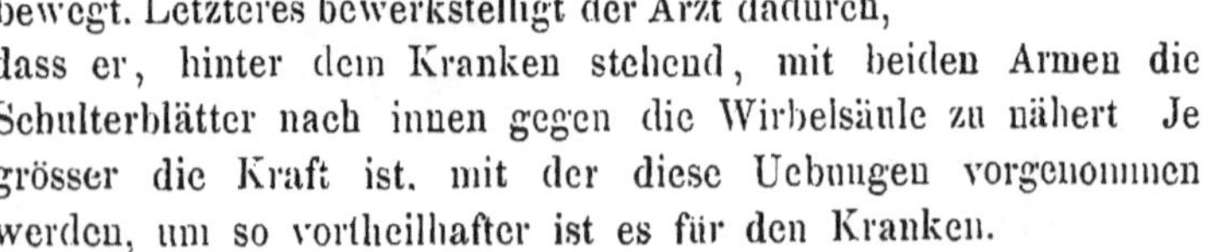

Wenn derselbe mit der gesunden Schulter Mitbewegungen vornimmt, so liegt hierin nur ein Vortheil, indem er aus der Bewegung der gesunden ein Urtheil über den Grad der Functionsunfähigkeit der erkrankten bekommt. Gleichzeitig werden die Anzieher des Schulterblattes (rhomboideus major und minor) activ und passiv bewegt. Letzteres bewerkstelligt der Arzt dadurch, dass er, hinter dem Kranken stehend, mit beiden Armen die Schulterblätter nach innen gegen die Wirbelsäule zu nähert Je grösser die Kraft ist. mit der diese Uebungen vorgenommen werden, um so vortheilhafter ist es für den Kranken.

Nun werden sämmtliche leidende und empfindliche Muskelgruppen der Reihe nach gedrückt (anfangs schwach, allmälig intensiver). Man verwendet anfangs nur die Volarflächen der vereinigten Finger, später die Knöchel der geballten Hand, endlich die Knöchel der Faust. Die Empfindlichkeit der Muskulatur muss nach und nach ertödtet werden. Sämmtliche Manipulationen sind in 10—15 Minuten ausgeführt. Die Behandlung der Cervico-Brachial-

Neuralgie ist bei Weitem weniger anstrengend und zeitraubend, als die der Ischias.

2. Behandlungstag.

Der Kranke berichtet, dass er den Arm noch weniger brauchen könne als vor dem Beginne der Kur. Geradeso wie bei Ischias werden in den ersten Tagen der Behandlung die Schmerzen heftiger und unerträglicher. Der Arzt lasse sich nicht irre machen. Heute werden passive und active Drehbewegungen des Schulterblattes vorgenommen, sowie Auswärts- und Einwärtsrollungen, das Niederziehen des Armes. Zu diesem Zwecke erfasst der hinter dem Kranken stehende Arzt den leidenden, im Ellenbogengelenke gebeugten Arm am unteren Ende und führt ihn mit Kraft nach aussen und oben — diese Bewegung, wie schon mehrmals bemerkt, 10mal wiederholend. (Drehung des Schulterblattes.) Die Rollungen des Armes bewerkstelligt der Arzt bei gestrecktem Ellenbogengelenke, indem er, vor dem Kranken stehend, dessen Arm erfasst und die Bewegung vollzieht. Eine für den Arzt anstrengende passive Bewegung besteht im Rückwärts- und Vorwärtsziehen des Armes, indem er mit der Hand den Kopf des Oberarmes am Acromion umfasst und die ganze Extremität nach vor- und einwärts, nach rück- und abwärts dreht, wobei auch das Schulterblatt die Bewegungen mitmacht. Bei dieser Bewegung werden die Antagonisten ad maximum gespannt, die in ihnen verlaufenden Nerven gezerrt. Die active Vollführung dieser Uebung wird in der Regel vom Kranken nach wenigen Tagen bewältigt.

Die mechanischen Eingriffe von gestern werden wiederholt und das Kneipen der Muskeln hinzugefügt. Um den Cucularis, den Supraspinatus ganz zwischen seine Finger zu bekommen, ist es nothwendig, dass der Kranke den Kopf mässig nach rückwärts und gegen die kranke Schulter neige. Dieser Eingriff ist für den Leidenden ebenso schmerzhaft, als mächtig wirkend. Häufig ist der äussere Rand des Musculus latissimus dorsi, die Ursprungsstelle des Musculus teres major und minor, sowie der Subscapularis sehr empfindlich. Diese Stellen muss der Arzt ganz besonders drücken und zwischen seinen Fingern kneipen.

3. Behandlungstag.

Wiederholung aller früheren Uebungen und Manipulationen. Armheben nach vorne.

Neue Uebung: Hebeversuche des Oberarmes. Die Function des Deltoideus ist am schwierigsten herzustellen, seine Leistung ist auch die grösste. Aehnlich wie die Gehversuche bei Ischias durch die Hebung der kranken Extremität auf die Walze des Recks angebahnt werden, leistet der hier gezeichnete Apparat zur Auslösung der Hebebewegungen für den Oberarm vortreffliche Dienste. Dieser Apparat dient verschiedenen Zwecken, die später ihre Erklärung erfahren sollen (Fig. 42).

Fig. 42.

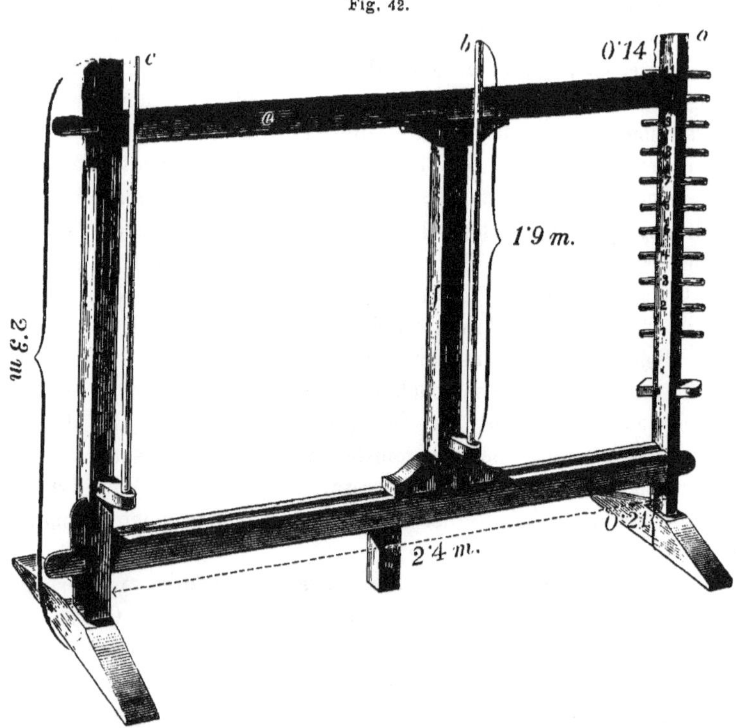

Jetzt sei nur der Sprossenstange *a* gedacht, vor welcher der Kranke stehend, die Arme bis auf eine der Kraft des Deltoideus noch zugängliche Sprosse erhebt. Beide Arme auf die Sprosse gestützt, verharrt der Kranke $^{1}/_{2}$ Minute in dieser Stellung, bringt die Arme dann wieder in die Hängelage zurück, um die Uebung von Neuem zu machen und 10mal zu wiederholen.

Als neuer mechanischer Eingriff wird heute Muskelhacken vorgenommen. Auch hier muss, wie bei Ischias, auf die Knochen die grösstmöglichste Rücksicht genommen werden. Die Kraft der ärztlichen Hand muss sich der Mächtigkeit der Muskulatur adaptiren. Dicke Muskelschichten vertragen energische Kraftentfaltung; an Stellen, wo der Knochen nur von einer schwachen Muskelschichte bedeckt ist, muss die Kraft des Arztes sich mässigen, wie dies beispielsweise in der Fossa infraspinata der Fall ist. Der Musculus deltoideus nimmt von seinen Ursprungsstellen (Acromion und Spina scapulae) bis zu seiner Insertionsstelle (Tuberositas) immer mehr an Dicke ab — die beim Muskelhacken angewendete Kraft muss diesen Verhältnissen Rechnung tragen.

Die Spina scapulae ist sehr empfindlich. Das Hacken an dieser Stelle ist ebenso nutzlos als gefährlich; indem ein mächtiger Schlag, wie die oberhalb derselben liegenden dicken Muskelschichten (Musculus supraspinatus und cucullaris) ihn gut vertragen, dieselbe verletzen könnte.

In Berücksichtigung des Umstandes, dass der mit anatomischen Kenntnissen Ausgerüstete alle genannten Manipulationen sehr gut bei bedecktem Körper vornehmen kann, was für weibliche Kranke von einigem Belange ist, ergibt sich die Schwierigkeit, die Behandlung Nichtärzten zu überlassen.

Es soll nicht behauptet werden, dass dies unmöglich sei, aber jedenfalls müssen Laien sehr intelligent sein und vom Arzte früher abgerichtet, d. h. ein wenig mit den anatomischen Verhältnissen vertraut gemacht werden.

Oberflächliches Muskelhacken hat ebensowenig Werth als oberflächliches Kneipen, das würde nur allenfalls die Haut reizen, sie hyperämisch machen. Die in die Tiefe der Muskulatur dringenden Eingriffe wirken aber gewiss auf die letzten Verzweigungen der Nerven, deren Neurilemm nach Kühne in das Sarcolem übergeht und deren Inhalt im Innern des Muskelschlauches seine Fortsetzung findet. *)

Tief eingreifendes Kneipen und Muskelhacken erzeugt in den Muskeln gewiss Wärme und diese verleiht den Atomen nicht nur lebendige Kraft, sondern vollbringt auch noch das, was man innere Arbeit nennen könnte, d. h. sie leistet Arbeit innerhalb des erwärmten Körpers, indem sie die Atome zwingt, neue Stellungen einzunehmen.

Es ist selbstverständlich, dass die zu hackenden Muskeln im

---

*) Hermann, Lehrbuch der Physiologie.

Zustande der Erschlaffung sich befinden müssen. Der Arzt wird dem Vorderarme, dem Oberarme, der Schulter jene Stellung geben, in welcher die zu bearbeitenden Muskeln weder contrahirt, noch durch die Contraction der Opponenten im Zustande der Spannung sich befinden. Mittelstellungen der Gelenke eignen sich für die Hackungen der meisten Muskeln. Bei Hackungen der Muskeln am Vorderarm (sowohl der Pronatoren und Beuger, als auch der Supinatoren und Strecker) thut der Arzt am besten, wenn er den Vorderarm auf seiner (des Arztes) linken Hand aufruhen lässt. Wenn der Vorderarm auf einer festen Unterlage sich befindet, wird der Condylus internus des Oberarmes durch den Schlag an die letztere schmerzhaft angedrückt. Bei Hackung der Heber, Auswärtsroller (Deltoideus, supraspinatus, infraspinatus) lasse man den Arm schlaff am Stamme herabhängen. Um die Anzieher, Rückwärtszieher, Vorwärtszieher (Teres major, latissimus dorsi, coracobrachialis) zu hacken, ziehe man den Oberarm mässig vom Stamme ab und lasse denselben, im Ellenbogengelenke gebeugt, auf seiner Hand ruhen. Der Musculus subscapularis ist, da er die vordere Fläche des Schulterblattes bedeckt, der Hackung nicht zugänglich; seine Ursprungsstellen, besonders die am inneren und äusseren Rande entspringenden Bündel, sind häufig der Sitz intensiver Schmerzen, welche durch Drücken und Stossen behoben werden. Am inneren Rande kann der Arzt bei abgezogenem Schulterblatte seine steif gehaltenen Finger recht gut zwischen Haut und Muskeln etwa 1 Ctm. tief einschieben und auf diese Weise die Procedur des Stossens vornehmen, welches ja bezüglich des Effectes dem Muskelhacken ähnlich ist.

Beim Muskelhacken am Musculus cucullaris und supraspinatus wird man der Spina scapulae dadurch am besten aus dem Wege gehen, dass man diese Partien von der entgegengesetzten Seite bearbeitet (bei Erkrankung der rechten Schulter von links her und umgekehrt) und die Schläge parallel zur Gräte führt.

Es ist ganz einerlei, ob der Kranke bei diesen Proceduren steht oder sitzt.

4. Behandlungstag.

Die Hebeübungen werden fortgesetzt, heute und an den folgenden Tagen, bis der Kranke die seiner Grösse überhaupt zugänglichen Sprossen erreicht. Als neue passive Bewegung wird heute Armkreisen vorgenommen. Der Arzt erfasst den kranken Arm bei der Hand und beschreibt, ihn schwingend, die grösstmöglichen Kreise (10mal nach rechts und links). Sämmtliche mechanische Eingriffe werden wiederholt

5. Behandlungstag.

Wie man bei Behandlung der Ischias an jedem Tage mit den früheren Uebungen beginnt, so geschieht es auch hier. Es genügt, täglich eine neue active und passive Bewegung hinzuzufügen. Neue Uebung: Heben des Armes nach auswärts (10mal passiv, 10mal activ), letztere, nämlich die active, an der Sprossenstange und mit bescheidener Höhe beginnend, allmälig immer weiter nach oben schreitend. Der Kranke stellt sich selbstverständlich nicht gegenüber, sondern seitlich von der Sprossenstange auf.

6. Behandlungstag.

Niederziehen und Rückwärtsziehen der Arme (Bethätigung der Musculi infraspinatus, Teres minor und Latissimus dorsi). Die Arme sind im Ellbogen gebeugt und stehen bei activer Ausführung parallel am Stamme. Bei passiver Ausführung lassen sich bei einzelnen, nicht corpulenten Individuen die Ellenbogen rückwärts bis zur Berührung nähern. Bei fetten, sehr muskulösen Personen ist eine solche Berührung der Ellenbogen trotz der grössten Anstrengung von Seite des Gymnasten nicht zu erzielen (Fig. 43). Durch diese passive Bewegung werden die Musculi pectoralis major, pectorales minor, teres major ad maximum gespannt, dadurch ein heftiger Schmerz erzeugt, wenn die letztgenannten Muskeln empfindlich sind. Aber gerade diese Zerrung und Spannung ertödtet nach einigen Tagen die Empfindlichkeit.

Fig. 43.

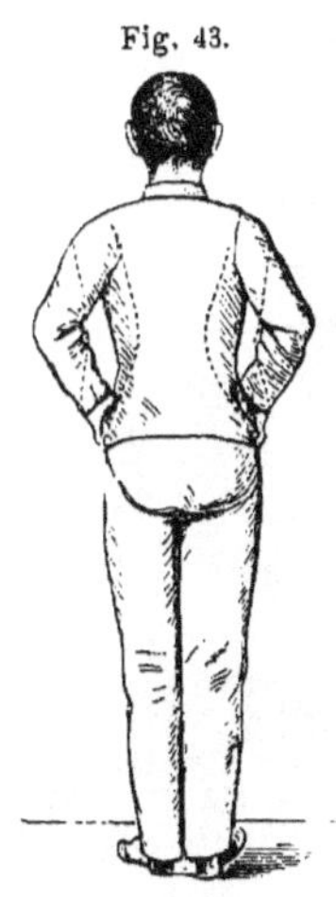

7. Behandlungstag.

Derselbe Zweck wird erreicht durch das Festhalten eines durch die beiden Ellenbogen hinter dem Rücken durchgezogenen Stabes, der Anfangs in schwachem, später in immer stärkerem Durchmesser verwendet wird. Man lässt den Kranken 2 bis 3 Minuten mit diesem Stocke herumgehen.

8. Behandlungstag.

Eine Verschärfung dieser Uebung besteht darin, dass der Kranke an die Sprossenstange sich anstellt und mit seinen Armen

Fig. 44.

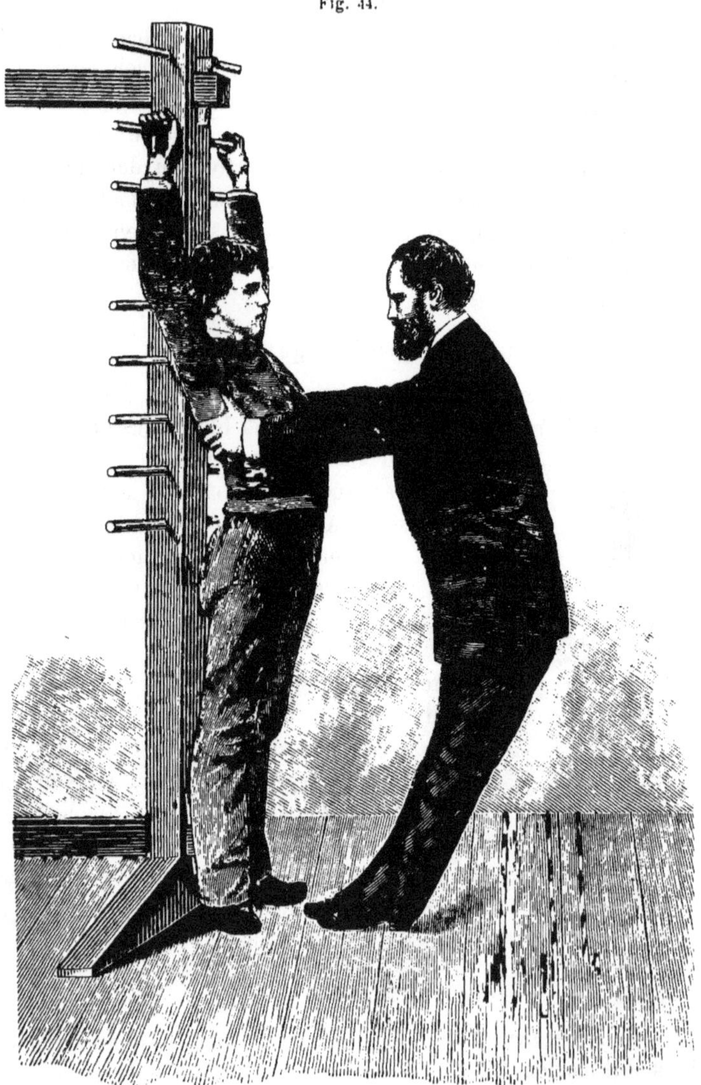

von rückwärts eine Sprosse umfasst. Diese Uebung ist deshalb viel anstrengender, weil die Muskeln des Kranken arbeiten müssen, um die Sprossen zu erfassen (Fig. 44).

9. Behandlungstag.

Hände hinten geschlossen (activ und passiv) (Fig. 45).

Diese Uebung lässt sich bei Männern in anderer Weise dadurch vollziehen, dass sie einen Gegenstand aus ihren rückwärtigen Rocktaschen herausziehen und wieder hineinstecken, was ihnen bisweilen unüberwindliche Schwierigkeiten bereitet und erst nach vieltägigen Versuchen gelingt.

10. Behandlungstag.

Die Muskulatur ist bereits so weit erstarkt, dass nun kräftiges Armstossen vorgenommen werden kann. Diese Bewegung lässt sich nach 5 Richtungen ausführen (Fig. 46—48); *a)* nach oben; *b)* nach unten; *c)* nach vorn; *d)* nach hinten; *e)* nach aussen.

Ist die Kraft der Muskeln noch mehr gestiegen, dann lässt man die genannten Uebungen mit Hanteln ausführen.

Die Durchführung dieser Uebungen kann die Zeit bis zum 15. Behandlungstage in Anspruch nehmen, ohne dass irgend eine andere Uebung in's Programm aufgenommen wird. Auch die bisher schon ausgeführten Bewegungen (Armheben und Armkreisen) können von nun an mit Hanteln geübt werden.

15. Behandlungstag.

Nun ist die Zeit gekommen, den Kranken zu den schwierigsten Leistungen heranzuziehen und die energischesten passiven Bewegungen an ihm vorzunehmen. Letzteres wird bewerkstelligt, indem sich der Kranke auf den horizontalen Balken *d* stellt, mit seinen Armen die senkrecht angebrachten Stangen *b* und *c* erfasst, von denen die erste an dem verschiebbaren, mittelst Feder und Nuth in den horizontalen Balken *d* und *e* angepassten Holze *f* befestigt, die letztere aber *(c)* unbeweglich ist.

Während der Kranke nun die beiden Stangen festhält, wird die horizontal verschiebbare *b* vom Gymnasten so weit gegen *a* geschoben bis der an *b* festhaltende kranke Arm ad maximum ausgedehnt ist. Dieser bewegliche Balken, der die Stange *b* trägt, wird durch eiserne Riegel festgestellt, welche oben und unten in Oeffnungen der horizontalen Balken eingreifen (Fig. 49).

Diese passive Bewegung lässt sich in der Weise durchführen, dass man die Extension des Armes nicht allmälig, sondern in einem einzigen Rucke vornimmt und dies 10mal wiederholt.

An der Sprossenstange lässt man folgende halbactive, halbpassive Bewegungen vornehmen: Der Kranke stellt sich mit seinem

Rücken hart an die Sprossenstange *a*, erfasst mit seinen Armen eine über seinem Kopfe befindliche Sprosse, die er bequem er-

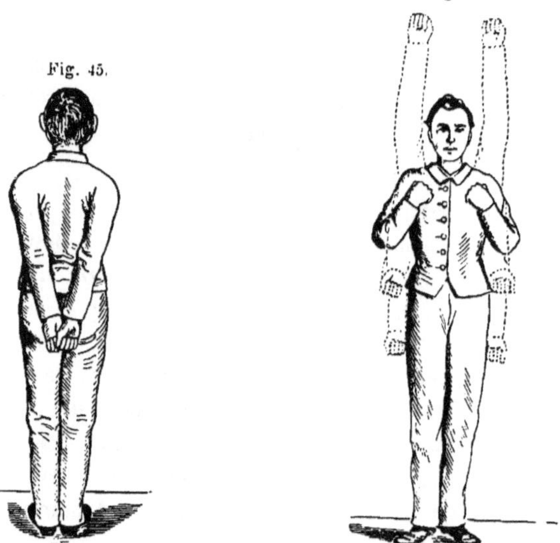

Fig. 45. Fig. 46.

reichen kann. Der Gymnast erfasst nun den Kranken unter den Armen und zieht den Rumpf nach vorwärts, während der letztere mit seinen Füssen fest an der Sprossenstange verbleibt. Hierdurch

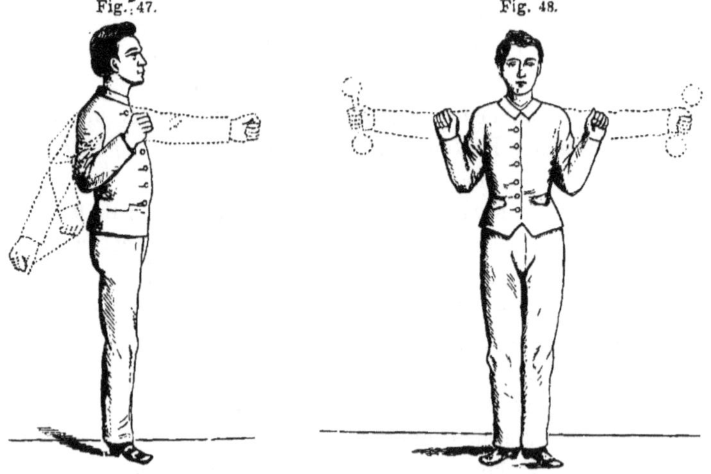

Fig. 47. Fig. 48.

werden alle möglichen Effecte an der Muskulatur des Armes erzielt. Der Musculus pectoralis major, minor und deltoideus, biceps und coracobrachialis werden ad maximum gespannt, während sie gleichzeitig activ arbeiten, den Stamm festhalten müssen. Auch die Musculi subscapularis, teres major und latissimus dorsi werden ad maximum ausgedehnt, gleichzeitig mit dem ganzen in der Aehselhöhle gelegenen Nervengeflechte (Fig. 44).

Wir haben also in dieser combinirten Uebung eine Nervendehnung in bester Form vor uns, welche von den Kynesiatrikern lange Jahre schon geübt wurde zu einer Zeit,

Fig. 49.

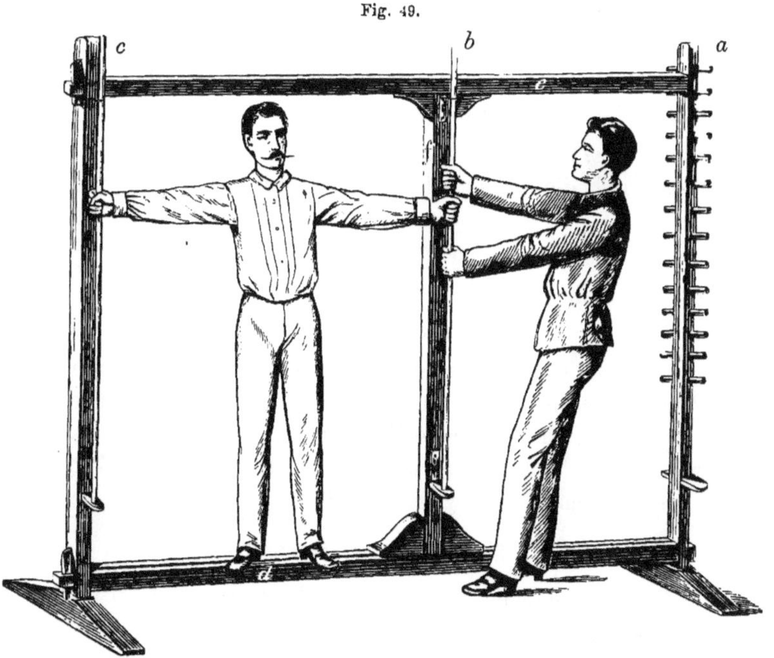

wo von Nervendehnungen unter Chloroformnarkose noch gar nicht die Rede war.

Die Figur aus dem Cong-Fou, wie sie auf pag. 40 abgebildet ist, stellt ähnliche Muskeldehnungen dar. Der Effect dieser passiven Bewegung hat die grösste Analogie mit dem soeben beschriebenen — er ist noch etwas mächtiger — die Spannung der Muskeln noch intensiver.

Eine ähnliche physiologische Wirkung erzielen in Ungarn die alten Dorfweiber mit ihrem „Csömör“ (Tschömör).

16. Behandlungstag.

Beobachtet der Arzt, dass die Muskulatur des Schulterblattes und des Oberarmes schon kräftig genug ist, um ihrer Leistung vertrauen zu dürfen, dann lässt man den Kranken an der Sprossenstange Kletterübungen vornehmen, wobei man in der ersten Zeit jede Bewegung controlirt, um ihn gegen Fall zu schützen. Die Kletterübungen werden in doppelter Stellung des Kranken zur Sprossenstange vorgenommen (das Gesicht der letzteren zugekehrt, das Gesicht der Stange abgewendet), und zwar in der Weise, dass das Auf- und Abwärtsklimmen mit Hilfe der oberen und unteren Extremitäten bewerkstelligt wird. Dass das Klimmen mit abgewendetem Gesichte den Kranken viel mehr anstrengt, bedarf wohl kaum der Erörterung.

17., 18., 19., 20. Behandlungstag

werden durch die Wiederholung der bisher gemachten Stellungen ausgefüllt.

21. Behandlungstag

wird der absoluten Ruhe gegönnt.

22. Behandlungstag.

Die allerhöchste Arbeitsleistung, welche die Muskulatur der erkrankten Gebilde zu bewältigen hat, besteht in dem Hängen an der Sprossenleiter und dem Ziehklimmen. Ist der Kranke im Stande, diese Uebungen auszuführen, so ist hiermit das Zeugniss der vollkommenen Heilung ausgestellt.

Allgemeine Betrachtungen.

Alle Andeutungen, welche bezüglich der Prognose bei Ischias, sowie über Dauer der Behandlung gemacht wurden, gelten auch für die Cervicobrachial-Neuralgie. Es muss nochmals betont werden, dass ich nur ein allgemeines Schema entworfen habe, nach welchem der Anfänger vorgehen kann, wobei es sich von selbst versteht, dass bei vielen Behandlungen die eine oder andere Uebung als überflüssig ausfallen kann, dass der Anfänger sich nicht sclavisch an die angegebene Reihenfolge der Uebungen der activen und passiven Bewegungen halten müsse. Nur im Allgemeinen wird es immer gut sein, von einfacheren und leichteren zu den combinirteren und schwierigen Muskelübungen überzugehen. Sehr alte, seit Jahren bestehende Processe bedürfen einer kundigen und erfahrenen Hand. Die frischen, selbst sehr ausgebreiteten Neuralgien lassen sich ohne alle Apparate, blos durch energische Eingriffe und passive wie active Bewegungen in unglaublich kurzer Zeit (12—24 Stunden) zur Heilung bringen.

Es kommen nicht selten Kranke zur Beobachtung, welche in Folge von Erkältung an Cervicobrachial-Neuralgien beiderseits und gleichzeitig an beiderseitigen Ischialgien leiden. Es sind ausgesprochene Puncta dolorosa vorhanden, — die Schmerzen folgen dem Laufe der Nerven; nebenbei sind aber grosse Muskelgruppen von diffusem Schmerze ergriffen und in ihren Functionen gestört.

Sollen diese Processe als Neuralgien oder als Muskelrheumatismen aufgefasst werden? oder combiniren sich diese beiden Erkrankungen? Die typischen Schmerzanfälle abzuwarten, welche als Unterscheidungsmerkmal dienen könnten, dazu bietet sich nicht die Zeit, weil die mechanische Behandlung schon nach 12 bis 36 Stunden solche Kranke wieder in normalen Zustand versetzt.

4. Beobachtung.

H. L., 56 Jahre, Telegraphenbeamter in Areo, consultirte mich im October 1878, nachdem er schon 3 Jahre hindurch an rechtseitiger Cervicobrachial-Neuralgie gelitten. Der Kranke konnte keine bestimmte Ursache für die Entstehung des Leidens angeben. Seinen Dienst, als einen wenig anstrengenden, möchte ich nicht verantwortlich machen, obwohl gerade die rechte Schulter und Extremität, mit welcher er den Taster des telegraphischen Apparates handhabte, ergriffen waren.

Im Laufe der Jahre hatte Herr L. alle erdenklichen Kuren durchgemacht, — auch Elektricität war erfolglos versucht worden.

Als ich den Herrn untersuchte, legte ein über Nacken, Brust und Arme ausgebreiteter Ausschlag Zeugniss der allerletzten Behandlungsmethode ab, welche gegen sein Leiden angewendet wurde. Eine Pustelsalbe setzte seit Wochen seine Haut in einen an Entzündung grenzenden Zustand, ohne alle Linderung der heftigen neuralgischen Schmerzen, welche ihm bisweilen das Telegraphiren sehr mühsam machten.

Eine 4wöchentliche mechanische Behandlung, welche täglich nicht mehr als 10—15 Minuten in Anspruch nahm, brachte das Leiden zum Schwinden. Ich habe den Herrn seit jener Zeit wiederholt gesprochen. Er blieb bisher verschont und sobald sich die leisesten Symptome des alten Leidens an seiner Schulter und seinem Arme einstellen, sofort macht er die ihm für diesen Fall empfohlenen Muskelübungen und ist ganz glücklich, durch ein so einfaches Mittel sich selbst heilen und arbeitsfähig erhalten zu können. Herr L. war in den ersten Tagen der Behandlung ausserordentlich empfindlich. Er stöhnte und ächzte bei jedem mechanischen Eingriff, bei jeder passiven wie activen Bewegung. Sein Schreien und Lamentiren dauerte nahezu bis zum Ende der Kur, obwohl er dankend der Fortschritte sich freute, welche die Besserung seines Zustandes von Tag zu Tag machte. Ich erwähne diese nebensächliche Beobachtung, um zu zeigen, dass sich der Arzt durch die Schmerzensäusserungen des Kranken nicht irre machen lassen dürfe.

Behandlung der Cervico-Occipital-Neuralgie.

Mir hat sich bisher keine Gelegenheit geboten, diese Erkrankung isolirt zu beobachten. Ich habe sie zu wiederholten Malen gleichzeitig mit Neurasthenie und Cephalalgie auftreten gesehen. Jedesmal war vorzugsweise der Nervus occipitalis major ergriffen. Die Schmerzen strahlten in allen diesen Fällen mehr weniger bis zum Scheitel und zur Stirne aus und waren häufig mit Trigeminus-Neuralgien vergesellschaftet. Mechanische Eingriffe (Drücken, Kneten, Kneipen, leichtes Muskelhacken) der ergriffenen Muskeln (cucullaris, sterno-cleido-mastoideus, splenius capitis et colli) wirkten jederzeit wohlthuend für die Kranken, die unangenehmen schmerzlichen Empfindungen sofort behebend, und nach kurzer Zeit fortgesetzter Behandlung (2—4 Wochen) war die Occipital-Neuralgie vollkommen unterdrückt, während die übrigen mit ihr combinirten Neuralgien an Scheitel und Stirne fortbestanden. Active Bewegungen des Kopfes (von vorn nach rückwärts, von rechts nach links, sowie rotirende) unterstützten sehr günstig die mechanischen Eingriffe.

5. Beobachtung.

Herr E. K. hat in Folge anstrengender geistiger Arbeit (nächtliche Studien, bei denen er schwer leserliche Manuscripte entziffern musste) sich eine Neurasthenia cephalica mit Neuralgia occipitalis und frontalis zugezogen. Die Schmerzen im Nacken und Hinterhaupt, im Scheitel und in der Stirne waren so vehement, dass der Kranke durch Monate nicht im Stande war, zu lesen oder zu schreiben. Am meisten quälten ihn Schmerzen, welche in der Tiefe des Auges ihren Sitz hatten und häufig von Funkensehen und Flimmern begleitet wurden.

Nachdem der Kranke eine Kaltwasserkur unter der bewährten Leitung von Winternitz ohne wesentlichen Erfolg durchgemacht hatte und auch schon mittelst mechanischer Therapie ohne Besserung behandelt worden war, versuchte ich die letztere Methode noch einmal.

Fig. 50.

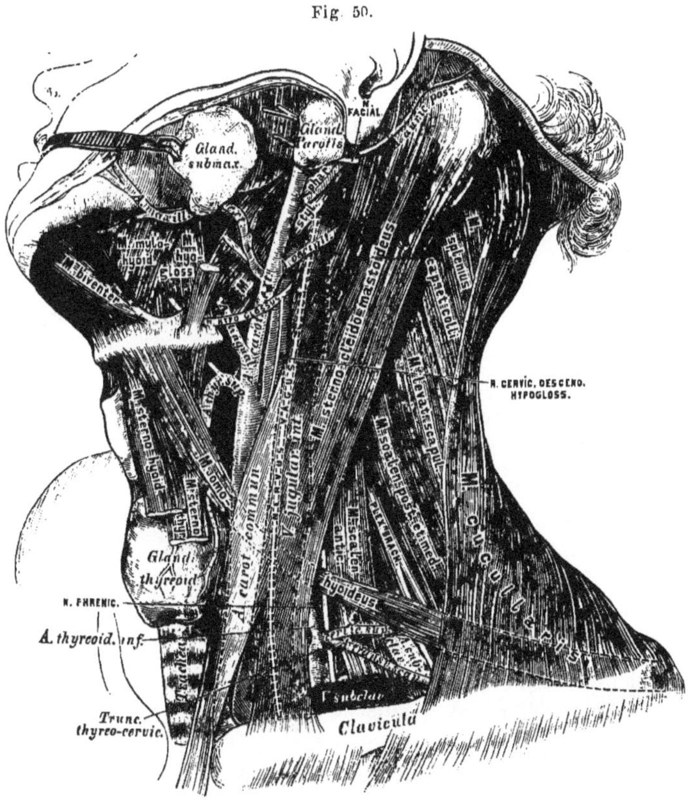

Nach 3wöchentlicher Anwendung derselben verschwand die Occipital-Neuralgie gänzlich, aber die Neuralgie des Trigeminus, die Schmerzen in Stirne, Schläfe und im Auge wichen nicht — obwohl die jeweiligen mechanischen Eingriffe jedesmal eine momentane Erleichterung herbeiführten, die jedoch in der Regel nicht länger als 15 Minuten bis 3 Stunden andauerte. Ja, der momentane Erfolg der mechanischen Eingriffe war ein so sicherer, dass der

Patient, sobald die Schmerzen vehementer wurden, auch ausserhalb der zur regulären Vornahme der Manipulation bestimmten Zeit mich aufsuchte und um seine Streichungen bat, welche jedesmal eine wesentliche Linderung, häufig eine gänzliche Beseitigung der Schmerzen zur unmittelbaren Folge hatten (leider nur auf Stunden). Die Occipital-Neuralgie war beseitigt, als der Patient Aussee verliess; er nahm aber seine sonstigen Algien in eine zweite und dritte Wasserheilanstalt mit, welche er später aufsuchte.

Mechanische Behandlung der Trigeminus-Neuralgie, der Intercostal-Neuralgie, der Cephalalgie.

Mit so grosser Wahrscheinlichkeit man auf die günstige Wirkung der mechanischen Therapie rechnen darf bei allen Neuralgien, welche in den Muskeln ihren Sitz haben, so unzuverlässig erweist sich dieselbe jenen Neuralgien gegenüber, bei denen die erkrankten Nerven nur zwischen Haut und Knochen verlaufen. Hierbei tritt die eigenthümliche Erscheinung zu Tage, dass in vielen Fällen die mechanischen Eingriffe sofort eine Erleichterung verschaffen, oder die Schmerzen gänzlich beseitigen, dass die letzteren jedoch bald wiederkehren. Bei einem Theile der Kranken werden hingegen auch die zartesten Eingriffe nicht vertragen und welcher Arzt könnte auf der Ausführung einer so schmerzlichen Behandlung beharren, da, wo der Erfolg zweifelhaft ist. Insbesondere sind es die Neuralgien des Trigeminus, gegen welche die mechanische Therapie in vielen Fällen ganz vergeblich ankämpft. Es muss hier selbstverständlich von jenen Formen abgesehen werden, welche peripheren Reizen (Rheumatismus, Zahncaries, Anämie) ihre Entstehung verdanken, will man jeder Täuschung aus dem Wege gehen; denn diese Processe gelangen auch durch andere therapeutische Behelfe, oder durch Behebung der causalen Momente zur Heilung.

Die Ursache, weshalb die Trigeminus-Neuralgien auch der mechanischen, sowie jeder anderen Behandlung Trotz bieten, mag in zwei Momenten ihre Erklärung finden:

I. Weil ein Theil dieser Leiden auf angeborener Disposition, auf Kachexien, Gewebsdegenerationen organischen und centralen Leiden beruht, deren Diagnose bisweilen grossen Schwierigkeiten begegnet und anatomische Veränderungen bisweilen zu Grunde liegen, die während des Lebens ebensowenig nachweisbar, als durch irgend eine Therapie zu beheben sind. Bei einzelnen

Trigeminus-Neuralgien hat die Nekroskopie oder die Resection entfernter Nervenstücke Verdickung des Neurilemms, Verdickung und bindegewebartige Entartung des Ganglion Gasseri und der zu letzterem hinziehenden Nervenstämme, Abplattung und Atrophie des Ganglion und seiner Aeste, kalkige Concremente an der Nervenscheide nachgewiesen.

II. Wie bereits bei Behandlung der Ischias und der Cervicobrachial-Neuralgie betont wurde, bedarf es zur Heilung inveterirter Neuralgien sehr energischer Eingriffe. Die Gebilde, in welchen die erkrankten Nerven sich ausbreiten, müssen nach allen Richtungen, bis in die tiefste Tiefe in allen Formen der mechanischen Therapie durchgearbeitet werden. Druck, Reibung, Knetung, Erschütterung, passive und active Bewegung müssen ihre Wirkung vereinigen, um die Störungen sensibler und motorischer Fasern zu beheben. Es macht den Eindruck, dass der Nerv, dessen Fibrillen ja in die des Muskels unmittelbar übergehen, an der in letzterem wieder hergestellten normalen Ernährung participire, dass der Genesungsprocess vom Muskel ausgehe und auf den Nerven übergreife.

Da, wo nun dem Nerven nicht mächtige Muskelgruppen, sondern nur zarte, feine Muskeln und straff gespannte Haut als Ausbreitungsbezirk zu Gebote stehen, entfallen die günstigen Bedingungen für die mechanische Therapie. Wenn andererseits die durch die energischen Eingriffe hervorgerufene Erschütterung und Molecularveränderung im Nerven selbst ebenfalls einen Antheil an der Heilung haben sollte, so stellen die anatomischen Verhältnisse bei Trigeminus-Neuralgie der Anwendung des nöthigen Muskelhackens, des Knetens, des Umgreifens der erkrankten Nerven ein nicht zu bewältigendes Hinderniss in den Weg. Der kranke Nerv lässt sich nur streichen, an die knöcherne Unterlage andrücken; gerade jene Manipulation, welche eine mächtige Erschütterung hervorruft (das Muskelhacken) lässt sich am Schädel und am Gesichte nicht ausführen. Die in den Knochencanälen verlaufenden Nervenstücke sind der Hand des Arztes ganz entrückt.

Gerade der unter Beobachtung 5 erwähnte Fall schien mir neuerdings einen Beweis zu liefern, dass die Muskeln das eigentliche, zuverlässige Terrain für die mechanische Therapie abgeben. Durch dieselbe Schädlichkeit (geistige Ueberanstrengung und Ermüdung des Auges durch anhaltendes Lesen) entwickelte sich eine Neurasthenia cephalica, eine Neuralgia occipitalis und eine Neuralgia trigemini, und zwar des ersten und zweiten Astes, so dass der Kranke an einer Neuralgia ophthalmica, einer Neuralgia supraorbitalis und einer Neuralgia supramaxillaris gleichzeitig litt. Die Occipital-Neuralgie wich den mechanischen Eingriffen. Alle Muskeln, welche sich an die Linea semicircularis superior (Musculi splenius, capitis et colli, biventer cervicis, complexus major und minor) sowie an der Linea semicircularis inferior (Musculi: rectus capitis post. major, rectus capitis post. minor, obliquus capitis superior) ansetzen (siehe Fig. 51), konnten eben durch Muskelkneten und

Fig. 51.

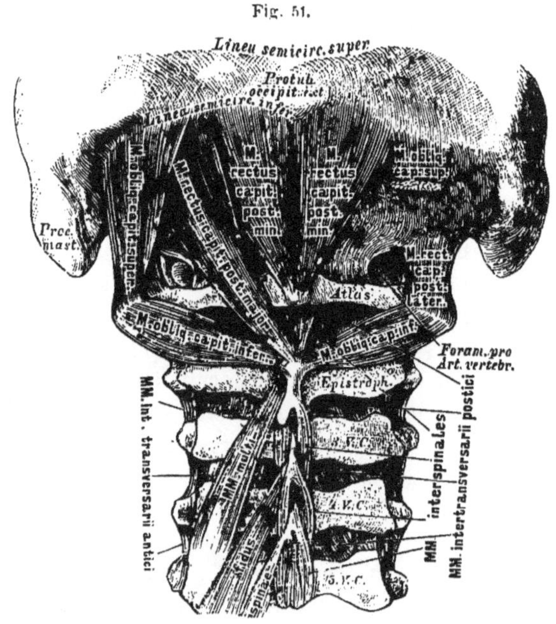

Muskelhacken bis in die tiefsten Regionen intensiv bearbeitet werden. Der unter dem Orbitaldache gelegene Nervus frontalis ist den mechanischen Eingriffen unzugänglich.

Der aus der Incisura supraorbitalis zur Stirne heraustretende und bis zum Scheitel hin sich ausbreitende Nervus supraorbitalis gestattet nur Drückungen und Streichungen: die Haut, welche er mit seinen Zweigen versorgt, ist straff über den Knochen gespannt und lässt sich nicht zwischen den Fingern fassen. Dasselbe gilt für den zweiten Ast des Trigeminus und seine Verzweigungen, den Ramus temporalis und infraorbitalis.

Die Manipulationen an den Schädelknochen, welche nur von Haut bedeckt sind, erfordern Vorsicht und Schonung; sie beschränken sich auf langsames, unter gleichmässigem Druck in bestimmten Richtungen wiederholtes Streichen, wozu die Ballen des Zeige-, Mittel- und Ringfingers, oder der Ballen des Daumens verwendet werden. Auch rotirende, vibrirende Druckbewegungen an besonders schmerzhaften Stellen werden vorgenommen, besonders an der Austrittsstelle des Nervus supraorbitalis.

Auf der behaarten Kopfhaut lassen sich auch sanfte Klopfungen mit einzelnen Fingern oder mit den Spitzen mehrerer vereinigter Finger ausführen. Die Richtung, in welcher die Streichungen vorgenommen werden, ist bei vielen Kranken ganz indifferent. Hingegen empfinden einzelne Kranke Erleichterung und Behagen bei Streichungen, welche von oben nach unten, oder von rechts nach links vorgenommen werden, während sie die in entgegengesetzter Richtung ausgeführten als unbehaglich und den Schmerz verschärfend bezeichnen. Einzelnen Kranken leisten die täglich wiederholten Streichungen sehr gute Dienste; man könnte sich zur Annahme verleiten lassen, dass die mechanische Therapie sie geheilt hat; bei anderen hingegen zeigen sich nur auf Stunden dauernde Besserungen; das Leiden kehrt in alter Weise zurück und endlich kommen auch Kranke zur Beobachtung, bei denen die mechanische Therapie ausgesprochen nachtheilig wirkt, indem letztere die Schmerzen dauernd vermehrt.

Mechanische Behandlung der Intercostal-Neuralgie.

Die Intercostal-Neuralgien bieten der mechanischen Therapie günstigeren Boden, insoferne sie der Hand des Arztes zugänglicher sind; denn die Nervi intercostales verlaufen im Sulcus costae unterhalb der Arteria intercostalis, zwischen den inneren und äusseren Zwischenrippenmuskeln. Erst in der Längenmitte des unteren Rippenrandes gibt jeder Nervus intercostalis einen Ast ab, der den Musculus intercostalis externus durchbohrt.

Diese nach aussen gelangenden, in der Haut der Brust und des Bauches sich ausbreitenden Aeste bieten günstige Angriffspunkte für mechanische Therapie, welche bisweilen überraschende Erfolge hat. Es genügt die Anwendung des Drückens und Kneten der ergriffenen schmerzhaften Stellen. Die 6 oberen Intercostalnerven, deren Nervi cutanei pectoris laterales die mächtigen Brustmuskeln und Rippen als Unterlage haben, gestatten kräftigeres, die 6 unteren, welche zum Theile im Musculus rectus abdominis, zum Theile im Musculus latissimus dorsi sich ausbreiten, sanfteres Muskelhacken.

Es ist wohl kaum nöthig, auf die Vorsichtsmassregeln aufmerksam zu machen, vor Anwendung der mechanischen Therapie die in ihren Symptomen Aehnlichkeit bietenden Erkrankungen der Lunge, der Pleura und des Herzens auszuschliessen. Eine genaue Untersuchung der Brustorgane gibt jederzeit zweifellosen Aufschluss.

Eine Verwechslung mit dem noch ähnlicheren Rheumatismus der Muskeln hat nicht den mindesten Nachtheil, indem es, wie schon früher bemerkt, bei Muskelrheumatismus (acut wie chronisch) kein energischeres, besseres Mittel gibt, als mechanische Behandlung.

6. Beobachtung.

Ein College, Herr Med. Dr. G. in Aussee, litt durch einige Wochen an lästigen Schmerzen in dem linken Hypogastrium, die besonders bei Bewegung zunahmen und den Athem erschwerten. Da jeden Abend Fieber sich einstellte und die Gegend zwischen Niere und Rippe gespannt war, so dass der tastende Finger die Empfindung eines festen Körpers hatte, lag es nahe, dass ein vor mir untersuchender Collega auf den ersten Augenblick an einen exsudativen Process an der Pleura, oder gar an die Entwicklung eines Neugebildes in der Tiefe denken konnte.

Die Gattin des Collegen, der nur mit Selbstüberwindung seinen Berufspflichten nachzukommen vermochte, war in hohem Grade besorgt und so wurde ich um meine Ansicht befragt.

Der Zustand war thatsächlich ein etwas unklarer, räthselhafter; doch war Pleuritis ausgeschlossen. Die nähere Untersuchung ergab eine sehr empfindliche Stelle in der Axillarlinie an der 6.—7. Rippe. Der Druck des Fingers schon liess den Collegen aufschreien: von hier strahlten Schmerzen gegen das Hypogastrium aus. Jeder Athemzug war von Stechen begleitet.

Bei dem Umstande jedoch, dass die Auscultation auch nicht den leisesten Anhaltspunkt für eine Erkrankung der Lunge oder der Pleura liefert, konnte ich auf Grundlage ähnlicher Beobachtungen die Diagnose auf Intercostal-Neuralgie stellen.

Ich nahm sofort mechanische Eingriffe vor — die schmerzhafte Stelle wurde in der Seitenlage des Kranken mittelst Drücken, Kneten und Hacken bearbeitet, was sehr viel Schmerz verursachte, und ich hatte Mühe, die Manipulationen bei den Abwehrungsbewegungen des Herrn Collegen zu Ende zu führen. Aber sofort nachher fühlte sich derselbe viel freier in seinen Bewegungen, die stechenden Schmerzen beim Tiefathmen waren fast ganz verschwunden.

Am nächsten Tage wurden die Manipulationen wiederholt — damit war die Kur beendet — die Empfindlichkeit an den Rippen war verschwunden, das Fieber stellte sich nicht mehr ein und seit der Zeit erfreute sich der College des vollständigsten Wohlbefindens.

Ich will mit wenigen Worten eines sehr lehrreichen Falles Erwähnung thun, den ich im Jahre 1887 beobachtete. Herr Universitätsdocent Dr. Müller in Graz wies einen etwa 40 Jahre alten Herrn, bei dem Symptome einer beginnenden Tabes dorsalis vorhanden waren, behufs des Gebrauches einer Kaltwasserkur in meine Anstalt. Unter anderen Erscheinungen waren lästige, oft den Schlaf raubende Schmerzen im Verlaufe der 5., 6. und 7. Rippe rechterseits in der Linea axillaris beginnend bis zum Sternum sich hinziehend, vorhanden. Diese Schmerzen wurden als Theilerscheinung des tabetischen Proeesses aufgefasst und über Wunsch des Dr. Müller mit sanften galvanischen Strömen behandelt, Da nach 4wöchentlicher Galvanisation keine Verminderung der Schmerzen eintrat, wandte ich Mechanotherapie an und siehe da! binnen 8 Tagen waren die Schmerzen verschwunden; dieselben recidivirten jedoch mehrere Male; sofort wandte ich mechanische Eingriffe in der Dauer von 1 bis 3 Minuten an — endlich blieben die Schmerzen für immer aus und sind seit 5 Monaten nicht wiedergekehrt. Ich neige mich der Ansicht hin, dass ich es mit einer Intercostal-Neuralgie zu thun hatte, welche zufällig in einem Individuum sich festgesetzt hat, der nebenbei unzweifelhafte Symptome beginnender Tabes darbot.

Mechanische Behandlung der Cephalalgie.

Bei der unendlichen Mannigfaltigkeit der Ursachen, welche dem habituellen, oft Jahre lang mit kürzeren oder längeren Unterbrechungen fortbestehenden Kopfschmerzen zu Grunde liegen, müssen die Indicationen genau formulirt werden, unter denen die mechanische Behandlung mit einiger Aussicht auf Erfolg versucht werden soll.

Selbstverständlich wird es keinem Arzte einfallen, mechanisch einwirken zu wollen, wenn der Kopfschmerz der Ausdruck des Fiebers, einer Verdauungsstörung, eines Neugebildes in der Schädelhöhle, einer Entzündung des Periosts am Schädel ist; ebensowenig wird man nur an die Möglichkeit eines Erfolges denken, wenn der habituelle Kopfschmerz durch Syphilis, durch Erkrankung der Hirnsubstanz, durch chronische Bleivergiftung, durch Missbrauch alkoholischer Getränke bedingt wird.

Die Mechanotherapie hat in jenen Formen von Cephalalgie einen überaus günstigen Erfolg, welche auf dem Boden der Hysterie, der Anämie und Neurasthenie sich entwickelt haben. Auch bei jenen Formen von Cephalalgie, welche durch geschlechtliche Excesse, Onanie, Hämorrhoiden, Uterinal- und Ovarialerkrankungen, sowie durch chronischen Magencatarrh bedingt sind, lässt sich bisweilen durch Heilgymnastik Besserung und Heilung erzielen, nachdem alle sonstigen Methoden vergeblich versucht worden sind.

Von allen Kategorien der Cephalalgie bietet die rheumatische der mechanischen Therapie die günstigste Basis; man wird bei diesem Leiden selten an sie erfolglos appelliren.

Beim Kopfschmerze der Hysterischen, der Onanisten und Neurastheniker sind nicht blos local, sondern am ganzen Körper Streichungen, Knetungen, sanftes Muskelhacken auszuführen.

Ueberdies müssen passive und active Bewegungen sämmtlicher Muskelgruppen, also Heilgymnastik im wahren Sinne des Wortes, vorgenommen werden. Es sind alle jene Effecte anzustreben, wie sie im Capitel über die physiologischen Wirkungen der Heilgymnastik auseinandergesetzt wurden.

Es ist überhaupt gut, solche Kranke den ganzen Tag zu beschäftigen. Die Combinirung einer mechanischen mit einer hydriatischen Kur wird um so sicherer und rascher Genesung herbeiführen. Alle diese Kranken werden jedoch schwer im Kreise der Familie geheilt — sie bedürfen fortwährend ärztlicher Ueberwachung und Leitung, ihr Geist muss von dem gewohnten Ideengange abgelenkt, ihre ganze Lebensweise geändert, auf ihr Gemüth muss eingewirkt werden. Für solche Kranke eignet sich nichts besser als eine Heilanstalt. Das Getriebe derselben, die Anregung, welche das Zusammenleben mit fremden Personen gewährt, die Regelmässigkeit und Strenge, denen ihr Leben unterworfen wird, sind an und für sich schon Medicament.

Die heilgymnastischen Uebungen können in vortheilhafter Weise durch Fahren, Reiten, Schwimmen, Rudern, Schaukeln ergänzt werden.

Zur Heilung des Kopfschmerzes Anämischer wird rationelle, active Muskelübung das Meiste beitragen; bessere Oxydation des Blutes, Vermehrung der Blutmenge, Erhöhung des Appetits, Verbesserung der Assimilation der genossenen Nahrung, Steigerung des Blutdruckes, Kräftigung der Herzthätigkeit sind anzustreben. Mit der Herstellung der normalen Blutbereitung verschwindet der Kopfschmerz von selbst. Dasselbe gilt für die an chronischem Magenkatarrh Leidenden. Mechanische Eingriffe haben hier untergeordneten Werth.

Auch für die letztgenannten beiden Kategorien unterstützt die Kaltwasserkur wesentlich die Genesung. Der rheumatische Kopfschmerz weicht den mechanischen Eingriffen (Drücken und Streichen), welche anfangs den Schmerz vermehren — die consequente Fortsetzung der Methode führt jedoch fast immer zum Ziele.

Bezüglich der Ausführung der Manipulationen, der passiven und activen Bewegungen verweise ich auf die Behandlung der Neurasthenie; sie kann mutatis mutandis als Schema für alle hier genannten Krankheitsformen dienen.

Es wäre schliesslich noch der Hemicranie (Migräne) zu gedenken; dieses vorzugsweise bei Frauen so häufig vorkommenden halbseitigen, mit Brechreiz, Uebelkeit, grosser Empfindlichkeit der Sinnesorgane einhergehenden Kopfschmerzes, welcher oft die Menstruation einleitet und darüber hinaus andauert.

Auch bei diesem Leiden werden Streichungen empfohlen. Leider muss ich bekennen, dass meine, bei dieser Cephalalgie gewonnenen Erfahrungen nicht ermuntern, neuerdings Versuche zu machen. Ich habe durch Streichungen, die einzige Form, welche zulässig ist, keine Erfolge gesehen.

Boudet*) will den beginnenden Anfall der Migräne durch Application einer auf a gestimmten (217·5 Doppelschwingungen in der Secunde) und elektrisch montirten Stimmgabel coupirt haben.

Ein Stift mit einem 1 Centimeter im Durchmesser breiten Knopfe überträgt die Vibrationen auf eine beliebige Hautstelle.

---

*) Boudet, Behandlung des Schmerzes mit mechanischer Vibration. Progrès médical. 1881, Nr. 5.

Bei gesunden Menschen konnte Boudet durch Aufsetzen dieses Knopfes auf empfindliche Partien, z. B. auf die Regio supraorbitalis, eine locale Analgesie, oft auch Anästhesie, in 8—20 Minuten hervorrufen. Die Versuchsperson hatte dabei eine eigenthümliche schwindelähnliche Empfindung und äusserte oft Schlafbedürfniss.

Das Verdienst, mit einer Stimmgabel in ähnlichem Sinne zuerst experimentirt zu haben, gebührt R. Vigouroux, welcher dieselbe auf einen Resonanzkasten stellte und mit einem Bogen strich. Seine Experimente ergaben, dass die Schwingungen der Stimmgabel bei Hysterischen Contracturen erzeugen und die Anästhesie beseitigen, ganz wie die Metalle, der Magnet und die statische Elektricität. Die Krise einer tabeskranken Frau wurde dadurch coupirt, dass man ihre Beine in den Resonanzkasten steckte.

Mechanische Behandlung des Muskelrheumatismus.

Aus den bisherigen Auseinandersetzungen tritt die Anschauung zu Tage, dass die mechanische Behandlung der Neuralgien eigentlich in nichts Anderem besteht, als in der Bearbeitung der Weichtheile, insbesondere der Muskeln, in denen die erkrankten Nerven sich ausbreiten. Je weniger Weichtheile, desto fraglicher der Erfolg.

Dementsprechend liefert die Mechanotherapie bei gar keiner Erkrankung des Organismus so günstige Resultate als beim Muskelrheumatismus. Busch*) sagt hierüber:

„In der letzten Zeit ist nun ganz besonders die Aufmerksamkeit darauf hingelenkt, dass dieser Schmerz (rheumatischer Muskelschmerz) durch Massage und Bewegung oft schneller schwindet, als durch Ruhe und Umschläge.“

Meine Erfahrungen gestatten das Wörtchen „oft“ durch „immer“ zu ersetzen. Ich darf behaupten, dass Ruhe die Genesung hinausschiebt und hinzufügen, dass die mechanische Therapie als differential-diagnostischer Prüfstein verwerthet werden kann.

Ich beziehe diese Behauptung vorzugsweise auf frische Fälle. Ist man bezüglich einer schmerzhaften Affection und Functionsstörung der Muskeln in Zweifel, so wende man, vorausgesetzt, dass keine Contraindication vorliegt, mechanische Eingriffe an,

*) Busch, Allgemeine Orthopädie, Gymnastik und Massage in Ziemssen's Handbuch der allgemeinen Therapie. II. Bd., 2. Theil. Leipzig 1882.

man nehme passive Bewegungen vor und lasse den Kranken Bewegung machen, trotz seiner Schmerzen und trotz seiner Betheuerung, dass er sich nicht rühren könne. Wird der Schmerz durch diese 2—3mal in Zwischenräumen von 3—6 Stunden wiederholte Procedur gemildert, beseitigt und die Beweglichkeit verbessert oder hergestellt, so war der Process ein rheumatischer. Bestehen die Schmerzen trotz rationell ausgeübter mechanischer Therapie nach 24—36 Stunden unverändert fort, wird die Functionsstörung nicht behoben, so hat man es mit einer anderen Erkrankung zu thun.

Die von Martin in der Société de médecine de Lyon 1837 zuerst gemachte, von Bonnet bestätigte Thatsache, dass man frischen, noch so intensiven und ausgebreiteten Muskelschmerz, heisse er Lumbago oder Torticollis, durch eine einzige „Massagesitzung“ heilen könne, wird jeder Arzt, der sich mit mechanischer Therapie beschäftigt, durch Dutzende von Fällen als wahr und richtig erhärten.

Auch der von Stromeyer mitgetheilte, in der Busch'schen Abhandlung erzählte Fall sei hier wiedergegeben. Stromeyer berichtet von einem Landarzte, der seine Patienten zu Pferde besuchte und nach dem Aufenthalte in einer zugigen Scheune von den heftigsten Muskelschmerzen am ganzen Körper befallen wurde. Ein alter Bauer rieth ihm, das Pferd nur wieder zu besteigen, da so etwas bisweilen durch Bewegung vergehe. Von mehreren Männern wurde der Arzt auf's Pferd gehoben; die ersten Schritte desselben verursachten ihm die heftigsten Schmerzen. Allmälig jedoch ging es besser, und da ein Gewitter im Anzuge war, beschleunigte der Arzt die Gangart seines Pferdes soviel er konnte. Er wurde dabei warm und begann zu schwitzen. Als er zu Hause anlangte, waren die Schmerzen verschwunden.

Dieser Fall hat durchaus nichts Räthselhaftes und Wunderbares für den Mechanotherapeuten. Er kann das Wort „Surge et ambula“ Jedem entgegenrufen, der mit frischen rheumatischen Muskelschmerzen seine Hilfe in Anspruch nimmt. Fast immer wird der Kranke schon nach der ersten Anwendung der mechanischen Eingriffe bewegungsfähig gemacht.

Aber weder mit Effleurage, noch mit stärkeren Reibungen kann man bei tiefer sitzenden Schmerzen zu Ende kommen. Da bedarf es der energischesten Eingriffe. Die Muskeln müssen zwischen den Fingern gefasst, geknetet und gehackt werden.

Es wäre jedoch grausam, sofort mit diesen Manipulationen zu beginnen. Zu Anfang sollen die sanftesten Handgriffe vorgenommen werden und nur allmälig steigere man die Kraft, um den Kranken an den Schmerz zu gewöhnen.

Aber mit den Eingriffen des Arztes ist noch nicht geholfen — die passiven Bewegungen sind unentbehrlich und noch unentbehrlicher ist die sofortige active Bewegung. Die active, aber jedenfalls intensive Bewegung vermag die mechanischen Eingriffe zu ersetzen, der Kranke gewinnt jedoch in den seltensten Fällen die Kraft über seinen Willen, wenn nicht zuvor mechanische Eingriffe und passive Bewegungen ihn an den Schmerz gewöhnt haben.

Auch in dem Stromeyer'schen Falle musste die zwingende Nothwendigkeit die Hand des Masseurs ersetzen, und wer weiss, ob der Landarzt ohne Schmerzen zu Hause angelangt wäre, wenn nicht das drohende Gewitter ihn aufgefordert hätte, in schnellem Tempo zu reiten.

Noch vor wenigen Jahren galt die Behandlung des Muskelrheumatismus als eine recht undankbare Aufgabe; keine der früher geübten Methoden konnte mit Sicherheit auf Erfolg Anspruch machen. Ueber die Anschauung, welche noch zu Anfang des jetzigen Decenniums unter den Aerzten gang und gebe war, bekommen wir aus den über dieses Thema erschienenen Abhandlungen Aufschluss. Löbker*) äussert sich noch im Jahre 1883 folgendermassen: „Die Behandlung des Muskelrheumatismus ist ebenso unsicher, wie sein Wesen unklar. Während die meisten Patienten vergebens ihr Heil in allen möglichen spirituösen Einreibungen suchen, erzielt man in der That in einer Anzahl von Fällen entschiedenen Nutzen vom constanten Strome, in anderen durch Massage, die jedoch wegen Schmerzhaftigkeit nur vorsichtig angewendet werden kann."

Seit jener Zeit hat sich jedoch zum Heile der an Rheumatismus leidenden Kranken, wie zum beglückenden Bewusstsein der praktischen Aerzte eine wesentliche, erfreuliche Umgestaltung in den Anschauungen über die Heilbarkeit der in Rede stehenden Krankheit vollzogen, wenn auch das Wesen der letzteren nach wie vor der positiven pathologisch-anatomischen Grundlage entbehrt.

---

*) Löbker, Real-Encyclopädie der gesammten Heilkunde von A. Eulenburg. IX. Bd., pag. 388. Wien und Leipzig, Urban & Schwarzenberg, 1883.

In die Jahre 1882 und 1883 fällt die Veröffentlichung mehrerer grösserer Arbeiten über Mechanotherapie, welche einstimmig von den befriedigenden Heilresultaten berichten, die bei Muskelrheumatismus durch diese Methode erzielt werden.

Die seit 1883 gesammelten Erfahrungen berechtigen mich zur Behauptung, dass jeder Muskelrheumatismus (der acute, wie der chronische), wo immer er seinen Sitz hat, durch Mechanotherapie geheilt wird; ja dass selbst nach zwanzigjährigem Bestande des Leidens noch Beseitigung der Schmerzen und vollständige Herstellung der Function binnen relativ kurzer Zeit erzielt wird.

Man sollte annehmen können, die Mechanotherapie sei Dank der von hervorragenden Klinikern ausgehenden Uebung derselben auf den medicinischen Schulen, Dank der vielfach in Fachjournalen und Monographien warm empfohlenen und klar geschilderten Methode Gemeingut der Aerzte aller Länder geworden. Die tägliche Erfahrung lehrt jedoch, dass ein guter Theil der Collegen dieser so wichtigen Frage ganz ferne steht und aus diesem Grunde scheint es mir Pflicht, über die schätzbaren und überraschenden Erfolge der mechanischen Behandlung zu sprechen. Ich glaube kaum irre zu gehen, wenn ich der Ueberzeugung Raum gebe, dass Tausende als unheilbar erklärte Rheumatiker auf dem Erdenrunde leben, deren Aerzte keine Ahnung haben, wie leicht und rasch diesen unglücklichen Männern wie Frauen geholfen werden könnte, die, von Schmerzen gepeinigt, in ihren Bewegungen gehemmt, in ihrem Erwerbe gehindert, in ihrem Berufe gestört, auf jede Lebensfreude verzichtend, ein trauriges Dasein hinbringen.

Um Missverständnissen vorzubeugen, muss ich der allbekannten, auch mir nicht fremden Thatsache erwähnen, dass viele rheumatische Processe ohne ärztliche Behandlung gut werden, dass viele durch einfache spirituöse Einreibungen, durch Senfteige und Vesicantien, durch narcotische Salben, durch Thermen, Kaltwassercuren und Elektricität beseitigt werden.

Ich habe nur jene Rheumatiker im Auge, welche durch alle erdenklichen Methoden fruchtlos behandelt, von einem Curorte zum anderen wandern, ohne von ihrem hartnäckigen Leiden befreit zu werden, bei denen aber eine rationelle, mit Ausdauer durchgeführte mechanische Behandlung vollkommene Heilung zu Wege bringt.

Diese allgemeinen Gesichtspunkte vorausgeschickt, will ich einer Gattung des Muskelrheumatismus, der frischen und der inveterirten Lumbago, eine etwas eingehendere Erörterung widmen.

Was ist Lumbago?

Fig. 52.*)

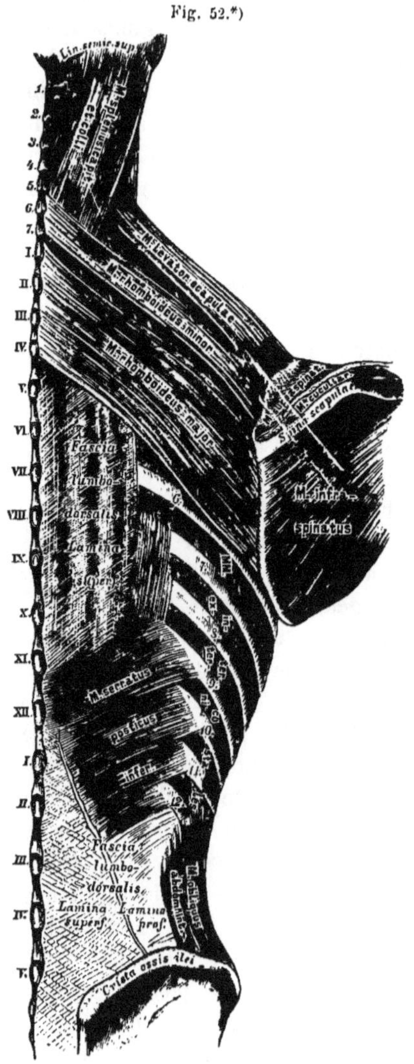

Vom Standpunkte der Mechanotherapie ist das Wort „Lumbago" (Hexenschuss) eine viel zu allgemeine Bezeichnung. Man versteht darunter einen rheumatischen Process in den Lendenmuskeln und der Fascia lumbodorsalis.

Der Sitz des rheumatischen Processes muss aber genau gekannt sein; man muss, will man durch Mechanotherapie heilen, genau wissen, welche Muskeln ergriffen sind, weil von dieser Kenntniss die Wahl der zur Heilung unerlässlichen activen Bewegungen abhängt. Die Lumbago hat das einemal ihren Sitz in sämmtlichen, die Lendenwirbelsäule bewegenden Muskeln, sowohl in den Beugern (Musculi quadratus lumborum und psoas), als in den Streckern (Musculi sacrolumbalis-longissimus dorsi) und Respirationsmuskeln (M. serratus posticus inferior). Ein anderesmal sind nur einzelne

*) Um dem praktischen Arzte die zeitraubende Arbeit des Nachschlagens im anatomischen Atlas zu ersparen, habe ich die vortrefflichen Abbildungen von C. Heitzmann der besseren Orientirung halber beigegeben.

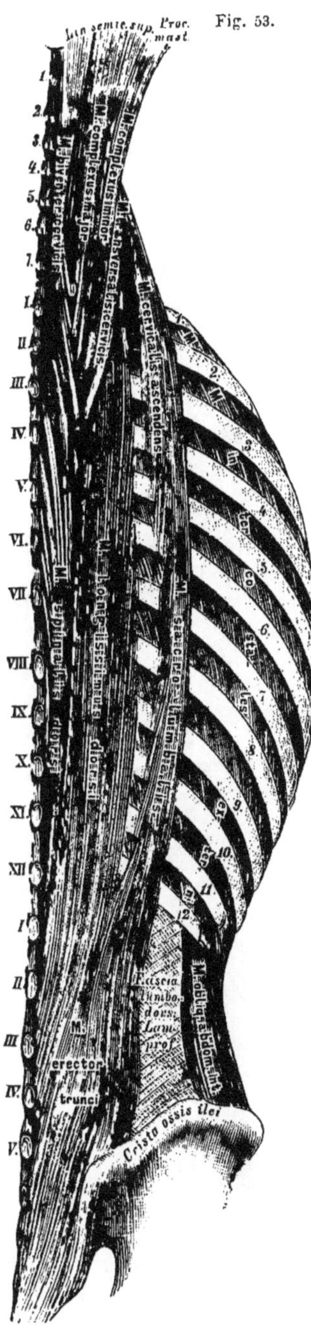

Fig. 53.

der genannten Gruppen ergriffen. Die Ausbreitung des Schmerzes, die Art der Functionsstörung und Haltung gestatten eine ziemlich genaue Diagnose.

Intensiver, dumpfer Schmerz in grosser Ausdehnung vom Os sacrum bis hinauf zum 3. Brustwirbel bei wenig beschränkter Beweglichkeit der Wirbelsäule spricht für vorzugsweise Ergriffensein der Fascia lumbodorsalis und geringe Affection der Musculatur (Fig. 52).

Ist das Bücken noch ausführbar, dagegen die Geradstreckung schmerzhaft und mühsam, so sind vorzugsweise die Erectoren erkrankt. Solche Menschen sitzen oder liegen am liebsten in gebeugter Stellung (Fig. 53).

Mühsames, schmerzhaftes Beugen bei ermöglichter Geradhaltung spricht für Erkrankung der Beugemuskeln. In diesem Falle wird in sitzender Stellung die mühsame Auswärtsrollung des Oberschenkels Schmerz erzeugen.

Ergriffen sind: Der M. quadratus lumborum und der M. psoas, welcher eigentlich als Auswärtsroller des Oberschenkels figurirt: wenn aber das Becken auf den Oberschenkeln fixirt ist, bei seiner Contraction die Lendenwirbelsäule beugen hilft (Fig. 54 und 55).

Mässiger Schmerz in der Lende, geringe Functionsstörung beim Bücken, dagegen intensive Stiche in der hinteren Gegend der 4. bis 7. Rippe bei oberflächlichem, ängstlichem Athmen charakterisiren den Rheumatismus des Musculus serratus post. inferior (siehe Fig. 52).

Es kommt nicht selten vor, dass man zu einem Kranken gerufen wird, der angeblich an Brustfell- oder Lungenentzündung leidet. Der Kranke athmet schwer, hat auch etwas Fieber, welches den acuten rheumatischen Process bisweilen begleitet. Auf den ersten Augenblick bekommt der Arzt thatsächlich den Eindruck einer Affection der Lunge oder des Brustfelles. Aber die Percussion gibt keine Dämpfung, die Auscultation lässt im ganzen Umfange der Lunge das reinste, vesiculäre Athmen erkennen; die Berührung der rückwärtigen Rippenregion verursacht heftigen Schmerz. Ein solcher Befund lässt bezüglich der Diagnose umsoweniger Zweifel zu, als gleichzeitige Schmerzhaftigkeit in der Kreuzgegend und erschwerte Beweglichkeit der Wirbelsäule, nachgewiesen wird.

Fig. 51.

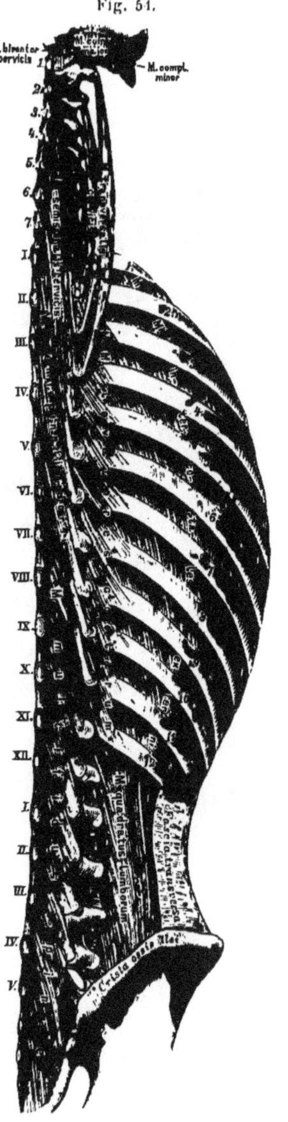

Mechanische Behandlung der frischen Lumbago.

Dem modernen, dem Fortschritte huldigenden Arzte kann es, wenn er zu einem an frischer Lumbago leidenden Kranken gerufen wird, gar nichts anders in den Sinn kommen, als den Process durch Mechanotherapie zu coupiren. Nur wenn der Patient aus Furcht vor dem so rasch vorübergehenden Schmerze sich weigern sollte, dem Arzte zu willfahren, dann wird letzterer den unsicheren, langwierigen Weg der medicamentösen Behandlung einschlagen, wobei es freilich unentschieden bleibt, ob die Lumbago, welche nach

Fig. 55

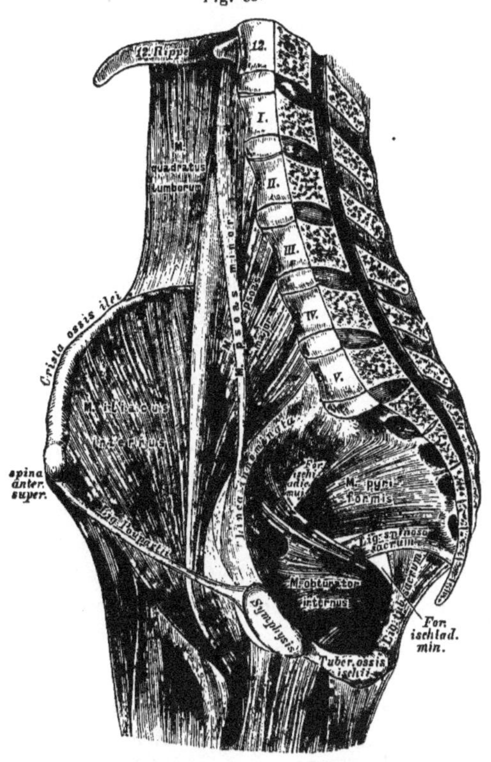

handlung, die erstere wirkt durch moleculäre, letztere durch vasomotorische Veränderung. Die spirituöse Einreibung kann nicht in die Tiefe wirken, ebenso wenig wie der Senfteig oder das Zugpflaster, die narcotische Salbe hat gewiss auf die in der Tiefe liegenden Muskeln keinen Einfluss. Die Morphiuminjection beseitigt allerdings in kurzer Zeit den Schmerz — sie ist ein vortreffliches Palliativum, aber sobald die Wirkung des Morphium abgelaufen ist, kommen die alten Schmerzen, die alte Unbeweglichkeit zum Vorschein.

Naturheilungen der Lumbago werden vorzugsweise bei jenen Personen beobachtet, welche gezwungen sind, durch Muskelarbeit ihr Brot zu verdienen. In dieser Beziehung ist der arme Teufel dem reichen Manne gegenüber im Vortheil. Ein armer Tischler zum Beispiel, welcher Weib und Kind mit seiner Hände Arbeit ernähren muss, kann sich mit seiner Lumbago nicht in's Bett legen. Bei jedem Hobelstoss, bei jedem Sägenzug erduldet er unsägliche Schmerzen — er überwindet sie und siehe da! nach wenigen Stunden gehen die Bewegungen leichter von Statten, die Schmerzen sind auf die Hälfte reducirt — einige Stunden nachher hat er nur leichte Mahnungen von schmerzhafter Empfindung, bis endlich am Abend jedes unbehagliche Gefühl gänzsich geschwunden ist. Am nächsten Morgen können allenfalls in Folge der vielstündigen Ruhe wieder Schmerzen sich melden, welche jedoch von der neuen Arbeit unterdrückt werden.

Die Thätigkeit, zu welcher der Kampf um's Dasein ihn gezwungen, war ihm gleichzeitig wohlwollender, scharfsinniger Arzt und wunderwirkendes Medicament.

Wohl ihm, dem scheinbar vom Schicksal schwer Geprüften, dass die Nothwendigkeit ihn zu harter Arbeit zwang!

Hätte er als reicher Mann einen Arzt der alten Schule zu Rathe gezogen, dieser würde ihn in's Bett gewiesen, mit Salben, spirituösen Einreibungen, Senfteigen, Vesicantien und Umschlägen aller Art tractirt haben. Als reicher Mann wäre er nach 8 Tagen, vielleicht auch nach 8 Wochen genesen und hätte Arznei, wie ärztliche Kunst gepriesen.

Wenn Riess von Lumbago spricht, welche durch einmalige Injection von Morphium geheilt wurde, welches Factum ich nicht anzweifle, so sehe ich mich zu der Annahme veranlasst, dass die betreffende Lumbago in die Kategorie jener rheumatischen Processe zu rechnen ist, welche nach wenigen Stunden durch Naturheilung verschwinden, weil erfahrungsgemäss das Morphium wohl den Schmerz für einige Stunden hinwegnimmt, die Functionsstörung aber nicht behebt, die Dauer der Lumbago nicht abkürzt.

Die mechanische Behandlung einer frischen Lumbago dauert nicht länger als 20—30 Minuten.

Ausführung der mechanischen Eingriffe.

Der Kranke wird horizontal auf den Bauch gelagert, am besten auf eine auf dem Fussboden ausgebreitete Matratze; diese kann auch durch einen Strohsack ersetzt werden, im Nothfalle behilft man sich mit einem Plaid, einer Decke und wo das Alles fehlt, genügt der nackte Fussboden, eine Bank.

In heilgymnastischen Anstalten benützt man dazu die etwa zwei Schuh breite, hartgepolsterte gymnastische Bank (Fig. 56).

Fig. 56.

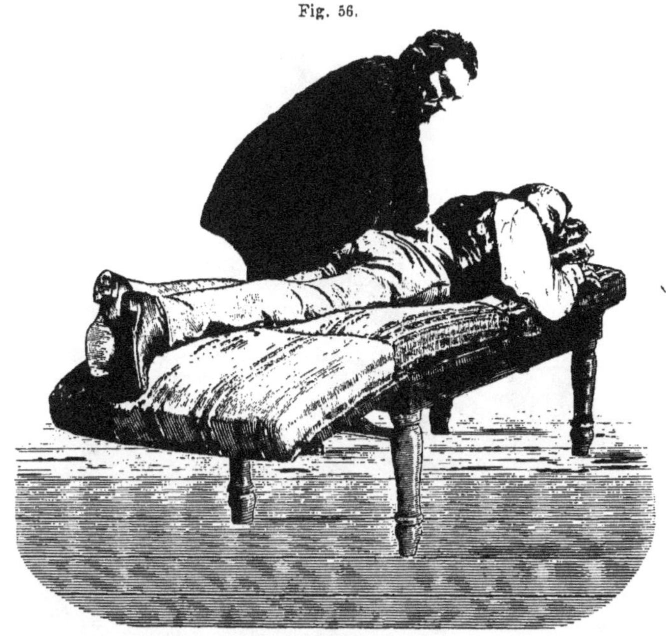

Das elastische Bett, ein federnder Divan eignen sich nicht: die Kraft des behandelnden Arztes verliert sich in der Elasticität des Lagers, seine Hand vermisst den nöthigen Widerstand.

Eine Entblössung des Kranken ist überflüssig, die Einölung der zu behandelnden Theile zwecklos. Männern lässt man das Hemd und das Unterbeinkleid — Frauen behalten Hemd und Unterrock aus beliebigem Stoffe, am besten bleibt immer Schafwolle, weil die Hand des Arztes sicherer arbeitet als auf Leinwand oder Seide.

Man könnte die Manipulationen auch in sitzender Stellung des Kranken vornehmen, allein man entwickelt hierbei nicht genügende Kraft, der Arzt ermüdet früher, der Kranke bietet nicht den erforderlichen Widerstand, die Behandlung nimmt mehr Zeit in Anspruch.

Der Arzt kniet neben dem Kranken auf dem Fussboden oder steht seitlich der gymnastischen Bank und knetet die erkrankten, schmerzhaften Gebilde, sämmtliche Weichtheile um das Kreuzbein, um die Lendenwirbelsäule, um den Darmbeinkamm herum.

Fig. 57.

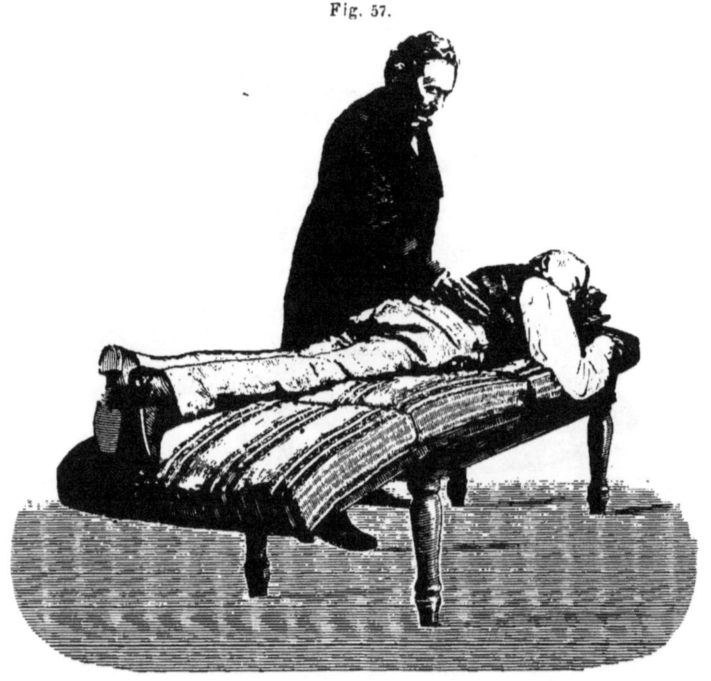

Man gebraucht Anfangs mässige Kraft, steigert dieselbe allmälig ad maximum, indem man zuerst blos die Ballen der vereinigten Finger, dann die Knöchel der Finger, endlich die Faust verwendet. Den Knetungen folgen die Muskelhackungen (Fig. 57), welche man ebenfalls vom Piano zum Forte und Fortissimo steigert.

Bei den Knetungen arbeitet man am bequemsten und sichersten auf der gleichnamigen Seite, bei den Hackungen auf der ungleichnamigen, d. h. man stehe links, wenn man die linke Seite des Kranken knetet, dagegen rechts, wenn man an der linken Seite des Kranken Muskelhackungen vornimmt. Man kann nur in diesen Stellungen die meiste Kraft entfalten, ohne sich übermässig anzustrengen.

Gerade an jenen Stellen müssen mechanische Eingriffe vorgenommen werden, welche nach Angabe des Kranken der Sitz des Schmerzes sind; in der Regel in jenem Raume, der nach unten von der Crista ossis ilei, nach oben von der 12. Rippe, nach innen von der Wirbelsäule begrenzt wird. Die hier liegenden Gebilde sind: die Fascia lumbodorsalis superficialis, die Ursprünge des Musculus erector trunci, die Fascia lumbodorsalis profunda, der Musculus quadratus lumborum. Bisweilen erstreckt sich der Schmerz längs der Wirbelsäule bis zu den Brustwirbeln; in diesem Falle sind der M. longissimus dorsi, die Mm. spinales dorsi mit ergriffen.

Die Knetbewegungen seien kurz, vibrirend, continuirlich, kräftig von einer Stelle zur anderen fortschreitend; der Cyklus dieser Knetungen werde 10—20mal wiederholt. Sind auch die tiefst sitzenden, kleinsten Muskeln (Musculi multifidi spinae) ergriffen, was durch besonders erschwerte oder ganz aufgehobene Rotation der Wirbelsäule sich zu erkennen gibt, so muss bei den Druckbewegungen die grösstmögliche Kraft entfaltet werden, was dadurch bewerkstelligt wird, dass der Arzt die Last seines Körpers mit einwirken lässt.

Die Hackungen werden mit der Schneide der Hand in der Weise ausgeführt, dass die Schläge senkrecht auf die kranken Gebilde auffallen, wobei die Bewegungen jedoch nicht im Schultergelenke, sondern im Ellenbogengelenke ausgelöst werden. Nur bei nöthiger, sehr grosser Kraftentfaltung ist auch ersteres nicht nur gestattet, sondern erforderlich.

Als selbstverständlich betrachte ich es, dass die Hand des Arztes sowohl bei den Knetungen, wie bei den Hackungen den Knochen und deren Vorsprüngen aus dem Wege geht. Mechanische Eingriffe am Knochen verursachen nicht nur zwecklosen Schmerz, sondern könnten leicht eine Verletzung herbeiführen. Ein energischer Schlag auf die Rippen könnte einen Rippenbruch, ein solcher auf die Crista ossis ilei einen Sprung des Beckens erzeugen. Aus diesem Grunde sind genaue Kenntnisse der anatomischen Verhältnisse nöthig und ergibt sich die Gefahr, welche die Behandlung solcher Leiden durch Laien in sich schliesst.

Ob überhaupt die mechanischen Eingriffe zur höchsten Potenz gesteigert werden sollen, ob man mit Eingriffen geringer oder mittlerer Intensität durchkommt, hängt von dem Grade des Leidens, von der Mächtigkeit der Muskulatur, von der Entwicklung des subcutanen Fettpolsters; von der Erfahrung des Arztes ab.

Man gewährt dem Kranken Ruhepausen und benützt diese, um sich zu überzeugen, ob derselbe schon im Stande ist, jene Bewegungen vorzunehmen, deren Ausführung ihm vor Beginn der mechanischen Eingriffe unmöglich gewesen ist. Gelingt dem Kranken diese Ausführung nicht, so muss mit den mechanischen Eingriffen von Neuem begonnen und dieser Vorgang so lange fortgesetzt werden, bis die Beweglichkeit hergestellt ist.

Man veranlasse den Kranken, folgende Bewegungen auszuführen:

Niedersetzen und Aufstehen, zuerst von einem gewöhnlichen Sessel, dann von einem niederen Fauteuil, endlich von einem Schemel. Die Arme dürfen nicht mithelfen.

Niederhocken.

Einen Gegenstand mit beiden Händen aufheben: *a)* von einem Sessel, *b)* von einem Fauteuil, *c)* von einem Schemel. Die Knie müssen hierbei gestreckt bleiben.

In sitzender Stellung die Schuhe anziehen.

In stehender Stellung das Beinkleid anziehen.

Auf einen Schemel steigen.

Auf einen Sessel steigen.

Von einem Schemel herabspringen.

Von einem Sessel herabspringen.

Rumpf vorwärts, rückwärts und seitwärts beugen.

Rumpfkreisen nach rechts und links.

Ueber einen Stab steigen.

Die genannten Bewegungen werden 10mal wiederholt; sie verursachen anfangs lebhaften Schmerz, nach etwa einer halben Stunde werden sie jedoch schmerzlos ausgeführt. Der Kranke kann in der Regel nach einer Stunde seinem Berufe nachgehen, er klagt allenfalls über die Grausamkeit der Methode, ist aber seelenvergnügt, dem Krankenlager entronnen zu sein. Durch dieses so einfache Verfahren hat der Arzt ein wahres Wunder bewirkt und trägt in sich das beglückende Bewusstsein, durch sein Werk in so kurzer Zeit einen Kranken von einem schweren

Leiden befreit zu haben, das möglicherweise zu einem chronischen, schmerzlichen Uebel ausarten könnte. Wem würde es unter so bewandten Umständen einfallen, an ein anderes Heilverfahren auch nur zu denken?

7. Beobachtung.

Von den zahlreichen, im Laufe der Jahre von mir behandelten Fällen will ich nur einen in Kürze mittheilen, weil er in augenfälliger Weise die Wohlthat der Mechanotherapie klarlegt, weil er beweist, wie sehr der therapeutische Fortschritt in die Lebensverhältnisse eingreift.

Mr. D., Zahnarzt aus England, besuchte im Jahre 1880 seine in Aussee lebenden Verwandten für einige Tage. Eines Morgens wurde ich zu dem jungen, kräftigen Manne gerufen, der steif, unbeweglich im Bette liegt, sich nicht umdrehen, geschweige aufstehen kann.

„Meine Zeit ist um, ich muss um jeden Preis abreisen und ein erbarmungsloser Hexenschuss, den ich mir gestern durch plötzliche Abkühlung bei einer Bergpartie zugezogen habe, droht alle meine Pläne zu durchkreuzen. Ich kann mich gar nicht bewegen; im Hause gibt es nur Damen, denen ich doch nicht zumuthen kann, mich anzukleiden. Ich bitte Sie, Doctor, mir ein Medicament zu verschreiben, das mich so rasch als möglich von meinem Leiden befreit.“ Mit diesen Worten empfing mich der Kranke.

„Wenn Sie etwas Schmerz ertragen wollen, verspreche ich Ihnen freie Beweglichkeit in längstens einer Stunde,“ lautete meine Antwort.

„Meinetwegen schneiden Sie mir den Kopf ab,“ versetzte der resolute Englishman, „nur machen Sie mich wieder gehfähig!“

„Sie dürfen schreien, so viel Sie wollen, — Sie dürfen mich auch einen Barbaren, einen Henker nennen, — nur Eines versprechen Sie mir, dass Sie mich gewähren lassen und mich in meinen Manipulationen nicht stören.“ — Mr. D. versprach's.

Wir haben Beide Wort gehalten.

Nach 25 Minuten energischer, von einigen Ruhepausen unterbrochener Eingriffe, welche von den unvermeidlichen „Ach“ und „Oh“ begleitet wurden, kleidete sich Mr. D. an, bückte sich so viel und so tief er wollte, setzte und drehte sich, konnte seinen Koffer packen und die Reise antreten.

8. Beobachtung.

Im Jahre 1879 wurde ich in Aussee zu einer Dame gerufen, welche angeblich an Brustfellentzündung litt und seit 3 Tagen das Bett hütete. Sie klagte über heftige, stechende Schmerzen in der hinteren Peripherie der Rippen und liess sich kalte Umschläge machen, unter deren Anwendung die Schmerzen beim Athmen zunahmen, welches mühsam und oberflächlich war. Bei Untersuchung des Thorax fand ich rechterseits gerade an den Insertionsstellen des M. serratus post. inf. intensive, durch Druck zunehmende Schmerzen, während die Auscultation und Percussion der Lunge kein einziges Symptom für Erkrankung der Lunge oder der Pleura ergaben. Es unterlag keinem Zweifel, dass hier ein rheumatischer Process des M. serratus vorlag. Trotz des beschleunigten Pulses, trotz der erhöhten Temperatur (38° C.) der Patientin nahm ich sofort mechanische Eingriffe vor, welche lebhaften Schmerz erzeugten. Aber nach 20 Minuten war der letztere geschwunden, das Athmen wurde tief und frei, die Kranke verliess das Bett und war zum Staunen der Umgebung wie durch ein Wunder geheilt.

Welcher praktische Arzt könnte sich der Nothwendigkeit verschliessen, Mechanotherapie zu treiben, wenn er nur einem einzigen Falle, wie der eben geschilderte, gegenüber gestanden ist? Mit welcher Methode, mit welchem Medicamente könnte er einen so raschen, so glänzenden Heilerfolg erzielen?

In ähnlichen Fällen dürfte man auch mit dem elektrischen Strome sein Ziel erreichen. Aber welcher Arzt trägt die Elektrisirmaschine in seiner Tasche herum? Eine Erfindung ist um so werthvoller, auf je einfacheren Principien sie beruht, je zugänglicher sie der Gesammtheit gemacht werden kann.

Wenn ein Arzt zu einem angeblich an Lumbago leidenden Kranken gerufen wird, muss er sich gegenwärtig halten, dass es verschiedene Erkrankungen gibt, welche unter Lumbago ähnlichen Symptomen einhergehen. Er wird also, bevor er mechanische Eingriffe vornimmt, sich vergewissern, dass er es weder mit dem Initialstadium der Variola, noch mit Affectionen der Niere oder des Uterus zu thun hat; er wird genau die Wirbelsäule untersuchen, um eine Caries oder Entzündung derselben auszuschliessen; er wird sich gegenwärtig halten, dass das Rückenmark oder dessen Umhüllungen der Sitz des Leidens sein könnten; er wird endlich an leicht mögliche Verwechslung mit Neuralgia lumbalis, sowie gewissen Formen von Ischias denken.

Bei den zwei letztgenannten Erkrankungen wird die mechanische Behandlung ebenfalls am Platze sein; nur wird sie in anderen Modificationen zur Anwendung gelangen; bei den anderen aufgeführten pathologischen Processen wäre die Anwendung der Mechanotherapie ein grober Kunstfehler und könnte bedenkliche Folgen haben. Aus dieser Betrachtung ergibt sich die Möglichkeit ernster Gefahr für jene Kranke, welche die Behandlung solcher Zustände Nichtärzten anvertrauen. Die mechanische Behandlung von Personen, welche an Nieren-, Uterus-, Wirbel-, Rückenmarkserkrankungen leiden, könnte gefahrdrohende Entzündungen hervorrufen. Es gibt Lumbagokranke, welche von mässigem Fieber ergriffen sind; man findet Temperaturen bis zu 38·5. Solche Fieberbewegung bildet durchaus keine Contraindication gegen die Vornahme der mechanischen Eingriffe; im Gegentheile! mit der Unterdrückung des Schmerzes, mit Herstellung der Muskelfunctionen hört das Fieber auf, die Temperatur kehrt zur Norm zurück.

Mechanische Behandlung der inveterirten Lumbago.

Während bei der frischen Lumbago die mechanischen Eingriffe die Hauptrolle spielen, treten bei Behandlung der veralteten Lumbago die activen Bewegungen in den Vordergrund. Dieselben müssen nach dem jeweiligen, vom Arzte genau studirten Falle modificirt und den vorhandenen Functionsstörungen der ergriffenen Muskeln angepasst werden. Aus diesem Grunde dünkt es mir am zweckmässigsten, die Behandlung eines meinen Aufzeichnungen entnommenen Falles bis in ihre kleinsten Einzelheiten vorzuführen und diese als allgemeines Schema gelten zu lassen. Zahlreiche zustimmende Aeusserungen, welche mir nach dem Erscheinen der I. und II. Auflage meines Buches zugingen, haben mir den Beweis geliefert, dass diese Art der Darstellung dem praktischen Arzte am besten zusagt, ihm das möglich klarste Bild entwirft, ihn am wenigsten ermüdet. Ich wähle zu diesem Behufe einen Fall, der mir selbst am meisten Kopfzerbrechen machte, welcher der Behandlung lange widerstand und mich zwang, zu Massregeln zu greifen, welche ich bisher nicht angewendet habe. In medias res!

Herr A. B., 53 Jahre alt, machte im Februar 1885 eine Vergnügungsreise nach Italien. Bei Besteigung des Monte Casino (in der Nähe von Neapel) erhitzte er sich gewaltig; von Schweiss triefend am Fusse des Berges angelangt, setzte er sich in einem kalten, mit Marmor-Fussboden versehenen Saale nieder, um seine Mahlzeit einzunehmen. Am nächsten Morgen fühlte er Schmerzen im Kreuze und in der Lendengegend, welche durch Bewegung sich verminderten, in der Nachtruhe aber zunahmen. In seine Heimat (Salzburg) zurückgekehrt, machte er die Beobachtung, dass der ihn nicht mehr verlassende Schmerz jederzeit durch Bewegung geringer wurde, insbesondere Schwimmübungen brachten eine wesentliche Erleichterung. Während des Winters 1885 auf 1886 hörten die Schmerzen nie auf, sie waren aber erträglich, bis sie Anfangs Mai 1886 so heftig wurden, dass Herr B. ärztliche Hilfe in Anspruch nehmen musste. Zuerst wurden russische Bäder angeordnet, unter deren Gebrauch die Schmerzen zunahmen und nach dem vierten Bade so quälend wurden, dass der Kranke sich nur mit unsäglicher Mühe ankleiden konnte.

Ende Mai vermochte Herr B. in Folge der folternden Schmerzen kaum mehr über das Zimmer zu gehen, so dass er das Bett aufsuchte, das er 13 Tage zu hüten gezwungen war. Nun wurden Torfmoorbäder mit einer Temperatur von 29° R. versucht. Nach dem Gebrauche von 31 solchen Bädern wurden zwar die unteren Extremitäten etwas gelenkiger, aber die Schmerzen im Kreuze liessen nicht nach, dieselben waren insbesondere des Morgens so heftig, dass er nur unter Mithilfe seiner Frau sich ankleiden konnte. Die Moorbäder wurden ausgesetzt, die durch sie erhoffte günstige Nachwirkung trat nicht ein, die Schmerzen wurden lebhafter. Nach einwöchentlicher Badepause wurden Soolbäder (28° R.) versucht, deren 13 genommen wurden, ohne dass eine Spur von Besserung sich bemerkbar machte. Der Kranke magerte sichtlich ab, sah elend aus, konnte in seinem Geschäfte (er ist Kaufmann) gar nichts mehr leisten, seine Correspondenz nicht besorgen; er verlor den Appetit, hatte selbst an einer Cigarre keine Freude mehr, auch die sitzende Stellung konnte er nicht mehr vertragen und musste sogar am Tage wiederholt das Bett aufsuchen, um sich eine schmerzfreie Stunde zu verschaffen.

In dieser Phase seines hartnäckigen, seit 1½ Jahren bestehenden Leidens hörte Herr B. durch einen Zufall von den Heilwirkungen mechanischer Behandlung bei ähnlichen Fällen.

Auf eine schriftliche Anfrage, ob ich versprechen könne, ihn von dem Leiden, das er ausführlich schilderte, zu befreien, musste ich natürlich antworten, dass ich ohne genaue Untersuchung kein Urtheil abgeben könne, dass er sich also mir vorstellen müsse.

Am 17. August fand sich Herr B., von seinen behandelten Aerzten (Regierungsrath Dr. Günther und Bezirksarzt Dr. Feistauer) dazu bewogen, in meiner zu Aussee befindlichen Curanstalt ein.

Bei der Untersuchung des Kranken bot sich mir folgendes Bild:

Rechts und links von den Lendenwirbeln, oberhalb der Crista ossis ilei eine überaus schmerzhafte Stelle, entsprechend den untersten Ansätzen des Musculus erector trunci, dem M. quadratus lumborum. Weder der M. longissimus dorsi, noch der M. sacro-lumbalis, noch der M. serratus post. inf. waren ergriffen, der Druck auf keinen der genannten Muskeln erzeugte Schmerz. Aber die Empfindlichkeit an der obgenannten, genau umschriebenen Stelle war eine so grosse, dass die sanfteste Berührung mit der Fingerspitze lebhaften Schmerz erzeugte, geschweige denn, dass ein kräftigerer Eingriff vertragen worden wäre. Aber auch ohne Berührung empfand der Kranke an dieser Stelle einen lästigen, unerträglichen, tiefsitzenden Schmerz: er mochte gehen, stehen oder sitzen. Die Treppe konnte er nur ersteigen, wenn er sich mit den Händen an dem Geländer anhielt und häufig ausruhte. Das Fahren war ihm eine Tortur; jede wie immer geartete Erschütterung des Körpers war wie von Dolchstichen begleitet. Der Kranke nahm, wie folgende Zeichnung ergibt (Fig. 58), beim Gehen und Stehen eine erzwungene, windschiefe Haltung an; den Oberkörper nach rückwärts geneigt, die beiden Arme im Ellenbogen gebeugt, an den Körper adducirt; seine Schritte waren kurz, furchtsam, als ob

Fig. 58.

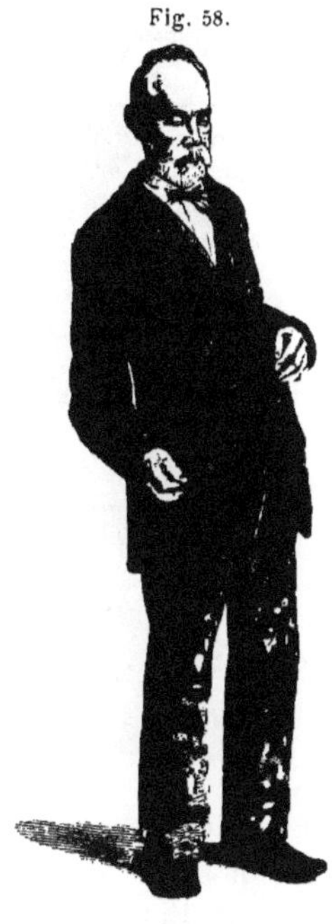

er auf Glas ginge. Diese Haltung ist für das Leiden eine recht charakteristische. Die Rückwärtslehnung des Oberkörpers hat den Zweck, die Contraction des M. quadratus limborum und des M. psoas hintanzuhalten, weil diese Contractionen vehementen Schmerz hervorriefen. Der ruhige, vorsichtige Gang wollte jeder Erschütterung des Körpers vorbeugen; gleiches Ziel verfolgten die im Ellenbogen gebeugten Arme, um die Pendelschwingungen und die damit verbundenen Vor- und Rückwärtsneigungen der Wirbelsäule zu verhindern. Der Kranke that das Alles instinctmässig, ohne sich Rechenschaft zu geben.

Unser Gehen ist bekanntlich ein fortwährendes Fallen, wobei der Oberkörper sich soweit vorwärts neigt, bis der Schwerpunkt nicht zwischen, sondern vor die Beine fällt. In diesem Momente müsste man zu Boden stürzen, wenn nicht der vorgesetzte Fuss das verhinderte. Ein solches Vorwärtsfallen des Oberkörpers ist ebenso wie das rasche Vorwärtssetzen des Fusses mit einer leichten Erschütterung des ganzen Körpers, mithin auch der kranken, vom Rheumatismus ergriffenen Muskeln verbunden.

Fig. 59.

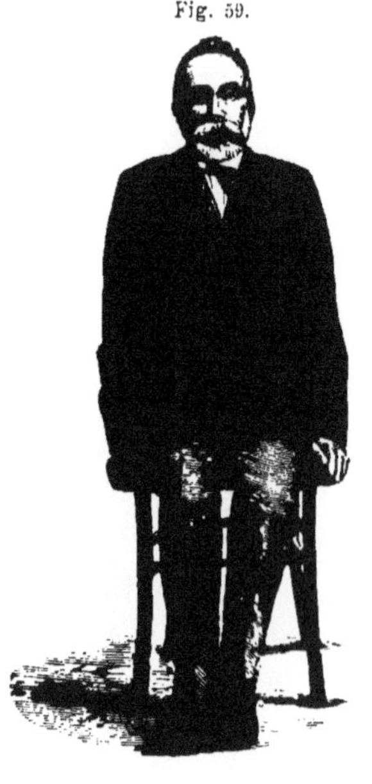

Herr B. ist vom Standpunkte der Physiologie nicht gegangen; die Füsse mehr schleifend als hebend, hat er sich mit steif gehaltenem Oberkörper vorwärts geschoben, wobei die Oberschenkel nicht pendelten, wie dies bei normalem Gange der Fall ist, sondern durch Muskelarbeit bewegt wurden.

Auch der Modus des Niedersetzens entsprach dem pathologischen Vorgange, dem Instincte des Kranken, dessen sämmtliche Bewegungen dahin abzielten, jede Contraction, jede Erschütterung der ergriffenen Muskeln zu vermeiden. Beim Niedersetzen müssen wir unseren Oberkörper vorneigen, die Brust dem Knie nähern, die Lendenwirbelsäule zum Becken in einen Winkel bringen. Das that der Kranke nicht, sondern er streckte in unverändert steifer Haltung die beiden Arme nach rückwärts gegen den Sessel aus, die Last des Oberkörpers auf sie stützend und allmälig niederlassend.

Während des Sitzens musste der Kranke, wie die Zeichnung (Fig. 59) ersichtlich macht, die Last des Oberkörpers durch die Lehne des Sessels einerseits unterstützen, andererseits durch die rechts und links an den Rand des Sitzes aufgestemmten Arme in die Höhe heben, d. h. die Arbeit dem M. erector trunci abnehmen. Nur in dieser, seine Kräfte erschöpfenden Weise vermochte Herr B. zu sitzen. Ohne Mithilfe der Arme konnte er sich auch vom Sitze nicht aufheben. Beim Essen lehnte Herr B. mit der linken Seite an den Rand des Tisches, den linken Ellenbogen auf den Tisch gestemmt, während er mit der rechten Hand die Gabel oder den Löffel handhabte. Fleisch schneiden, gleichzeitig mit Messer und Gabel hantiren, frei Sitzen war ihm ein Ding der Unmöglichkeit.

In gleicher Weise konnte Herr B. in normaler Haltung keinen Gegenstand vom Sessel, geschweige vom Fussboden aufheben. Anstatt vor den Gegenstand stellte sich der Patient seitlich zu demselben, liess sich in steifer Haltung nieder und griff seitlich oder nach rückwärts zu dem begehrten Gegenstande nieder.

Es bedarf wohl kaum der Erwähnung, dass diese Umschreibungen einfacher Bewegungen, diese anstrengenden Mitbewegungen von Muskeln und Muskelgruppen, welche bei Bewegungen herangezogen werden, an denen sie gar nicht betheiligt sein sollten, zu Ermüdung und Erschöpfung des ganzen Muskelsystems führten; in dieser übermässigen Muskelarbeit dürfte die Abmagerung des Herrn B. begründet gewesen sein.

Zu diesem schweren körperlichen Leiden gesellte sich die verzeihliche, durch seine hilflose Lage bedingte Gemüthsverstimmung, der Kummer, in seinem Berufe nichts leisten zu können, die Sorge um seine zahlreiche Familie.

Herr B. kannte nur einen, weder für seine Neigung, noch für seine Lebensstellung passenden Genuss: das Bett. In horizontaler Lage hörte jede Schmerzhaftigkeit auf; aber der Kranke war ausser Stande, sich im Bette umzudrehen und nur mühsam, mit allen erdenklichen Künsteleien gelang es ihm, sein Lager zu verlassen.

In diesem wahrhaft trostlosen und erbarmungswürdigen Zustande trat der Kranke in meine Behandlung. Ich hatte bisher keine so schwere, von so ernsten Folgeerscheinungen begleitete Lumbago zu Gesichte bekommen, obwohl ich solche Leiden von weit längerer Dauer mit Erfolg behandelt habe.

Ich gestehe, dass ich zaghaften Herzens an die Arbeit ging und einen Zeitraum von 6—8 Wochen in Aussicht nahm; ich habe durch sorgfältige, wiederholte Untersuchung mir die Gewissheit verschafft, dass ich es weder mit einem Rückenmarksleiden noch mit einer Erkrankung der Wirbelsäule, noch mit einer Nierenentzündung zu thun habe.

Der Fall war thatsächlich bei aller Sympathie für den liebenswürdigen, geduldigen, sein trauriges Geschick mit männlicher Würde ertragenden Kranken eine interessante Studie für mich, obwohl ich, des Erfolges sicher, Herrn B. Heilung versprechen konnte. Jeder einzelne der erkrankten Muskeln musste, da er das Arbeiten verlernt, da eine schwere Ernährungsstörung sich in ihm entwickelt hatte, zur Thätigkeit förmlich wieder erzogen werden.

Und Erziehung ist eine schwere Aufgabe, ein mühsames Werk; sie erfordert Energie und Geduld, Strenge und Nachgiebigkeit. Es kommt bei solchen Curen nicht blos auf ärztliches Wissen und Können, sondern auch auf den moralischen Einfluss an, welchen der Arzt auf den Kranken ausüben muss; denn auch der vernünftigste, beherzteste Patient unterzieht sich nur mit Zagen und Besorgniss einer Behandlung, welche täglich neuen Schmerz erzeugt.

Es handelt sich darum, den Kranken über die schweren ersten 8—14 Tage hinweg zu bringen, in denen er keine Abnahme, vielleicht gar eine Zunahme seiner Schmerzen, keine Verbesserung seiner Functionsstörung verspürt. Fast alle diese Patienten haben nicht übel Lust, in der ersten Woche „durchzubrennen“ und auch Herr B. gestand mir ein, dass er schon nach den ersten Tagen der Behandlung bei sich beschlossen hatte, Aussee zu verlassen, wenn nicht mein positives, rückhaltloses Versprechen, ihn vollkommen zu heilen, ihm seine frühere Beweglichkeit und Arbeitsfähigkeit wieder zu geben, seinen gesunkenen Muth immer wieder aufgerichtet hätte.

Schilderung der Behandlung.

1. Tag.

Der Kranke kriecht unter Schmerzen, langsam und unbeholfen auf die heilgymnastische Bank. Der Arzt stellt sich abwechselnd an die rechte und linke Seite des Kranken und knetet anfangs sanft, dann immer stärker bis zur Entfaltung der grössten ihm zu Gebote stehenden Kraft, die oben beschriebene, schmerzhafte Stelle (in diesem Falle hatte nur der Knöchel des Zeigefingers Platz), in die tiefste Tiefe wirkend. Hierauf wird an derselben Stelle Muskelhacken vorgenommen, was ungefähr eine Minute dauert (für jede Seite 30 Secunden). Siehe Figur 55 und 56.

Der Schmerz, welcher durch diese Proceduren erzeugt wird, muss ein überaus gewaltiger sein. Der Kranke schreit aus Leibeskräften, ungefähr so, als ob ihm ein Zahn gezogen würde; er schlägt mit den Armen um sich, klammert sich an den Polster, auf dem er liegt, umfasst die Füsse der Bank, greift auch nach meinen Schenkeln, die er in seiner Aufregung krampfhaft kneipt. Ich lasse mich durch die Rufe: „Das ist eine Barbarei", „Das halte ich nicht aus" nicht irre machen. Je rascher man diese Eingriffe vornimmt, je kürzere Zeit man den Kranken leiden lässt, desto besser für ihn. Parlamentiren würde nicht zum Ziele führen. Hier gilt die That, nicht das Wort. Die Zauberformel: „Sie werden sicher geheilt" gilt als das einzige Beruhigungsmittel. Der Schmerz ist kein nachhaltiger, in wenigen Secunden ist Alles vergessen. Mit vieler Mühe verlässt der Kranke, vom Arzte unterstützt, die gymnastische Bank, um die activen Bewegungen, welche ebenfalls Schmerz erzeugen, vorzunehmen.

Active Bewegungen.

Alle dem Kranken vorgeschriebenen Uebungen verfolgen nur das eine Ziel, die vom rheumatischen Processe ergriffenen Muskeln, die Beuger wie die Strecker der Wirbelsäule zur Thätigkeit zu zwingen.

In der Erreichung dieses Zieles liegt der Schwerpunkt der ganzen Behandlung.

Es scheint in der ersten Zeit ganz unmöglich, in rheumatisch afficirten Muskeln eine spontane Contraction auszulösen. Es macht den Eindruck, als ob zwischen dem motorischen Nerven und der Muskelfaser der elektrische Contact unterbrochen wäre — wie dies bei der Lähmung der Fall ist.

Oder will der Kranke den Muskel nicht contrahiren, um sich den mit der Contraction verbundenen Schmerz zu ersparen?

Wie dem immer sei — wir stehen vor der Thatsache, dass die schmerzhaften mechanischen Eingriffe den activen Bewegungen vorarbeiten. Ohne die vorhergegangenen mechanischen Eingriffe würden die kranken Muskeln nie und nimmer zu einer activen Bewegung sich entschliessen, sei es, dass die durch die Eingriffe hervorgerufene moleculare Veränderung die Muskelfasern zur Contraction befähigt, sei es, dass die im Muskel eingebetteten Nerven erlernen, den durch die Contraction entstehenden Schmerz zu ertragen. In diesem Sinne wären die mechanischen Eingriffe als Nervenerziehungs-, als Nervenabhärtungsmittel aufzufassen.

Wir brauchen nur in's tägliche Leben hineinzugreifen, um Beweise für die Abhärtungsfähigkeit der Nerven zu finden. Die, sowohl die in der Haut, als die auf Schleimhäuten sich ausbreitenden Nerven werden durch Uebung dahin gebracht, Reize verschiedenster Art zu ertragen, für welche sie ehedem sehr empfindlich gewesen sind. Feuerarbeiter, wie Schmiede und Schlosser, greifen glühende Kohlen mit den Händen an, ohne Schmerz zu empfinden, während sie als Lehrlinge laut aufschrien, wenn ein glühender Funke ihre Finger berührte.

Die Mund- und Nasenschleimhaut der Raucher und Schnupfer empfindet mit der Uebung des Rauchens und Schnupfens denselben Reiz als Annehmlichkeit, den sie als Neulinge im Genusse dieser scharfen Substanzen mit Ekel und den verschiedensten Widerwärtigkeiten von Seite des Nervensystems überwinden mussten.

Das schmerzhafte Gefühl des Wundseins der Muskeln, welches wir beim Reiten, Turnen, Schwimmen im Beginne empfinden, überwinden wir am besten und raschesten, wenn wir mit den schmerzenden Muskeln Tag für Tag arbeiten. So kommt es mir vor, dass vom Rheumatismus ergriffene Muskeln den Schmerz der Contraction ertragen, wenn sie den ebenso mächtigen oder noch mächtigeren Schmerz der mechanischen Eingriffe gekostet haben.

Ich verlange vom Kranken in den ersten 8 Tagen nicht, dass er allein die Uebungen vornehme, ich stelle gar keine Anforderungen an seinen Privatfleiss, an seine Selbstüberwindung. Auch der willenstärkste Patient kann es nicht über sich gewinnen, die schmerzhaften Uebungen in Abwesenheit des Arztes auszuführen. Er bedarf der moralischen Unterstützung, oft auch des moralischen Zwanges.

Wenn der Arzt seinem Kranken in der ersten Woche nicht täglich 40 Minuten, in der zweiten Woche 30, in der dritten Woche 20 Minuten zu widmen in der Lage ist, thut er besser, die Cur nicht zu beginnen.

Die Muskelübungen müssen nach einem bestimmten Systeme auf einander folgen — man beginnt mit jenen, welche der Kranke leichter ausführen kann, und geht nur allmälig zu den schwierigeren über, jeden Tag eine neue Uebung hinzufügend.

Die ersten Uebungen bestehen darin, dass man den Kranken veranlasst, mit grossen Schritten durch das Zimmer zu schreiten, anfangs in langsamem, später in immer schnellerem Tempo.

Je länger, je breiter der Raum, desto besser lässt sich die heilgymnastische Cur durchführen.

Man gestattet dem Kranken bei diesen Gehübungen in der ersten Zeit die fehlerhafte Haltung des Oberkörpers, die im Ellenbogen gebeugten Arme. Sollte der Kranke sich weigern, in rascherem Tempo den Raum zu durchschreiten, so erfasst man ihn beim Arme und zieht ihn gegen seinen Willen vorwärts. Er folgt dann willig, weil ihm das Sträuben und Widersetzen noch weit mehr Schmerz bereiten würde. Der Kranke wehklagt, beruhigt sich jedoch nach wenigen Secunden.

Nun lässt man ihn am Widerstandsapparate arbeiten. Er stellt sich vor dem Apparate, jedoch seitlich, mit gespreizten Beinen auf, zieht einmal mit dem rechten, ein anderesmal mit dem linken Arme von oben nach unten. Bei diesen Uebungen werden die Beuge- und Streckmuskeln der Wirbelsäule in mildester Weise in Anspruch genommen (Fig. 60), sie sind nur in geringem Grade schmerzlich und bilden den Uebergang zum Ziehen von unten nach oben, und zwar an dem anderen hier in Zeichnung wiedergegebenen Widerstandsapparate, an welchem Anfangs die leeren, später die immer mehr und mehr belasteten Gehäuse belegt werden.

In den ersten 14 Tagen wurde dem Kranken die correcte Ausführung dieser Uebung trotz des besten Willens unmöglich. Der Kranke bückt sich nicht nach Vorwärts mit dem Oberkörper, um die Querstange, an welcher die zu den Gehäusen führenden Stricke befestigt sind, zu ergreifen, sondern erfasst dieselben in der Weise, dass er mit steifem, unbeweglichem Oberkörper im Hüft- und Kniegelenke Beugungen vornehmend, die Vorderarme an die Oberschenkel stemmt (Fig. 61).

Bei regelrechter Ausführung der Uebung, welche die beiden Figuren in der Anfangs- und Endphase wiedergeben (Fig. 62 und 63), wird die Last in der Anfangsphase von den ruhig herabhängenden Armen nur gehalten, dagegen von dem Musculus erector trunci gehoben, indem der letztere durch seine Contraction die nach vorn gebeugte Wirbelsäule nach rückwärts streckt.

Fig. 60.

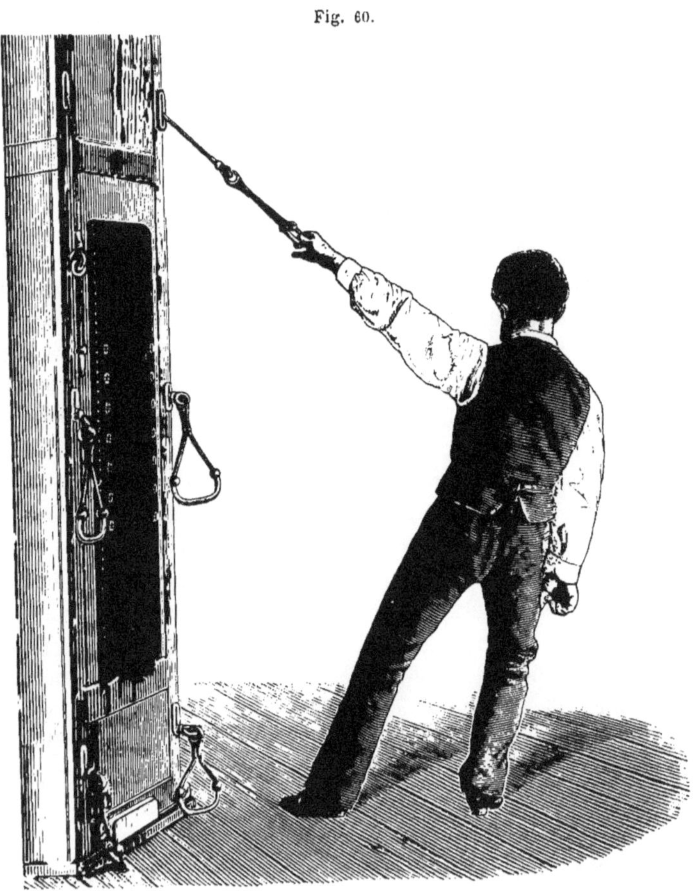

Arme am aufwärts geschobenen Oberkörper fixirt sind, in derselben Richtung nach oben.

Ist der Oberkörper mit den unteren Extremitäten in gerade Linie gebracht, dann beginnt die Arbeit der Arm- und Schultermuskeln, um die Querstange in die Lage zu bringen, wie Fig. 63 sie darstellt.

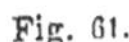

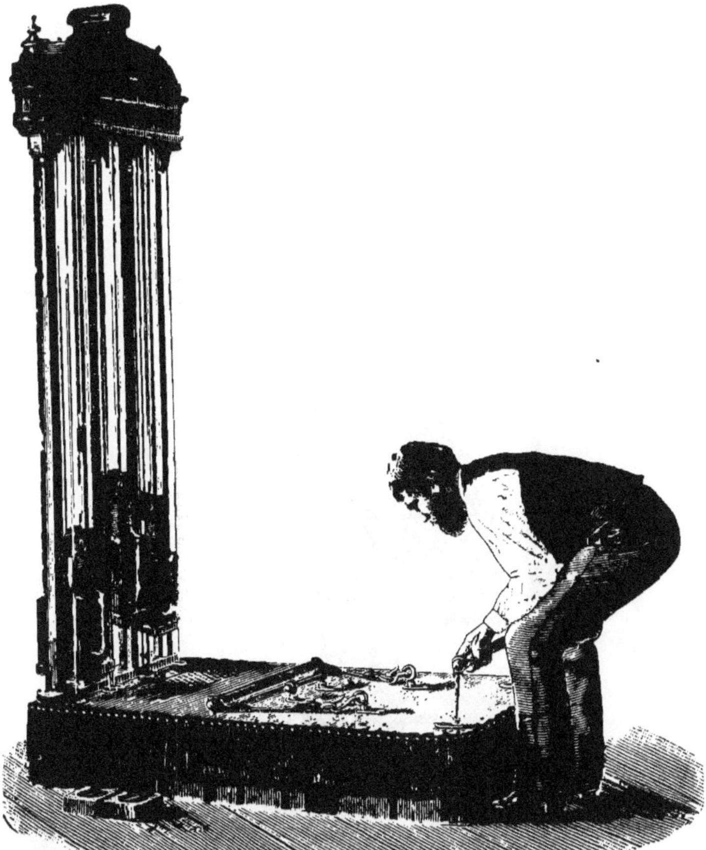

Fig. 61.

Beim Niederlassen der Gehäuse vollzieht sich die Bewegung in derselben fehlerhaften Weise. Es wäre ganz nutzlos, vom Kranken in den ersten 8—14 Tagen eine fehlerfreie Ausführung und eine mehr als fünfmalige Wiederholung dieser

Uebung zu verlangen, weil die Körperkraft schon hierdurch erschöpft ist.

2. und 3. Tag.

1. Die mechanischen Eingriffe werden, wie geschildert, täglich vorgenommen, bis die Heilung erzielt ist.

Fig. 62.

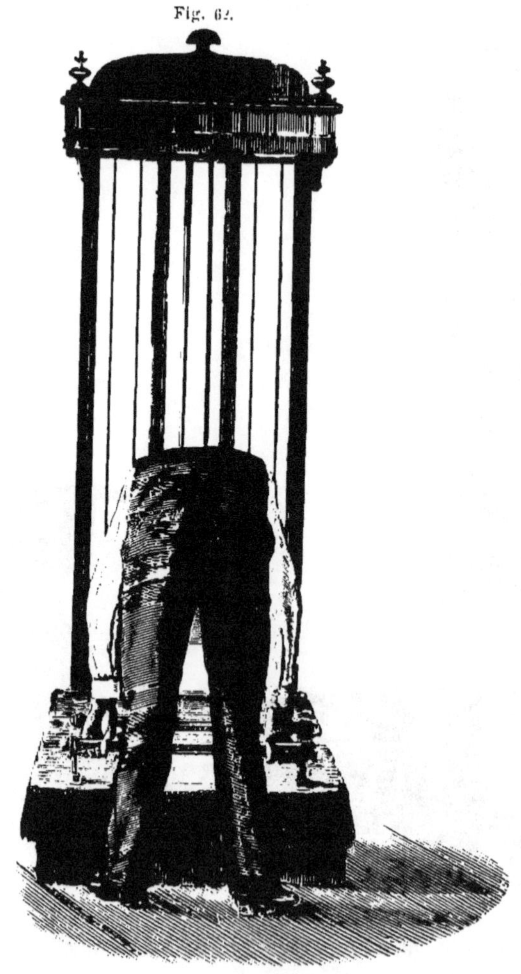

2. Neu hinzukommende Uebung: Durchschreitung des Zimmers mit pendelnden Armen, Anfangs mit kleinen und langsamen, später mit grossen und raschen Schritten. Diese geringfügige Modification erhöht die Schmerzen wesentlich. Sobald die Arme

pendeln, wird die Wirbelsäule, an welcher die Arme angehängt sind, schon ein wenig passiv bewegt und die an ihr angehefteten Muskeln (M. erector trunci, M. quadratus lumborum, M. psoas) ein wenig gezerrt und erschüttert.

3. Wiederholung der gestrigen Bewegungen, jede zehnmal ausgeführt.

Fig. 63.

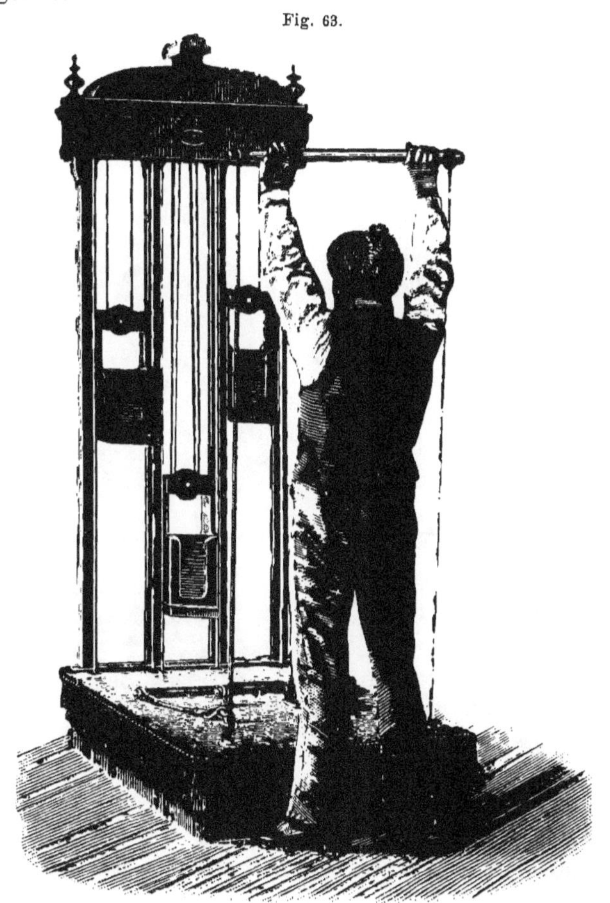

4. Tag.

Um Monotonie zu vermeiden, will ich ein- für allemal bemerken, dass das tägliche Programm mit den mechanischen Eingriffen beginnt, welche ebenso wie an den vorhergehenden Tagen lebhafte Schmerzen hervorrufen und vom Kranken gefürchtet werden.

Den mechanischen Eingriffen folgt die neue Uebung, dieser die Wiederholung der am Vortage vorgenommenen Uebungen.

Neue Uebung: Ich lasse 10 vierkantige Hölzer (50 Centimeter lang, 10 Centimeter stark) in regelmässigen Abständen auf den Fussboden legen (Anfangs 40 Centimeter, später 50, 60, 70, 80, 90, 100 Centimeter von einander abstehend).

Der Kranke hat diese Hölzer zuerst in langsamem, später in immer schnellerem Tempo zu überschreiten (Fig. 64).

Je weiter die Hölzer von einander abstehen, je rascher der Kranke über dieselben hinwegschreitet, desto intensiver ist der durch diese Bewegung erzeugte Schmerz in den leidenden Muskeln. Diese Uebung ist für den Patienten in der ersten Zeit sehr ermüdend und erschöpfend.

Fig. 64.

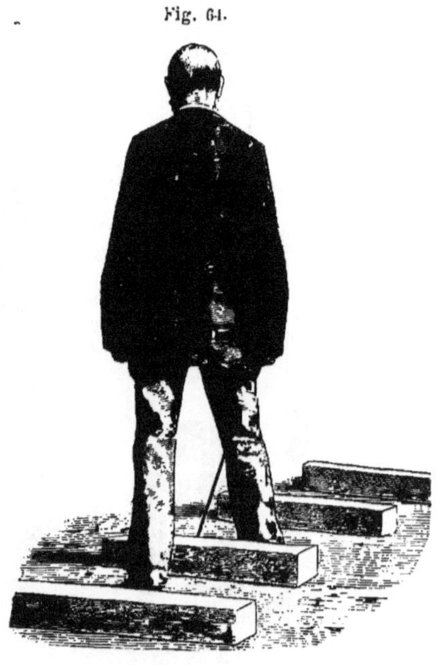

5. Tag.

Neue Uebung: Der Kranke schreitet nicht über die Hölzer hinweg, sondern auf ihnen, von einem zum andern. Die Hölzer werden nach fünfmaligem Abschreiten immer weiter auseinander gerückt. Bei Entfernung der Hölzer von 1 Meter muss selbst für den Gesunden die Leistung eine ansehnliche genannt werden (Fig. 65).

Die Uebung des Einherschreitens auf den Hölzern ist ungleich schwieriger und anstrengender als das Ueberschreiten der Hölzer.

Der Kranke muss seine Muskeln schon gut beherrschen können — das Auftreten auf die beweglichen leicht umkippenden Hölzer erfordert grosse Sicherheit, sonst stürzt der Kranke. Ich gebrauche deshalb die Vorsicht, den Kranken in den ersten Tagen an der Hand zu führen, um ihm die nöthige Sicherheit zu geben und ihn bei etwaigem Sturze zu halten. Aus der Sicherheit, mit welcher der Kranke auf die Hölzer tritt, beurtheilt man, ob es gerathen ist, ihn diese Uebung ohne Führung vornehmen zu lassen.

Zur Verschärfung der Muskelarbeit muss der Kranke die Hölzer selbst herbeiholen, auf den Fussboden legen, zu Ende der Uebung wieder aufheben und auf ihren Platz zurücktragen, was freilich mit unglaublicher Unbeholfenheit, grosser Mühe und Schmerzhaftigkeit ausgeführt wird. Um eine Vorstellung von der hierdurch verursachten Mühe zu geben, sei erwähnt, dass der Patient fünfmal so viel Zeit zu dieser Arbeit braucht, als ein gesunder Mensch.

Fig. 65.

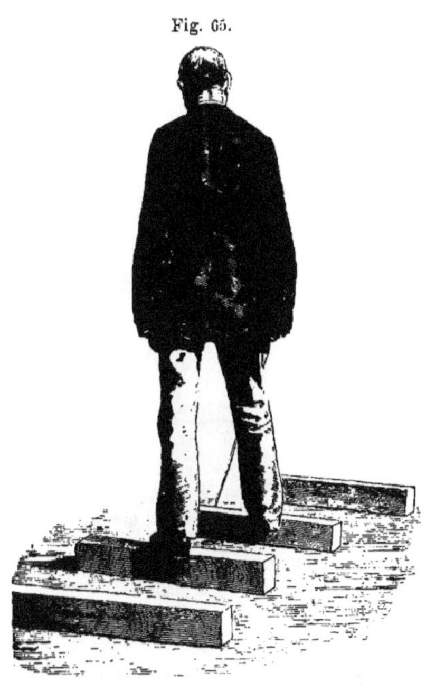

Das Aufziehen der Gehäuse am Widerstandsapparate will immer noch nicht gelingen, die fehlerhafte, erzwungene Haltung beim Gehen, Stehen und Sitzen, sowie die Schmerzhaftigkeit bei sämmtlichen Bewegungen sind unverändert. Der Kranke will an eine Heilung nicht glauben, mit so grosser Zuversicht ich ihm dieselbe versprechen mag.

6. Tag.

Mechanische Eingriffe.

Wiederholung der bisherigen Muskelübungen.

Am Widerstandsapparate: Während der Patient bisher die leeren Gehäuse mit vieler Mühe zu ziehen vermochte (immer noch in der geschilderten fehlerhaften Weise), kann ich ihm heute die Gehäuse mit 2 Kilo belasten.

Neue Uebung: Niederkauern (Fig. 66), als Freiübung nicht ausführbar; aus diesem Grunde durch einige Tage in der Weise ausgeführt, dass der Kranke sich mit beiden Armen am Barren festhält. Sowohl beim Niederhocken, als beim Aufheben des Körpers übernehmen die Arme einen grossen Theil der Arbeit, welche den erkrankten Muskeln zufiele; diese letzteren werden immerhin bei dem unter Mithilfe der Arme modificirten Niederkauern erschüttert und bewegt. Der Patient schildert die Uebung als eine um so schmerzhaftere, je rascher sie vorgenommen wird.

7. Tag.

Ferien, — die mechanischen Eingriffe unterbleiben; sie regen das Nervensystem gewaltig auf — es thut gut, demselben durch 24 Stunden Ruhe zu gönnen. Der Kranke ist darob hocherfreut und beglückt; er nimmt jedoch seine Freiübungen, sowie die Widerstandsbewegungen vor.

8. Tag.

Versuche neuer Uebungen: 1. Ohne Hilfe der Arme sich auf einen Sessel niederlassen oder frei vom Sessel aufstehen — vorläufig unausführbar.

Fig. 66.

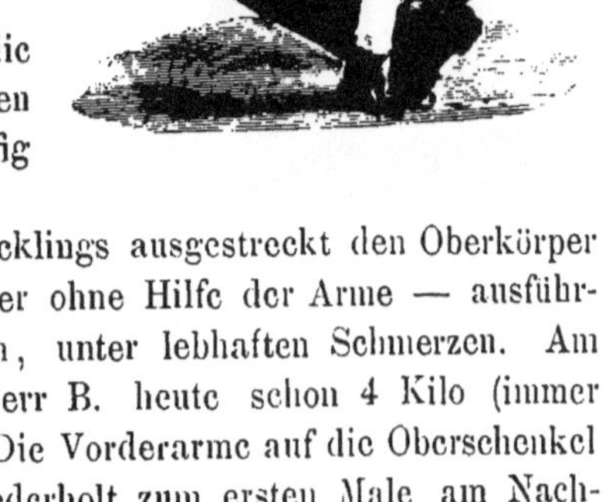

2. Versuch, auf einer grossen Matratze (2 Meter lang, 2 Meter breit) ausgestreckt, sich um die eigene Achse drehen — vorläufig unausführbar.

3. Versuch, vor einem Sessel stehend, von demselben einen Gegenstand in regelrechter Weise aufheben — vorläufig unausführbar.

4. Versuch, sich auf die Zehen zu erheben oder auf den Zehen zu gehen — vorläufig unausführbar.

5. Auf der Matratze rücklings ausgestreckt den Oberkörper aufrichten, Anfangs mit, später ohne Hilfe der Arme — ausführbar, allerdings sehr mühsam, unter lebhaften Schmerzen. Am Widerstandsapparate hebt Herr B. heute schon 4 Kilo (immer noch in fehlerhafter Weise: Die Vorderarme auf die Oberschenkel gestemmt). Der Kranke wiederholt zum ersten Male am Nachmittage seine Uebungen (ohne Aufsicht).

9. Tag.

Neue Uebung: An der Sprossenstange sich niederlassen und aufheben, sehr schmerzhaft (Fig. 67).

Der Arzt sei Anfangs behilflich — verabsäume es bei dieser Uebung nie, vor dem Kranken zu stehen, um demselben, falls er in Folge des Schmerzes die Arme loslassen sollte, vor dem Sturze und einer eventuellen Verletzung zu schützen.

10. Tag.

Neue Uebung: Rückenlage auf einer gepolsterten Walze (Fig. 68), welche wie die Zeichnung zeigt, sich höher und tiefer stellen lässt.

Der Arzt hilft dem Kranken, sich auf die Walze zu legen und stellt sich zwischen die gespreizten Beine des letzteren. Die Lage ist eine unbehagliche, sehr schmerzhafte. Der Kranke, welcher sich mit seinen beiden Armen an den senkrechten Stangen des Apparates festklammert, ist in ängstlicher Erregung. In dieser Lage wird der Kranke in sanftesten Schwingungen gewiegt — nicht öfter als fünfmal — hierauf lässt man ihn sanft von der Walze herabgleiten. Sein steifer und unbeweglicher Körper erleidet bei Berührung des Fussbodens einen von heftigem Schmerze begleiteten Stoss, welcher den Heilungsprocess günstig beeinflusst (Fig. 69).

Fig. 67.

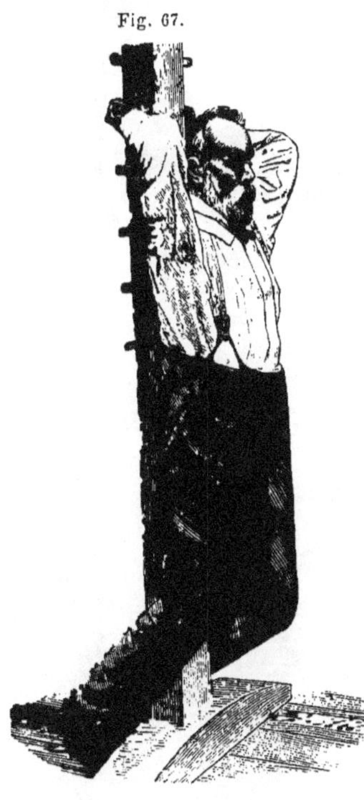

Diese Uebung ist von mächtiger Wirkung und führt einen Wendepunkt im Zustande des Kranken herbei. Ich möchte nicht rathen, sie vor Ablauf der ersten 8 Tage vorzunehmen. Der Kranke muss schon an die mechanischen Eingriffe und an schmerzhafte Muskelarbeit ein wenig gewöhnt sein; er muss, wenn er auch mit Zagen und Angst an jede neue Uebung herantritt, die Ueberzeugung bekommen, dass ihm nichts zu Leide geschieht und muss unbedingtes Vertrauen in die Kenntniss, Erfahrung, Umsicht und Rücksicht des Arztes haben; er muss wissen, dass letzterer ihm gerade nur so viel schmerzhafte Muskelarbeit auferlegt, als zum Zwecke der Heilung unerlässlich nöthig ist.

Man versuche nur selbst, auf dieser Walze zu liegen, was für den Gesunden allerdings ein Leichtes ist, um sich in den Gedankengang des Patienten hinein zu versetzen, welcher versichert, er habe die Empfindung, der Körper müsse bei dieser

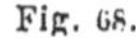

Fig. 68.

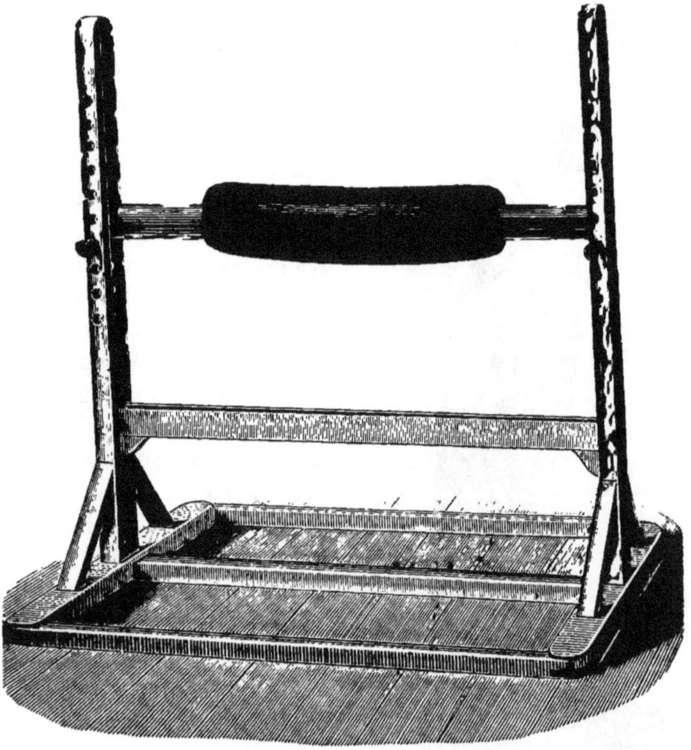

Lage in zwei Hälften brechen. Anatomisch erklärt sich diese Empfindung vollkommen. Auf der einen Seite der Walze wirkt der Rumpf mit dem Kopfe, auf der anderen wirken die unteren Extremitäten als Last auf die steifen, der Contraction unfähigen Muskeln, welche die beiden Lasten verbinden. Bei keiner der bisher ausgeführten Uebungen hallt der Schmerz so lange nach, als bei dieser.

11. Tag.

Im Gehen und Laufen über die Hölzer macht sich ein ausgesprochener Fortschritt geltend.

Die Haltung des Kranken verbessert sich von Tag zu Tag, aber die Schmerzen haben sich bisher nicht vermindert.

Ich lasse den Kranken ausser den Uebungen im heilgymnastischen Saale Vormittags und Nachmittags Spaziergänge von ein bis zwei Stunden machen, um in den Muskeln eine ener-

Fig. 69.

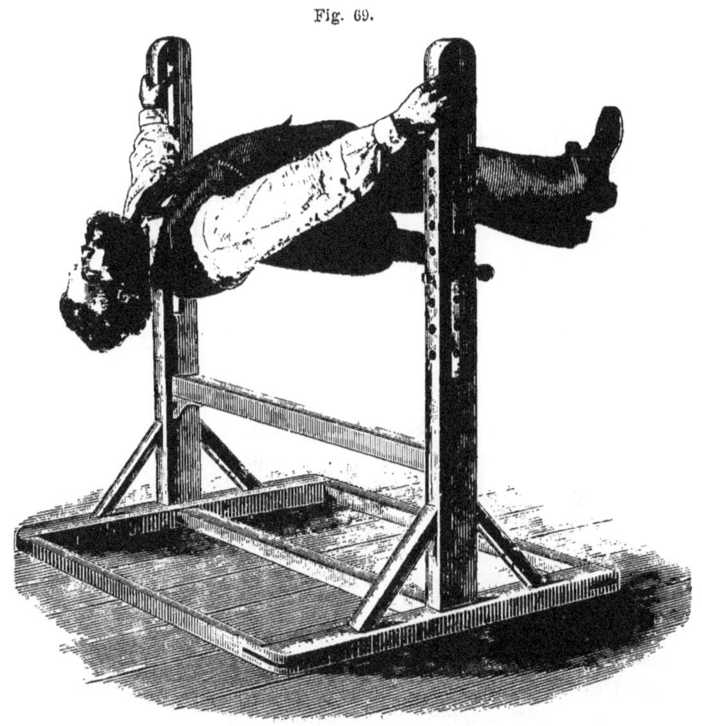

gischere Wärmeproduction, lebendigeren Stoffumsatz hervorzurufen, gestatte ihm aber, sich der Länge nach auszustrecken, so oft er sich ermüdet fühlt.

Neue Uebung: Hüpfen auf dem Fussboden, — anfangs in kleinen, später in immer grösseren Sprüngen; anfangs in langsamen, später in schnellerem Tempo. Die Uebung wird vorwärts und rückwärts ausgeübt. Diese Bewegungen sind sämmtlich von intensivem Schmerze begleitet, besonders die Rückwärtsbewegung.

Eine Erhöhung der Leistung besteht in dem Springen über die bereits erwähnten Hölzer, welche in regelmässigen Abständen auf den Fussboden gelegt werden. Beim Hüpfen ohne Ziel werden die kranken Muskeln im Allgemeinen zu kräftiger Contraction veranlasst; beim Ueberspringen der regelmässig liegenden Hölzer muss der Kranke den Sprung bemessen — das setzt ein intimes Zusammenwirken von Nerv und Muskel voraus.

Hat man den Kranken einmal so weit gebracht, dann ist das Schwerste überstanden — die Heilung macht von diesem Momente an rasche Fortschritte.

12. Tag.

Sämmtliche Uebungen werden noch in fehlerhafter Haltung unter grosser Anstrengung, mit vieler Selbstüberwindung vorgenommen, deshalb heute keine neue Uebung.

Der Kranke muss überhaupt viel guten Willen mitbringen und diesen täglich beweisen, sonst nützt weder die Ausdauer des Arztes, noch die geistige Verarbeitung des Falles; weder das Sichhineinleben in die pathologischen Verhältnisse, noch die anatomisch-physiologische Zergliederung der vorhandenen Functionsstörungen.

Mit dem Springen von einem Holze auf das andere ist ein neuer gewaltiger Fortschritt des Kranken zu verzeichnen. Es handelt sich bei dieser Uebung um ein noch schärferes Ineinandergreifen von Wille und Bewegung, um ein noch innigeres Einwirken von Nervenreiz auf die Muskelfaser. Es bedarf eines scharfen Abmessens des Raumes, und man muss seine Muskeln schon gut in seiner Gewalt haben, um von der schmalen Fläche des vierkantigen Holzes nicht abzugleiten. Da der Kranke auf diesem Holze nicht stehen bleibt, sondern sofort zum nächsten Holze weiterspringt, so müssen die Muskeln ebenso rasch als präcise den Willensimpulsen gehorchen.

13. Tag.

Die am 8. Tage versuchten, damals noch unausführbaren Bewegungen werden nach Vornahme der mechanischen Eingriffe täglich wieder auf ihre Ausführbarkeit geprüft. Noch immer ist es dem Kranken unmöglich, sich ohne Zuhilfenahme der Arme niederzusetzen, ebensowenig vermag er einen auf dem Sessel liegenden Gegenstand aufzuheben. Dagegen hat er erlernt, sich auf die Zehen zu erheben, zu springen und heute sieht er zu seiner grossen

Freude, dass er, auf der Matratze liegend, sich mit Leichtigkeit um die eigene Achse drehen kann.

Man macht bezüglich der Ausführbarkeit der verschiedenen Bewegungen die merkwürdige Beobachtung, dass einzelne von ihnen anfangs fehlerhaft und mühsam, dann allmälig correcter und leichter ausgeführt werden, während andere, nachdem sie absolut nicht ausgelöst werden konnten, mit einem Schlage vollendet in die Erscheinung treten.

Neue Uebung: Springen mit beiden aneinander geschlossenen Füssen versucht. Es gelingt anfangs nur über die Spalte, welche zwei Bretter des Fussbodens von einander trennt — später über eines der Hölzer. Diese Uebung setzt schon eine sehr kräftige Leistung von Seite der kranken Muskeln voraus. Die Hauptarbeit hierbei müssen zwar die Musculi gastrocnemii aufbringen, allein auch die Oberschenkel werden gebeugt, wobei der M. psoas mitwirkt. Auch die kräftige Erschütterung des Körpers hat günstigen Einfluss auf die kranken Muskeln.

Man verschärft diese Uebung, indem man zwei, dann drei Hölzer zuerst neben-, später übereinander legt, mit anderen Worten: Indem man die Sprungweite und Sprunghöhe allmälig steigert, den kranken Muskeln immer grössere, schwierigere Leistnngen auferlegt.

Die Vorsicht gebietet, bei den ersten Versuchen dem Kranken die Hand zu reichen, ihn während des Sprunges ein wenig nach vorwärts zu ziehen.

14. Tag.

Ferien — keine mechanischen Eingriffe! Der Kranke äussert darüber grosse Freude, nimmt aber pflichtgetreu und da er die wesentliche Besserung in seinem Befinden, in seiner Leistungsfähigkeit wahrnimmt, mit einer gewissen Leidenschaft die ihn noch immer schmerzenden Uebungen Vormittags und Nachmittags vor.

15. Tag.

Fortsetzung der mechanischen Eingriffe. Wiederholung sämmtlicher Uebungen.

Neue Uebung: Der Kranke muss von verschiedenen Höhen herabspringen; zuerst von einem Schemel, der 15 Centimeter hoch ist, später von einem 30 Centimeter hohen Schemel, endlich von einem gewöhnlichen Sessel (45 Centimeter hoch). Diese Uebungen, sowohl das Aufsteigen, als die Berührung mit dem Fussboden erfolgende Erschütterung (wobei die Musculi erector trunci, quadratus lumborum, psoas die Wirbelsäule balanciren müssen) verursachen heftigen Schmerz. Der Kranke verbeisst die Lippen, bricht aber sofort in ein heiteres Lachen aus und geht, sich selbst herausfordernd, ein Gemisch von unbezwingbarer Furcht und frisch erworbenem Heroismus in seiner Brust tragend, an die sofortige Wiederholung der Uebung, bis ich Halt gebiete, um den Uebereifrigen vor Ermüdung zu bewahren.

17. Tag.

Neue Uebung: Ohne mit den Armen sich anzuhalten, rasch über die Treppen auf- und abwärts steigen.

Erhöhung dieser Leistung: Ueber die Treppen auf- und abwärts laufen.

Nochmalige Erhöhung der Leistung: Von einer Stufe zur andern springen — so rasch als möglich.

Letzte Steigerung derselben Aufgabe: Anfangs eine, dann zwei Stufen überspringen, sowohl auf-, wie abwärts.

Der Arzt sei zugegen — überwache die Uebung!

Trotz dieser nun so rasch sich vollziehenden Besserung ist der Kranke noch immer nicht im Stande, einen Gegenstand vom Sessel aufzuheben (durch regelrechtes Vorwärtsbücken).

18. Tag.

Hallelujah! ruft der Kranke aus, als er bei Vornahme der mechanischen Eingriffe heute zum ersten Male auf der rechten Seite keinen Schmerz verspürt. Ich mag drücken, kneten, Muskelhacken vornehmen, so kräftig ich will — keine Spur von Schmerz an der Stelle, welche bei Beginn der Behandlung die Berührung der Fingerspitze nicht vertragen hat.

Erst von heute ab glaubt Herr B. an seine gänzliche Heilung und mit verdoppeltem Eifer, mit gründlicher Schmerzverachtung geht er an die täglichen Uebungen, sowohl in meiner Gegenwart, als am Nachmittage, wo ich nicht Zeuge seines Fleisses bin. Der Kranke kostet mich nun wenig Zeit, gar keine Mühe mehr. Innerhalb 15 Minuten hat er mir in rascher Folge sämmtliche Uebungen (jede 2—3mal) vorgeführt — oder ich mache nur Stichproben — ich kann mich auf das gegebene Wort des Patienten, dass er Vormittags, sowie Nachmittags je eine halbe bis ganze Stunde tüchtig arbeitet, verlassen und erkenne auch seinen Fleiss aus der täglich zunehmenden Gelenkigkeit, aus seiner fast tadellosen Haltung beim Stehen, Gehen, Niedersetzen und Aufstehen.

Neue Uebung: Um die nun schon ziemlich gut functionirenden, aber noch immer nicht vollkommen genesenen Muskeln auf Umwegen dahin zu bringen, dass sie auch die Leistung des Vorwärtsbeugens der Wirbelsäule bewältigen, lasse ich den Kranken die mannigfaltigsten Uebungen mit dem Kugelstabe (jede Kugel Anfangs 1 Kilo, später $1^1/_2$, endlich 2 Kilo schwer) vornehmen, wie die folgenden dem Seeger'schen Buche entnommenen Zeichnungen sie veranschaulichen. Diese Uebungen leisten vortreffliche Dienste; sie versetzen alle Muskeln in Thätigkeit, welche vom Becken und vom Kreuzbein zur Wirbelsäule und zu den Rippen hinziehen, also die Beuger und Strecker, sowie jene Muskeln, welche von den Querfortsätzen der Wirbel- zu den Dornfortsätzen

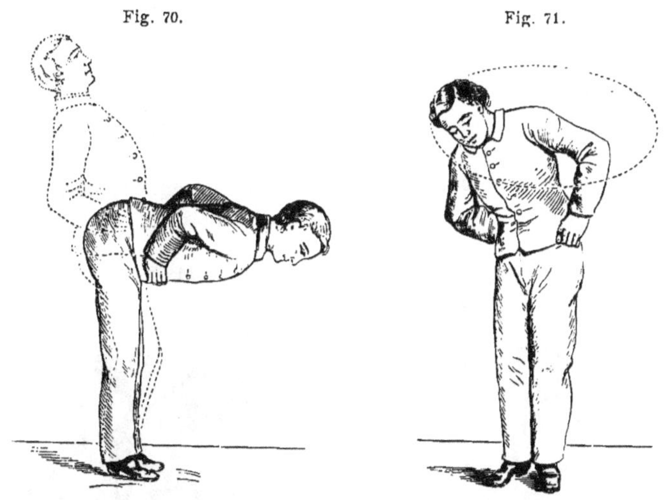

Fig. 70. Fig. 71.

der darüberliegenden Wirbel ihren Lauf nehmen (Rotatoren der Wirbelsäule) (Fig. 70—80).

Man wird gut thun, die Reihenfolge beizubehalten; vielfache Erfahrung liess mich erkennen, dass die Uebungen in dieser Weise aufeinanderfolgend, von den leichteren zu den schwierigeren systematisch aufsteigen.

Der Kranke benützt jede Gelegenheit, um ausserhalb der officiellen Turnzeit im gymnastischen Saale seine kranken Muskeln zu üben; er sucht steile Wege auf, übt das Niedersetzen und Aufstehen auf einer beim Spaziergange angetroffenen Bank, er wälzt sich im Grase um seine eigene Achse, er ist gar nicht ärgerlich, wenn er in seiner drei Treppen hoch gelegenen Stube etwas vergessen hat, um die Raschheit und Schmerzlosigkeit, mit

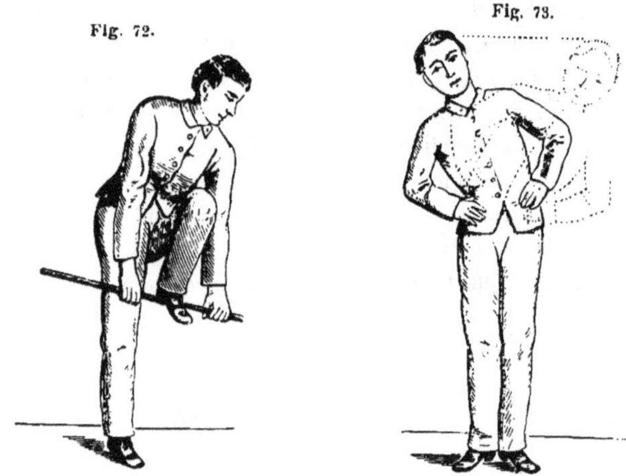

Fig. 72. Fig. 73.

welcher er jetzt die Treppen steigt, zu bewundern und kommt erst jetzt zur Erkenntniss, wie wohlmeinend meine beim Beginne

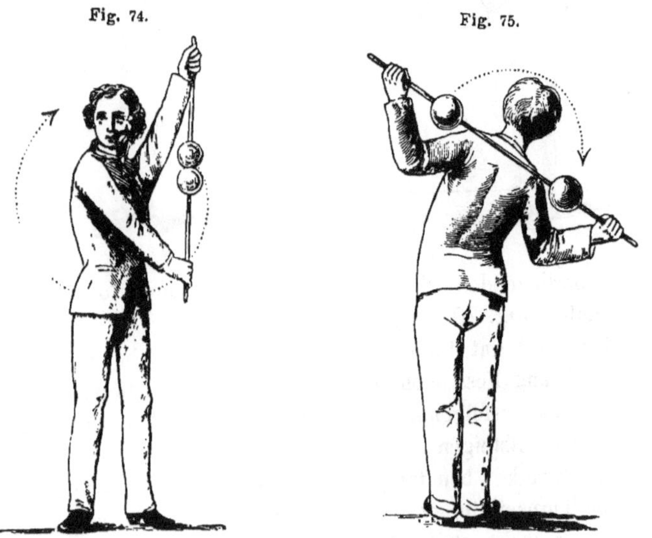

Fig. 74. Fig. 75.

der Cur als Grausamkeit erklärte Anordnung gewesen sei, ihm ein hoch gelegenes Zimmer anzuweisen.

Bei solchen Curen muss dem Kranken vom ersten Augenblicke an der Standpunkt klar gemacht werden. Er muss seine

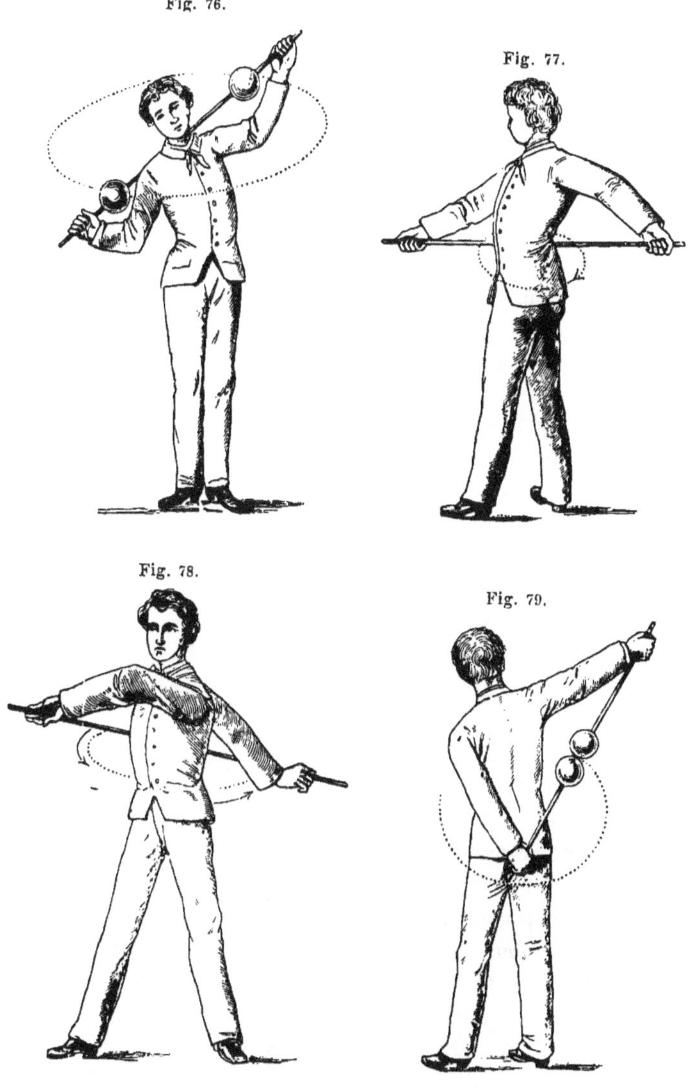

Fig. 76. Fig. 77. Fig. 78. Fig. 79.

moralische Kraft von der ersten Stunde der Behandlung angefangen auf das Höchste anspannen.

Da das rechte Hypochondrium ganz schmerzlos ist, werden die mechanischen Eingriffe von heute ab nur auf der linken Seite vorgenommen.

Wiederholung sämmtlicher Uebungen.

Neue Uebung: Der Kranke steht mit geschlossenen Beinen zwischen zwei etwa 40 Centimeter voneinander entfernten Hölzern, das eine zur rechten, das andere zur linken Seite seines Körpers — er steht also zu den Hölzern seitlich; nun erhebt er sich durch einen Sprung derart, dass er die Beine spreizend, mit je einem Fusse auf einem Holze zu stehen kommt; hierauf verlässt er die Hölzer mit einem Sprunge, um mit geschlossenen Beinen wieder auf dem Boden anzulangen.

Fig. 80.

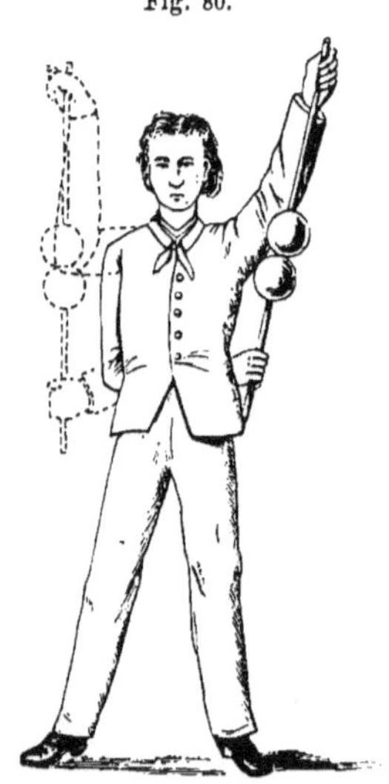

Höchste Kraftentfaltung — vollendetes Ineinandergreifen von Nerv und Muskel.

Seit einigen Tagen hat sich auch der Appetit des Herrn B. gehoben, sein Aussehen bessert sich von Tag zu Tag; er macht 4 Stunden lange Promenaden auf ansteigenden und steilen Wegen: Springen, Treppenlaufen, freies Niedersetzen auf ganz niederem Schemel, freies Aufstehen von demselben, Kugelstabübungen, Ankleiden, Alles das geht vortrefflich; am Widerstandsapparate werden in regelrechter Haltung die mit 7 Kilo belasteten Gehäuse gezogen — die Sprungübungen über die Hölzer werden tadellos ausgeführt, selbst das Horizontalliegen auf der gepolsterten Walze gilt Herrn B. nun als Spielerei; aber er ist noch immer nicht im Stande, einen Gegenstand vom Sessel aufzuheben. Er könnte sich vor einem morgenländischen Potentaten mit allem Anstande auf die Knie niederwerfen, aber er wäre nicht im Stande, in unseren Salons eine graziöse Verbeugung zu machen. Die sanfte Wechselwirkung zwischen den zwei Kräften der Beuger und Strecker, welche bei dieser Bewegung sich fortwährend das Gleichgewicht halten müssen, ist noch nicht hergestellt.

20. Tag.

Keine Veränderung im Vergleich mit gestern. Herr B. hat noch immer Schmerz auf der linken Seite. Er führt sämmtliche Uebungen mit Meisterschaft aus. Das Aufheben eines Gegenstandes vom Sessel will immer noch nicht gelingen (Fig. 81).

21. Tag.

Triumphirend tritt Herr B. in den heilgymnastischen Saal. „Herr Doctor, ich kann es! Gestern Nachmittag ist es mir gelungen,“ ruft er freudestrahlend. „Es kam wie eine Erleichterung über mich,“ sagte er mir, „ich stelle mich vor den verhängnissvollen Sessel, fixire den mich neckenden, mich ärgernden Stab, den ich bisher nur von der Seite her niederlegen und aufheben konnte, und siehe da! ich bücke mich anstandslos, der grosse Wurf war gelungen und kann ich diese Uebung 100mal nach einander machen, ich halte dabei nach Ihrer Anordnung die Knie vollkommen gestreckt.“

Fig. 81.

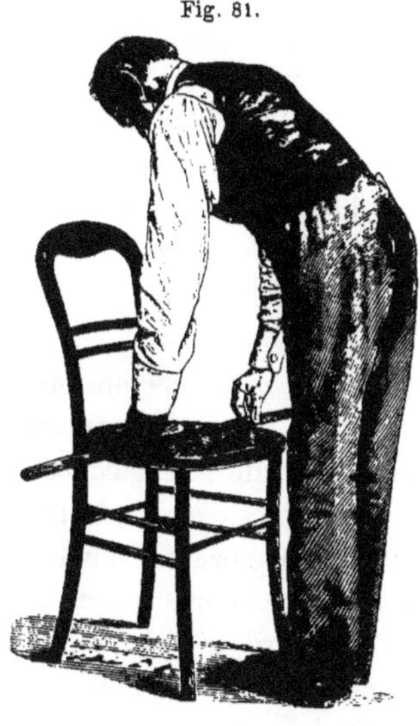

Ich liess Herrn B. auf die gymnastische Bank niederlegen und beginne die noch gestern schmerzhafte Stelle zu kneten. Zu unserer gemeinsamen freudigen Ueberraschung entdeckte ich, dass die mechanischen Eingriffe auch auf dieser Seite keinen Schmerz mehr erzeugen.

Da Herr B. alle erdenklichen Bewegungen ebenso regelrecht und schmerzlos, wie in gesunden Tagen vornehmen konnte, durfte ich ihn am 21. Tage als vollkommen geheilt betrachten.

Durch Erfahrung belehrt und gewitzigt, behalte ich aber solche Kranke 8—14 Tage noch in Beobachtung; nicht selten pflegen Recidiven wiederzukehren, welche sich in erneuerten Schmerzen und abermaligen Functionsstörungen äussern. Wenige mechanische Eingriffe genügen in der Regel, um den normalen Zustand wieder herzustellen. Ueberdies vergewissere ich mich durch die Zurückbehaltung des Kranken der pünktlichen Ausführung der Muskelübungen, welche wenigstens 14 Tage hindurch täglich wiederholt werden müssen.

Herr B., bei welchem keine Recidive eintrat, reiste nach vierwöchentlichem Aufenthalte in „Alpenheim“ vollständig geheilt, mit gebessertem Aussehen und einer Gewichtszunahme von 3 Kilo in seine Heimat Salzburg zurück.

Seit 15. September 1886, an welchem Tage Herr B. Aussee verlassen hat, bis zum Momente, wo ich diese Abhandlung niederschreibe, hat sich in dem Wohlbefinden des nun seiner Thätigkeit wiedergegebenen Mannes nichts geändert. Nur eine eigenthümliche Spannung im Rücken ist noch zurückgeblieben. Diese Erscheinung hat für mich nichts Befremdendes; ich habe vielfach beobachtet, dass in rheumatisch afficirten Muskeln durch lange Zeit, bisweilen durch Jahre, eine eigenthümliche Empfindung sich bemerkbar macht, nachdem die Beweglichkeit vollkommen hergestellt und Schmerzen gänzlich erloschen sind.

Allgemeine Bemerkungen.

Das von mir aufgestellte Schema wird in jedem einzelnen Falle mannigfaltige Modificationen erleiden. Der behandelnde Arzt wird je nach Localisation des Schmerzes die verschiedensten Stellen den mechanischen Eingriffen unterziehen; er wird nach Massgabe der vorhandenen Functionsstörungen einzelne Uebungen hinweglassen, andere, im Schema gar nicht genannte hinzufügen oder neue ersinnen. Bei dem einen Falle wird die Behandlung innerhalb 8 Tage beendet sein, bei dem anderen würden 6 Wochen nicht genügen. Viel, sehr viel hängt von dem guten Willen und dem Fleisse des Kranken ab. In dem von mir geschilderten Falle, welchen ich, wie erwähnt, als den schwersten bezeichnen muss, der mir untergekommen ist, hatte ich für die Cur 6—8 Wochen in Aussicht genommen; dass sie nur 3 Wochen dauerte, verdankte Herr B. seiner grossen Ausdauer in Ausführung der ihm zur Pflicht gemachten Uebungen.

Ohne auf die Anatomie und Physiologie der erkrankten Gebilde einzugehen, ohne aus der vorhandenen Functionsstörung die scharfe Diagnose zu stellen, welche Muskeln ergriffen sind, ohne sich in die normale Leistung dieser Muskeln einzulassen, um die Gattung der vorzunehmenden Uebungen zu bestimmen, bin ich in der Lage, dem praktischen Arzte einen unfehlbaren Fingerzeig zu geben.

Er lasse vom Kranken alle jene Bewegungen vornehmen, welche Schmerz erzeugen; er kann überzeugt sein, dass diese von mir auf anatomisch-physiologischem Wege gefundene Methode alle jene Muskeln in Thätigkeit versetzt, welche vom rheumatischen Processe ergriffen sind. Gesunde Muskeln schmerzen nicht bei der Contraction. Bezüglich der mechanischen Eingriffe hat der Arzt die allgemeinen Regeln zu beachten:

Wenn in Folge der Behandlung Sugillationen sich zeigen, oder die Haut zu stark gereizt ist, so müssen die mechanischen Eingriffe so lange ausgesetzt werden, bis die rothen, blauen oder gelben Flecke vollkommen verschwunden sind, oder bis bei sonst normaler Haut die abnorme Reizbarkeit erloschen ist.

Kritische Bemerkungen.

Man hört ärztlicherseits das Bedenken erheben, man könne einem Kranken schwer zumuthen, sich einer so schmerzhaften Cur zu unterziehen. Das klingt sonderbar! Sind denn die furchtbaren Qualen, welche das Leiden ihm auferlegt, gar so gering anzuschlagen? Ist es nicht eine bekannte Thatsache, dass Menschen, welche Schmerzen erdulden, sich jeder auch noch so schmerzhaften, ja lebensgefährlichen Operation unterziehen, wenn diese Heilung in Aussicht stellt?

Es gibt Menschen, die gar nichts ertragen wollen und können. Haben übrigens die Patienten nur die ersten 8 Tage überstanden, dann ist die Empfindlichkeit um Vieles herabgemindert. Die Muskeln gewöhnen sich ebenso an die mechanischen Einwirkungen und an die schmerzlichen activen Bewegungen, wie an die schmerzhafte Arbeitsleistung der durch Reiten, Turnen, Schwimmen in den ersten Tagen ermüdeten und empfindlichen Muskeln. Uebrigens hat mir die Thatsache, dass die durch Mechanotherapie geheilten Menschen nur von dem Glücke, mit welchem die Genesung sie erfüllt, und nie von den durch die Behandlung erzeugten Schmerzen sprechen, bewiesen — die letzteren sollten gar nie in Erwägung gezogen werden. Im Leben pflegen Zahlen als triftiges Argument zu gelten.

Seit 18 Jahren bin ich in klimatischen Curorten thätig, habe da Kranke aller Art, insbesondere Lungenkranke zu behandeln gehabt. Wie selten bin ich in die Lage gekommen, ein Wort des Dankes zu hören — während ich eine ganze Sammlung von Dankbriefen besitze, welche durch Mechanotherapie behandelte Kranke an mich gerichtet haben und in denen mit keiner Silbe der erduldeten Schmerzen Erwähnung gethan wird.

Die Schilderung der Behandlung des Herrn B. strotzt von „Schmerz" — das klingt nicht sehr erbaulich; ich habe es für nöthig erachtet, dem praktischen Arzte, welcher durch meine Mittheilungen über den Heilerfolg ermuthigt, bei sich darbietender Gelegenheit eine solche Cur durchführen wollte, ein treues Bild zu entwerfen, damit er die Schwierigkeiten voraus erkenne und nicht mitten in der Cur stecken bleibe. Ich habe in diesem Bilde mit dem Schatten, mit den dunklen Farben nicht gespart. Nun soll aber auch das wohlthuende Licht dem düsteren Bilde Wärme und Reiz verleihen. Derselbe Herr B., über dessen Befinden ich vor Drucklegung dieser Abhandlung mich erkundigte, um zu wissen, ob die Heilung eine andauernde, ob keine Recidive eingetreten sei, — derselbe Herr B., der mich mehrere Male vor Schmerz in die Schenkel gekneipt und mich einen „Barbaren" gescholten hat, schrieb mir folgende Zeilen:

Salzburg, 19. November 1886.

„Es gereicht mir zur besonderen Freude, Ihnen mittheilen zu können, dass es mir sehr gut geht. Ich kann gehen und laufen wie ehedem, und mich frei bewegen, wie ich will; ich fühle keine Schmerzen und nur beim Bücken eine kleine Spannung im Rücken, hoffe jedoch, dass diese Spannung mit der Zeit sich ganz verlieren wird, weil ich schon zeitweise Momente hatte, wo ich gar nichts verspürte. Ich kann ungehindert meinen Geschäften nachgehen; dies verdanke ich nächst Gott Ihren aufopfernden menschenfreundlichen Bemühungen.

Ihr ergebener A. B."

Der dem Kranken auferlegte Schmerz kann nie als Argument gegen die Mechanotherapie in's Feld geführt werden.

„Aber woher soll der praktische Arzt die zu solcher Behandlung nöthige Zeit nehmen?" so lautet eine andere Frage.

Ich antworte mit einem einfachen Rechenexempel. Bei der Annahme, dass die mechanische vierwöchentliche Behandlung einer inveterirten Lumbago täglich im Durchschnitte $\frac{1}{2}$ Stunde erfordere, so ergibt sich eine Gesammtdauer von 14 Stunden. — Wird ein Kranker durch interne Medication, durch Bäder, Salben etc. behandelt und der ärztliche Besuch, der in der Woche nur zweimal gemacht wird, zu $\frac{1}{4}$ Stunde veranschlagt, so würde der Arzt in einem einzigen Jahre 26 Stunden verlieren, wobei der nicht ganz gleichgiltige Umstand zu berücksichtigen ist, dass der Kranke bei 14stündigem Zeitverluste des Arztes geheilt, bei 26stündigem aber nicht geheilt wird, und dass der Kranke auch nach 10jähriger interner und balneologischer Behandlung von seinem Leiden nicht befreit wird. Das Rechenexempel fällt also zweifellos zum Vortheile der mechanischen Behandlung aus.

Recidive der inveterirten Lumbago.

Die Lumbago hat mit allen anderen rheumatischen Processen die Neigung zur Recidive gemein und kann unter fortwährenden Exacerbationen und Remissionen ein Krankheitsbild liefern, welches mit Erkrankung des Rückenmarkes Aehnlichkeit hat. Unbeweglichkeit und heftige, unerträgliche Schmerzen beunruhigen den Kranken und seine Umgebung. Der Arzt wird deshalb die Vorsicht gebrauchen, den geheilten Kranken auf die leichte Recidivirbarkeit des Leidens aufmerksam zu machen, ihm die genetischen Schädlichkeiten klar zu legen und die Mittel an die Hand zu geben, durch welche er dem ausbrechenden Leiden sofort energisch entgegentreten kann.

Ich will einen höchst interessanten, lehrreichen Fall erzählen, welchen ich gemeinsam mit meinem Meraner Collegen Dr. von Kaan zu beobachten Gelegenheit hatte. Die zu erzählende Krankengeschichte beweist wiederum die unleugbare Ueberlegenheit der Mechanotherapie gegenüber allen anderen Heilmethoden bei rheumatischen Erkrankungen — sie predigt mit unwiderleglichen Argumenten die günstige Wirkung energischer Muskelarbeit und führt uns die für den Kranken wie den Arzt erfreuliche und beruhigende Thatsache vor, dass auch nach 13jährigem Bestande des Leidens vollständige Heilung erzielt werden kann.

9. Beobachtung.

Hauptmann O., 42 Jahre alt, das Ideal der Gesundheit, ein Mann mit athletischer Muskulatur, verkühlte sich vor 15 Jahren (1873) nach starker Transspiration und fühlte seit jener Zeit bei gewissen Bewegungen Schmerz in der Kreuzbeingegend.

Der damals zu Rathe gezogene Arzt vermuthete Exsudationen und verordnete Pinselungen mit Jodtinctur. Als diese nichts halfen, wurden kalte Umschläge empfohlen; jedoch auch diese brachten keinen Nutzen. Die Schmerzen verliessen von dieser Zeit den Hauptmann O. gar nicht; sie verschwanden aber vollständig im Jahre 1878, als derselbe den bosnischen Feldzug mitmachte. Die anstrengenden Märsche durch die unwegsamen Gebirge Bosniens thaten dem Kranken entschieden gut (Naturheilung). Aber schon im nächsten Jahre stellten sich die alten Beschwerden ein.

Hauptmann O. consultirte deshalb Professor Benedikt in Wien. Die von diesem vorgenommene elektrische Behandlung hatte keinen wesentlichen Einfluss, weshalb Benedikt den Kranken nach Carlsbad schickte; wo der behandelnde Arzt, Stabsarzt Dr. Capek, ebenfalls keinen Erfolg der dortigen Cur verzeichnen konnte. Dem nach Wien zurückgekehrten Kranken empfahl Benedikt kühle Abreibungen und Einpackungen, welche Proceduren jedoch eine Verschlimmerung des Zustandes erzeugten.

Im Winter 1883 gebrauchte Hauptmann O. die Schwefelbäder in Baden (bei Wien) ohne allen Erfolg. Die 1884 in Wiener-Neustadt vorgenommene mechanische Behandlung brachte gar keinen Nutzen. Im Jahre 1885 unternahm Hauptmann O. keine specielle Cur, machte aber viel Bewegung. Es stellte sich wesentliche Besserung ein, Schmerzen und Functionsstörungen verminderten sich. Im September desselben Jahres trat aber ohne genau nachzuweisende Ursache neuerliche Verschlimmerung ein, welche sich bis December derart steigerte, dass er das Bett aufzusuchen gezwungen war. In diesem Zustande wurden ihm 24 Soolbäder angeordnet. Es stellte sich eine erfreuliche Besserung ein, so dass Hauptmann O. auf dem Eise laufen konnte. Gegen die noch immer vorhandenen Schmerzen wurde der constante Strom angewendet. Der Zustand war kein guter, aber ein erträglicher — bis eines Tages in Folge Erhitzung und plötzlicher Abkühlung auf dem Eisplatze totale Unbeweglichkeit wiederkehrte, welche von heftigen Schmerzen begleitet war.

Dies war der Zustand, in welchem ich den Kranken, im Bette liegend, antraf, als Collega Dr. v. Kaan mich zu einer Besprechung einlud. Gehen und Sitzen war dem Kranken eine Unmöglichkeit.

Die Untersuchung liess mich eine Lumbago erkennen und eine Erkrankung des Rückenmarkes mit Sicherheit ausschliessen. Am meisten war der Musculus quadratus lumborum ergriffen, weniger der M. erector trunci. Der tiefsitzende Schmerz lässt mich vermuthen, dass auch der M. psoas ergriffen war.

Am 13. Februar 1886 begann ich die Behandlung, am 1. März war vollkommene Heilung erzielt. Der Mann, welcher Mitte Februar nur mühsam sich fortschleppte, konnte wenige Wochen später eine ganze Nacht hindurch tanzen, Stunden lang reiten, Schlittschuhe laufen, Bergtouren machen. Als Hauptmann O. zum ersten Male meinen heilgymnastischen Saal aufsuchte, benützte er den Wagen. Ich stellte die Bedingung, dass der Kranke von nun ab zu Fuss kommen müsse — er hielt das für eine Unmöglichkeit — ich bestand auf meiner Forderung — Hauptmann O. fügte sich nur schweren Herzens meinem Wunsche.

Mit dem Aufwande aller moralischen Kraft schleppte er sich unter unsäglichen Schmerzen zu meiner etwa 15 Minuten entfernten Wohnung; der kurze Weg schien ihm eine Ewigkeit, er mochte etwa $^3/_4$ Stunden gebraucht haben. Mit dieser harten, den kranken Muskeln auferlegten Leistung begann ich die Behandlung, welche dadurch mächtig gefördert wurde. Nicht von jedem Kranken dürfte man solche Leistung beanspruchen. Hier gilt der Volksspruch: „Nach dem Manne bratet man die Wurst.“ Ebenso energisch ging ich bei den mechanischen Eingriffen zu Werke.

Der athletische Bau des Patienten ermuthigte mich, alle Kraft, welche ich aufbringen konnte, auf die erkrankten Muskeln zu übertragen. Die mechanischen Eingriffe dauerten höchstens eine bis zwei Minuten — aber ich war nachher gänzlich erschöpft. Ich erinnere mich nur noch e i n e s Kranken, bei dem ich in ähnlicher Weise vorging. Die activen Bewegungen beschränkten sich im Einklange mit der vorhergegangenen Prüfung der Muskelfunctionen auf Lauf-, Sprungübungen, Arbeiten mit der Kugelstange (jede Kugel 5 Kilo schwer) und am Widerstandsapparate (Gehäuse bis zu 20 Kilo beiderseits — in Summa also mit 40 Kilo belastet).

Ich ordnete vom ersten Augenblicke Märsche, Anfangs in der Ebene, später auf steilen, steinigen Gebirgswegen an.

Als ich den Patienten geheilt entliess, machte ich ihn aufmerksam, dass er von seinem bösen Zustande wahrscheinlich jedesmal werde heimgesucht werden, so oft er nach vorhergegangener Erhitzung sich plötzlich abkühlen würde. Ich rieth ihm, in solchen Fällen sich nicht niederzusetzen, sondern in Bewegung zu bleiben: oder falls er sich niedersetzt, einen warmen Rock, einen dicken Plaid umzunehmen.

Ich empfahl ihm, falls trotz aller Präventivmassregeln trotzdem die alte Lumbago sich zeigen sollte, ja nicht in's Bett zu gehen, sondern tüchtig Bewegung zu machen — Treppe auf, Treppe ab zu steigen, energische Knetungen und Muskelhackungen vornehmen zu lassen.

Ich habe Hauptmann O. beim Niederschreiben dieser Abhandlung nach seinem Befinden gefragt. — Seit 21 Monaten erfreut er sich des vortrefflichsten Befindens; er kann seinen anstrengenden Dienst ungestört versehen, Schmerzen sind ferne geblieben. Nur hie und da hat er leichte Mahnungen von Empfindlichkeit; die ihm empfohlene tüchtige Bewegung erweist sich jedesmal als wunderwirkendes Medicament. Und so wird es hoffentlich in alle Zukunft bleiben.

Mechanotherapie als Behelf zur Erklärung des räthselhaften Wesens des Muskelrheumatismus.

Die Mechanotherapie gibt nicht nur dem praktischen Arzte ein zuverlässiges Mittel zur Heilung des Muskelrheumatismus an die Hand, sondern sie bietet der Wissenschaft Anhaltspunkte zur Beurtheilung der bisher über das Wesen dieser räthselhaften Erkrankung aufgestellten Theorien.

Alle Autoren stimmen darin überein, dass wir es nicht mit einem entzündlichen exsudativen Processe zu thun haben. Dafür spricht einerseits das so plötzliche Eintreten und Verschwinden der Symptome, andererseits der Abgang pathologischer Veränderungen im Gewebe der afficirt gewesenen Muskeln.

Allerdings haben Virchow und Froriep in der Muskelsubstanz eingelagerte Verdickungen (rheumatische Schwielen) beschrieben, welche als Producte vorausgegangener Muskelentzündungen angesehen werden könnten; allein diese Befunde sind äusserst seltene und scheinen dieselben nur in veralteten, häufig recidivirenden Formen der Krankheit sich einzustellen. Bei der überwiegend grossen Mehrzahl abgelaufener rheumatischer Processe ist nicht die geringste Spur einer Veränderung in den Muskeln entdeckt worden.

Die nachtheilige, weder den Schmerz, noch die Functionsstörung behebende Wirkung der Kälte spricht ebenfalls gegen den entzündlichen Charakter der Krankheit.

Die Annahme, dass wir es beim acuten Muskelrheumatismus mit einer durch Spaltpilze hervorgerufenen Entzündung zu thun haben, muss durch die jederzeit sichere Heilung des rheumatischen Processes durch mechanische Behandlung als eine höchst unwahrscheinliche hingestellt werden. Nach Allem, was bisher über die Biologie der Schizomyceten bekannt ist, kann man mechanischen Eingriffen keine antimykotische Wirkung zuschreiben.

Eine andere Hypothese sucht wegen Mangel eines positiven pathologischen Befundes den rheumatischen Process durch krankhafte Reizung der Nervenendigungen zu erklären; sie nimmt also eine Neuralgie der im Muskel sich auflösenden Endausbreitungen der sensitiven Nerven an. Vogel, welcher diese Ansicht vertritt, will dieselbe durch den Befund von Verdickungen und Verwachsungen des Neurilemms der betreffenden Muskeläste unterstützen, die er in einzelnen Fällen von Muskelrheumatismus gefunden hat. Diesem Standpunkte würde die Mechanotherapie sich anpassen — man heilt durch diese Methode Neuralgien, welche in Muskeln ihren Sitz haben, mit derselben Sicherheit, wie den Muskelrheumatismus, weshalb ich Muskelrheumatismus und die in Muskeln ihren Sitz habenden Neuralgien unter Einem abgehandelt habe.

Die Hypothese, dass Muskelrheumatismus durch Hyperämie bedingt sei, lässt sich mit der Heilwirkung mechanischer Behandlung gar nicht in Einklang bringen, indem die letztere einen mächtigeren Zufluss von Blut in den bearbeiteten Gebilden, also Hyperämie anstrebt und wirklich erzielt, indem durch Muskelarbeit eine kräftigere Circulation und energischere Oxydation des Blutes in der Muskelsubstanz herbeigeführt wird. Gegen die Hyperämie als Ursache des Muskelrheumatismus spricht schon die tägliche Erfahrung, derzufolge Rheumatiker in der Kälte mehr Schmerz empfinden, ihre Muskeln schlechter handhaben, als in der Wärme. Die Kälte verengert bekanntlich die Capillaren der Haut und der unter ihr gelegenen Muskeln: Verengerung der Capillaren ruft aber Blutleere hervor.

Es erübrigt noch die Erörterung der letzten von den bisher bekannten Hypothesen, welche eine aus unbekannten Ursachen eintretende Gerinnung des Muskeleiweisses (des Myosins) dem Muskelrheumatismus zu Grunde legt.

Diese Annahme hat vom Standpunkte der Mechanotherapie viel Bestechendes und Wahrscheinliches. Wir kennen nämlich in der Todtenstarre einen allerdings noch nicht in allen Punkten aufgeklärten Vorgang innerhalb der Muskeln, welcher zu Analogien herausfordert.

Auch in der Todtenstarre werden Muskeln steif und unausdehnbar. Wie Brücke nachgewiesen hat, ist die Ursache der Todtenstarre hauptsächlich in der Gerinnung des Muskeleiweisses zu suchen.

Wundt*) hat nachgewiesen, dass im lebenden Körper Unterbindung der Arterien des Muskels in sehr kurzer Zeit Abnahme der Dehnbarkeit der Muskelfasern bewirkt, dass dieser Zustand allmälig und continuirlich in vollständige Erstarrung übergeht.

Brown-Sequard hat gefunden, dass Einspritzen arteriellen Blutes nicht nur die durch Unterbindung der Arterien erzeugte Starre, sondern auch die gewöhnliche Todtenstarre wieder löst. Preyer konnte dies nicht bestätigen. Die einmal eingetretene Starre kann nach ihm nur durch Chlornatriumlösung, welche das Myosin löst, wieder behoben werden. Die Zufuhr arteriellen Blutes ist aber erforderlich, um den von der Todtenstarre befreiten Muskeln ihre Reizbarkeit wieder zu geben.

Die Analogie liegt nahe:

Der Muskelrheumatismus entspringt fast immer ein und derselben Schädlichkeitsquelle — der plötzlichen Abkühlung des schwitzenden, insbesondere des arbeitenden Körpers. In Folge des thermischen Reizes ziehen sich die Gefässe der Haut und der Muskeln zusammen, es entwickelt sich ein Zustand, welcher an die durch Unterbindung der Arterien im Muskel hervorgerufene Gerinnung des Myosins erinnert. Mechanische Eingriffe in Verbindung mit passiven und activen Bewegungen haben eine Erweiterung der Gefässe, stärkeren Blutzufluss, mächtige Wärmeproduction im Muskel zur Folge.

Auch der heftige Schmerz, welcher den Muskelrheumatismus jederzeit begleitet, fände eine einleuchtende Begründung, wenn die aufgestellte Theorie sich als richtig erwiese: Nach Engelmann liegen die Endplatten, mit welchen die Nerven im Muskel enden, innerhalb des Sarkolemms. Der Axencylinder des Nerven soll im Innern des Primitivbündels in feine Fasern sich auflösen, die mit den Muskelkernen anastomosiren. Beim Gerinnen des Myosins müssen die bisher im flüssigen Inhalt des Sarcolemma

---

*) Wundt, Lehrbuch der Physiologie des Menschen. Erlangen.

flottirenden, weich gebetteten Nervenendigungen gedrückt, gezerrt und gespannt werden, welchen physikalischen Vorgang der Nerv als Schmerz empfindet.

Nach meinen Beobachtungen und vielfachen Erzählungen von Kranken muss nicht gerade ein kalter Luftzug den schwitzenden Körper getroffen haben, damit ein schwerer Muskelrheumatismus entstehe; es genügt, dass die Muskeln längere Zeit intensiv arbeiteten und der schwitzende Körper plötzlich zur Ruhe gelangend, einer nur mässigen Temperaturdifferenz ausgesetzt wurde. Es genügt, dass Jemand von einer anstrengenden Bergtour, von einem scharfen Ritte, von einem ermüdenden Tanze (nachdem die Muskeln durch Stunden tüchtig gearbeitet haben) im kühlen, selbst geschlossenen Raume sich entkleidet oder nur einen Theil seiner Kleidung, beispielsweise den Rock ablegt und sich niedersetzt oder auf dem Ruhebette sich ausstreckt. Es unterliegt keinem Zweifel, dass der unmittelbare Uebergang aus dem Zustande energischer Muskelthätigkeit in den der absoluten Ruhe mächtige Störungen in den Blutverhältnissen der Muskeln zur Folge hat. Ein allbekannter Erfahrungssatz empfiehlt deshalb den durch Arbeit Erhitzten nur allmälig in den Zustand gänzlicher Ruhe überzugehen. Leider wird diese berechtigte Vorsichtsmassregel oft ausser Acht gelassen; bei Pferden wird sie besser befolgt; wir lassen dieselben, wenn sie erhitzt und schwitzend vom Laufe zurückkehren, erst dann im Stalle zur Ruhe gelangen, wenn sie vorher einige Zeit in rascherem und allmälig langsamerem Tempo auf- und abgeführt und überdies am ganzen Körper tüchtig mit Stroh abgerieben worden waren. Das weiss jeder Stallknecht, der keine Ahnung davon hat, dass diesen Frottirungen ein wissenschaftliches Princip zu Grunde liegt, dass durch dieselben die Capillargefässe der Haut und der Muskeln erweitert werden. Die Vernachlässigung dieser Vorsicht erzeugt die bei Pferden so häufige Lendenlahmheit und Schulterlahmheit, das heisst rheumatische Processe der Lenden- und Schultermuskulatur.

Eine naheliegende Ideenassociation fordert mich auf, eine recht lehrreiche Geschichte zu erzählen — ein Ereigniss, welches mir eigentlich den Fingerzeig gab, rheumatische Processe auf mechanischem Wege zur Heilung zu bringen.

Im Juli 1874 wurde mir ein Pferd schulterlahm. Der zu Rathe gezogene Thierarzt empfahl, wie dies auch heute noch ebenso allgemeine als falsche Vorschrift ist, absolute Ruhe und die üblichen spirituösen Einreibungen. Aber das Ross blieb lahm und konnte nicht verwendet werden. Es war Ende September, als ich mich entschloss, das stattliche, hinkende Thier, das zu langsamem Zuge noch nutzbar war, zu verkaufen. Ich gab meinem Kutscher den Auftrag, das Pferd vor den Wagen zu spannen, in 4 bequemen Tagreisen von Aussee nach Wien zu führen und dort um jeden Preis loszuschlagen. Meinen Kutscher schien die Neugierde, die Residenz zu sehen, zu rascherer Reise bewogen zu haben. Er legte den Weg innerhalb 3 Tagen zurück, wobei das Ross täglich 10—12 Stunden in ziemlich raschem Schritte marschiren musste.

Zur nicht geringen und angenehmen Ueberraschung des Kutschers hinkte das Thier schon am zweiten Tage der Reise viel weniger und bei der Ankunft in Wien war die Schulterlahmheit vollständig verschwunden. Das durch die anstrengende Muskelarbeit von seinem Muskelrheumatismus geheilte Pferd wurde selbstverständlich nicht verkauft, es marschirte in 3 Tagen wieder nach Aussee zurück, wo es noch durch 5 Jahre die vortrefflichsten Dienste leistete.

Als ich einige Jahre später der Mechanotherapie meine Aufmerksamkeit zuwendete, habe ich mich der nun geschilderten Beobachtung erinnert und sie war es, welche mir den Muth gab, bei frischen wie veralteten rheumatischen Processen vor energischen Eingriffen und schwerer Muskelarbeitsaufgabe nicht zurückzuschrecken; diesen aber verdanke ich in vielen, als unheilbar erklärten Fällen den Heilerfolg.

Hauptmann O. war, wie ich erzählte, schon früher mechanisch behandelt worden, sein Leiden war jedoch nicht behoben worden.

Wahrscheinlich waren die Eingriffe zu schwach, nicht am rechten Orte und hat man die erkrankten Muskeln nicht oder nicht genügend arbeiten lassen. Anfänger begehen in der Regel den Fehler, dass sie blos auf die Haut und nicht auf die in der Tiefe liegenden Muskeln einwirken, welche der Sitz des Leidens sind.

Schlussfolgerungen.

Die von mir gemachten Erfahrungen lassen mich folgende Sätze aufstellen:

I. Jede Lumbago, die frische wie die inveterirte, lässt sich durch mechanische Behandlung vollkommen heilen.

II. Ruhe und Antiphlogose (kalte Umschläge) verschlimmern den krankhaften Zustand — sie vermehren den Schmerz und steigern die Functionsstörung.

III. Der Mangel heilgymnastischer Apparate würde die Behandlung erschweren, die Heilung hinausschieben; man kann sie durch einfachere Vorrichtungen, welche man für den jeweiligen Fall anpasst, ersetzen.

IV. Die Neigung zu Recidiven bleibt immer zurück. Es kann aber nie zum Festsetzen des rheumatischen Processes kommen, wenn der Geheilte bezüglich der sofortigen Bekämpfungsmittel unterrichtet wird.

Traumatische Lumbago.

Zerreissung von Muskelfasern (in Folge übermässiger Anstrengung beim Heben schwerer Lasten oder durch energische Wendebewegung des Stammes) kann dieselben subjectiven und objectiven Symptome erzeugen, wie der rheumatische Process sie in den Lumbalmuskeln hervorruft. Man könnte von einer traumatischen Lumbago sprechen. Die Beweglichkeit solcher Kranken wird nur langsam in dem Grade wieder hergestellt, als die Extravasate durch Kneten und Streichen fortgeschafft werden.

Energische Eingriffe (Stossen, Muskelhacken) müssen in diesem Falle unterbleiben; active Bewegungen sind erst nach Tagen angezeigt, bis die zerrissenen Muskelfasern regenerirt sind.

Behandlung des Torticollis rheumaticus.

Diese wird ganz in derselben Weise bewerkstelligt, wie die des Lumbago. Die ergriffenen Muskeln (Musculus sterno-cleidomastoideus und cucullaris) werden anfangs sanft gestrichen, dann gedrückt, geknetet, endlich sanft gehackt; der Kopf wird vom Arzte passiv bewegt (nach rechts, nach links, nach vorne und rückwärts, je 10 Mal), auch rotirende Bewegungen werden mit dem Kopfe vorgenommen. Endlich lässt man den Kranken selbst diese Bewegungen ausführen, wobei der Arzt ein wenig mit dem Arme nachhilft.

Diese Proceduren, sowie die activen Bewegungen verursachen dem Kranken intensiven Schmerz, aber das Leiden wird in der Regel durch eine einmalige Anwendung der Manipulationen geheilt.

Darf die mechanische Therapie bei fieberhaftem Zustande des Kranken angewendet werden?

Fieber wird von allen Autoren als Contraindication betrachtet. Wenn dieses während der Behandlung einer Krankheit sich einstellt, so soll die mechanische Therapie sofort ausgesetzt und nicht früher damit begonnen werden, als bis jenes ganz erloschen ist.

Anders liegt jedoch die Sache bei acuten rheumatischen Processen und bei frischen Neuralgien, welche einer nachweisbaren Erkältung ihre Entstehung verdanken. In solchen Fällen lasse man sich nicht abhalten, sofort mit der mechanischen Therapie zu beginnen. Die letztere ist ein das Fieber am raschesten beseitigendes, den Krankheitsprocess unterdrückendes Mittel.

Man muss selbstverständlich seiner Sache gewiss sein und die innerste Ueberzeugung haben, dass das Fieber und die Schmerzen nicht eine acute Krankheit einleiten. Man begegnet häufig solchen Fällen, welche eine Mischform von Neuralgie und acutem Muskelrheumatismus darstellen. Dem Einwurfe, dass solche acute Processe auch ohne mechanische Therapie bald zur Heilung gelangen, soll hier begegnet werden. Das Wort „bald“ ist in hohem Grade elastisch. Die mechanische Therapie präcisirt dieses Wort und setzt dafür: 12 bis 36 Stunden. Sie behebt die bereits eingeleitete Ernährungsstörung und mit ihr die Schmerzen, das Fieber, sowie die darniederliegende oder gänzlich aufgehobene Muskelfunction. Sie verhütet in allen Fällen das Weitergreifen und Einwurzeln des Krankheitsprocesses und bewahrt den Patienten vor einem Zustande, der ihn vielleicht auf Wochen, Monate und Jahre hinaus arbeitsunfähig machen und den qualvollsten Schmerzen aussetzen kann.

10. Beobachtung.

C. S., 18 Jahre alt, Dienstmagd, sass im December 1882 in einer sehr warmen Wirthsstube in nächster Nähe der Eingangsthüre, die häufig geöffnet wurde. Der von aussen kommende kalte Luftstrom traf sie jeden Augenblick. Am nächsten Morgen fieberte sie heftig. Temperatur 39·5° C., Puls 132. Ausgesprochene beiderseitige Cervico-Brachial-Neuralgie. Puncta dolorosa am Schulterblatt, in der Fossa supraspinata, am Akromion, am Condylus internus. Die Haut war im ganzen Ausbreitungsgebiete des Plexus cervicalis und brachialis so empfindlich, dass die Kranke schon bei leisester Berührung laut aufschrie. In gleicher Weise sind beide Nervi ischiadici und ihre Verästelungen bis zur Kniekehle ergriffen; besonders empfindlich die Austrittsstellen derselben, sowie die Ursprungsstellen der Glutaei und die hintere Fläche des Oberschenkels. Ueberdies Torticollis beiderseits.

Trotz des Fiebers leitete ich sofort die mechanische Therapie ein, d. h. ich gewöhnte die Kranke, welche wimmerte und wehklagte, durch Drücken, Kneten und Muskelhacken (anfangs unendlich milde, dann die Kraft immer mehr und mehr steigernd) an den Schmerz, nahm hierauf passive Bewegungen vor, liess alle 3—4 Minuten eine kleine Ruhepause eintreten und setzte dieses Verfahren 30 Minuten fort. Dies geschah Morgens. Die Kranke war nicht fähig, das Bett zu verlassen. Mittags und Abends wiederholte ich die Proceduren durch 10 Minuten.

Am nächsten Morgen war das Fieber gewichen, Temperatur und Puls normal. Die Empfindlichkeit auf etwa ein Drittel reducirt. Die mechanischen Eingriffe werden wiederholt und die Kranke, welche behauptet, das Bett aus Mangel an Beweglichkeit nicht verlassen zu können, gezwungen, aufzustehen, sich anzukleiden und Bewegung zu machen. Sie vermag kaum über die Treppen zu kommen, die Muskeln der Schulter und Arme versagen fast den Dienst. Gegen Mittag jedoch versichert die Kranke, dass alle Bewegungen schon leichter von Statten gehen. Nun wurde kein mechanischer Eingriff mehr vorgenommen; die Beweglichkeit wird von Stunde zu Stunde besser, je mehr die Kranke arbeitet und über die Treppen hinauf- und herabsteigt. Die Empfindlichkeit erblasst. Am dritten Tage war die letztere am Gesässe und den Oberschenkeln vollkommen verschwunden — leise Empfindlichkeit der Haut über der Fossa supraspinata, über dem Deltoideus, wie am Condylus internus beiderseits dauerte, immer mehr abnehmend, noch bis zum 5. Tage fort.

Doch war die Kranke, wie oben geschildert, innerhalb 24 Stunden arbeitsfähig.

Der chronische und sogenannte vage Muskelrheumatismus wird nach denselben Principien behandelt, wie der acute.

Mechanische Behandlung der Anästhesie und Hyperästhesie.

Da diese Zustände höchst wahrscheinlich auf einer chemischen oder molecularen Veränderung der Nervenelemente beruhen, so leuchtet es ein, dass mechanische Eingriffe, welche eine moleculare Einwirkung hervorrufen, dieselben beseitigen können, gleichviel, ob die cutane Anästhesie oder Hyperästhesie die Tastempfindungen, Temperaturempfindungen oder Schmerzempfindungen betrifft, oder alle Gattungen der Empfindung gleichzeitig alterirt hat. Da bei Anästhesien reizende Salben, Senfteige, medicamentöse Bäder, Elektricität, Kaltwassercur schon Erfolge zu erzielen vermögen, so liegt es nahe, dass Mechanotherapie in viel energischerer und sicherer Weise wirken müsse.

Man nimmt auf anästhetischen wie hyperästhetischen Hautstellen Drücken, Kneten, Kneipen und leichtes Muskelhacken vor. Selbst bei den durch Erkrankung des Rückenmarks und Gehirnes bedingten Anästhesien wirkt die Mechanotherapie in ganz überraschender Weise, wie dies ein von mir beobachteter Fall beweist. *)

Es handelte sich um einen Kranken, bei welchem zur Zeit, als ich ihn kennen lernte, alle bekannten Erscheinungen der Tabes dorsalis (Ataxie mässigen Grades, lancirende Schmerzen, gastralgische Zustände) und ausserdem noch ausgebreitete hochgradige Anästhesie auf dem Gesässe beiderseits vorhanden waren. Der Kranke war in Beginne des Leidens (September 1879) in Folge der bei ihm plötzlich aufgetretenen Abducenslähmung und der über Ursache und Behandlung dieser räthselhaften Lähmung entstandenen Meinungsverschiedenheit unter den hervorragendsten Oculisten Wiens, in den ärztlichen Kreisen der Residenz ein „interessanter Fall“ geworden: wenn ich richtig interpretire, erwähnt ihn auch N. Weiss**) in seiner Monographie über Tabes.

Die Anästhesie, über das ganze Gebiet der Glutaei ausgebreitet, wurde dem Kranken sehr lästig; sowohl die Temperatur wie die Tastempfindung war gänzlich verloren gegangen.

Der Kranke konnte nicht unterscheiden, ob er sich auf einen kalten Stein oder eine besonnte Holzbank niederlasse; ja kalte Gegenstände, welche mit den anästhetischen Stellen in Berührung

*) Schreiber, Massage als Mittel gegen die bei Tabes auftretende Anästhesie. Wiener med. Presse. 1881, Nr. 10.

**) Weiss, Ueber Tabes dorsalis. Wiener Klinik. 1880, pag. 172.

gebracht wurden, machten ihm eher den Eindruck der Wärme. Ebensowenig war der Kranke im Stande, anzugeben, ob er sich auf einen harten oder gepolsterten Sessel setze.

Die Erfahrung hat mich gelehrt, dass Anästhesien, welche im Verlaufe von Neuralgien, insbesondere an einzelnen Stellen des von Ischias befallenen Oberschenkels vorkommen, durch Massage gehoben werden können.

Trotz des allgemein bisher adoptirten Grundsatzes, die Tabetiker quoad mechanischer Eingriffe als ein „Noli me tangere" zu betrachten, liess ich mich durch meine Erfahrung bestimmen, bei dem Kranken mechanische Eingriffe in Anwendung zu ziehen, wobei ich selbstverständlich anfangs in der vorsichtigsten und mildesten Weise zu Werke ging. Zu diesem Behufe bearbeitete ich den Kranken, den ich mit dem Bauche auf die für Massagezwecke bestimmte, hart gepolsterte Bank legen liess, täglich durch 5 Minuten, indem ich Muskelhacken, in die Tiefe der Muskulatur greifende Knetungen, Streichungen mit der geballten Faust in longitudinaler, transversaler und kreisförmiger Richtung vornahm.

Alle diese Manipulationen wurden mit sehr mässiger Kraft ausgeführt und verursachten dem Kranken nicht die geringsten Schmerzen. Nach 12tägiger Behandlung war die Anästhesie, welche bis dahin volle 5 Monate ohne Unterbrechung gedauert hatte, vollkommen geschwunden.

Der Leidende, ein den akademischen Kreisen angehörender, höchst intelligenter Mann, führte über sein Leiden Tagebuch. Seine über den Einfluss der Mechanotherapie auf die vorhandene Anästhesie gemachten Aufzeichnungen lauten wörtlich wie folgt:

11. November 1880. Heute wurde die erste Massage der Sitztheile vorgenommen.

15. November. Während der ersten 3—4 Tage fühlte ich eine unangenehme Spannung in den massirten Theilen, welche die Bewegung unbeholfen machte und das Gehen, besonders über die Stiege, erschwerte.

18. November. Die Spannung lässt nach, das Gehen wird leichter und eine leise Zunahme der Muskelkraft macht sich bemerkbar.

19. November. Die Empfindungslosigkeit macht einer Sensibilität Platz, so zwar, dass ich jetzt beim Niedersetzen die Unterlage spüre, während ich früher das Gefühl hatte, als wäre ein fremder Gegenstand dazwischen.

20. November. Das pamstige Gefühl am Gesässe schwindet, die Sensibilität nimmt merklich zu. Wenn ich mich jetzt mit dem Gesässe anlehne, verspüre ich die Stütze und kann unterscheiden, ob sie hart oder weich ist, während ich früher beim Beginne des Anlehnens immer glaubte, ich lehne mich gar nicht an.

22. November. Das natürliche Gefühl in den massirten Theilen, welches im Juni dieses Jahres verschwand, ist wieder zurückgekehrt, so dass ich jetzt dort die leiseste Berührung verspüre, wo ich früher starkes Zwicken kaum empfand.

23. November. Nachdem heute die letzte Spur des pamstigen Gefühls verschwunden ist, wurde das Massiren nach 12maliger Anwendung eingestellt.

Dies die nackten Thatsachen. Bei allem Skepticismus, den man neuen, noch nicht erprobten Heilmethoden entgegenbringen muss, möchte ich doch im vorliegenden Falle nicht annehmen, dass der Zufall eine Rolle gespielt habe.

Die Zukunft wird lehren, ob das von mir versuchte Mittel bei anderen Tabetikern von ebenso günstigem Erfolge gekrönt sein wird.

Der von mir ausführlich erzählte Fall Mangeant zeigt, dass Neuralgien von Anästhesien begleitet sein können, welche während der mechanischen Behandlung oder vielmehr durch diese in Hyperästhesien sich umwandeln, dass letztere den nur denkbar höchsten Grad erreichen und bei fortgesetzter Behandlung verschwinden und normalen Empfindungen wieder Platz machen. Die Erklärung der Wirkung der Mechanotherapie durch moleculare Veränderung ist vorläufig noch Hypothese, welche jedoch in einzelnen Erfolgen von Nervendehnung Anhaltspunkte findet.

Nach anatomischen Veränderungen hat man bei den auf Rückenmarkskrankheiten beruhenden Tastsinnslähmungen vergeblich geforscht.*)

Türk war der Erste, welcher nachwies, dass man durch Reiben allein geringe Grade von Anästhesie beheben kann und die Vermuthung aussprach, dass die mit der Anwendung der in Salben oder Oelform eingeriebenen Substanzen verbundene mechanische Einwirkung einen Theil des Heilerfolges in sich schliesse.

Die bei meinem Kranken beobachtete Anästhesie der Haut war gewiss combinirt mit einer Anästhesie des Muskelsinns der

*) Erb, In Ziemssen's Handbuch d. spec. Path. und Therapie.

Gesässmuskeln, indem er, abgesehen vom Mangel an Temperatur- und Tastsinn, kein Urtheil über die Resistenz der Körper hatte, auf welche er sich setzte. Einfache Reibung der Haut würde kaum den Muskelsinn hergestellt haben, dazu bedurfte es einer in die Tiefe greifenden mechanischen Behandlung der Muskulatur.

Behandlung der Gelenkneurosen.

Dieser Gruppe ist auch die Gelenkneurose zuzuzählen, eine Erkrankung, welche ihr Entdecker, Brodie in England, hysterisches Gelenkleiden genannt hat, weil er es zu $^4/_5$ bei hysterischen Frauen der höheren Gesellschaftskreise angetroffen hat. Allein die Erkrankung wurde auch bei sonst gesunden Frauen und bei Männern beobachtet.

Nach Berger scheint jedoch das Leiden am wichtigsten als Gelenkneuralgie aufgefasst zu werden, da alle Schriftsteller von Brodie bis Esmarch übereinstimmend annehmen, dass es in die Classe der Neuralgien und Hyperästhesien gehört und sein Sitz in den die Gelenkkapsel und die Haut in der Umgebung der Gelenke mit sensiblen Fasern versorgenden Nervenästen gesucht werden muss.

Berger*) hat die Analogie dieser Erkrankung mit den wirklichen Neuralgien nachgewiesen; allerdings lässt sich die Ausstrahlung des Schmerzes im Verlaufe bestimmter Nerven nur selten constatiren, aber es fehlen fast nie die vasomotorischen und motorischen Störungen.

Jene Fälle unerträglicher Gelenksschmerzen, welche zu Amputation der betreffenden Extremität Veranlassung gegeben haben, lieferten bei der anatomischen Untersuchung den Beweis, dass auch nicht die geringste pathologische Veränderung an den das Gelenk constituirenden Gebilden nachgewiesen werden konnte. Es unterliegt also heutzutage keinem Zweifel, dass Gelenke gerade so wie Muskeln und Eingeweide der Sitz heftiger Neuralgien sein können, welche schwere Entzündungen vortäuschen.

Diese Neuralgien befallen gewöhnlich das Knie- und Hüftgelenk, kommen vorzugsweise bei Frauen vor, beruhen meistens auf angeborener oder erworbener neuropathischer Disposition, gehen häufig mit Chlorose, Anämie, Menstruationsanomalien und hysterischen Zuständen aller Art einher.

---

*) Berger, Zur Lehre von den Gelenkneuralgien. Berliner klin. Wochenschrift. 1873, Nr. 23 und 24.

Rosenthal hat das Leiden bei längere Zeit fortgesetzter Masturbation beobachtet.

Auch nach unbedeutenden traumatischen Einwirkungen hat man das Leiden entstehen gesehen.

Esmarch berichtet von Gelenkneurosen, die durch einen Fall beim Tanzen oder beim Schlittschuhlaufen, durch einen Sturz mit dem Pferde, durch Contusionen des Knies mit nachfolgendem Bluterguss zu Stande gekommen waren. Auch nach acuten Krankheiten und nach rheumatischen Affectionen bleiben bisweilen solche Neuralgien zurück.

Billroth*) unterscheidet vier Gattungen der Gelenkneurose.

1. Nach verhältnissmässig leichten Verletzungen entstehende.

2. Solche, welche nach vollständigem Ablauf von spontanen Entzündungen bei unbedeutenden Infiltrations-Residuen zurückbleiben.

3. Neurosen, denen weder Entzündungen, noch Verletzungen vorausgehen, die jedoch den Patienten bei Bewegung heftige Schmerzen verursachen (es ist meistens das Sprunggelenk ergriffen).

4. Neurosen, in welchen die Patienten aus partiellen psychischen Störungen (Hysterie, Hypochondrie) die Schmerzen anfangs simuliren, sich dann vor ihren eingebildeten Schmerzen wirklich fürchten und deshalb nicht gehen. Zu allen diesen Fällen können sich Contracturen und Krämpfe, selbst mit epileptiformem Charakter, hinzugesellen.

Billroth lässt die Möglichkeit zu, dass Massage bei den Kategorien 1 und 2 nützen könne. Aber er meint, es sei schwer zu verstehen, wie Massage bei Fällen der 3. und 4. Gattung helfen soll und behauptet, es erfordere mehr psychologischen als chirurgisch-diagnostischen Scharfblick, um zu entscheiden, ob die Schmerzen wirklich vorhanden sind oder nicht.

Billroth lässt die Möglichkeit zu, dass Anämie der Knochen bisweilen die Ursache sei. Denn bekannter Weise erzeugt Anämie des Gehirns Kopfweh, Anämie der Finger (beim sogenannten Einschlafen und nach kaltem Bade) ruft kribbelnde Schmerzen hervor; plötzliche Thrombosen in den grösseren Arterienstämmen der Extremitäten haben intensive Schmerzen in allen unterhalb der Thrombose liegenden Theilen zur Folge. Es kann bei Individuen mit engen Arterien (Chlorotischen, Anämischen, Hysterischen) zu

*) Billroth, Zur Discussion über einige Zeit- und Tagesfragen. Wiener med. Wochenschrift. 1875, Nr. 45.

Kreislaufstörungen, zumal localisirten Ischämien um einzelne Knochen kommen.

Billroth erklärt sich demgemäss den Erfolg der Massage bei solchen Gelenkneurosen aus der durch die mechanischen Proceduren hervorgerufenen Steigerung der Blutzufuhr, der gehobenen Energie der Circulation. Nichtsdestoweniger schiebt Billroth einen wesentlichen Theil des mechano-therapeutischen Erfolges auf Rechnung des guten Willens der Kranken, auf das Ungewöhnliche der mechanischen Behandlungsmethode, auf den persönlichen Eindruck des Masseurs.

Am Schlusse seiner geistvollen Auseinandersetzungen lässt Billroth doch der Mechanotherapie alle Ehren zu Theil werden, indem er die auffallend günstigen Resultate hervorhebt, welche er seit längerer Zeit auf seiner Klinik beobachten konnte und die seine Erwartungen zum Theile weit übertrafen.

So dachte der grosse Chirurg im Jahre 1875. Damals schwankte seine Ueberzeugung zwischen selbst gesehenen Erfolgen und berechtigten Zweifeln über berichtete Wundercuren hin und her. Aber seine Anschauung dürfte sich wohl geändert haben.

Seit jener Zeit hat Billroth selbst unblutige Nervendehnungen bei Neuralgien vorgenommen.*) Eine höchst interessante Mittheilung über Heilung eines Collum obstipum spasticum von Mosetig**) durch Dehnung der beiden Nervi recurrentes Willisii und viele erfolgreiche Nervendehnungen anderer Aerzte lassen denn doch die Annahme gerechtfertigt erscheinen, dass gewissen Neuralgien (wenigstens den idiopathischen) eine Molecularveränderung in den Nervenelementen zu Grunde liege und dass eine neuerliche Molecularveränderung, wie Dehnung, Erschütterung sie bezwecken, den normalen Zustand herzustellen im Stande sei. Dass viele Nervendehnungen bei Tabes dorsalis von ungünstigem Erfolge begleitet sind, spricht nicht gegen den guten Einfluss der Molecular-Erschütterung bei Neuralgien; bei Tabes lassen sich anatomische Veränderungen der Hinterstränge nachweisen, während bei Neuralgien weder makroskopisch, noch mikroskopisch in den Nervenbahnen irgend eine Alteration bisher entdeckt werden konnte. Zwischen der plötzlichen Dehnung eines ganzen Nervenstammes und der Erschütterung der Tausende von Endausbreitungen dieses

*) Billroth, Ein Fall von Nervendehnung. Allgem. Wiener med. Zeitung. 1881, Nr. 48.

**) Mosetig v. Moorhof, Wiener med. Presse. 1881, Nr. 27.

Nervenstammes, wie Mechanotherapie sie erzeugt, waltet aber jedenfalls ein wesentlicher Unterschied; die Wirkung ist gewiss eine total verschiedene: bei letzterer addiren sich die kleinen Effecte durch Tage und Wochen, bei ersterer soll der Effect mit einem Schlage erzielt werden. Lässt sich bei der Dehnung der Nerven die Grösse der anzuwendenden Kraft genau berechnen? Kann ein „Zu viel" nicht Schaden bringen? Wir haben in der anorganischen Welt Analogien, welche sich sehr gut verwerthen lassen. Das zäheste Schmiedeeisen wird krystallinisch und brüchig, wenn man es durch fortwährendes Hämmern (2 bis 3 Stunden) bearbeitet. Wollte man durch einen einzigen wuchtigen Schlag die Tausende schwacher Schläge des Hammers ersetzen, man würde vielleicht das Eisenstück zerschlagen, aber nie krystallinisch machen.

Ist der Begriff Neuralgie dem in Frage stehenden Gelenkleiden einmal zugestanden, dann liegt in den überraschenden Erfolgen der Mechanotherapie nichts Räthselhaftes mehr.

Gelenke bieten dieser Methode keine ungünstigen Angriffspunkte. Die Knorpel- und Synovialhäute können anfangs sanft und später kräftiger an einander gerieben und die das Gelenk umgebenden Weichgebilde durch mechanische Eingriffe bearbeitet werden. Die in diesen Theilen verlaufenden Nerven werden dadurch erschüttert. Welchen Antheil die Erschütterung, welchen die durch die Mechanotherapie hervorgerufene Anregung der Circulation hat, ist schwer zu bestimmen. Aber es macht den Eindruck, dass der Löwenantheil der Erschütterung und Molecularveränderung angehöre; denn die Neuralgien des Trigeminus bieten unter allen Neuralgien die für mechanische Behandlung ungünstigste Prognose. Die Gebilde, in denen sich der Trigeminus ausbreitet, lassen sich zu wenig bewegen, zu wenig bearbeiten, zu wenig erschüttern.

Die Ausführung der Technik, welche durchaus keine Schwierigkeiten bereitet, muss allerdings mit dem moralischen Einflusse des Arztes Hand in Hand gehen; ohne psychologisches Studium des einzelnen Kranken wird man schwer zum Ziele gelangen. Man beginnt mit sanften mechanischen Eingriffen aller Gattungen, welche man allmälig steigert, nimmt mit grosser Vorsicht passive Bewegungen (Beugungen, Streckungen, Rollungen) vor; nach und nach entwickelt man bei diesen passiven Bewegungen intensivere Kraft und endlich lässt man active Bewegungen anderer nicht ergriffener Gelenke ausführen, während man dem Kranken die schärfste Aufmerksamkeit zuwendet. Bald entdeckt man, dass das kranke Gelenk mitarbeitet. Ist dies der Fall, dann lasse man das kranke Gelenk allein arbeiten. Man ordnet Freiübungen, sowie Uebungen am Reck und Barren an.

Mir sind mehrere Kranke bekannt, die, mit solchen Leiden behaftet, durch lange Zeit ihre Extremität nicht gebrauchen konnten und durch Mechanotherapie geheilt wurden.

Ich selbst habe nur einen einzigen Fall behandelt: Eine 35jährige Dame, der guten Gesellschaft angehörend, welche durch zwei Jahre wegen Schmerzen im rechten Knie, an dem auch nicht die geringste Spur einer Entzündung vorhanden war, nicht gehen konnte.

Die Dame, kinderlos, sehr gut genährt, verrieth durch keine Erscheinung eine hysterische Disposition.

Consequent durch vier Monate fortgesetzte mechanische Behandlung behob die Functionsstörung und Schmerzhaftigkeit gänzlich und dauernd.

Mechanotherapie der Lähmungen.

Wenn an die Heilung von Lähmungen durch irgend eine Therapie gedacht werden kann, so sind selbstverständlich alle jene Formen ausgeschlossen, bei denen eine Ausgleichung der die Lähmung verursachenden Störung vom anatomischen Standpunkte unmöglich ist.

Im Grossen und Ganzen leistet hier die Bewegungscur kaum mehr als Elektricität; hingegen besitzen wir kein Mittel, welches die Schwellungen und Ernährungsstörungen an den Extremitäten, welche in Folge der Paresen sich entwickeln, sowie die fast immer vorhandenen Contracturen der betroffenen Gelenke so rasch zu beseitigen vermöchte, als Mechanotherapie. Sollen gelähmte Muskeln mittelst Mechanotherapie behandelt werden, so verwende man sämmtliche Kategorien der letzteren. Man wende mechanische Eingriffe an, genau so, wie dies bei Behandlung der Neuralgie ausführlich auseinandergesetzt wurde, jedoch mit mässiger Kraft. Dadurch wird eine bessere Ernährung der kranken Muskeln und ihrer Nachbargebilde herbeigeführt; die kranken Muskeln werden besser mit Blut durchtränkt und die energischeren Eingriffe (Kneipen, Hacken) rufen eine reflectorische Erregung der motorischen Bahnen hervor.

Man nehme täglich passive Bewegungen vor und lasse den Kranken active Bewegungen ausführen, so ungenügend dieselben auch ausfallen mögen. Man muss viele Geduld und Ausdauer entwickeln; denn die Fortschritte, welche der Kranke macht, sind bisweilen so unendlich geringe, dass sie der Beobachtung entgehen. Dieselben addiren sich jedoch und geben sich zu erkennen, wenn man die Leistungsfähigkeit der kranken Muskeln erst nach Wochen vergleicht. Bisweilen lässt sich auch im Verlaufe von vielen Wochen keine Besserung constatiren, aber sie tritt dann mit Riesenschritten ein.

Der Arzt thut gut, die activen Bewegungen selbst zu überwachen, wenigstens einmal im Tage zugegen zu sein, wenn der Kranke sie ausführt.

Sieht der Leidende, dass die Beweglichkeit seiner gelähmten Gliedmassen nicht oder nur sehr langsam von Statten geht, so verliert er die Ausdauer; aber er hat Hoffnung und Geduld, wenn der Arzt selbst Werth auf die angeordneten Bewegungen legt.

Bei den sogenannten hysterischen Lähmungen spielt die Anwesenheit des Arztes eine noch wichtigere Rolle.

Bei activen Bewegungen ist es gut, dem Kranken jederzeit ein Ziel zu setzen, am Barren, am Reck, an der Leiter.

Hat der Kranke, vor einem Apparate stehend, den Arm auf eine Sprosse oder den Fuss auf eine Stange zu heben, so wirkt das ganz anders, als wenn er überhaupt nur Hebebewegungen ausführt.

Das Gehirn wird, wie Du Bois-Reymond lehrt, gleichzeitig mit geübt.

In welcher Weise mechanische Eingriffe wirken können, darüber gibt die Anschauung von Erb*) über die Wirkung elektrischer Ströme bei Lähmungen ein Analogon.

Dieser hervorragende Neurologe glaubt, dass der elektrische Reiz und überhaupt jeder stärkere Reiz, welcher die motorischen Bahnen trifft, im Stande ist, Hemmungen zu überwinden, welche sich in pathologischen Fällen der Reizungsleitung entgegenstellen, um so den Uebergang des Erregungsvorganges auf die Muskeln gleichsam zu erzwingen. Ist so mit Gewalt das Hinderniss überwunden, welches der Wille zu überwinden nicht vermochte, dann

---

*) Erb, Krankheiten des Nervensystems im Handbuch der spec. Path. und Therapie von Ziemssen. XII. Bd. II. Erste Hälfte. Leipzig 1876.

wird auch die Bahn wieder frei für die Fortleitung der Willenserregung zu den Muskeln, die Motilität kehrt, wenn auch oft erst in schwachen Spuren, wieder. In solchen Fällen sieht man oft ganz plötzlich nach einer stärkeren elektrischen Erregung die Motilität wiederkehren, und es ist in hohem Grade wahrscheinlich, dass eine öftere Wiederholung einer solchen motorischen Erregung allmälig die Bahn für den Willensreiz auch in dauernder Weise frei macht und dadurch Heilung herbeiführt.

Erb räumt der Heilgymnastik bei Paralysen eine untergeordnete Bedeutung ein. Er erkennt ihr nur bei in Heilung begriffenen Lähmungen einen die Genesung beschleunigenden Einfluss zu.

Diese ziemlich allgemeine Anschauung beruht aber auf dem Verkennen der mächtigen Wirkung mechanischer Eingriffe, welche in den meisten Fällen dem faradischen Strome gleichwerthig, in vielen als wirksamer betrachtet werden muss.

Bei keiner Erkrankung erweist sich der Werth der schwedischen Heilgymnastik, der Widerstandsbewegungen in so eclatanter Weise, als bei Behandlung gelähmter Muskeln. Denn sobald man den Kranken active Bewegungen ausführen lässt, bei denen eigentlich die paretischen Muskeln nur thätig sein sollten, so werden sofort die Antagonisten dieser Muskeln und die benachbarten Muskelgruppen innervirt; die letzteren, als physiologisch geübt, treten in die Action ein und die beabsichtigte Contraction der kranken Muskeln kommt gar nicht oder sehr schwach zur Geltung.

Es ist also Aufgabe des Arztes, durch einen von ihm ausgeübten Widerstand die Antagonisten auszuschalten, wie ich dies im Capitel über schwedische Heilgymnastik ausführlich geschildert und durch eine Zeichnung verständlich gemacht habe. Die mannigfaltigen Widerstands-Apparate erreichen denselben Zweck in einer präciseren, für den Kranken viel bequemeren Weise und haben den Vortheil, dass der letztere allein ohne Hilfe des Arztes seine Widerstandsübungen vornehmen kann und dass er im Auflegen der Gewichte eine mathematische Controle über den Fortschritt seiner Muskelkraft besitzt. Da jedoch die Anschaffung dieser kostspieligen Apparate nicht immer thunlich und ärztliche Aufsicht solchen Kranken jederzeit erwünscht ist, so dürften diese in hydropathischen oder heilgymnastischen Anstalten am besten untergebracht sein, umsomehr, als bekanntermassen Kaltwasserkuren die Genesung solcher Processe günstig beeinflussen.

Mechanotherapie bei Opium-, Morphium- und Chloroform-Vergiftungen.

Von eminent praktischer Bedeutung sind mechanische Eingriffe, wenn durch Missbrauch narkotischer Substanzen oder durch zu grosse Empfindlichkeit des Nervensystems bei relativ geringen Mengen des verabfolgten Narkoticums gefahrdrohende Erscheinungen: Ausbleiben des Pulses, Kälte der Extremitäten, Aufhören der Respiration eintreten.

Erb ist der Ansicht, dass die Narkotica wahrscheinlich durch das Blut dem Nervensystem und den Muskeln zugeführt werden und hier entweder mehr acute Ernährungsstörungen oder mehr chronische Erkrankungen verschiedener Abschnitte des activen Bewegungsapparates hervorrufen, welche die Function desselben unmöglich machen.

Die Narkotica wirken vorwiegend auf die Organe des Bewusstseins und Willens, einzelne pflanzliche Alkaloide und ähnliche Gifte (Curare, Ergotin, Nicotin, Saponin, Blausäure) rufen in mehr acuter Weise hochgradige und weitverbreitete Lähmungserscheinungen hervor, während gewisse Metalle erst im Laufe chronischer und oft vieljähriger Intoxicationen zu Lähmungen führen. Bei schweren Zufällen, wie sie in der ärztlichen Praxis durch Einverleibung zu grosser Gaben von Opium. Morphium, Chloroform täglich vorkommen können, besitzen wir kein rascher und mächtiger wirkendes Mittel als mechanische Eingriffe, sei es in Form von Schlagen, Kneipen, Muskelhacken auf die Weichtheile des ganzen Körpers oder von continuirlicher Geisselung der Volarflächen der Hände und der Plantarflächen der Füsse. In der Literatur finden sich Fälle verzeichnet, bei denen durch viele Minuten, ja durch Stunden fortgesetzte mechanische Einwirkungen nahezu leblose Personen wieder zum Leben zurückgerufen wurden. So klingen wenigstens die Krankengeschichten.

Zur Richtigstellung der letzteren muss sofort bemerkt werden, dass man wohl unterscheiden müsse zwischen Vergiftungen durch Chloroform und Kohlenoxyd einerseits und Morphiumintoxicationen andererseits.

Am raschesten scheint Chloroform zu wirken, und die Erfahrung lehrt, dass der Mensch verloren ist, wenn nicht in den allerersten Minuten nach dem Eintritte der gefahrdrohenden paralytischen Erscheinungen das Leben wiederkehrt, man mag thun, was man wolle. Bei Asphyxie durch Kohlenoxyd dauert der lethargische Zustand schon länger.

Der durch Morphium hervorgerufene, dem Scheintode ähnliche Zustand ist bei weitem weniger gefährlich. Ich habe selbst vielfach Gelegenheit gehabt, solche Zustände zu beobachten. Man fühlt kaum den Puls, die Herztöne sind schwer zu hören, die Respiration ist auf ein kaum wahrnehmbares Minimum reducirt; man sieht keine Bewegung des Thorax, die Extremitäten sind kalt, die Gesichtszüge erstarrt.

Solche Personen machen den Eindruck der Sterbenden. Und dennoch ist kaum etwas zu besorgen. Die Functionen des Herzens und der Respiration sind nur auf das denkbar kleinste Minimum reducirt.

Allerdings ist die Aufregung der Umgebung wie die Sorge des herbeigerufenen Arztes berechtigt, denn es sind denn doch Fälle vorgekommen, dass Personen aus dem tiefen, lethargischen Schlafe nicht mehr erwachten.

Nach den vorliegenden Erfahrungen wirken mechanische Eingriffe, auch durch Stunden fortgesetzt, mächtiger als Sinapismen, Ammoniak und Elektricität. Eine sehr schätzenswerthe Arbeit über dieses Thema, in welchem eine grössere Anzahl von Beobachtungen (eigene und fremde) zusammengestellt sind, hat Dr. M. Levi im Jahre 1877 veröffentlicht.*) Dieser Autor erzählt mit sorgsam ausgearbeiteten Details von einer 20jährigen Kranken, welche, an nervösem Asthma leidend, nach einer subcutanen Injection von Morphium (zwischen 2 und 3 Centigrammes) die schwersten Intoxicationserscheinungen aufwies. Die Respiration war bereits ganz unregelmässig und oberflächlich, der Puls fadenförmig, der Körper kalt.

An ein Darreichen von Medicamenten war nicht zu denken: die Muskelthätigkeit lag ganz darnieder, das Bewusstsein war erloschen.

Man schickte eilends um eine Elektrisirmaschine; bevor dieselbe jedoch herbeigebracht wurde, liess L. die Volarflächen beider Hände und die Plantarflächen beider Füsse durch Ruthen ausgiebig bearbeiten. Vier Personen theilten sich in die Arbeit. Die Schläge wurden mit aller Kraft geführt, so dass den Assistenten der Schweiss von der Stirne floss.

---

*) M. R. Levi, Della flagellazione. Venezia 1887.

Nach einiger Zeit, die L. nicht genau anzugeben weiss, bewegte die Kranke ein Bein, die Respiration wurde tiefer und bewegter, jene erhob sich vom Lager und lamentirte.

Die Geisselung wurde ausgesetzt. Sofort verfiel das Mädchen in die frühere Unempfindlichkeit und wahrscheinlich wäre die nun glücklich wieder eingeleitete Respiration erloschen, wenn man nicht allsogleich wieder die Geisselung aufgenommen hätte. Mit kleineren und grösseren Pausen wurden letztere über eine Stunde ausgeübt. L. hatte noch vor der Anwendung der Ruthenschläge auf Hände und Füsse Frottirungen der Haut mit Ammonia liquida pura vorgenommen: aber diese erzeugte weder Röthe noch Entzündung. Auch nicht die kleinste Ecchymose war trotz der energischen und so lange Zeit angewendeten Ruthenhiebe zu bemerken.

Einen ähnlichen Fall theilt Graves in seinen klinischen Vorlesungen aus dem Jahre 1823 mit. Ein Arzt, Dr. Barrett aus Middletown in Connecticut wurde zu einem Mr. Wright Harris gerufen, welcher eine und eine halbe Unze Laudanumtinctur genommen hatte, um sich umzubringen. Nachdem Brechmittel, Frottirungen vergeblich angewendet worden waren und auch ein Federbart ohne Erfolg am Eingange des Oesophagus Kitzel versucht hatte, nahm Dr. Barrett lange und biegsame Weidenruthen und bearbeitete mit aller Kraft die Volarflächen der Hände, die Plantarflächen der Füsse so lange, bis Mr. Harris erwachte und über seine Schmerzen sich beklagte. Nach wenigen Augenblicken jedoch verfiel Mr. Harris neuerdings in lethargischen Schlaf, aus dem er nur durch erbarmungslose Geisselung erweckt werden konnte. Dieses Manöver wiederholte sich noch mehrere Male. So oft Dr. Barrett mit den Schlägen aussetzte, trat Koma ein. Mit zeitweiligen Unterbrechungen liess Barrett die Geisselung durch 8 Stunden fortsetzen, zu welchem Zwecke er mehrere Personen verwendete, welche sich ablösten, um die nöthige Kraft zur Verfügung zu haben. Weder an den Händen noch an den Füssen zeigten sich Verletzungen noch Ecchymosen und nach wenigen Stunden war Mr. Harris wieder vollkommen wohl.

Dr. Barrett meint, nur der durch die Geisselung hervorgerufene Schmerz war im Stande, das Nervensystem aufzurütteln und gegen gänzlichen Stillstand der Functionen zu schützen, d. h. Mr. Harris vom Tode zu retten.

Dr. Bullar in Southampton versichert, alle Personen, welche in Folge von Chloroform-Narkose zu athmen aufgehört hatten, wieder dadurch zum Leben zurückgebracht zu haben, dass er und alle seine Assistenten den Patienten auf der ganzen Oberfläche des Körpers mit ebenso rasch als kräftig ausgeführten Schlägen bearbeiteten, zu welchem Behufe sie sich nur der Handteller bedienten.

Sie bearbeiteten gleichzeitig den ganzen Rumpf, die oberen und unteren Extremitäten, sowie das Gesicht, und zwar so lange ununterbrochen fort, bis Puls und Respirationen wiederkehrten. In einigen Fällen bedurfte es 10 volle Minuten. Die unteren Extremitäten der so behandelnden Kranken waren bisweilen von den Ecchymosen ganz unterlaufen. Man muss, fügt Dr. Bullar hinzu, vollstes Vertrauen in das einfache, so ausgezeichnete, durch gar kein anderes übertroffene Mittel haben, und sofort und ohne Unterbrechung es anwenden, ohne seine Zeit mit Elektrisiren oder anderen nutzlosen Versuchen zu verlieren.

Dr. Bullar versichert, dass bei mehreren seiner Kranken die Respiration und Herzthätigkeit vollständig und zweifellos ausgesetzt hatten und dass dieselben dennoch zum Leben zurückgebracht wurden.

Die aufgezählten und die folgenden in Kürze wiedergegebenen Fälle entnehme ich der oben citirten Schrift von Levi, weil mir dieselben für den Arzt von praktischem Werthe zu sein scheinen. Denn jeder Arzt kann in die Lage kommen, von diesen werthvollen Erfahrungen guten Gebrauch zu machen, um Menschenleben zu retten.

Dr. De Angelo, Assistent des Dr. Levi im Ospizio marino am Lido bei Venedig (für scrophulöse Kinder), nahm behufs wissenschaftlicher Versuche einen Esslöffel eines neuen Fiebermittels, welches wahrscheinlich Angustura falsa enthielt, eine Pflanze, welche durch ihren Strychningehalt in hohem Grade giftig ist. Eine halbe Stunde darauf stellte sich Zittern, Brechreiz, Erbrechen, Verwirrung, unsicheres Stehen und Hören, mühsames Sprechen ein. Er begann zu deliriren, bekam einen epileptischen Anfall mit vollständiger Aufhebung des Bewusstseins und der Sinnesfunctionen. Die Respiration und Herzthätigkeit war erloschen. Dr. De Angelo machte den Eindruck des Sterbenden. Nachdem Reibungen, starke Sinapismen, Bespritzungen mit kaltem Wasser, Aufträufeln und subcutane Injection von Ammonia liquida pura ohne allen Erfolg angewendet worden waren, verschafften sich zwei seiner Collegen und zwei andere zu Hilfe gerufene Personen Baumzweige, welche sie rasch entblätterten und mit denen sie energische Geisselung der Volarflächen beider Hände und der Plantarflächen beider Füsse vornahmen. Nach einer Viertelstunde unablässiger Bearbeitung stellte sich die erste leichte Zuckung der Beine ein; allmälig kehrten oberflächliche Athemzüge und einzelne Pulsschläge wieder, die unter Fortsetzung der Geisselung durch 15—20 Minuten vollständig normal wurden. Später wurde auch die Haut warm und zuletzt kehrte vollständiges Bewusstsein wieder.

Mechanotherapie bei Vergiftung durch Chloralhydrat.

Im Cook-County-Hospital kam in Folge von Chloralhydrat (die Dosis ist nicht angegeben) ein Fall von schwerer Lethargie vor, über welchen ein Dr. J. H. W. Meyer*) berichtet. Es fehlen in dieser Krankengeschichte leider die näheren Details. Dr. Meyer theilt nur mit, dass das Chloralhydrat viele Stunden vor Ausführung der Geisselung genommen worden war. Um die Haut nicht zu sehr zu reizen, wurden dieselben dann, als der Kranke wieder zum Wachsein gebracht wurde, durch kalte Begiessungen und Elektrisiren ersetzt. Aus der ebenso instructiven als ausführlichen Abhandlung des Dr. Levi geht hervor, dass er der mechanischen Behandlung der Fusssohlen und Handteller mittelst Ruthen den Vorzug vor der Bearbeitung der ganzen Oberfläche des Körpers gibt; denn nur für den Fall, dass Ruthen, Stäbchen oder leichte Stöcke nicht rasch beschafft werden können, empfiehlt er dem Arzte, seine Hand zu gebrauchen. Vielleicht hat der die Entwicklung der Mechanotherapie gewiss mit aufmerksamem Auge verfolgende ausgezeichnete venetianische Primararzt heute seine Anschauungen geändert und hält es für zweckentsprechender, durch mechanische Bearbeitung grosser Körperflächen, vor Allem der mächtigen Muskelgruppen, eine energische Circulation in diesen anzuregen, das Blut zu den Muskeln zu leiten und daselbst jenem chemischem Processe zu unterziehen, der allgemein als Verbrennung bezeichnet wird, nach Fick aber auch die wichtige Aufgabe zu erfüllen hat, die im Blute vorhandenen, dem Organismus nutzlosen Stoffe zu eliminiren. Ist es nicht möglich, dass bei diesem Processe, der ja auch die von Dr. Levi gewünschte Wärmeproduction besorgt, das böse Narkoticum oxydirt und unschädlich gemacht wird? Betreffs der Form der

*) Chicago Medical Journal und Examiner. Novemberheft, 1876.

mechanischen Eingriffe in allen nur denkbaren Gradationen ist die Hand des mechanotherapeutisch geschulten Arztes nicht verlegen. Auch energische passive Bewegungen müssten von directem Nutzen sein.

II. GRUPPE.

Mechanotherapie der Distorsion, der Synovitis, der Tendovaginitis, der Drüsenschwellung, der chronischen Metritis, Endometritis haemorrhagica.

Während es sich bei der I. Gruppe vorzugsweise um Herstellung gehemmter Circulation, um Behebung von Ernährungsstörungen in Muskeln und Nerven, um Molecularveränderung durch Erschütterung handelt, fällt bei der nun folgenden Gruppe von Erkrankungen der mechanischen Therapie die Aufgabe zu, Exsudate und Extravasate zu zerquetschen, zu zerreiben, dieselben in die Lymphbahnen zu pressen.

a) Mechanische Behandlung der Distorsion.

Was ich über die Therapie dieser Erkrankung wiedergebe, ist dem vergleichenden Studium der verschiedensten Autoren entnommen. Die älteren französischen Schriften (von 1863 angefangen) ergehen sich in breiter Weitläufigkeit über die Behandlung der Distorsion. Ein guter Theil von ihnen beschäftigt sich fast ausschliesslich mit diesen Leiden. Phélippeaux beschreibt bis in die kleinsten Details die zu seiner Zeit (1870) geläufigen Methoden von Lebatard, Girard, Milet de Tours und Magne. Dieselben finden sich in der Abhandlung von Weiss ausführlich wiedergegeben. Wie schon erwähnt, hat fast jeder Arzt seine Methode und jede der letzteren führt zum Ziele.

Die Differenzen der verschiedenen Methoden liegen darin, dass die Einen durch energische, aber sehr schmerzhafte Eingriffe rascher zu Ende kommen, während die anderen durch sanftes, allmäliges, weniger schmerzhaftes Vorgehen langsamer ihr Ziel erreichen, gerade so, wie man bei Behandlung der Neuralgien und des Muskelrheumatismus rasch und langsam zu Werke gehen kann. Es gibt in der mechanischen Therapie keine allein seligmachende Methode. Ein Arzt, der nicht durch Ruhe und Antiphlogose (in 2 bis 4 Wochen) wie ehedem, sondern rasch (1 bis 2 Tagen) die Heilung einer Distorsion bewerkstelligen will, muss den Mechanismus derselben kennen und wissen, was er erreichen kann und was nicht.

Das Beste, Uebersichtlichste und neue Ideen Enthaltende, was hierüber geschrieben wurde, befindet sich in der Busch'schen Abhandlung (in Ziemssen's Handbuch der allgemeinen Therapie).

Busch bezeichnet als Distorsion denjenigen Vorgang, bei welchem ein Gelenk durch äussere Gewalt über die Grenzen seiner physiologischen Bewegungsexcursion hinaus bewegt wird.

Es bildet sich dabei an der Seite, nach welcher die Bewegung erfolgt, das Anstemmen zweier Knochenpunkte und über dieses Hypomochlion werden die Gelenkflächen auseinandergehebelt, so dass sie zum Klaffen kommen. Da nun hierbei im Gelenke ein luftleerer Raum entsteht, so drängt der äussere Atmosphärendruck durch die bedeckenden Schichten hindurch Theile der Kapsel für einen Augenblick in die Gelenkhöhle hinein. Gleichzeitig werden die Sehnen und Ligamente an derjenigen Seite, nach welcher die Diastase erfolgt, stark gedehnt und eventuell selbst partiell zerrissen. Im nächsten Augenblicke, wenn die Einwirkung der Gewalt nachlässt, klappt das Gelenk wieder zusammen und hierbei können Einklemmungen von Falten der Synovialis zwischen den knöchernen Gelenkstheilen stattfinden, oder wenn Zwischenknorpelscheiben in der Gelenkshöhle liegen, diese eine Verschiebung erleiden. Der heftige Schmerz, welcher auf die Distorsion folgt, beruht nun theils auf der starken Zerrung, welche die Ligamente und Sehnen und durch diese wieder die Muskeln erlitten haben, theils auf der Zerreissung oder der Einklemmung von Falten der Synovialis zwischen den knöchernen Zwischenknorpelscheiben, welche in der Gelenkshöhle eine Verschiebung erleiden. Auch können durch die starke Dehnung Sehnen ihre Scheiden gesprengt haben und über hervorragende Knochenpunkte hinübergesprungen sein.

Nachdem Busch in dieser präcisen Weise das Wesen der Distorsion gekennzeichnet, zerlegt er auf pathologisch-anatomischer Basis die Aufgabe der Bewegungskur in zwei Punkte.

1. Der Arzt hat alle Theile wieder in normale Lage zurückzuführen. Er citirt aus diesem Anlasse einen älteren französischen Chirurgen (Ravaton), welcher, so oft er zu einer frischen Distorsion gerufen wurde, noch bevor Schwellung eingetreten, die beiden Gelenktheile durch kräftige Männer auseinanderziehen liess, die Innenflächen seiner Hände, deren Finger sich durchkreuzen.

an das Gelenk anlegte und nach allen Richtungen dieselben andrückte, um die Knochen, falls sie abgewichen sein sollten, in richtige Stellung zu bringen. Er brachte die aus ihren Scheiden etwa ausgetretenen Sehnen in ihre normale Lage, beugte und streckte das Gelenk und legte dann erst den Verband an.

Diese Wiederherstellung der normalen Lageverhältnisse ist für diejenigen Gelenke besonders wichtig, welche Zwischenknorpelscheiben haben, da sich sehr leicht in Folge einer Distorsion die Knorpelscheiben verschieben und dann zwischen den knöchernen Gelenkflächen eingeklemmt bleiben, ein Zustand, welchen die Engländer „internal derangement“ benennen.

2. Nun müssen die spastischen Muskelspannungen beseitigt werden, welche die Distorsion hervorruft. Jeder stark gedehnte Muskel geräth in den Zustand dauernder Spannung, welche einerseits selbst schmerzhaft ist, andererseits durch das starke Zusammenpressen der Gelenkflächen Schmerzen verursacht. Diese einfachen Muskelspannungen lassen unter dem Einflusse sanfter Muskelreibungen nach. Bei Distorsion im Fussgelenke, welches seiner Lage und Function zu Folge am häufigsten dieser Unbilde ausgesetzt ist, beginnt man nun mit leichten centripetalen Streichungen, zuerst mit den Fingerspitzen, dann mit der Innenfläche beider Hände (Fig. 82), von den Zehen anfangend und soweit am Unterschenkel aufsteigend, als die schmerzhafte Spannung reicht. Allmälig, wenn die schmerzhafte Spannung bereits verringert ist, werden die Streichungen fester und kräftiger. Lässt die Spannung soweit nach, dass das Gelenk anfängt, beweglich zu werden, so führt man einige leichte Flections- und Extensionsbewegungen aus und umwickelt schliesslich den Fuss bis zum Unterschenkel hinauf mit einer Flanellbinde. Nach der 2. und 3. Sitzung pflegen die Bewegungen im Fussgelenk bereits ziemlich frei und schmerzlos zu sein und alsdann kann man auch dem Patienten gestatten, einige Schritte zu gehen. Entsteht dabei kein Schmerz, so lässt man langsam den Gebrauch des Fusses steigern, indem man sorgfältig darauf achtet, ob keine neue entzündliche Schwellung sich ausbildet, bis schliesslich der normale Gebrauch des Gelenkes eintritt.

In ähnlicher Weise verfährt man an allen anderen Gelenken des Körpers.

Gegen eine dritte Reihe der Erscheinungen, welche bei schweren Distorsionen nur selten fehlen, die Zerreissungen der

Ligamente und eventuell selbst Absprengungen kleiner Knochentheile ist die Massage selbstverständlich ohnmächtig.

Sie kann allenfalls das Blutextravasat auf eine grössere Fläche vertheilen und dadurch die Resorption beschleunigen, aber sie vermag nicht die Heilung der zerrissenen Fasern herbeizuführen. Hierzu gehört Zeit und Ruhe in einem guten Lagerungsapparate oder Verbande, deren man in keiner Weise entbehren kann. Es wäre durchaus verfehlt, jede Distorsion durch Massage und Bewegungen in kurzer Zeit heilen zu wollen. Liegen diese schweren

Fig. 82.

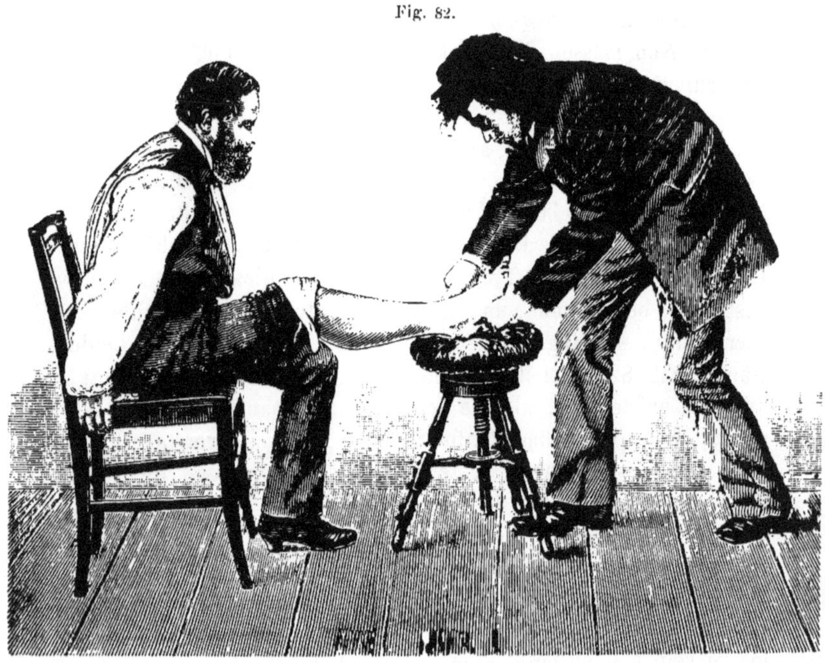

Complicationen vor, so verzögert man dadurch die Heilung, anstatt sie zu beschleunigen, ja man leitet die Distorsion durch die Bewegungen eventuell selbst direct in den Zustand der chronischen Gelenkentzündung über, und das ist das Schlimmste und Gefährlichste, was in Folge einer mechanischen Behandlung zu befürchten steht. — Bei verständiger Anwendung dagegen ist die Bewegungskur allerdings im Stande, eine schnellere Wiederherstellung der Gebrauchsfähigkeit herbeizuführen, als die von Anfang an consequent eingehaltene Ruhigstellung.

Das sind die nüchternen Anschauungen eines ersten Chirurgen, der wohl aus eigener Erfahrung spricht. Diese Anschauungen differiren von den Versicherungen anderer Autoren insoferne als dieselben behaupten, man könne jede Distorsion in wenigen Stunden oder Tagen beheben.

Im Durchschnitt werden die Manipulationen 2—3mal im Tage wiederholt. Es gilt als Regel, sofort mit den mechanischen Eingriffen wieder zu beginnen, wenn nach einigen Stunden Besserung die Schmerzen sich von Neuem einstellen.

Phélipeaux versichert, dass frische Distorsionen leichten Grades fast immer in einer einzigen Sitzung geheilt werden und dass in den schwereren Fällen (jedoch ohne Knochenbruch) 4, höchstens 5 Sitzungen genügen, um den Kranken zum Gehen zu bringen. Je rascher man nach der Verstauchung mit den Manipulationen beginnt, desto schneller tritt der gute Erfolg ein.

Die französischen Autoren theilen das ganze Verfahren in mehrere Acte ab, in welchen sie mit der genauesten Kleinlichkeit schildern, wie jeder Finger gehalten werden soll. Diese seitenlangen Schilderungen sind meiner Ansicht nach für den Anfänger nur verwirrend und erschwerend. Wer das richtige Verständniss dafür hat, bringt die Manipulationen durch allgemein gehaltene Beschreibung, wie Busch sie gibt, besser zu Stande, umsomehr, als jede Methode das Ziel erreicht.

Die französischen Autoren versichern fast einstimmig, dass sie durch 2—3mal wiederholten, mit aller Kraft des Daumens ausgeübten Druck (écrasement oder massage forcé) (Fig. 83) die grössten Blutextravasate, welche bei Distorsionen vorkommen, zerquetschen und auf diese Weise in 1—3 Tagen vollkommen zur Resorption bringen, während andere Methoden viele Wochen hierzu nöthig haben.

Rizet*) empfiehlt, bei Contusionen mit mächtiger Schwellung an den Gelenken sofort Massage vorzunehmen, um die Schwellung zu beseitigen. Nur in dieser Weise könne man bei solchen Fällen einen etwa vorhandenen Knochenbruch entdecken.

Nach dem übereinstimmenden Urtheile aller Autoren stellt sich für die Distorsionen eine viel geringere Behandlungsdauer bei Massage heraus, als bei der Immobilisation.

---

*) Rizet, Emploi du massage pour le diagnostic de certaines fractures. Paris 1866.

Der Militärarzt Mullier stellte eine vergleichende Statistik für beide Methoden zusammen.

Bei den mittelst der Immobilisirungsmethode behandelten Fällen von Distorsion (deren grosse Mehrzahl das Fussgelenk betraf) entfielen auf den Kranken 25·6 Tage, während die Massagebehandlung nur 9 Tage erforderte.

Aehnlich günstige Resultate veröffentlichte Möller*) in einer Zusammenstellung der in der französischen Armee behandelten Fälle.

Fig. 83.

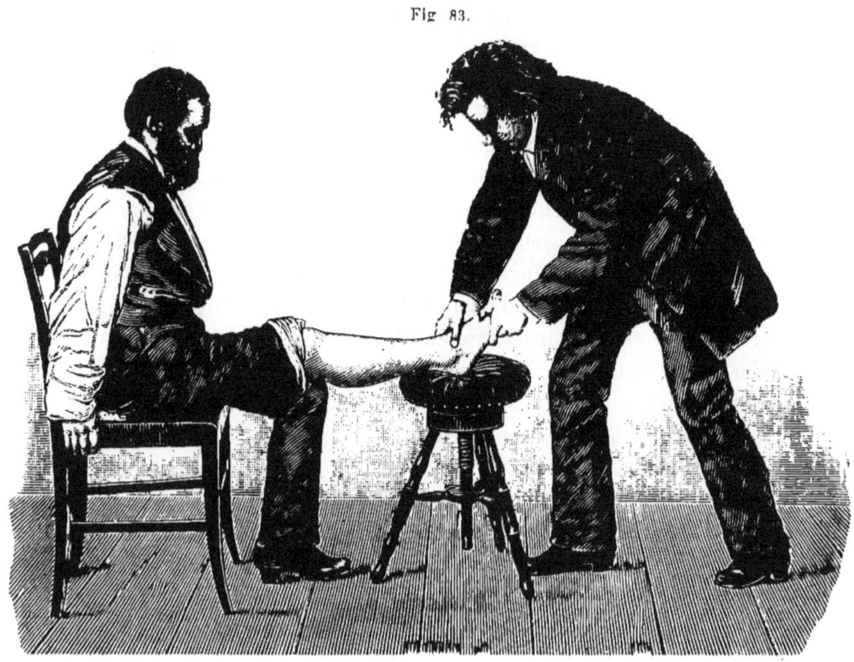

Die unschätzbaren Vorzüge der mechanischen Therapie bei Distorsion gegenüber der ehedem üblichen Methode der Ruhe und Eisumschläge stehen ausser allem Zweifel. Sie werden nicht blos von den Mechanotherapeuten von Beruf aller Welt verkündigt, sondern auch von hervorragenden Klinikern.

Trousseau und Pidoux äussern sich folgendermassen: „C'est une des plus heureuses pratiques, que nos contemporains

*) Möller, Du massage, son action physiologique et sa valeur thérapeutique, spécialement au point de vue de l'entorse. Journal de médecine. Bruxelles 1877.

aient retrouvées." Auch deutsche Kliniker und Aerzte zollen dieser Therapie bei Distorsionen alle Anerkennung. Professor Hueter nennt ihre Resultate staunenerregend und fügt hinzu: „Wenn die Empiriker in der Behandlung von Gelenksaffectionen oft grösseren Ruf haben als die Aerzte, so beruht dies darin, dass diese die rationelle Behandlung solcher Fälle nicht kennen." In ähnlicher Weise wird die Methode warm empfohlen von Cabesse, Wagner, Gassner, Bruberger, Körner.

Zum Schlusse soll noch betont werden, dass bei Behandlung der Distorsionen die Streichungen und Drückungen jederzeit in centripetaler Richtung erfolgen müssen, während bei den in der ersten Gruppe abgehandelten Erkrankungen (Neuralgien und Muskelrheumatismus) in jeder beliebigen Richtung vorgegangen werden kann.

b) Behandlung der Synovitis, der Tendovaginitis und Drüsenschwellungen.

Die mechanische Therapie dieser Affectionen bezweckt die Fortschaffung von Exsudat durch Zerquetschen, Verflüssigung und Hineinpressen in die Lymphbahnen.

Nicht alle Gattungen der Synovitis gestatten eine Bewegungskur. Alle Formen, welche mit Eiterung einhergehen oder Eiterung befürchten lassen, müssen ihr ferne bleiben. Je oberflächlicher und demnach zugänglicher die Synovialkapsel liegt, desto leichter lässt sich die Knetung und Pressung ausüben, welche jederzeit eine centripetale Richtung haben muss.

Am häufigsten gelangt die Synovitis am Kniegelenke zur Beobachtung. Die Behandlung muss täglich durch 5—10 Minuten ausgeübt werden.

Passive Bewegungen der Gelenke beschleunigen die Heilung, welche allerdings bisweilen Wochen und Monate lang Geduld erfordert. Je veralteter die Erkrankung, desto länger lässt die Genesung auf sich warten.

Die hyperplastischen Formen der Synovitis erfordern noch energischeres Drücken und Kneten, sowie passive Bewegungen (Beugungen und Streckungen), um die vorhandenen Neubildungen zu zerdrücken und resorptionsfähig zu machen. Die Behandlung ist für den Kranken relativ weniger schmerzhaft.

c) Tendovaginitis serosa chronica und crepitans.

Der synoviale Erguss, welcher sich meistens allmälig, ohne Entzündungserscheinungen in der Sehnenscheide bildet, muss zerdrückt und fortgeschafft werden, wozu die Kraft des Daumens verwendet wird.

Die Tendovaginitis crepitans unterscheidet sich von der serosa dadurch, dass die Exsudate in der Sehnenscheide gerinnen, welche bei Bewegungen der Sehne ein schnurrendes Geräusch erzeugen. Diese Exsudate entstehen meistens durch Ueberanstrengungen (beim Clavier-, Violin-, Violoncellspielen). Veraltete Fälle von Tendovaginitis crepitans lassen sich trotz der energischesten und Wochen lang fortgesetzten Eingriffe bisweilen nicht mehr beseitigen. Ich erinnere mich an Kranke, bei denen die äusseren Partien des Gerinnsels durch die mechanischen Eingriffe verflüssigt wurden, — dasselbe wurde auf die Hälfte oder $^2/_3$ reducirt, das übrigbleibende Exsudat blieb aber unverändert, jedem noch so energischen Eingriffe trotzend. Nach der Behandlung fühlten sich die zurückbleibenden Exsudate härter an als vor derselben; wohl deshalb, weil der ursprünglich sehr harte Kern von den durch die mechanischen Eingriffe nun verflüssigten, abgeriebenen, nachgiebigeren, weniger festen Partien bedeckt war. Die von dem Daumen mit aller Kraft ausgeführten, transversalen und rotirenden Druckbewegungen, durch welche das Exsudat an die Unterlage angepresst und an ihr gerieben wird, verursacht dem Kranken heftige Schmerzen. Die Procedur gehört aber auch für den Arzt zu den anstrengendsten und ermüdendsten. Sanft und oberflächlich ausgeführte Manipulationen haben absolut keinen Zweck.

Einige recht lehrreiche Mittheilungen über den grossen Werth der Mechanotherapie bei diesen Leiden enthält der Jahresbericht des Krankenhauses Wieden pro 1877.

Zwei Fälle von Tendovaginitis acuta der Hand wurden, der eine in 9, der andere in 15 Tagen geheilt. Ein Fall von Tendovaginitis chronica im Bereiche der Extensoren des rechten Fusses und der Peronaei wurde nach zweijährigem Bestande innerhalb 5 Wochen geheilt.

Zwei Fälle von Bursitis serosa wurden ebenfalls mittelst Massage geheilt: der eine in 10, der andere in 15 Tagen.

Zwei andere Fälle, welche gespalten und antiseptisch behandelt wurden, erforderten zur Heilung 25 Tage.

d) Behandlung der Mastitis.

Den allgemeinen Grundsätzen zufolge unterliegt es keinem Zweifel, dass durch Drücken, Reiben und Kneten auch Exsudate in drüsigen Gebilden verflüssigt und rascher zur Resorption gebracht werden können.

Ueber das Knetverfahren bei Mastitis liegen schon aus dem Jahre 1874*) verlässliche Beobachtungen vor.

Aus der jüngsten Zeit brachte die von Professor Loebisch redigirte Medicinisch chirurgische Rundschau **) einen Bericht, worin es heisst, man solle die Indurationen 5—10 Minuten lang nach allen Richtungen leicht reiben und kneten. In frischen Fällen soll dies genügen, um hühnereigrosse Knoten zum Verschwinden zu bringen; in älteren Fällen sind mehrere und energischere Sitzungen nothwendig. Während der Manipulation fliesst meist etwas dicke, gelbliche Milch aus. Man darf die Kranke erst dann verlassen, wenn die verhärtete Partie so weich geworden ist, wie der übrige Theil der Drüse.

Auch Niehaus jun. ***) hat Fälle von frischer Mastitis durch Knetung rasch zur Resorption gebracht.

Einer besonderen Erörterung gebührt der

Behandlung des „schnellenden Fingers".

Es ist dies eine ebenso seltene, als durch die bis in die jüngste Zeit in pathologische Unklarheit gehüllte Erkrankung, über welche Dr. Bum †) im vorigen Jahre eine ausgezeichnete Abhandlung veröffentlichte. Das Leiden, welches zum ersten Male von Notta (1850) beschrieben, von Nélaton „doigt à ressort", von Hahn „federnder Finger" genannt wurde, besteht darin, dass der betreffende Finger, an welchem keine Formveränderung wahrnehmbar ist, nicht vollständig gestreckt oder nicht vollständig gebeugt werden kann. Es sind auch Fälle bekannt, bei denen Beugung und Streckung auf Hindernisse stiessen. Die Ueberwindung des Hindernisses ist

*) Bergham och Helleday, Bemerkungen über das Knetverfahren. Nord. med. Archiv. V, 7. (Ein Referat hierüber in der deutschen militärärztlichen Zeitschrift. 1874, 9. Heft.)

**) Medicinisch-chirurgische Rundschau. Wien 1882, Mai, pag. 382.

***) Niehaus, Ueber die Massage. Vortrag gehalten im med.-pharmaceutischen Bezirksverein des Berner Mittellandes. Jänner 1877. (Im Correspondenzblatt für Schweizer Aerzte. 1878, Nr. 7.)

†) Wiener Med. Presse. 1887, Nr. 43 u. 44.

von einer schnellenden Bewegung (nach Berger einem zuschnappenden Taschenmesser vergleichbar), bisweilen von Schmerz oder knarrendem Geräusch begleitet.

Bezüglich der Aetiologie der Erkrankung wird berichtet, dass in einzelnen Fällen rheumatische Processe von Gelenken der Bewegungsstörung vorangingen, während in anderen Ueberanstrengung beim Clavierspiel und in einer dritten Reihe von Fällen mechanische Schädlichkeit eingewirkt haben.

So erzählt Fieber*) von einem 71jährigen Manne, der bei seinen täglichen Tramway-Fahrten mit seiner linken Hand an dem längs der Wagendachung hinlaufenden ledernen Riemen sich anzuhalten pflegte und in Folge des durch die scharfen Kanten des Riemens an der Beugeseite des Mittelfingers ausgeübten Druckes ein Tendosynitis bekam.

Bum führt in seiner Abhandlung noch einige lehrreiche Fälle an, welche hier mit einigen Worten skizzirt werden sollen, weil sie auf die Entstehung der Erkrankung einiges Licht werfen. Vogt beobachtete die Entwicklung eines federnden Fingers nach einer Verletzung. Lossen berichtet von einem Kranken, welcher sich mit einem Meissel die Sehnenscheide des M. flexor pollicis verletzt hatte, bei welchem nach einigen Monaten die Symptome des „schnellenden Fingers" sich entwickelten. Eulenburg erzählt von einem Soldaten, bei dem die Störung an beiden Ringfingern auftrat, welche beim Tragen des Gewehres von dem Metallrande des Kolbens gedrückt wurden.

Eine ähnliche Ursache liegt einem von Bum selbst beobachteten Falle zu Grunde. Der betreffende Kranke pflegte Stunden lang zu kutschiren, wobei die Kante des ledernen Zügels die Ulnarfläche des kleinen Fingers drückte. An dieser Stelle des Metacarpophalangealgelenkes fühlte man ein etwa linsengrosses, derbes, unverschiebbares, auf stärkeren Druck empfindliches Knötchen. Die Beugung des Fingers gelingt blos bis zu einem rechten Winkel: über diesen hinaus ist eine fernere Beugung nur mit heftiger Muskelaction, die von Schmerz begleitet ist, möglich. Beim Strecken des Fingers ergibt sich an derselben Stelle dieselbe Schwierigkeit.

Bei einem von Wiesinger dem ärztlichen Vereine zu Hamburg vorgestellten Kranken, welcher an seinem schnellenden Finger den

---

*) Wiener Med. Blätter. 1884.

operativen Eingriff verlangte, wurden folgende anatomische Verhältnisse blossgelegt: Es fand sich eine etwa $1^1/_2$ Centimeter lange, verdickte, gelblich verfärbte Strecke der Sehne, welche bei Mittelstellung des Daumens unter dem fibrösen Abschnitte der Sehnenscheide über dem Gelenke sich verbirgt, deren oberes oder unteres Ende je nachdem gestreckt oder gebeugt wird, über das obere oder untere Ende des fibrösen Abschnittes der Sehnenscheide hinausrutscht. Beim Hineingleiten dieser über die fibröse Sehnenscheide hervortretenden Partie der verdickten Sehne stemmt sich dieselbe gegen den Rand der Sehnenscheide und dadurch entsteht das „Schnappen". Der verdickte Theil der Sehne wird innerhalb der fibrösen Sehnenscheide comprimirt; rutscht nun ein kleines Stück der verdickten Partie über dieselbe hinaus, so dehnt sie sich etwas aus und kann nur mit einem Ruck zurückgleiten.

Bum fasst die pathologischen Veränderungen des „schnellenden Fingers" in seiner, die ganze Literatur dieser Erkrankungen umfassenden verdienstvollen Arbeit in Folgendem zusammen:

1. Es liegt ein Sehnentumor vor.

2. Eine Verengerung der von der Sehne zu durchlaufenden Passage, welche

a) eine physiologische, durch die anatomischen Verhältnisse bedingte,

b) eine pathologische sein kann.

Die pathologischen Passageverengerungen sind meistens Folgen einer Tenosynitis, welche durch mechanische Ursachen (Verwundung, Quetschung, Zerreissung, Ueberanstrengung der Sehnen, Entzündung der Nachbargebilde) zu Stande kommt. Die Einengung der Passage verläuft sehr langsam und werden dadurch jene Formen der Tenosynitis hervorgerufen, welche sich durch chronischen Verlauf auszeichnen, welche mit Gerinnung des Exsudates einhergeht.

Während ehedem von Ruhe, Kälte und Jodeinpinselung eine Resorption des zähen, plastischen Exsudates vergeblich erhofft wurde, wird nun durch zweckmässige mechanische Eingriffe die Resorption in relativ kurzer Zeit mit fast unfehlbarer Sicherheit erzielt.

Behandlung der Tonsillitis.

Die mechanische Behandlung hypertrophirter Tonsillen wird in ähnlicher Weise vorgenommen, nur mit dem Unterschiede, dass man hier nur von der einen Fläche her einwirken kann.

Quinart*) berichtet über das Verfahren in folgender Weise: Der Arzt taucht den Finger in gepulverten Alaun, reibt und drückt Anfangs leise, dann mit grosser Kraft die Tonsillen.

Nach der Massage gibt er erweichende Gurgelwässer. Der Kranke kann die Massage selbst ausüben, sobald er den Vorgang einmal kennen gelernt hat. Die mechanische Therapie müsste auf Alaun und Gurgelwasser verzichten.

Ich habe im Laufe der Jahre vielfach Gelegenheit gehabt, Drüsenschwellungen von Personen, welche der Soolbäder wegen nach Aussee geschickt wurden, durch energisches Drücken und Kneten (6—10 Wochen wiederholt) zum Schwinden zu bringen, nachdem die Soolbäder und Soolumschläge ohne allen Erfolg geblieben waren. Es handelte sich um alte, Jahre lang bestehende Hypertrophien der Submaxillardrüsen und der Parotis. Ich habe aber auch bei einzelnen dieser Hypertrophien trotz der fleissigsten und energischesten Anwendung der mechanischen Eingriffe gar nichts erreicht und die Kranken reisten mit ihren geschwollenen Drüsen in die Heimat zurück. Ich fixire die Drüse oder das Drüsenpacket mit der linken Hand und führe mit den Fingern der rechten Hand an der Oberfläche intensive Reibungen und Knetungen aus, hierauf umfasse ich mit den Fingern der rechten Hand allein die hypertrophische Drüse, um sie von den Seiten her zu drücken und zu quetschen.

Einige Bemerkungen glaube ich hier nicht unterdrücken zu dürfen. Ich habe bei der mechanischen Behandlung von hypertrophischen Drüsen selbst nach 6 Wochen nicht die geringste Veränderung wahrnehmen können.

Die Verkleinerung trat aber in der 7. Woche auf einmal und zusehends ein, während bei anderen schon nach 8 Tagen eine Abnahme der Geschwulst constatirt werden konnte, die nur sehr langsam vorwärts schritt und nach einiger Zeit stehen blieb, so dass immerhin eine Schwellung zurückblieb, welche sich nicht mehr beheben liess.

Ich habe aus diesen Thatsachen die Erfahrung schöpfen können, bei Drüsenschwellungen in Betreff der Prognose sehr vorsichtig zu sein, sowohl bezüglich des Erfolges überhaupt, als bezüglich der Zeit, wann letzterer eintreten dürfte

---

*) Quinart, Massage des amygdales hypertrophiées. Journal de médecine et de chirurgie. 1879.

Behandlung der chronischen Metritis und Parametritis.

Von Uterinalerkrankungen, welche in neuester Zeit ebenfalls auf mechanischem Wege behandelt werden, gehören nur die chronische Metritis und die Metritis haemorrhagica der II. Gruppe an. Andere Erkrankungen der Gebärmutter und Ovarien müssen in der nächsten Gruppe ihre Besprechung finden.

Die ältesten Notizen über mechanische Behandlung von Gebärmuttererkrankungen stammen aus dem Jahre 1844.

Cazeaux*) spricht von einer Art Massage des Uterus bei Atonie desselben während der Geburt.

Norstrom**) berichtet über chronische Metritis, Endometritis haemorrhagica und Prolapsus vaginae, welche Krankheiten er mit günstigem Erfolge durch Massage behandelt hat.

Er führte den Zeige- und Mittelfinger in die Scheide ein, fixirte den Uterus, während die andere Hand von oben durch die Bauchdecken hindurch den Uterus knetete. Im Jahre 1878 lenkte Asp die Aufmerksamkeit der Aerzte auf dieses Thema.

Als dirigirender Arzt eines gymnastisch-medicinischen Institutes zu Helsingfors berichtete er über 72 Fälle der verschiedensten Uterinalerkrankungen***), unter denen verzeichnet sind: Chronische Entzündung, Uteringeschwüre, Oophoritis, chronischer Katarrh, Lageveränderungen, Perimetritis.

Einen ausführlicheren Artikel veröffentlichte A. Reeves Jackson†) in Chicago. Er wendete Massage im ersten Stadium der chronischen Metritis an; in den späteren Stadien, wo die Muskulatur im wuchernden Bindegewebe zu Grunde gegangen ist, würde Massage keinen Zweck haben. Frische Erkrankungen bieten natürlich die günstigsten Bedingungen für Heilung. Die Behandlung muss viele Monate mit grosser Geduld fortgesetzt werden. Reeves

---

*) Cazeaux, Traité de l'art des accouchements. Paris 1844.

**) Norstrom, Traitement des maladies des femmes par le massage. Gazette hebdomadaire. 1876, Nr. 3.

***) Asp, Massage bei chronischen Uterinalerkrankungen. Virchow und Hirsch: Jahresbericht der Leistungen und Fortschritte der gesammten Medicin. 1879, XIII. Jahrgang, II. Band, III. Abtheilung.

†) A. Reeves Jackson, Ueber Massage des Uterus als ein Mittel zur Behandlung gewisser Formen der vergrösserten Gebärmutter. Transaction of the American gynaecological society. Vol. V for the year 1880. Boston 1881. Ein Referat hierüber in der Wiener medizinischen Presse. 1882, Nr. 27, von Kleinwächter.

Jackson führt von Zeit zu Zeit die Uterussonde ein, um sich von der Verkleinerung des Uterus zu überzeugen. Er räth, im Beginne der Behandlung nur mit Milde vorzugehen und die Knetung nur 8—10 Minuten anzuwenden: nach und nach verlängere man die Sitzungen bis auf 40 Minuten und entfalte mehr Kraft.

Wenn sich nur jeden dritten bis vierten Tag Schmerzen einstellen, so massire man, bis die Kranke sich an den Schmerz gewöhnt hat. Bisweilen braucht es einige Zeit, bis die Empfindlichkeit der Bauchdecken überwunden ist und dann erst kann mit der Massage des Uterus begonnen werden.

Reeves übt die Procedur in dreifacher Weise:

a) von aussen allein, durch die Bauchdecken — Abdominal-Massage;

b) von aussen und von der Vagina aus — Abdominal-Vaginal-Massage;

c) von aussen und vom Rectum aus — Abdominal-Rectal-Massage.

Am kräftigsten wirkt die Abdominal-Vaginal-Massage. Hiebei wird der von innen und aussen gefasste Uterus geknetet, gehoben und nach den verschiedensten Richtungen hin und her bewegt. Die beiden anderen Methoden werden nur dann geübt, wenn die Vagina zu enge oder so empfindlich ist, dass die Einführung zweier Finger unmöglich wird. (Ein Finger genügt nicht.) Die Massage vom Rectum her hat den Uebelstand, dass die Schleimhaut des Mastdarmes die mechanischen Eingriffe schwer verträgt. Die Abdominal-Massage, welche in der Weise ausgeführt wird, dass die Gebärmutter mit beiden Händen (durch die Bauchdecken hindurch) umfasst, geknetet, hin und her bewegt wird, ist besonders dann am Platze, wenn der Fundus die Symphyse überragt. Reeves theilt drei Krankengeschichten mit; in zwei Fällen war die Metritis die Folge von Abortus. In allen drei Fällen verkleinerte sich der Uterus wesentlich; die früher vorhandenen Beschwerden verschwanden entweder gänzlich oder doch zum grossen Theile.

Auch Gussenbauer*) berichtet von günstigen Resultaten, welche er durch Mechanotherapie bei Metritis und Endometritis chronica erzielt hat. Goodell**) erzählt von einer 34jährigen

---

*) Gussenbauer, Erfahrungen über Massage. Vortrag, gehalten in der Generalversammlung der deutschen Aerzte Böhmens. 1880. (Abgedruckt in der Prager med. Wochenschrift. 1881, Nr. 1, 2, 3.)

**) Goodell, Beziehungen der Neurasthenie zu Erkrankungen der Gebärmutter. Schmidt'sche Jahrbücher. 1880. 187. Bd.

Arztensfrau, welche an Retroflexion und incompletem Vorfall des Uterus litt, wodurch mannigfaltige, lästige Beschwerden erzeugt wurden. Jede Behandlung blieb erfolglos. Nun operirte Goodell die evertirten, zerrissenen Lippen des Uterus und massirte den letzteren, wodurch er vollkommene Heilung erzielte.

J. Rosenstein*) in St. Francisco theilt einen Fall von colossaler Haematocele retrouterina mit, welche in Folge der Application eines galvanischen Stromes am schwangeren Uterus zum Zwecke des Abortus entstanden war. Durch Massage wurde das Extravasat rasch beseitigt.

In gleicher Weise empfiehlt Greulich**) die Anwendung der Massage bei Exsudaten, welche nach abgelaufener Perimetritis zurückbleiben, jedoch nur in hartnäckigen Fällen, in denen alle übrigen therapeutischen Behelfe ohne Erfolg versucht worden sind. Er räth, den Tumor bimanuell zu fassen und vorsichtig zu bearbeiten.

Adhäsionen, welche nach Ablauf von Peri- und Parametritis an den Uterinalorganen zurückbleiben, frei zu machen, wenn dieselben Sterilität herbeiführen oder lästige hysterische Beschwerden im Gefolge haben, erachtet Busch ebenso schwierig als gefährlich, weil die energischen Eingriffe leicht neue Entzündungen erzeugen.

Ich habe wiederholt solche Manipulationen zum Behufe der Lösung von Adhäsionen mit gutem Erfolge vorgenommen und hatte keine Entzündung zu beklagen. Ich bin allerdings mit aller Vorsicht sehr sanft zu Werke gegangen und habe nur die Kraft dann gesteigert, wenn ich gewiss war, dass die bisher verwendete gut vertragen wird. In dieser Weise ist kaum etwas zu befürchten.

Ich combinire in solchen Fällen mit den vorsichtig ausgeführten mechanischen Eingriffen passive und active Bewegungen und zwar passives Schenkelbeugen in horizontaler, actives in stehender Stellung, Axthauen (siehe Fig. 121, pag. 309), Niederhocken (siehe Fig. 125, pag. 310), Rumpfkreisen (siehe Fig. 117, pag. 307), Rückwärtsbeugen (siehe Fig. 116, pag. 307), Umwenden in horizontaler Bettlage. Auch Uebungen an Widerstandsapparaten wirken sehr günstig (siehe Fig. 128, pag. 311). Busch ist der Ansicht, dass die Beschleunigung des Blut- und Lymphstromes, welche diese Bewegungen herbeiführen, sowie die Verschiebungen der

*) Rosenstein, Centralblatt für Gynäkologie, V, 13, 1881.

**) Greulich, Ueber Parametritis und Perimetritis. Wiener Klinik. 1882, Juli-Heft.

Bauch- und Beckenorgane, welche durch dieselbe veranlasst werden, auf die Adhäsionen lösend einwirken und dem ist in der That so, allerdings bedarf es dazu längerer Zeit und unermüdeter Ausdauer (3 bis 6 Monate).

Dieser Gruppe sind alle jene Krankheitsformen anzureihen, bei denen der Erfolg der mechanischen Therapie auf Fortschaffung von Exsudat, Transsudat und Infiltrat beruht, wenn auch das in's Auge fallende Leiden einer anderen Gruppe angehört oder auf den ersten Augenblick nach bisher üblichen Anschauungen der Mechanotherapie unzugänglich erscheint.

Im Jahre 1878 veröffentlichte v. Winiwarter*) zwei höchst lehrreiche Beobachtungen, welche in mannigfacher Beziehung einer ausführlicheren Wiedergabe würdig sind. Diese beiden Fälle repräsentiren Unica in der Literatur und liefern den Beweis, wie vielseitig die Indicationen der Mechanotherapie sein können, wie sehr der Erfolg einerseits von der richtigeren Diagnose, andererseits von der verständigen und sicheren Handhabung der Technik bedingt ist. Für den einen Fall wählte Winiwarter die Ueberschrift: „Neuralgische Schmerzen, eine Ischias vortäuschend. Geschwulst in der Nierengegend. Massage. Herstellung der Functionsfähigkeit des Beines."

Ein 58jähriger, kräftiger Mann suchte auf Rath eines Wiener Klinikers Winiwarter auf, um sich einer Massagekur zu unterziehen, nachdem er seit mehr als 5 Jahren an heftigen Schmerzen im linken Beine gelitten, die jeder Therapie trotzten und ihn während der 2 letzten Jahre zu fast absoluter Ruhe gezwungen hatten. Die Schmerzen waren ausgesprochen neuralgischer Art; sie strahlten von dem unteren Theile des Rückens in das linke Bein, an der Aussenseite bis zum Knie, sehr häufig auch bis in die Zehen und gegen das Steissbein zu aus, kamen in wohldefinirten Anfällen von ausserordentlicher Heftigkeit und 2—3 Minuten langer Dauer bis 60 Mal im Tage, abwechselnd mit einem weniger intensiven, dumpfen Schmerzgefühl, das gewöhnlich die ganze Extremität einnahm. Der Kranke blieb nur liegend von ihnen verschont, im Sitzen waren die Anfälle seltener, traten aber sogleich ein, wenn Patient sich auf die Füsse stellte oder einige Schritte zu gehen versuchte. Er war deshalb seit zwei

*) v. Winiwarter, Zwei Beobachtungen über Verwerthung der Massage bei chronischen Erkrankungen innerer Organe. Wiener med. Blätter. 1878, 29.

Jahren nur zwischen seinem Bette und seinem Schreibtische hin- und wieder gegangen, immer unterstützt durch einen Diener und mit Hilfe eines Stockes. Fahren im Wagen und im Eisenbahncoupé war ihm schrecklich, namentlich wenn er das Bein beugen und auf den Boden herablassen musste; die halbliegende Stellung auf einem Ruhebett mit ausgestrecktem Beine schien die erträglichste. Die Diagnose dieses Zustandes war von den verschiedensten Aerzten mit Ischias bezeichnet worden.

Als Winiwarter den Kranken das erste Mal genau untersuchte, konnte er, ausser einer sichtbaren Abmagerung an dem linken Beine und an der Hüfte, nichts Abnormes wahrnehmen. Dagegen fiel ihm auf, dass die Austrittsstelle des N. ischiadicus gegen Druck nicht empfindlich war, sondern die Schmerzen von höher oben zu kommen schienen. Es fand sich nun in der That unmittelbar nach links von der Lendenwirbelsäule bis zum Ursprung der letzten Rippen hinauf eine ganz flache, anscheinend höckerige, nach aussen zu abgrenzende Geschwulst, welche tief unter den Muskeln lag und deren genaue Palpation durch den dicken Panniculus adiposus ungemein erschwert wurde. Der Druck auf diese Geschwulst war im Allgemeinen nicht sehr empfindlich, sowie man aber an gewisse streng begrenzte Punkte kam, zuckte der Kranke aufschreiend zusammen und es folgte ein neuralgischer Anfall von kürzerer oder längerer Dauer. Aufgefordert, den Sitz des Schmerzes zu bezeichnen, griff Patient mit der Hand niemals an die Geschwulst, sondern in die Gegend des Steissbeins und an die Aussenseite des Oberschenkels, welche nach seinem Ausdrucke wie von einem Blitze durchfahren wurde. Von der Existenz der Geschwulst hatte weder der Kranke, noch seine Familie eine Ahnung. Winiwarter schien es ausser Zweifel, dass dieselbe die alleinige Ursache der Neuralgien darstellte, allein was war die Geschwulst? Ihre Consistenz war derb elastisch, über der Mitte fühlte man tief im Innern undeutliche Fluctuation: keine Spur von Verschiebbarkeit im Ganzen; von der Wirbelsäule, unter welche die Geschwulst sich hinein zu erstrecken schien, war dieselbe nicht abgrenzbar. Die Haut über ihr unverändert, mit ihrer Oberfläche nicht verwachsen. Vom Abdomen aus war Nichts nachzuweisen, was bei dem Fettreichthum des Mannes erklärlich schien.

Die Anamnese ergab leider nur unbestimmte Aufschlüsse. Patient leidet seit mehr als 20 Jahren an einem leichten Blasenkatarrh, der ihm keine Beschwerden verursacht, dessentwegen er aber alljährlich eine Kur in Carlsbad durchmacht. Vor 5 Jahren erkrankte er an einer fieberhaften Affection, der man keinen Namen gegeben hatte, verbunden mit heftigen Schmerzen in der Nierengegend, die Tag und Nacht andauerten und mit Eis behandelt wurden. Harnbeschwerden sollen nicht vorhanden gewesen sein, nur hatte angeblich die Trübung des Harnes zugenommen.

Nach mehrwöchentlichem Krankenlager erholte sich der Mann, es blieben aber die Schmerzen zurück, ja sie steigerten sich nach und nach und nahmen endlich die gegenwärtige Intensität und den neuralgischen Charakter an. Der Harn, dessen Untersuchung Professor Ludwig vornahm, enthielt, als Winiwarter den Patienten übernahm, ausser einer geringen Eiweissmenge keine abnormen Bestandtheile; von geformten Elementen waren nur Eiterkörperchen und Blasenepithelien, aber keine den Nieren eigenthümliche Zellen vorhanden.

Nach den Ergebnissen der Anamnese und der Untersuchung schien es Winiwarter am wahrscheinlichsten, dass die fragliche Geschwulst mit der linken Niere in Verbindung stehe, und zwar stellte er sich vor, dass zuerst eine Entzündung im perirenalen Binde- und Fettgewebe aufgetreten, in Folge welcher ein starres Exsudat, analog den peri- und retrouterinen Infarcten, zurückgeblieben sei: dasselbe, in der Mitte zum Theil erweicht, bedinge durch Verwachsung und Druck die neuralgischen Schmerzen, ausgehend vom Plexus lumbalis und auf den Plexus sacralis überspringend. Prof. Billroth, der den Kranken einige Tage später mit ihm sah, war derselben Ansicht, wie Winiwarter. Unter allen Umständen schien es ihm gerechtfertigt zu sein, einen therapeutischen Versuch mit der Massage zu machen, um einestheils die Empfindlichkeit der Nerven herabzusetzen, anderntheils die Verkleinerung der Geschwulst durch Anregung der Resorption anzustreben. Es wurde am 14. Jänner 1878 begonnen.

Die Procedur war Anfangs ungemein schmerzhaft; allein sehr bald bemerkte der Kranke eine wesentliche Besserung und diese hielt seinen Muth aufrecht. Nach 14 Tagen waren die schmerzhaften Punkte am Schenkel verschwunden und der Mann begann Spaziergänge ohne Unterstützung zu machen. Die Anfälle traten bald nur 1—2mal im Tage auf, blieben dann gelegentlich ganz aus und unter fortwährender Uebung des Beines in Winiwarter's Gegenwart überwand der Patient seine Aengstlichkeit, die ihm anhing, nachdem die Schmerzen schon verschwunden waren, und nach einer Behandlung von 64 Tagen war die Besserung eine so vollkommene, dass Patient in seine Heimat abreiste. Die Geschwulst war bis auf einen geringen Rest, der sich ganz derb anfühlte und keine Fluctuation mehr wahrnehmen liess, verschwunden; der gewaltsame Druck auf dieselbe war allerdings noch etwas empfindlich, allein es wurde kein neuralgischer Anfall mehr ausgelöst. Der Patient ging ohne Stock jeden Vormittag drei, jeden Nachmittag mindestens eine Stunde spazieren, konnte mit Leichtigkeit über die Stiege und in den Wagen steigen, auf dem linken Beine ohne Stütze stehen, sich bis zum Boden hinabbeugen u. s. w. Es war während der ganzen Behandlung niemals eine stärkere Reaction aufgetreten; der Gesichtsausdruck und der psychische Zustand des Mannes, der früher beinahe in Melancholie verfallen war, liessen die vollständige Veränderung in seinem Befinden erkennen.

Jeden Tag wurde das linke Bein und dann die ganze linke Lendengegend, die Geschwulst mit inbegriffen, massirt.

Dieser Fall ist in hohem Grade interessant. Er zeigt, wie vorsichtig man mit der Diagnose „Ischias“ sein muss. Das Fehlen des Schmerzes an der Austrittsstelle des N. ischiadicus war für Winiwarter ein Zeichen, dass er es hier nicht mit einer reinen Ischialgie zu thun habe. Würde man diesen Kranken, ohne auf die vorhandene Geschwulst einzuwirken, der von mir als Schema aufgestellten Therapie unterzogen haben, so würde wohl keine Heilung erzielt worden sein.

Wäre die Geschwulst nicht elastisch, zur Massage einladend, sondern fest gewesen und würde dieselbe durch das Messer sich haben entfernen lassen, so wäre derselbe günstige Erfolg eingetreten. „Cessat causa, cessat effectus.“

Dieser Gruppe ist noch die mechanische Therapie der Stauungsödeme einzuverleiben. Die seit undenklichen Zeiten bei diesen Krankheiten angewendete Compression ist ja eigentlich auch nichts anderes als eine Form der Mechanotherapie. Die durch Geschwülste in der Bauchhöhle hervorgerufenen Oedeme an den unteren Extremitäten oder in der Peritonealhöhle werden durch consequent und lange Zeit fortgesetzte, täglich sich 1—2mal wiederholende Streichungen und Knetungen (in centripetaler Richtung) fast immer vermindert oder gänzlich beseitigt.

Die Technik bietet keine besonderen Schwierigkeiten. Man lässt den Patienten sich gegenüber setzen, die entkleidete und beölte Extremität zu seinem Sessel ausstrecken und führt Anfangs unter sanftem, später sich steigernden Drucke Streichungen von den Zehen an gegen den Knöchel zum Unter- und Oberschenkel entweder nur mit einer Hand oder mit beiden hinter einander aufgelegten Händen, welche entweder auf der Extremität reiten oder auf die Knöchel den inneren Rand der Zeigefinger wirken lassen. Diese Procedur muss mit vieler Kraft und Gleichmässigkeit durch 5—15 Minuten fortgesetzt werden. Diese Manipulationen lassen sich ebenso gut in liegender Stellung der Kranken ausführen. Auf ödematösen Bauchdecken werden die Streichungen von aussen und oben nach innen (gegen die Inguinalgegend) zu vorgenommen; denn die im Becken auf dem Musculus iliacus internus aufliegenden Lymphdrüsen des Plexus iliacus internus nehmen die Lymphgefässe auf, welche von den vorderen und seitlichen Wänden der Bauchhöhle herabziehen. Der genannte Plexus entleert sich in die Glandulae lumbales superiores, diese wiederum münden in die Wurzeln des Ductus thoracicus.

Jedem Arzte, der sich mit Mechanotherapie beschäftigt, stehen eine Menge solcher Mittheilungen zu Gebote. Sie bieten kein besonderes Interesse.

Die häufigen Fibrome des Uterus liefern mir jedes Jahr Gelegenheit, die günstige Wirkung der Knetung und Streichung von Neuem zu constatiren, sie gleichen sich, wie ein Ei dem anderen.

Dagegen verdient die zweite der früher erwähnten Beobachtungen von Winiwarter als einer rara avis eine eingehendere Besprechung.

Es handelt sich da um eine 79jährige Frau, welche in Folge einer vielkammerigen Ovariencyste an Stauungsödemen leidend, innerhalb 8 Monaten 5mal punctirt und von grossen Beschwerden gequält wurde.

Winiwarter nahm Massage der Beine vor, worauf die Diurese stieg und das Oedem sich verkleinerte. Später übte Winiwarter durch 9 Monate Massage des Bauches aus. Der Tumor nahm ab, blieb nun stabil. Oedeme traten nicht mehr auf.

Als Winiwarter verhindert war, zu massiren, und ein Ungeübter es that, stellte abermals Oedem sich ein. Als jedoch

Winiwarter die Massage von Neuem besorgte, schwand das Oedem abermals und die Cyste verkleinerte sich wieder.

Diese Krankengeschichte liefert den Beweis für die vielfach beobachtete Thatsache, dass es bei Ausführung der Technik gar sehr auf die Erfahrung und die geübte Hand, oft auch auf die Kraft und den in der Sicherheit wurzelnden Muth des Arztes ankommt, ob Erfolge erzielt werden oder nicht.

Winiwarter fügt seiner Mittheilung eine Rechtfertigung, dass er überhaupt in diesem Falle die Massage in Anwendung gezogen habe, hinzu. Er beruft sich einerseits auf die günstigen Erfahrungen von Chrobak über den Einfluss von Massage bei Stauungshydrops, bedingt durch Fibroide des Uterus; andererseits auf seine eigenen Erfahrungen über die unglaublich rasche Resorption von medicamentösen Flüssigkeiten, z. B. Jodlösungen durch Cystenwandlungen, so dass die betreffende Substanz innerhalb sehr kurzer Zeit in den Secreten der Speichel- und Thränendrüsen nachweisbar ist. Winiwarter nahm an, dass die im vorliegenden Falle ein sehr niederes specifisches Gewicht besitzende Cystenflüssigkeit ebenfalls resorbirt werden würde.

Nachdem ihn die Erfahrung gelehrt hatte, dass die Gewebsflüssigkeit aus den ödematösen Beinen in die Circulation gebracht, sogleich durch die erhöhte Thätigkeit der Nieren wieder ausgeschieden wird, so schien ihm durch die Massage das Mittel gegeben, die Cystenflüssigkeit direct zur Resorption zu bringen und indirect aus dem Körper zu eliminiren.

Winiwarter wagt nicht zu entscheiden, ob die Resorption allein durch die Lymphgefässe oder auch durch die Blutgefässe erfolgte.

Er bekämpft den möglichen Einwand, dass die Massage nicht direct die Cystenflüssigkeit zur Resorption gebracht habe, sondern dass durch dieselbe nur die Circulation im Allgemeinen befördert und hierdurch die Nierenthätigkeit gesteigert worden sei, worauf dann gewissermassen secundär eine vermehrte Flüssigkeitsaufnahme aus dem Cysteninhalte erfolgen musste.

Käme, so folgert Winiwarter, der Effect der Massage in der ausgeführten Weise zu Stande, so gliche er der Wirkung des Diureticums oder der eines drastischen Abführmittels.

Es ist jedoch allbekannt, dass weder Diuretica noch Drastica einen erheblichen Einfluss auf die Resorption des Inhaltes von Ovarialcysten haben, so consequent und rücksichtslos sie auch mitunter angewendet werden. Aus diesem Grunde glaubt Winiwarter, dass durch methodisches Drücken und Streichen die Cystenflüssigkeit direct zur Resorption angeregt und weiter befördert worden sei.

Winiwarter begegnet einem anderen möglichen Vorwurfe, nämlich dem, wozu er die Massage, die ja nur ein palliatives Mittel und überdies mit vielen Umständlichkeiten verbunden sei, überhaupt angewendet habe. Er weist darauf hin, dass die Massage, in diesem Falle mehr geleistet habe, als die wiederholte Punction. Das Mittel hat bei der sehr herabgekommenen Kranken lebensverlängernd gewirkt, ihre zahlreichen Beschwerden fast vollständig beseitigt und ihr das Leben so erträglich gestaltet, als es überhaupt ohne radicale Heilung denkbar ist; ganz abgesehen von unvorhergesehenen Anfällen, die bei der Punction sich ereignen können, z. B. das Anstechen eines Blutgefässes in der Cystenwand mit einer für die hochbetagte Dame lebensgefährlichen Blutung in die Höhle der Cyste. Ja, die mehrtägige Ruhe und Bettlage, welche durch die Punction gefordert wird, könnte leicht Respirationsbeschwerden und Erkrankungen der Lunge nach sich ziehen.

Winiwarter ist der Ansicht, dass die Massage bei allen an Cystovarium leidenden Frauen angezeigt sei, welche sich nicht operiren lassen wollen oder wo hohes Alter und Allgemeinbefinden jene Contraindication für die Operation abgeben, oder bei denen nach der Punction die Flüssigkeit sich zu rasch wieder ansammelt. W. unterlässt es nicht zu betonen, dass die Massage genügend kräftig und durch längere Zeit ausgeführt werden muss, wenn sie von Erfolg sein soll. Er ist der Ansicht, man solle das Massiren einer tiefliegenden Geschwulst selbst dann versuchen, wenn man die Diagnose zwischen einem Lipom, einem Lymphangiom, einem gutartigen Lymphom u. s. w. einerseits und einem Abscesse andererseits nicht stellen könnte, ohne befürchten zu müssen, hierdurch zu schaden. Winiwarter geht so weit, anzunehmen, dass auch solche Tumoren durch die Massage verkleinert werden können und empfiehlt auf Grundlage seiner Beobachtungen den Versuch, hydropische Flüssigkeitsansammlungen in der Bauchhöhle durch Massage zur Aufsaugung zu bringen in allen jenen Fällen, wo es unthunlich ist, die Nieren durch Diuretica zu reizen.

Um aber ein richtiges Urtheil über den Werth des Verfahrens zu erlangen, müsse der Arzt eigenhändig massiren, oder dies durch einen in der Technik geübten Collegen thun lassen.

Niemals soll ein Wärter oder gar eine Wärterin nach eingelernter Schablone den Kranken martern, ohne einen anderen Zweck zu erreichen, als den, die Methode zu discreditiren. Ich möchte den Schlusssatz Winiwarter's, welcher das im Jahre 1878 in Wien noch vorwaltende Vorurtheil charakterisirt, nicht unterdrücken. Dieser Satz lautet wörtlich: „Die leise Komik, welche in dem Vorschlage liegt, Affectionen des Unterleibes durch Faustarbeit zu bessern, will ich gerne auf mich nehmen.“

Mechanische Behandlung der Lageveränderungen des Uterus.

Das Verdienst, die genannten Anomalien durch mechanische Eingriffe zu beseitigen, gebührt einem Laien, dem schwedischen Major Thure Brandt, welcher im Jahre 1842 im königlichen Centralinstitute zu Stockholm unter Branting den Lehrcurs über Heilgymnastik und Massage absolvirte.

Durch Selbststudien erweiterte er seine geringen Kenntnisse über Anatomie und Physiologie, erfand die Heilung des Mastdarmvorfalls durch Hebung der Flexura sigmoidea und verfiel auf die Idee, den Prolapsus uteri auf ähnliche Weise zu heilen. Auf Anregung des Professors Hartelius beschäftigte er sich mit der Untersuchung des weiblichen Beckens, erfand die Redressirung des retroflectirten Uterus durch mechanische Behandlung der den Uterus fixirenden Membranen, übertrug diese Methode auf alle anderen subacuten und chronischen Entzündungen, auf die chronische Oophoritis und die adhärenten Ovarien. Die von ihm erzielten Heilresultate lenkten die Aufmerksamkeit der schwedischen Aerzte auf Brandt. Der norwegische Gynäkologe Dr. Nissen in Christiania studirte im Jahre 1873 unter Brandt's Leitung dessen Methode, wendete die letztere in seiner gynäkologischen Praxis vielfach an und bemühte sich, seine Collegen von dem Werthe dieser Methode zu überzeugen, zu welchem Zwecke er in der medicinischen Gesellschaft zu Christiania einen Vortrag über Massage der weiblichen Beckenorgane hielt. In Wien haben Bandl und Heitzmann mit vielem Erfolge die Methode angewendet und Profanter*) hat eine beachtenswerthe Arbeit veröffentlicht, in welcher er 16 Fälle verschiedener Erkrankungen schildert, welche auf der Klinik des Professor

---

*) Die Massage in der Gynäkologie (mit einer Vorrede von Prof. B. Schultze in Jena). 34 Abbildungen. Wien 1887, W. Braumüller.

B. Schultze in Jena von Major Thure und Dr. Nissen mechanisch behandelt wurden.

Professor Schultze äussert sich in der dem Profanter'schen Schriftchen vorausgeschickten Vorrede folgendermassen: „Ich habe die Ueberzeugung gewonnen, dass die Massage der Beckenorgane, speciell die Methode des Herrn Thure Brandt vortreffliche Erfolge hat für Dehnungen und Lösungen alter perimetrischer Fixationen des Uterus und in anderen Fällen für Wiedergewinnung einer der normalen ganz analogen Befestigung des durch Erschlaffung seiner normalen Fixationsmittel prolabirten Uterus."

„Ueber die Dauerhaftigkeit der von mir beobachteten Erfolge habe ich selbstverständlich in der kurzen Zeit keine Erfahrung gewonnen. Es unterliegt aber für mich jetzt schon keinem Zweifel, dass in der Brandt'schen Massage der weiblichen Beckenorgane unsere Therapie eine Bereicherung erfahren, ein Heilverfahren gewonnen hat, welches da und dort mit Vortheil an die Stelle anderer Therapie zu treten hat, welches in anderen Fällen die Erfolge unserer bisherigen operativen, anderweit mechanischen und unserer medicamentösen Therapie zu erhöhen berufen ist."

„Das Eine will ich gleich hier von vorne herein, um Missverständnissen vorzubeugen, als wichtig hervorheben, dass die Massagebehandlung der weiblichen Beckenorgane, wenn sie sichere Erfolge bringen soll, eine sehr genaue Palpationsdiagnose voraussetzt, eine viel genauere, weit mehr in's Einzelne gehende Diagnose des Beckenbefundes, als zu vielen anderen üblichen Behandlungsmethoden derselben Leiden erforderlich ist und einen sehr viel grösseren Zeitaufwand von Seiten des Arztes."

Profanter hat der von ihm veröffentlichten Casuistik der obgenannten 16 Fälle, welche mit seltener Schärfe und minutiöser Genauigkeit geschildert sind, Schultze's eigenhändige genial hingeworfene Beckenzeichnungen beigegeben, welche auf den ersten Anblick die Pathologie des einzelnen Falles erkennen lassen.

Die von Profanter geschilderten 16 Fälle beziehen sich auf folgende Diagnosen:

Parametritis posterior chronica, Oophoritis chronica, Cystitis levis.

Oophoritis et perioophoritis chronica, sterilitas.

Parametritis subacuta post-puerperalis — Hysteria summa.

Retroflexio uteri et residua parametritica dextr. et sin.

Fixation des Uterus nach rechts.

Descensus et retroflexio uteri.

Haematoma.

Alte hintere hohe Fixation durch Parametritis postica chronica.

Prolapsus uteri totalis.

Die Behandlung besteht im Dehnen und allmäligen Loslösen der zahlreichen, versteckt liegenden Adhäsionen, im Entbinden der in das Narbengewebe eingebetteten Nerven, im Kneten der Ovarien, wobei in der Regel bimanuell vorgegangen wird.

Die mechanischen Eingriffe werden mit zweckmässiger, dem jeweiligen Falle entsprechender Heilgymnastik verbunden — zugleich aber dem obersten Grundsatze der Brandt'schen Methode Rechnung getragen, welcher sich in den Worten zusammenfassen lässt: Allgemeinbehandlung des erkrankten Organismus und Berücksichtigung aller krankhaften Symptome, welche durch die Genitalerkrankung hervorgerufen werden. Entlastung des Beckens von der venösen Blutüberfüllung, Regelung der abnormen Circulationsverhältnisse, Anregung der Haut, Kräftigung der Muskulatur, Entlastung der Nieren und des Pfortadersystems, Verbesserung der Verdauung und Ernährung — Abhaltung aller auf das Nervensystem einwirkenden Schädlichkeiten, nahrhafte Kost, Aufenthalt in gesunder Luft, viel Bewegung im Freien.

Gleich Reibmayr weist Profanter warnend auf den Missbrauch hin, welcher mit der Massage getrieben wird, und bedauert, dass diese so vorzügliche Heilmethode in Misscredit kommen muss, wenn sie von Unberufenen und ohne genaue Auswahl der Fälle geübt wird. Die mechanische Behandlung der erkrankten Organe des weiblichen Beckens setzt Kenntniss der modernen Gynäkologie, eine genaue Palpationsdiagnose, ein feines Tastvermögen und viele manuelle Fertigkeit voraus. Ohne die aufgezählten Bedingungen ausgeführt, wäre die in Rede stehende Behandlung ein roher, unverantwortlicher, unter Umständen das Leben der Frau gefährdender Eingriff. — Dieser Anschauung Profanter's wird jeder gewissenhafte und wissenschaftlich gebildete Arzt vollinhaltlich bestimmen.

Behandlung der Gelenks- und Sehnensteifigkeiten.

Nach abgelaufenen Gelenksentzündungen bleibt häufig Verdickung der Gelenkskapsel und der sie umgebenden Bänder, hie und da auch Verwachsung zwischen den Gelenkflächen zurück.

Begreiflicherweise wirken solche Veränderungen hemmend auf die Beweglichkeit der betreffenden Gelenke; letztere werden steif und unbeweglich. Aufgabe der Mechanotherapie ist es nun, die vorhandenen Adhäsionen zu trennen, die rauh gewordenen Knorpel der Gelenke abzuglätten, den Bändern ihre Freiheit und Elasticität wieder zu geben.

Die mechanischen Eingriffe: Drückungen, Reibungen, Knetungen, sowie passive Bewegungen müssen bei solchen Kranken mit aller nur erdenklichen Vorsicht ausgeführt werden, weil durch die Behandlung selbst frische Entzündung des Gelenkes hervorgerufen werden kann. In der ersten Zeit (8—14 Tage) ist Schonung und Behutsamkeit doppelt geboten, weil einzelne Personen die mechanischen Eingriffe und die passiven wie activen Bewegungen überhaupt gar nicht vertragen. Es treten sofort Symptome auf (Heisswerden der Gelenksgegend, Fieber, andauernder, sehr intensiver Schmerz), welche darauf hindeuten, dass eine halsstarrige Fortsetzung der Behandlung gewiss zur Entzündung führen würde. In solchen Fällen ist die Bewegungskur auf eine spätere Zeit zu verschieben.

Die Durchführung einer solchen Behandlung gehört zu den schwierigsten Aufgaben des Mechanotherapeuten. Unermüdliche Ausdauer, grosse Geduld, Umsicht und Erfahrung müssen zusammenwirken, um dem Kranken über die intensiven Schmerzen hinwegzuhelfen, welche er durch Monate zu ertragen hat. Und bei alledem kann man nicht die Garantie übernehmen und ihm die volle freie Beweglichkeit des steifen Gelenkes zusichern. Bis zu welchem Grade die Beweglichkeit hergestellt wird, lässt sich überhaupt nicht vorherbestimmen. Ja, es gibt Fälle, bei denen trotz der consequenten und rationellsten Behandlung fast kein Erfolg erzielt wird. Das sind glücklicher Weise die Ausnahmen. Je älter der Process, desto länger dauert die Behandlung, desto unsicherer ist das Resultat.

Man stösst jedoch bisweilen auch auf nicht veraltete Fälle, bei denen die Beweglichkeit nur in geringem Grade wieder zu Wege gebracht wird. Der Erfolg hängt nicht blos von der Dauer des Bestehens der Adhäsionen, sondern auch von ihrer Massenhaftigkeit und Festigkeit ab.

Die Bewegungskur darf erst begonnen werden, wenn sämmtliche Entzündungserscheinungen vollkommen abgelaufen sind. Von einzelnen Aerzten wird bei solchen Gelenksaffectionen die Massage im warmen Bade, oder während einer warmen Douche, oder unter einer Dampfdouche vorgenommen.*) Ich pflege die in Aussee vorhandenen warmen Soolbäder, bisweilen leichte Kaltwasserproceduren mit der Bewegungskur zu combiniren, habe aber auch der Controle wegen letztere ohne irgend ein Bad durchgeführt.

Meine Beobachtungen über die Beeinflussung der mechanotherapeutischen Kur durch Soolbäder oder Hydrotherapie haben noch nicht jene Zahl erreicht, die nöthig ist, um Schlüsse zu ziehen.

Sind, wie dies bei chronischem Gelenksrheumatismus vorkommt, viele Gelenke gleichzeitig ergriffen, so erfordert die Vornahme der Proceduren, während deren man dem Kranken einige Ruhepausen gewähren muss, bisweilen eine ganze Stunde. Die grosse Schmerzhaftigkeit, welche von der Behandlung sich nicht trennen lässt, gebietet auch häufig dem Arzte, sich in einer und derselben Sitzung mit der Bearbeitung nur eines Theiles der befallenen Gelenke zu begnügen.

Die passiven wie activen Bewegungen differiren fast gar nicht in der Form von denjenigen, welche bei Behandlung des Muskelrheumatismus und der Neuralgien beschrieben wurden. Nur in der Intensität muss ein wesentlicher Unterschied Platz greifen.

Während bei jenen Erkrankungen ein „Zuviel“ nicht leicht Schaden bringen kann, droht hier bei der leisesten Ueberschreitung die gefürchtete frische Entzündung im Gelenke.

Dort handelt es sich um grösstmögliche Leistung der Muskeln, um in denselben und in den in ihnen verlaufenden Nerven Veränderungen hervorzurufen. Hier ist die Muskelcontraction nur Mittel zum Zweck; die Muskeln haben nur ihre Hebelwirkung zu leihen, um die Gelenksflächen aneinander zu reiben und dadurch deren rauhe Oberfläche abzuglätten. — Die Bewegung der Sehnen soll an den sie umschliessenden, in der Nähe der Gelenke befindlichen Exsudaten eine Abschleifung, Lockerung und Lösung zu Stande bringen. Bei allen diesen Manipulationen muss Verständniss und Erfahrung das Mass der zu verwendenden Kraft und das Tempo, in welchem die letztere gesteigert werden darf, dictiren.

---

*) Ziemssen, Massage mit warmer Douche im warmen Bade. Deutsche med. Wochenschr. 1877, Nr. 34.

Wenn die mechanische Behandlung durch Nichtärzte bisweilen eine Gefahr für den Kranken in sich schliesst, bei diesen Gelenkserkrankungen ist sie am allergrössten.

Der Modus procedendi ist durch die Construction des erkrankten Gelenkes vorgeschrieben, welches sehr häufig auch in unbeweglichen Winkelstellungen sich befindet. Zuerst wird die Umgebung der Gelenke sanft gestrichen, gedrückt, wozu Anfangs nur die Spitzen der Finger zu verwenden sind. Allmälig wird die Kraft gesteigert. Sobald sich das Gelenk und die dasselbe umgebenden Weichtheile, unter denen die Exsudate und Verdickungen der Bänder und Kapsel liegen, an den Schmerz der Eingriffe einigermassen gewöhnt haben, werden die nach der Construction des Gelenkes zulässigen passiven Bewegungen vorgenommen.

Dabei ist eines nie ausser Acht zu lassen:

Die linke Hand des Arztes hat jederzeit das eine Ende des Gelenkes zu fixiren, während die rechte Hand Beugung, Streckung, Pronation, Supination, Kreisung vornimmt, und zwar Alles im Anfange mit sorgfältigster Vorsicht. Die Adhäsionen zwischen den Gelenksenden, die Verlöthungen an den in der Nähe des Gelenkes liegenden Ligamenten sind bisweilen so fest und zahlreich, dass man an das Vorhandensein einer knöchernen Ankylose glauben könnte. Die in der ersten Zeit erzielten Bewegungen der Gelenksenden reduciren sich also auf ein Minimum, und selbst damit muss man zufrieden sein; die Zunahme der Beweglichkeit lässt thatsächlich bei einzelnen Kranken viele Monate auf sich warten und stellt die Geduld auf harte Probe. Trotzdem darf sich der Arzt nicht abhalten lassen, unverdrossen und unentmuthigt sein Werk fortzusetzen, an den alten Spruch sich erinnernd: „Gutta cavat lapidem.“

Die staunenerregenden Heilerfolge erfahrener Mechanotherapeuten finden in der consequenten Ausdauer, mit welcher sie an die Behandlung von Anderen als unheilbar betrachteten Kranken herantreten, bisweilen ihre natürliche Erklärung. Bei den passiven Bewegungen in den Gelenken der Finger und Zehen bedarf es einiger Routine, um mit der linken Hand diejenigen Gelenke zu immobilisiren, welche nicht bewegt werden sollen. Will man beispielsweise das Gelenk zwischen der 2. und 3. Phalanx eines Fingers beugen und strecken, so muss die linke Hand des Arztes das Gelenk zwischen der 1. und 2. Phalanx, sowie das Metatarso-Phalangealgelenk fixiren.

Bei Vornahme der passiven Bewegungen empfindet die Hand manchesmal ein Crepitiren, bisweilen so stark, dass dasselbe dem Ohre wahrnehmlich wird. Dieses Crepitiren wird durch das Reiben der unebenen Knorpelflächen an einander, oder der um das Gelenk herum gelegenen Exsudatmassen hervorgerufen. Am häufigsten habe ich diese Geräusche am Handgelenke wahrgenommen. Das Kniegelenk ist bei chronischem Gelenksrheumatismus nicht selten der Sitz von grösseren synovialen Ergüssen, welche nach den Regeln der Synovitis durch centripetales Streichen, Drücken und Kneten zur Resorption gebracht werden müssen. Mit dem chronischen Gelenksrheumatismus combinirt sich oft chronischer Muskelrheumatismus; in diesem Falle bedürfen die ergriffenen Muskeln der hierfür erforderlichen mechanischen Eingriffe.

Von Zeit zu Zeit (etwa alle 10—12 Tage) gönne man dem vielgeprüften Kranken einen Ruhetag, die Anhoffung auf eine solche Belohnung lässt ihn die ihm zugefügten Qualen und Schmerzen mit mehr Resignation ertragen. Trotz aller Schonung und Vorsicht in Ausführung der Behandlung stellen sich bisweilen durch den ausgeübten Reiz leichte Entzündungen in den Gelenken ein, was zum sofortigen Unterbrechen der Bewegungskur zwingt. In der Regel läuft diese leichte Entzündung unter Beobachtung von Ruhe und Antiphlogose innerhalb weniger Tage glücklich ab und dasselbe Gelenk erweist sich nach einiger Zeit (3—4 Wochen) als weniger empfindlich bei Anwendung der mechanotherapeutischen Manipulationen.

11. Beobachtung.

Frau H. W., 27 Jahre alt, war bis zu ihrem 25. Jahre stets gesund. Am 17. November 1879 erkrankte dieselbe an einem schweren Typhus mit dreimonatlichem Krankenlager. Noch während der langsamen Reconvalescenz stellte sich nach einem Sommeraufenthalte in feuchter Gegend Böhmens acuter Gelenks- und Muskelrheumatismus ein, dem ziehende Schmerzen in Brust, Rücken, den Armen und Oberschenkeln vorhergingen. Am 17. October 1880 trat heftiges Fieber auf, bald darauf entwickeln sich Schwellungen über den Handgelenken und nun wurden sprungweise nahezu alle Gelenke und Muskeln des ganzen Körpers ergriffen. Der Hauptsache nach waren die entzündlichen Processe im periarticulären Gewebe, an den Ansätzen nahezu aller Extremitätsmuskeln, insbesondere in allen Fingergelenken.

Etwa 10 Wochen dauerte das acute fieberhafte Stadium. Salicylsäure wurde in keiner Form vertragen. Immobilisirung der jeweilig erkrankten Gelenke war von Nutzen. Tagelang befanden sich beide oberen und unteren Extremitäten in Schienen. Zu wiederholten Malen stellten sich am Hals, in der Achselhöhle und in inguine Drüsenschwellungen ein.

Nach zehnwöchentlichem fieberhaftem Verlaufe trat ein subacutes Stadium ein, während dessen die Kranke abwechselnd am Canapé liegend und kurze Zeit sitzen konnte; doch war Schwellung, Steifigkeit und Schmerzhaftigkeit im ganzen Bewegungsapparate zurückgeblieben, so dass die Extremitäten nur äusserst wenig benützt werden konnten. Massage (von Prof. Gussenbauer vorgenommen) wurde damals nicht vertragen, dieselbe rief Fieberexacerbationen, acute Drüsenschwellung hervor, sie vermehrte die Schwellung und erhöhte die Schmerzhaftigkeit.

Noch im Juli 1881 konnte die Kranke nicht ohne Unterstützung vom Sessel sich erheben; ja sie vermochte nur wenige Schritte auf ebenem Boden mühsam zu gehen, und konnte die Treppe nicht steigen. Das Schreiben einiger Worte, der Gebrauch der Finger beim Essen verursachte grosse Schwierigkeiten.

Dabei litt die Dame an unregelmässig wiederkehrenden heftigen Schmerzen im ganzen Bewegungsapparat, welche die Nachtruhe raubten. Der Harn sedimentirte stark, der Puls war beschleunigt; allmälig wurde die Temperatur normal. Innere Organe zeigten keine Veränderung.

Am 10. Juli 1881 kam die Dame in Begleitung ihres Gatten, der selbst klinischer Professor ist, nach Aussee und wurde einer mechanotherapeutischen Kur unterzogen. Sämmtliche Gelenke der Finger und der Hand, des Ellenbogens, der Schulter, der Hüfte, des Knie- und Fussgelenkes waren ergriffen, die Zehen jedoch frei.

An beiden Kniegelenken konnte das Auge schon durch die Contouren beträchtliche synoviale Ergüsse wahrnehmen, welche unterhalb der Patella etwa 3 Centimeter hinabreichten.

Die täglich vorgenommenen mechanischen Eingriffe in Verbindung mit passiven und activen Bewegungen nahmen in der ersten Zeit 30 bis 40 Minuten in Anspruch und verursachten der überaus geduldigen und sich selbst beherrschenden Kranken heftige Schmerzen. Nach beendeter Sitzung fühlte sich die Patientin in hohem Grade erschöpft. Das Exsudat um die Patella herum verkleinerte sich in Folge des Knetens schon nach den ersten

5 Wochen. Die Beweglichkeit der unteren und oberen Extremitäten nahm siebtlich zu. Die Dame konnte nach 6 Woehen ohne Unterstützung vom Sessel sich erheben, und während sie bei ihrer Ankunft nur sehr mühsam von ihrem Wohnzimmer bis zum Speisesaale sich sehleppte, war sie nach zweimonatlicher Behandlung im Stande, einen Spaziergang von $^1/_2$ Stunde ohne Ermüdung zu machen.

Der Gang der Kranken, in jeder Beziehung fehlerhaft und anstrengend, wurde frei, wenn er auch von Elasticität und Leichtigkeit noch weit entfernt war. Die Fortschritte, welche die Bewegungen der Kranken von Woche zu Woche machten, fielen Jedermann auf. Auch das Treppensteigen, eine bis dahin völlig unmögliche Leistung, wurde in den Bereich der Locomotion einbezogen, die Kranke sah sich für die erduldeten Schmerzen reichlich belohnt, als die ehedem so steifen Finger wieder bei den Mahlzeiten ihren Dienst verrichten und sogar die Nadel handhaben konnten; sie war nicht wenig stolz und befriedigt, als ihre nun aufrechte Haltung im Gange nichts von dem ehemaligen Leiden verrieth.

Die Vorderarme hatten die ursprüngliche krankhafte Adductionsstellung nur zum Theile aufgegeben und die im Beginne der Bewegungskur vorhandene leichte Contraetur im Ellenbogengelenke hatte sich nicht ganz verloren. Die grosse Empfindlichkeit und Schmerzhaftigkeit in sämmtlichen Gelenken hatte allerdings nachgelassen, aber sie war nicht gänzlich beseitigt.

Die Flexionsbewegungen der Finger hatten sich wesentlich gebessert, die Kranke war jedoch noch weit entfernt, eine Faust zu machen; hingegen konnte sie Bewegungen, wie Niedersetzen, Aufstehen, Niederknien, Laufen, Spreizen, Armkreisen, Armstossen ausführen, an deren Vornahme bei Beginn der Behandlung nicht zu denken war.

Bei der Abreise (nach circa 10wöchentlicher Behandlung) war der Kranken das Vergnügen gegönnt, in den Waggon zu steigen, während sie ehedem gehoben werden musste. Mit einem Worte, die Mechanotherapie hatte sehr befriedigende Erfolge zu verzeichnen, die insbesondere von Jenen gewürdigt werden konnten, welche in der Heimat (Prag) die Unbeweglichkeit der Kranken vor der Kur gekannt hatten.

Die Mechanotherapie wurde in Prag fortgesetzt, ohne dass vollständige Beweglichkeit erzielt werden konnte.

Im Herbste 1882 brachte die Kranke einige Zeit in der Heilgrotte von Monsummano zu, um die Reste der Gelenkssteifigkeiten und sonstigen Locomotionsbeschwerden daselbst los zu werden. Doch hatte der dortige Aufenthalt nicht den gewünschten Erfolg; die Schmerzen im Knie und Oberschenkel hörten nicht auf, so dass die Wiederaufnahme einer mechanotherapeutischen Cur in's Auge gefasst wurde. Ich habe absichtlich die Mittheilung eines Falles für gut befunden, in welchem trotz rationellster und ausdauerndster Behandlung und trotz grosser Geduld von Seite der Kranken im Ertragen von Schmerzen dennoch keine vollständige Heilung erzielt werden konnte, damit der Anfänger in einem ähnlichen Falle nicht etwa seiner ungenügenden Fähigkeit die Schuld beimesse.

Ich verlasse diese Erkrankungen mit den Aeusserungen eines grossen Chirurgen über dieses Thema, welche um so werthvoller sind, weil sie einem Artikel entstammen, der gegen die Ueberschwänglichkeit der Mechanotherapie zu Felde zieht und deren Leistungen auf das richtige Mass reducirt.

Nach Billroth's Erfahrungen*) kann man Steifigkeiten und Schmerz nach lange vorhergegangenen Distorsionen und chronisch-rheumatischen Gelenksentzündungen sehr dreist und rücksichtslos bearbeiten; man erzielt bei einiger Ausdauer oft glänzende Resultate. „Gerade die Folgen von Distorsion und die chronisch-rheumatischen Gelenksentzündungen weichen den üblichen Mitteln so langsam, dass man froh sein muss, eine Methode zur Disposition zu haben, mit der man verhältnissmässig rasch zum Ziele kommt."

Billroth schliesst den citirten Artikel mit den Worten: „Ich kann meinen Collegen v. Langenbeck und Esmarch nur darin beistimmen, dass die Massage in geeigneten Fällen mehr Beachtung verdient, als ihr in deutschen Landen im Laufe der letzten Decennien zu Theil wurde."

Mechanotherapie bei Augenkrankheiten.

Am Auge lassen sich selbstverständlich aus der Rüstkammer der Mechanotherapie nur mechanische Eingriffe verwenden und diese nur in zarter vorsichtiger Weise.

---

*) Billroth, Zur Discussion über einige chirurgische Zeit- und Tagesfragen. Wiener med. Wochenschr. 1875, Nr. 45.

Was sich durch Druck auf den Bulbus und durch Reibungen des Augenlides an der Cornea bezwecken lässt, liegt auf der Hand.

Durch ersteren sollen unwegsam gewordene Gefässbahnen wieder durchgängig gemacht und neue Abflusswege geschaffen werden. Durch diesen rein mechanischen Vorgang können Exsudate in die entleerten und wegsam gemachten Blut- und Lymphbahnen gedrängt und auf diese Weise aus dem Auge in den Kreislauf geschafft werden. An der Thatsache ist nicht zu zweifeln, dass durch Druckbewegungen der Bulbus für einige Zeit entlastet und die Spannung vorübergehend herabgesetzt werden kann.

Durch Reibungen werden alte organisirte Exsudate von Neuem gereizt, es wird eine künstliche Entzündung hervorgerufen und in dem die Entzündung begleitenden vermehrten Blutzuflusse wird das alte Exsudat hinweggeschafft. Die alten, stationär gewordenen Entzündungsproducte werden wieder beweglich gemacht.

Diese Wirkung der mechanischen Therapie bei Augenleiden ist schon vor vielen Jahren in anderer Weise von Fr. Jäger (sen.) geübt worden, welcher Blennorrhoe überimpfte, um Pannus zu zerstören. Im Jahre 1882 veröffentlichte Professor Dianoux*) in Nantes günstige Resultate, welche er durch die Jäger'sche Methode erzielte.

Wie Schenkl**) in einer werthvollen Abhandlung mittheilt, hat in neuerer Zeit Donders zuerst (1872) auf dem Londoner Ophthalmologen-Congress die Behandlung durch Kneten bei Hornhauterkrankungen zu Versuchen empfohlen. Pagenstecher aber gebührt das Verdienst, ein gewisses System in die Verwerthung der Mechanotherapie gebracht zu haben.

Ausser casuistischen Beiträgen von Gradenigo, Chodin, Petraglia, Just, Friedmann hat Klein***) eine schätzenswerthe, alles bisher Bekannte resumirende und kritisirende Arbeit über dieses Thema veröffentlicht.

Nach dem übereinstimmenden Urtheile hervorragender Oculisten eignen sich folgende Erkrankungen des Auges für mechanische Behandlung:

---

*) Dianoux, De l'ophthalmie purulente provoquée comme moyen thérapeutique. Progrès médical. 1882, Nr. 41 und 43.

**) Schenkl, Die neueren therapeutischen Versuche in der Augenheilkunde. Prager med. Wochenschr. 1882, Nr. 30.

***) Klein, Ueber die Anwendung der Massage in der Augenheilkunde. Wiener med. Presse. 1882, Nr. 9, 10, 12, 15.

Conjunctivitis pustulosa,
Conjunctivitis marginalis hypertrophica (Frühjahrscatarrh),
Episcleritis subacuta und chronica.

Alle Gattungen der Hornhauttrübung, die eines Rückgangs fähig sind (Trübung nach Pannus, scrophulöse Keratitis, parenchymatöse Keratitis).

Nachdem Gradenigo selbst am gesunden Auge durch Drücken schon nach 2—6 Minuten eine Abnahme der Spannung

Fig. 84.

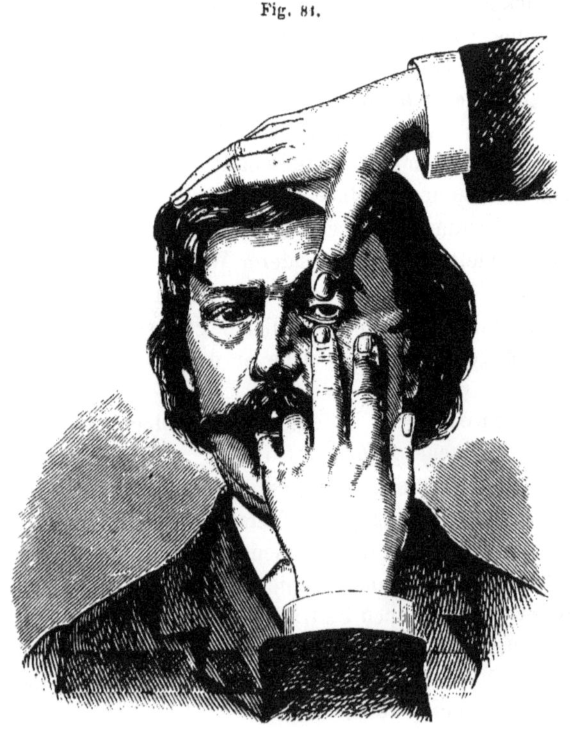

im Auge constatiren konnte, wurde das mechanische Verfahren auch bei Glaucom versucht und die druckvermindernde Wirkung desselben von Wicherkievicz, Schnabel und Klein bestätigt.

Die beifolgende von Schenkl mir gütigst zur Verfügung gestellte Zeichnung gibt eine Darstellung, in welcher Weise die Manipulation ausgeführt wird (Fig. 84).

Je nach dem Sitze des Leidens wird das obere oder untere Lid mit dem Daumen am Bulbus (nahe dem Lidrande) fixirt und nun werden Reibungen vorgenommen.

Pagenstecher empfiehlt, mit der freien Hand das Lid, mit welchem nicht massirt wird, leicht abgezogen zu halten.

Er führt radiäre und circuläre Reibungen aus, von denen er die ersteren für wichtiger hält. Dieselben werden vom Centrum der Cornea aus gegen den Aequator bulbi hin gerichtet, wodurch ein bestimmter Sector des Auges bearbeitet werden kann.

Klein hält die radiären Reibungen bei circumscripten Krankheitsherden, die circulären bei kreisförmig angeordneten Krankheitsproducten für zweckentsprechend.

Pagenstecher empfiehlt, die Reibungen möglichst rasch auszuführen und jeden stärkeren Druck auf das Auge zu vermeiden; dasselbe wird von Klein betont.

Der Finger soll mit dem Lide über die Fläche des Bulbus sanft hinweggleiten.

Klein bestimmt das Maximum des Druckes durch die Kraft, welche angewendet wird, um einen vorgefallenen Iristheil durch Anregung der Irismuskulatur zur Contraction zurückzubringen. Schenkl versichert hingegen, dass ein leichter Druck auf's Auge während der Reibungen keine unangenehme Empfindung verursacht, keine dauernde Reizung des Auges herbeiführt und sich als sehr wirksam erweist. Die Stärke des Druckes, behauptet Schenkl, müsse sich nach dem Zwecke richten, den man erreichen will. Er wird ein anderer sein müssen, wenn man den in die vordere Kammer ergossenen Eiter vertreiben will, damit er sich mit dem Kammerwasser vermenge, als wenn man nach Chaudin's Beispiel Linsenelemente zur Resorption bringen will.

Die Reibungen sollen nicht länger als 1—5 Minuten dauern und einmal täglich ausgeführt werden. Ein täglich zweimaliges Vornehmen der Reibungen ist nur dann angezeigt, wenn man rascher zum Ziele gelangen will.

Die Kranken klagen nach dem übereinstimmenden Urtheile aller Autoren nur dann über Schmerzen, wenn iritische Reizung vorhanden ist. In Folge der Reibungen tritt jedesmal leichte Röthung des Auges ein, welche $^1/_4$—$^1/_2$ Stunde andauert. Sind Conjunctivalkatarrhe vorhanden, dann dauert die Röthung wohl

1—2 Stunden, jedoch nehmen die Reizzustände der Bindehaut im Ganzen von Tag zu Tag ab.

Am auffallendsten sind die günstigen Resultate der Reibungen bei alten Cornealtrübungen, welche durch Reizmittel allerdings zur Gefässbildung und nachfolgender Aufhellung gebracht werden, aber es bedarf hierzu Wochen und Monate, während die mechanische Behandlung in relativ kurzer Zeit zu Ende kommt. Eine der vielen Beobachtungen Schenkl's sei hier als Typus in Kürze mitgetheilt:

12. Beobachtung.

A. H., 18 Jahre alt, leidet seit 7 Wochen an Trübung der Cornea des rechten Auges nach einer Ceratitis parenchymatosa.

Die Trübung nimmt mit Ausnahme einer schmalen Randzone die ganze Hornhaut ein und erscheint im Centrum dichter als an der Peripherie. Die verschiedensten Reizmittel: Präcipitat, Calomel, Opiumtinctur, feuchte Wärme wurden fruchtlos in Anwendung gezogen. Nun wurde bei dem Kranken mit Verwendung von gelben Quecksilberoxyd (0·05 auf 2·00 Vaselin) Reibungen des Lides an der kranken Hornhaut vorgenommen und schon nach dreimaliger Anwendung der Reibungen begann die Trübung sich zuerst im Centrum, später auch in der Peripherie in kleineren Partien aufzulösen und von den Rändern aus aufzuhellen.

Pagenstecher versichert, dass sich durch dieses Verfahren selbst bei sehr alten, sogar Jahrzehnte bestehenden makulösen Trübungen der Cornea günstige Resultate erzielen lassen und erzählt Fälle von Besserung und Heilung bei Trübungen, welche 30 Jahre bestanden hatten.

Klein war der Erste, welcher auch im floriden Stadium der Keratitis den Versuch machte, mechanische Behandlung vorzunehmen. Schon nach dreimal vorgenommenen Reibungen gelang es ihm in einem Falle, die im Entstehen begriffene Entzündung der Hornhaut zu coupiren, während das andere schon früher an derselben Affection erkrankte Auge unter gewöhnlicher Behandlung (Atropin, Fomentationen, antiscrophulösen Mitteln) 6 Wochen zu seiner Heilung bedurfte.

Bezüglich der Anwendung einer in den Bindehautsack gebrachten Salbe (gelbes Präcipitat-Vaselin) gehen die Ansichten auseinander. Pagenstecher verwendete jederzeit die reizende gelbe Salbe, — Klein und Petraglia sehen von jedem Fette ab, um die Beobachtung rein zu haben. Schenkl hat im Beginne seiner Versuche keine Salbe benützt. Später, als er die Ueberzeugung gewonnen hatte, dass die Reibungen allein ausreichen, hat er jederzeit irgend eine Salbe verwendet; vorzugsweise deshalb, um nicht sein poliklinisches Materiale zu verlieren, das sich zum grössten Theile aus ungebildeten Leuten recrutirt, welche sich für vernachlässigt halten, wenn der Arzt kein Medicament anwendet.

Die von Pagenstecher, Klein, Schenkl und Petraglia veröffentlichten Fälle von Episcleritis, welche durch drei- bis zehnmalige Vornahme der Reibungen geheilt wurden, fordern wohl zur Anwendung dieser Methode um so mehr auf, als alle bisher bei diesem Leiden angewendeten Mittel den oft Monate dauernden Verlauf desselben nicht abzukürzen vermögen.

Man hat in jüngster Zeit bereits die mechanische Behandlung bei Glaucom empfohlen. Klein hat die Indicationen dafür aufgestellt; seiner Ansicht nach eigne sich das Verfahren bei acuten und chronischen Glaucomen, die unter Entzündungserscheinungen auftreten und bei denen eine Erhöhung des Binnendruckes vorhanden ist; — ferner da, wo Sclerotomie und Iridectomie ohne Erfolg geblieben sind; bei Glaucomen, welche mit fortdauernden Neuralgien einhergehen und deshalb eine Operation unmöglich machen, endlich bei solchen Glaucomen, bei denen die Operation geradezu gefährlich erscheint, wie dies bei der hämorrhagischen Form der Fall ist.

Schenkl spricht sich auf Grundlage seiner Erfahrungen weniger günstig für die Wirkung der mechanischen Behandlung der Glaucome aus. Er meint, man werde sie nur beim secundären Glaucom mit Nutzen verwenden.

Er empfiehlt die mechanische Behandlung noch bei Hypoaema (hämorrhagischer Erguss in die vordere Kammer) und bei Ecchymosirungen der Conjunctiva, welch letztere allerdings von selbst heilen, durch mechanische Eingriffe hingegen viel rascher zur Resorption gebracht werden. Klein hält die Mechanotherapie noch des Versuches werth bei hartnäckigen Ciliarneuralgien, bei idiopathischem Blepharospasmus und bei Supraorbital-Neuralgien. Ich selbst habe seit dem Erscheinen der ersten Auflage dieses Buches mehrmals Gelegenheit gehabt, ausgebreitete und veraltete Trübungen der Hornhaut durch mechanische Behandlung vollkommen zu heilen — oder doch wenigstens wesentlich aufzuhellen.

III. GRUPPE.

Mechanotherapie der Chlorose, des chronischen Magenkatarrhs, der Lungenphthise, der Neurasthenie, der Hysterie, der Hypochondrie, des Diabetes mellitus.

Bei allen diesen Erkrankungen, welche mit Ausnahme des chronischen Magenkatarrhs vorzugsweise auf angeborener Disposition beruhen, strebt die Therapie eine Umgestaltung des ganzen Ernährungsprocesses, zum Theil eine qualitative und quantitative Veränderung der Blutmasse an. Man hat bei diesen Erkrankungen schon seit geraumer Zeit die Werthlosigkeit der medicamentösen Behandlung anerkannt; nur Chinin und Eisen haben ihren altehrwürdigen Platz noch bis auf den heutigen Tag behauptet. Aber immerhin nehmen diese Agentien erst den zweiten Rang ein, indem Höhenklima, Seebäder, Hydrotherapie, Milchcuren ohne Anwendung irgend eines Medicamentes ihre mächtigen Wirkungen nur zu oft bewähren. Neurasthenie, Hysterie und Hypochondrie, diese mit einander verschwisterten, aus einander hervorgehenden krankhaften Zustände des Nervensystems, bilden überdies noch die Domäne der Elektricität, welcher in den letzten Jahren die Mechanotherapie gewaltig Concurrenz macht. Wie bereits erwähnt, kann die Mechanotherapie ohne eine, die krankhafte, angeborene Disposition bekämpfende Umgestaltung der Lebensverhältnisse und der Ernährung ebenso wenig wirken, wie Chinin, Eisen, kaltes Wasser oder Elektricität. Wo aber die genannten Mittel angezeigt sind und Erfolge erzielen, da wirkt die Mechanotherapie in ebenso günstiger, oft günstigerer Weise.

Bezüglich der Neurasthenie, der Hysterie und Hypochondrie ist es schwer, eine allgemeine Abschätzung zu geben.

Bei der Vielgestaltigkeit der Symptome, unter denen diese Erkrankungen auftreten, hängt es von der Art der krankhaften Erscheinungen ab, was die Mechanotherapie vermag: das eine Mal Alles, ein anderes Mal sehr wenig. Was nun die Formen der Mechanotherapie anbelangt, so herrscht auch hier wesentliche Verschiedenheit. Bei Chlorose und Phthise haben mechanische Eingriffe ganz untergeordneten Werth; hier müssen active Bewegungen vorgenommen werden; der chronische Magenkatarrh erfordert sowohl active Bewegung wie mechanische Eingriffe.

Neurasthenie, Hysterie und Hypochondrie machen sowohl mechanische Eingriffe als passive und active Bewegungen nothwendig — wenn die diesen Methoden entsprechenden Symptome vorhanden sind — bald spielen die ersteren; bald die letzteren die Hauptrolle.

Im Grossen und Ganzen gilt für diese Gruppe der physiologische Fundamentalsatz:

Die Muskeln sind der Hauptherd der chemischen Vorgänge im Organismus. Die Muskelthätigkeit anspornen und erhöhen heisst: Die Oxydation der Blutmasse anregen, mehr Sauerstoff consumiren, mehr Kohlensäure ausführen, den Stoffwechsel anregen, Appetit und Nahrungsbedürfniss hervorrufen, die Nahrung besser verdauen, mehr Blut erzeugen, grössere Menge rother Blutkörperchen bilden, die Nerven auch besser ernähren, die Muskelfasern vermehren und kräftigen, dem Körper Kraft, Elasticität verleihen, den Gemüthszustand erfrischen, die Lebenslust hervorzaubern.

Alles das vermag die erhöhte Muskelthätigkeit, Heilgymnastik, zu bezwecken.

Dies sind die allgemeinen Gesichtspunkte, unter denen die Krankheiten dieser Gruppe sich vereinigen lassen. Zwischen den einzelnen Gliedern dieser Gruppe walten allerdings wesentliche Verschiedenheiten ob; aus diesem Grunde müssen sie einzeln noch näher betrachtet werden. Das Gefässsystem der Chlorotischen charakterisirt sich durch Enge und Dünnwandigkeit. Active Bewegungen regen die Herzthätigkeit an, vermehren den Blutdruck und kräftigen auf diese Weise das Gefässsystem. Die durch die active Bewegung hervorgerufene energischere Oxydation des Blutes stellt nach und nach den normalen Gehalt desselben an rothen Blutkörperchen und deren richtigen Hämoglobulingehalt wieder her. Die grosse Mattigkeit, welche jederzeit mit Chlorose Hand in Hand geht, gestattet im Beginne nur ein sehr bescheidenes Mass von activer Bewegung. Hat die Kraftlosigkeit einen sehr hohen Grad erreicht, so wird man sich in der ersten Zeit mit passiven Bewegungen (Fahren, Reiten), passiven Muskelübungen und sanften, den ganzen Körper durcharbeitenden, mechanischen Eingriffen (Streichen, Drücken, Kneten) begnügen müssen.

Bei chronischem Magenkatarrh kann Mechanotherapie ebenso wie Hydropathie nur ein unterstützendes Mittel der mit grösster Strenge durchgeführten Diätkur oder eines Aufenthaltes im Hochgebirge abgeben.

Jedenfalls kann die Heilgymnastik viel dazu beitragen, um die Circulationsstörungen zu beheben, welche die sogenannten secundären Katarrhe erzeugen; letztere bilden nach Oser*) die vorwiegende Mehrzahl der chronischen Magenkatarrhe: diese entwickeln sich aus Dyspepsien, welche in Folge von Circulationsstörungen, Secretionsanomalien oder Verminderung der Motilität eintreten.

Noch günstiger beeinflusst die Mechanotherapie die auf Anämie und Chlorose beruhenden Magenkatarrhe. Hier werden weder mechanische Eingriffe noch passive Bewegungen etwas vermögen, sondern active Bewégungen aller Art: Zimmerturnen, Reiten, Schwimmen, Fechten, Bergsteigen ihre mächtigen physiologischen Wirkungen geltend machen.

Die Lungenphthise eignet sich zur mechanotherapeutischen Behandlung nur bei nicht fiebernden Individuen, bei denen die Muskelthätigkeit eine energischere Oxydation der Blutmasse und mit ihr die Resorption von Infiltrationen anstreben soll oder als Prophylacticum bei zart gebauten, engbrüstigen, anämischen Personen, welche phthisischen Familien angehören. Hier hat die Mechanotherapie doppelte Ziele zu erreichen:

1. Eine bessere Blutbereitung zu bewerkstelligen, mehr Sauerstoff den Lungen zuzuführen, die Ernährung zu verbessern.

2. Durch Uebung der Respirationsmuskeln dieselben zu kräftigen, die Athmung zu vertiefen, den Thorax zu erweitern.

Der continuirliche Aufenthalt in reiner Gebirgsluft, die von einzelnen Aerzten empfohlene Einathmung von reinem Sauerstoff oder Ozon gehen von denselben Gesichtspunkten aus. Sobald bei solchen Individuen Fieber sich geltend macht, muss die mechanische Behandlung ausgesetzt werden. Eben so wenig eignen sich Hämoptoeiker für Bewegungscuren. Ist jedoch eine geraume Zeit nach dem letzten hämoptoeischen Anfall verstrichen (wenigstens 3 Monate), so dürfen in vorsichtiger Weise Muskelübungen vorgenommen werden.

Brehmer war meines Wissens der Erste, welcher seinen Lungenkranken (mit Auswahl) systematisches Bergsteigen anordnete,

---

*) Oser, Real-Encyclopädie der gesammten Heilkunde. VIII. Band. Wien und Leipzig 1881.

d. h. er liess Spazierwege in den mannigfaltigsten Steigungen anlegen, welche die Kranken nach Massgabe ihrer Kräfte zu ersteigen haben. Es wäre irrig, anzunehmen, dass Bewegungen blos Lungengymnastik bezwecken. — Der in allen an der Bewegung betheiligten Muskelgruppen hervorgerufene Stoffumsatz, sowie die vermehrte Wärmeproduction kommen dem ganzen Organismus zu Gute und äussern sich in besserer Function aller Organe, auch der drüsigen, insbesondere der Niere, der Haut.

Um die Athmung zu vertiefen, wird von vielen Aerzten den Kranken empfohlen, mehrere Male des Tages eine Anzahl tiefer Athemzüge zu machen.

Ich war vor Jahren ebenfalls vom Irrthume befangen, zu glauben, dass man durch eine solche Anordnung etwas erzielen könne. Ja, wenn der Kranke angehalten wird, seine oberflächliche schwache Athmung den ganzen Tag über durch kräftige und tiefe Athemzüge zu ersetzen, dann wäre ihm geholfen. Aber die von Zeit zu Zeit durch wenige Minuten vorgenommenen tiefen Athemzüge sind ein Tropfen im Meere — sie ermüden den Kranken — derselbe vergisst auch an die ihn langweilende Ausführung.

Zweckmässiger als die eben erwähnte Verordnung ist die Methode von Bicking.*) Er geht von dem Principe aus, dass der Brustkasten durch die Lunge von innen her ausgedehnt wird. Die Respirationsmuskeln müssen mithelfen, die knöcherne Umhüllung der Lunge zu erweitern.

Er behauptet, blosse Bewegung des Körpers ohne specielle Lungengymnastik ersetze letztere nicht. Wenn Bicking ruhiges, langsames Gehen unter Bewegung versteht, stimme ich ihm bei, wenn man aber die von mir später zu schildernden Bewegungen vornimmt, so braucht der Kranke keine specielle Lungengymnastik zu üben.

Bicking lässt seine Kranken aus einer Vorrichtung athmen, welche nach Art eines Narghilé construirt ist.

Er verwendet hierzu eine Flasche, welche zur Hälfte mit Wasser gefüllt wird. Der Hals ist mit einem durchbohrten Kork geschlossen, der eine bis nahezu auf den Boden der Flasche reichende Glasröhre trägt. In die seitliche Oeffnung der Flasche passt ein Glasrohr, an welches der Kautschukschlauch angepasst

---

*) Bicking, Die Gymnastik des Athmens zur Heilung verschiedener Krankheiten, insbesondere der Lungenschwindsucht. Berlin 1872.

wird, durch den der Kranke die Luft aus der Flasche saugt. Diese Saugbewegungen sind sehr anstrengend und erfordern jedenfalls erhöhte Arbeit von Seite sämmtlicher Respirationsmuskeln. Die im letzten Decennium soviel geübte Inhalations-Therapie bei Lungenkrankheiten hat tausendfältige Gelegenheit geboten, zu erkennen, dass jedes längere Zeit fortgesetzte tiefe Inspiriren den Kranken sehr ermüdet, und man ist zur Erkenntniss gelangt, dass Inhalationen, sollen sie wirken, durch ein bis zwei Stunden in Räumen vorgenommen werden müssen, deren Atmosphäre mit der zu inhalirenden Flüssigkeit imprägnirt ist.

Bicking behauptet, energische Bewegungen des Körpers machen die Athemzüge nur rascher nicht tiefer. Es entsteht übermässige Schweisssecretion, oberflächliches, kurzes, keuchendes Athmen, welches die Lunge erschöpft, nicht stärkt. Ich habe im Gegensatze zu Bicking vielfach beobachtet, dass energische Bewegungen die Intensität des Athmens und die Frequenz in gleicher Weise steigern.

Uebrigens handelt es sich bei den angeführten heilgymnastischen Uebungen nicht um energische Bewegungen; die ersteren können mit einer gewissen Ruhe ausgeführt werden, sie kräftigen sämmtliche Respirationsmuskeln und zwingen zu tiefen Athemzügen.

Muskelübungen haben vor dem blossen Tiefathmen den unschätzbaren Vortheil voraus, dass durch erstere gleichzeitig ein mächtiger Oxydationsprocess in allen Muskelgruppen des Körpers angeregt wird, der in seiner Totalwirkung der Ernährung, Wärmebildung und Resorption zu Gute kommt, während bei blossem Tiefathmen nur die Musculi intercostales externi und interni, triangularis sterni, allenfalls die scaleni (anticus, medius und posticus) in Thätigkeit versetzt werden.

Der grosse Verbrauch von Sauerstoff, welcher durch die Arbeit sämmtlicher Muskeln, wie dies bei Heilgymnastik der Fall ist, herbeigeführt wird, zwingt schon von selbst die Lungen zu erhöhter Thätigkeit, zu tieferen Inspirationen. Der gesteigerte Appetit, den Muskelarbeit hervorruft, ist der unzweideutige Ausdruck der im Organismus stattgehabten Anregung der Ernährungsvorgänge.

Ein täglicher Marsch über eine Anhöhe und der dadurch bedingte Rückweg in der Dauer von $1/2$—1 Stunde würde vollkommen dem angestrebten Zwecke genügen.

Für zartconstruirte Personen müsste der Weg eben und gut gepflegt sein. Da aber Wetter und sonstige Verhältnisse der Ausführung solcher Gymnastik im Wege sind, der Kranke nebenbei sich durch Ueberanstrengung und Verkältung leicht schaden könnte, ärztliche Ueberwachung dieses durchaus nicht indifferente Medicament in Bezug seiner Wirkung auf das Individuum jederzeit controliren muss, so sind die folgenden, im Hause ausgeführten Uebungen vorzuziehen.

Man lasse zur Phthise neigende, engbrüstige, wenig kräftige, jugendliche Individuen folgende Uebungen ausführen:

I. Freiübungen.

Diese Uebungen sind so einfach und nach der gegebenen Zeichnung so leicht ausführbar, dass ich eine Beschreibung für überflüssig erachte.

Fig. 85.

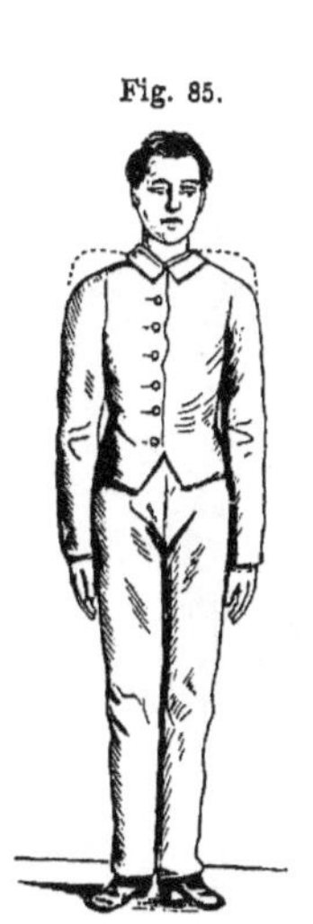

Fig. 86.

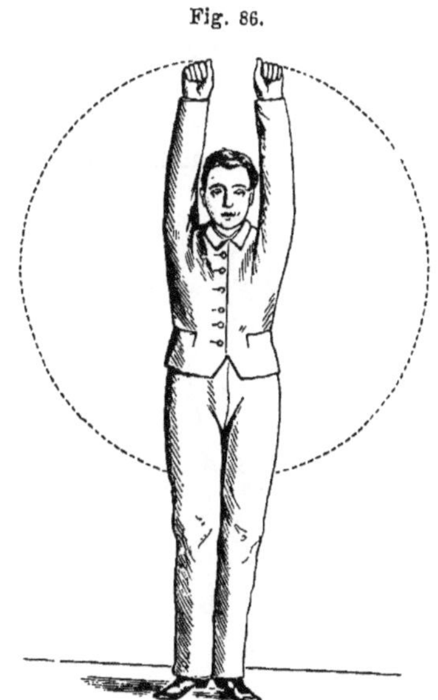

1. Schulterheben (mit und ohne Hanteln). Fig. 85.
2. Seitwärtsheben der Arme (mit und ohne Hanteln). Fig. 86.
3. Vorwärtsheben der Arme (mit und ohne Hanteln).

4. Kreisbewegung der gestreckten Arme. Fig. 87.

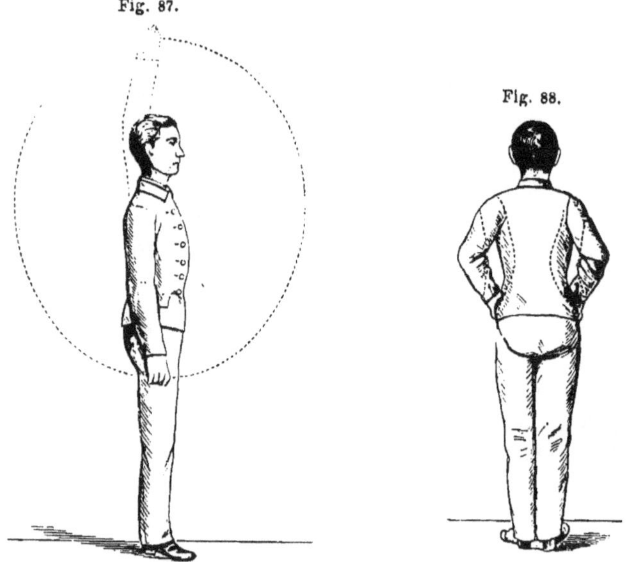
Fig. 87. Fig. 88.

5. Ellenbogen zurück. Fig. 88.
6. Hände hinten geschlossen. Fig. 89.

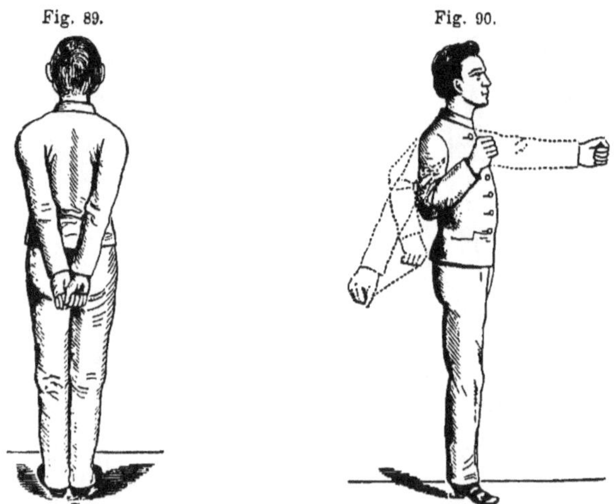
Fig. 89. Fig. 90.

7. Armstossen nach vorwärts, Fig. 90 (anfangs ohne, später mit Hanteln).

8. Armstossen nach seitwärts, Fig. 91 (anfangs mit, später ohne Hanteln).

Fig. 91.

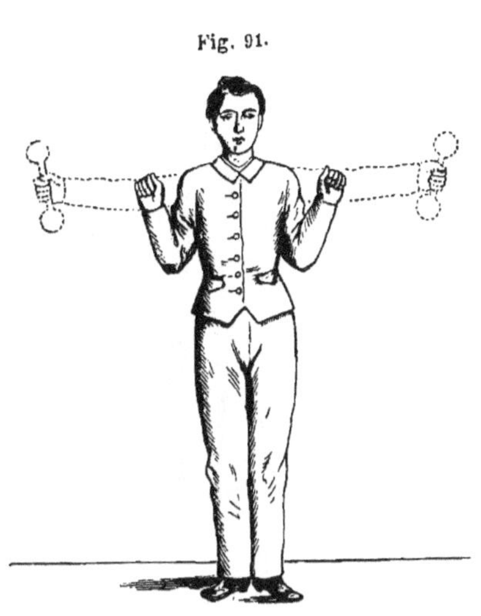

Fig. 92.

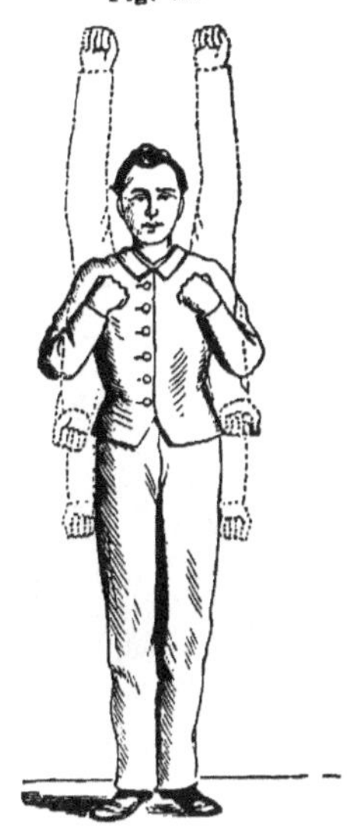

9. Armstossen nach aufwärts und nach abwärts, Fig. 92, 10. Schwimmbewegung (Jedermann bekannte Uebung),	anfangs ohne, später mit Hanteln.

Fig. 93.

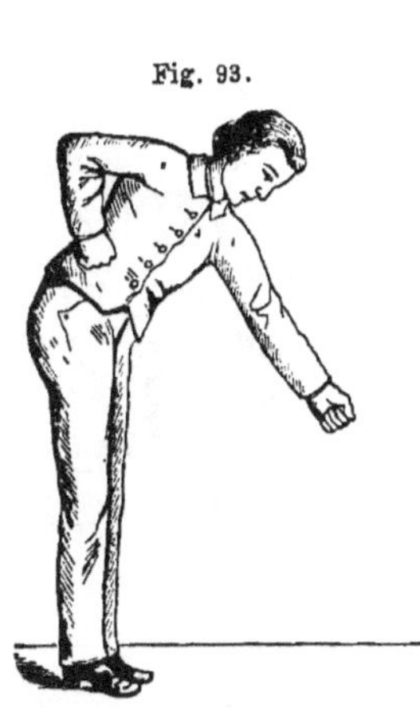

Fig. 94.

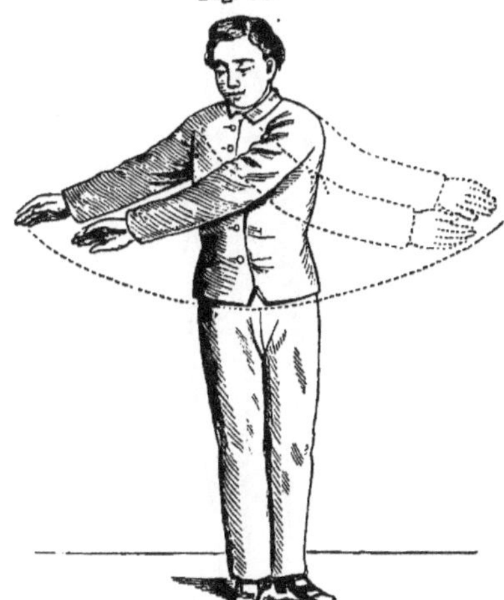

11. Sägeübung, Fig. 93, 12. Schnitterübung, Fig. 94,	anfangs ohne, später mit Hanteln.

13. Axthauen, Fig. 95 (anfangs ohne, später mit Hanteln).

Fig. 95.

Fig. 96.

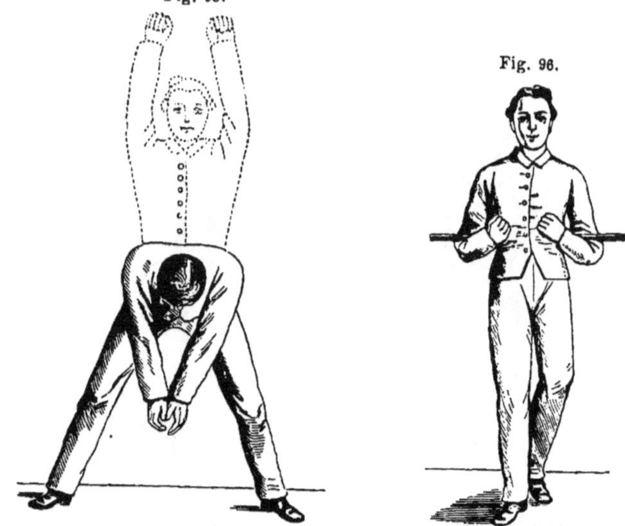

14. Gehen mit einem durch die Arme gesteckten Stabe. Fig. 96.

15. Stabschwingen über den Kopf nach rück- und vorwärts, die beiden Arme womöglich nahe beisammen. Fig. 97.

Fig. 97.

Fig. 98.

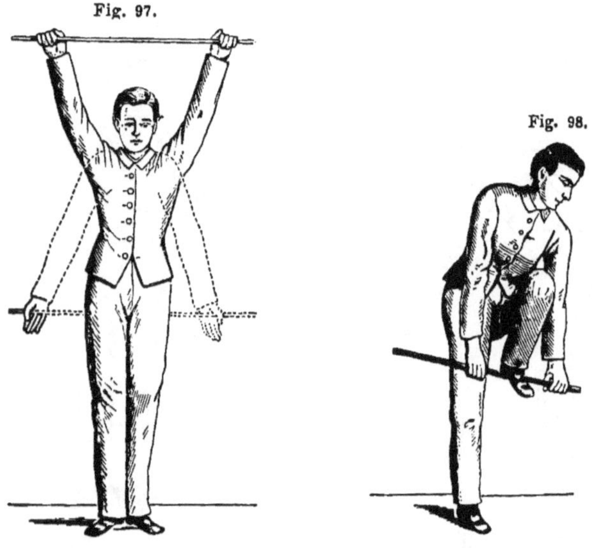

16. Uebersteigen des Stabes. Fig. 98.

II. Geräthübungen.

a) am Barren:

1. Straffes Halten im Armstütz. Fig. 99.

Fig. 99.

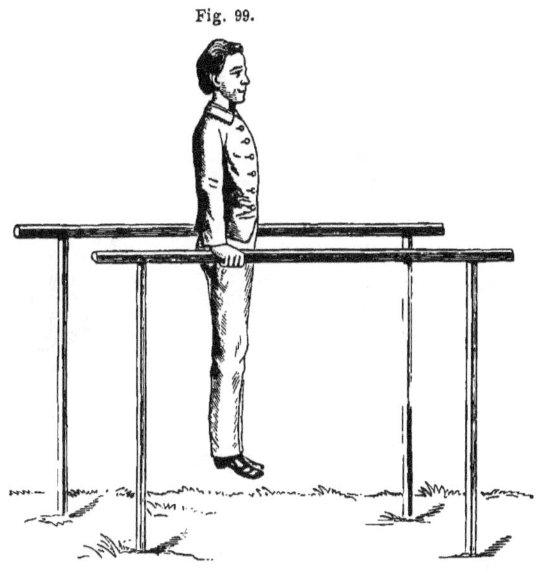

2. Straffes Halten im Ellenbogenstütz. Fig. 100.

Fig. 100.

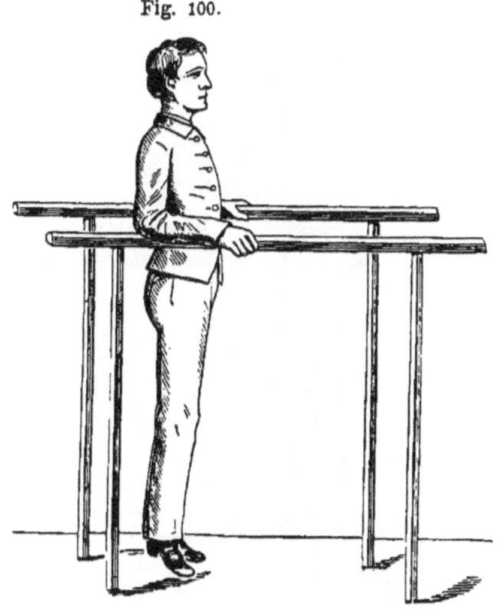

3. Pendelschwingungen im Armstütz. Fig. 101.

Fig. 101.

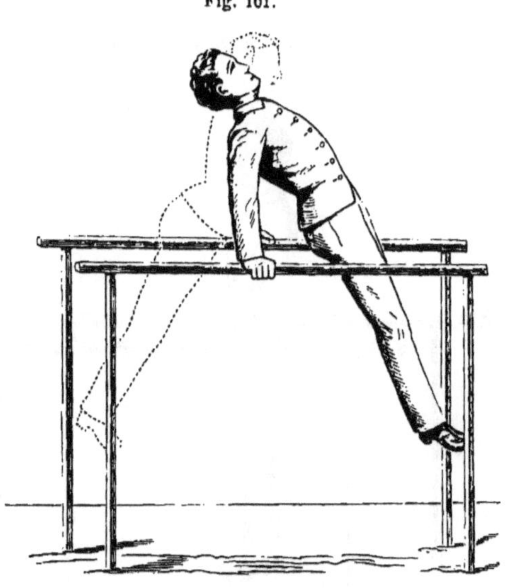

4. Wechselbändig Gehen. Fig. 102.

Fig. 102.

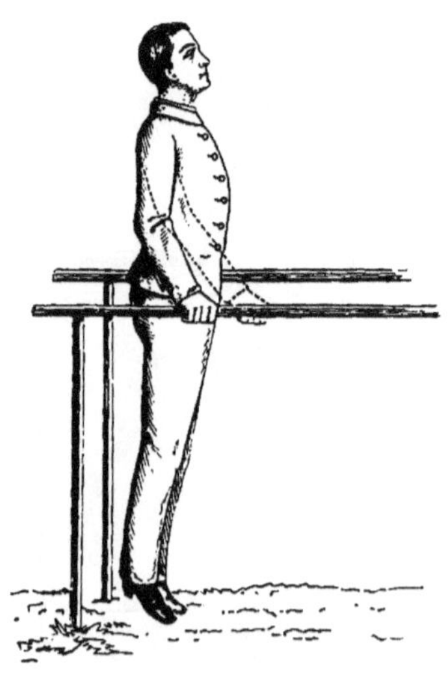

5. Brustweitungshang mit Aufstellen der Füsse am Barren. Fig. 103.

Fig. 103.

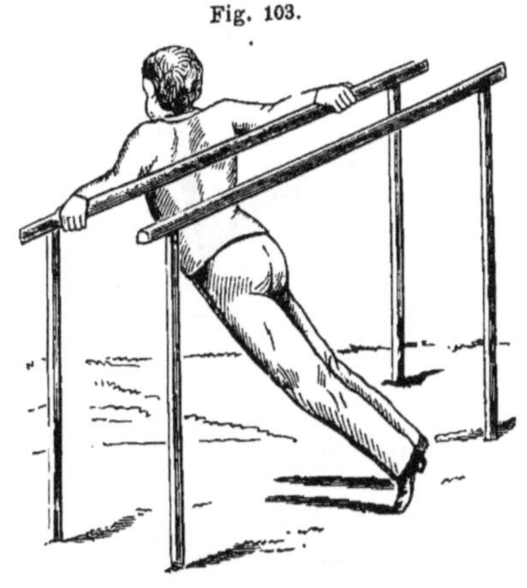

6. Fussstemmhang. Fig. 104.

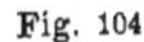

Fig. 104.

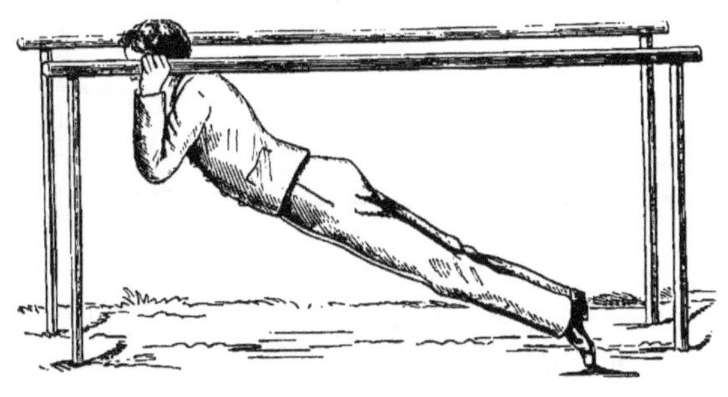

7. Fussstemmlage. Fig. 105.

Fig. 105.

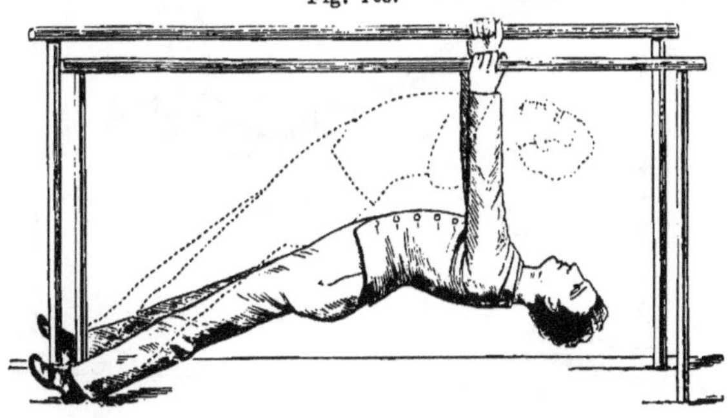

8. Liegwage aufwärts. Fig. 106.

Fig. 106.

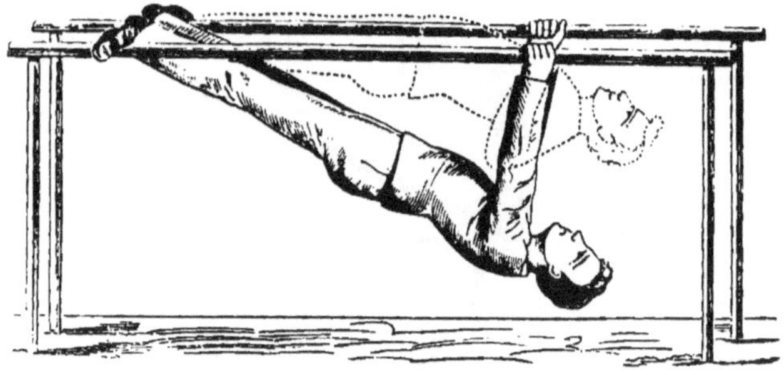

9. Liegwage abwärts. Fig. 107.

Fig. 107.

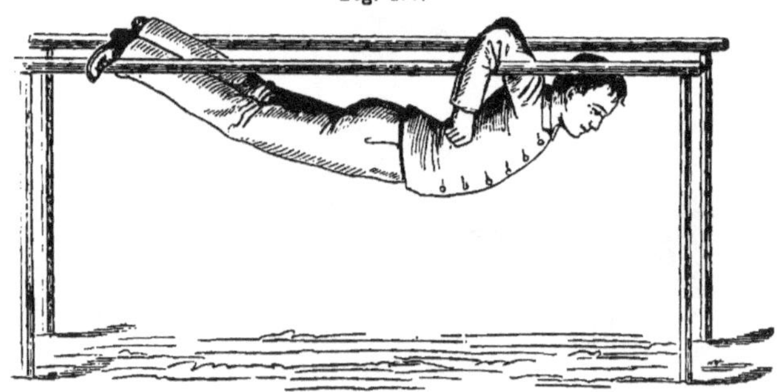

10. Brustweitungshang mit Auflegen der Füsse auf den Barren. Fig. 108.

Fig. 108.

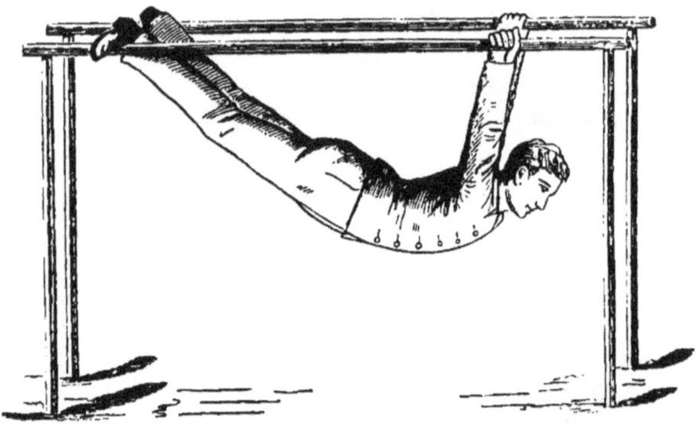

11. Bogenschwebhang. Fig. 109.

Fig. 109.

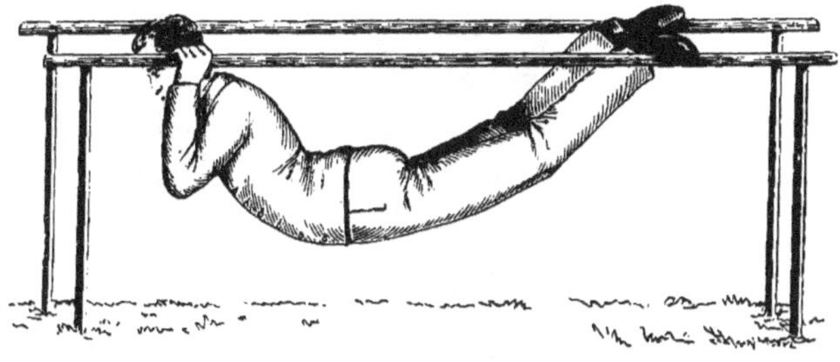

b) am Reck:

1. Straffer Handhang Fig. 110.

Fig. 110.

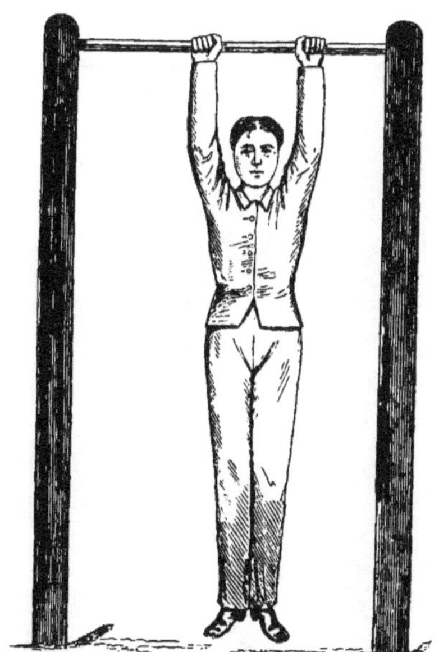

2. Wechselhändig Weitergreifen im Handhang. Fig. 111.

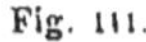
Fig. 111.

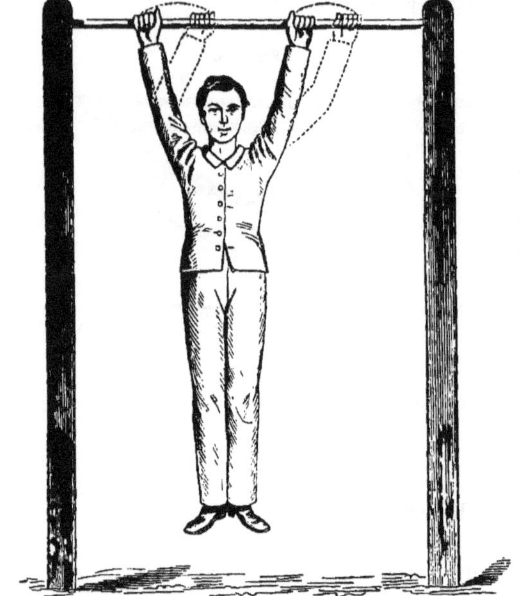

3. Aufziehen im Handhang. Fig. 112.

Fig. 112.

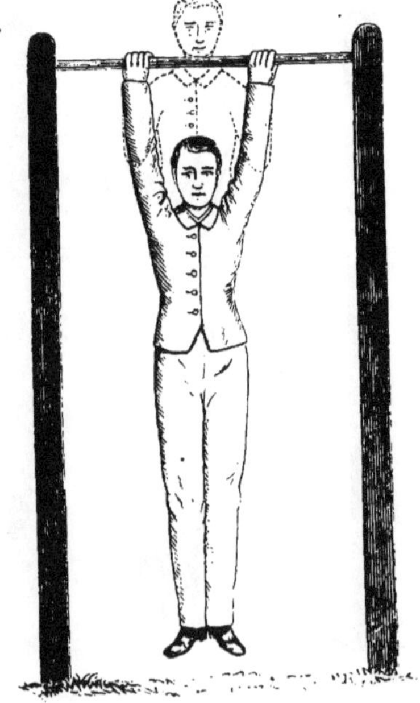

4. Aufziehen mit Weitgriff:

a) vor das Reck. Fig. 113.

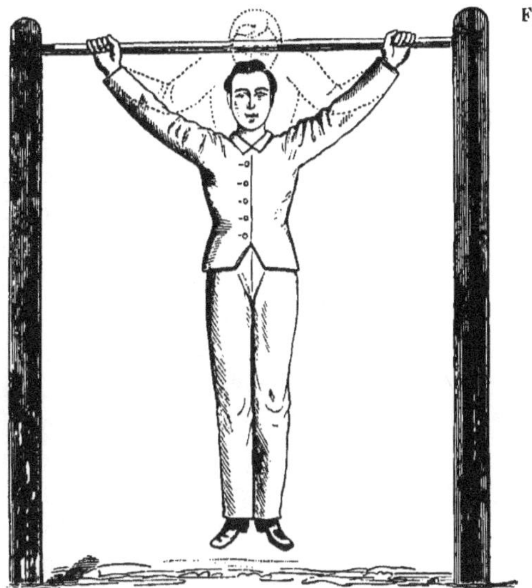

Fig. 113.

b) hinter das Reck. Fig. 114.

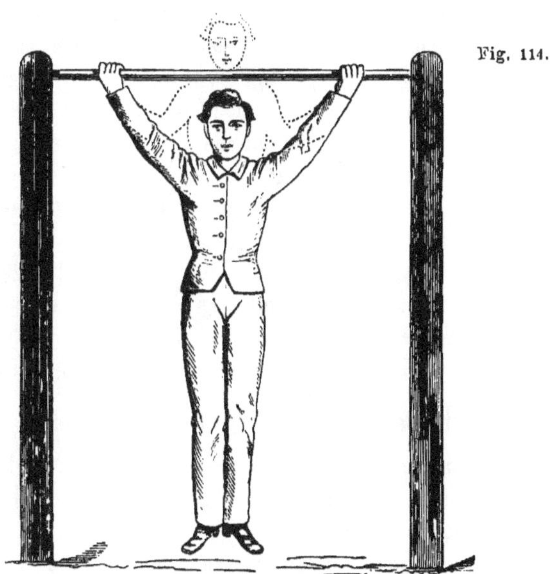

Fig. 114.

Diese Uebungen können mannigfaltig modificirt werden.

Reck und Barren sind so einfache, so leicht und überall zu beschaffende und in jedem Zimmer aufzustellende Apparate, dass jeder praktische Arzt im Interesse der guten Sache sich gerade mit diesem Theile der Mechanotherapie befreunden sollte.

Es gibt kaum einen beschäftigten Arzt, der nicht jedes Jahr in die Lage kommt, ein oder das andere jugendliche Individuum zu behandeln, bei dem die Entwicklung eines phthisischen Processes zu besorgen ist. Der Arzt sinnt auf Prophylaxe nach allen Richtungen hin. — Neben reiner, miasmenfreier, windstiller Atmosphäre wird er gute Ernährung anordnen. Aber methodische Muskelübung, besonders aller am Thorax sich ansetzenden Muskeln ist leider noch viel zu wenig gewürdigt. Der Arzt wird durch Anempfehlung der Heilgymnastik, wie ich sie eben geschildert, seinen Kranken grössere Dienste erweisen, als durch die gepriesensten Medicamente.

Womöglich leite der Arzt selbst die täglichen Uebungen; dieselben gewinnen dadurch an Werth, sie werden dadurch über das Niveau des Turnens hinausgehoben und auch von der Umgebung des Kranken mit anderen Augen betrachtet. Diese Uebungen, von denen täglich nur einige vorgenommen werden sollen, kosten den Arzt nicht mehr als 15—20 Minuten.

Der Leidende kann dieselben Uebungen in Abwesenheit des Arztes täglich wiederholen. Wie viele junge Leute, Jünglinge wie Jungfrauen, welche nach und nach der Phthise verfallen, weil man ihnen Schonung und Ruhe predigt, würden dem traurigen Schicksale entrissen, wenn ihr Körper, noch bevor es bis zur Infiltration kommt, oder bevor die vorhandene Infiltration eitrig zerfliesst, durch Heilgymnastik gekräftigt würde und erhöhte Gefässthätigkeit mit gesteigertem Ernährungsprocess die Infiltration zur Resorption zwänge.

Ist einmal ein grosser Theil der Lunge infiltrirt, hat sich Hämoptoe, Fieber und Cavernenbildung hinzugesellt, dann ist freilich an Mechanotherapie nicht zu denken, dann kann nur Schonung und Ruhe den immer schwächer werdenden Lebensfaden hinausspinnen.

Mechanische Behandlung der Neurasthenie.

Was nun die Neurasthenie anbelangt und die ihr verwandten Zustände: Hysterie, Hypochondrie, sowie die leichten auf diesen Erkrankungen basirenden Psychosen, so hat die Mechanotherapie einen dreifachen Zweck zu erfüllen. Sie soll wie bei allen dieser Gruppe angehörenden Erkrankungen die Blutmasse regeneriren, gegen einzelne Symptome ankämpfen und endlich auf das Gemüths- und Geistesleben wirken.

Beard*) welcher die Neurasthenie als eine neue, vorzugsweise in Amerika zur Beobachtung gelangende Erkrankung aufgefasst wissen möchte, nennt die Mechanotherapie ein ausgezeichnetes, wenn auch nicht unentbehrliches Hilfsmittel in der Behandlung bei Personen, die längere oder kürzere Zeit in Folge von Neurasthenie an's Bett gefesselt sind.

Ich will das gerne zugeben, insoferne bei solchen Kranken keine wie immer geartete Therapie ein besonderes Privilegium besitzt, insofern die eine Methode, beispielsweise die elektrische, durch eine andere, die hydropathische, ersetzt werden kann — oder insoferne leichte neurasthenische Zustände blos durch Luftveränderung, Umgestaltung der Lebensweise, gute Ernährung, Anregung des Geistes etc. zur Besserung oder Heilung gelangen, man also jedes andere Hilfsmittel zu entbehren vermag. Wenn aber irgend ein Symptom oder der Zustand als solcher durch Hydrotherapie oder Elektricität sich bekämpfen lässt, so ist sicherlich rationell angewendete Mechanotherapie ein noch rascher und mächtiger wirkendes Mittel.

Unter den mannigfachen krankhaften Erscheinungen, welche die Neurasthenie begleiten, sind Hyperästhesie und Muskelschwäche die hervorragendsten, so dass Arndt**) das Wesen des Leidens definirt als: Gesteigerte Erregbarkeit mit Neigung zu rascher Ermüdung, namentlich in der muskulären Sphäre.

Aehnlich wie bei Neuralgie und Muskelrheumatismus wirkt Mechanotherapie rascher als Hydrotherapie und Elektricität auf die Behebung aller in den Muskeln sich abspielenden krankhaften Processe.

Am häufigsten hat der praktische Arzt mit den mannigfaltigsten Hyperästhesien zu kämpfen, welche von der Umgebung des Kranken in der Regel als Affectation, Uebertreibung und Täuschung betrachtet werden. Die Kranken klagen über Schmerzen in den Muskeln und Extremitäten, besonders in den Rückenmuskeln und in der Wirbelsäule. Die letztgenannten Schmerzen

*) G. M. Beard, Die Nervenschwäche (Neurasthenia). Nach der 2. Auflage in's Deutsche übertragen von Dr. M. Neisser. Leipzig 1881.

**) Arndt, Real-Encyclopädie der gesammten Heilkunde. IX. Band. Wien und Leipzig 1881.

werden als charakteristisch für die Neurasthenie angesehen (Spinalirritation).

Nächst diesen Schmerzen stellen sich bei Neurasthenikern die verschiedenartigsten Symptome der Cerebral-Irritation ein, als: Kopfschmerz, das Gefühl der Schwere und Eingenommenheit im Kopfe, Augenschmerzen, Photopsien, Scotome, Ohrensausen, Klingen, Glockenläuten, Empfindlichkeit gegen Gerüche, Idiosyncrasien, rasche Aenderungen der Stimmung, Niedergeschlagenheit, Traurigkeit, Schwindel, andauernde Schlaflosigkeit u. s. w.

Die mannigfaltigsten Angstgefühle haben den Autoren Veranlassung gegeben, alle nur erdenklichen Sorten von Phobien aufzustellen, unter denen die Neurasthenie sich manifestirt.

Die Schmerzhaftigkeiten, welche in allen möglichen Muskelgruppen auftreten, geben Veranlassung zu der bei Neurasthenikern oft beobachteten Ruhelosigkeit, welche zur fortwährenden Veränderung der Haltung und Stellung der Füsse und Hände herausfordert. Da die Neurasthenie vorzugsweise auf angeborener Disposition beruht, demnach als Constitutionsanomalie zu betrachten ist, so ist damit schon die Wirkungslosigkeit der eigentlichen Medicamente ausgesprochen, und jede Methode, ob Elektricität, Hydrotherapie, Luftveränderung und Mechanotherapie, wird nur dann im Stande sein, Besserung oder Heilung herbeizuführen, wenn ein die Lebensverhältnisse des Kranken umgestaltender Heilplan entworfen wird.

Aus diesem Grunde setzt die Behandlung solcher Kranken im Kreise der Familie, wo oft ganz unscheinbare, kaum zu entdeckende Schädlichkeiten fortwährend auf den Kranken einwirken, grosse Schwierigkeiten in den Weg.

Selbst Luftveränderung nützt nicht viel, sobald an dem neuen Orte die im Familienleben wurzelnden, nachtheiligen Verhältnisse fortwirken.

Solche Kranken genesen am ehesten im Getriebe einer hydropathischen Anstalt, wo alle Behelfe zur Verfügung stehen und sie dem Arzte jederzeit ihre mannigfachen Leiden zu klagen in der Lage sind. Die Anstalt beschäftigt solche Neurastheniker den ganzen Tag. Die in Gesellschaft mit anderen Kranken derselben Kategorie vorgenommenen activen Bewegungen sind ihm ein wohlthuender, sein Gemüth und sein Nervensystem günstig beeinflussender Zeitvertreib. Die activen Bewegungen bestehen in Freiübungen mit und ohne Hanteln, mit dem Stabe, in Muskelübungen am Barren, am Reck, an der Leiter (der schiefen, wie der horizontalen), in Sprungübungen aller Art — der Kraft und Geschicklichkeit des Kranken angepasst.

Ein Eingehen in die Details dieser activen Bewegungen erachte ich an dieser Stelle für überflüssig — da jede wie immer geartete active Bewegung dem Zwecke dient.

Schon das täglich zweimalige Anlegen des Turneranzuges versetzt den Neurastheniker in bessere Launen. Er hat die Empfindung, dass mit ihm etwas geschehe, dass man sich seiner annehme, sich mit ihm beschäftige. Es ist ein ganz falsches Princip, die Leiden solcher Menschen für Affectation, für Einbildung zu erklären. Die verschiedenen Angstgefühle des Kranken sind wirklich vorhanden und nicht eingebildet.

Die an seinem ganzen Körper vorgenommenen mechanischen Eingriffe (Streichen, Kneten, mässig starkes Muskelhacken), allgemeine Massage beseitigen besser als Elektricität die vorhandene Hyperästhesie und Anästhesie, die passiven Bewegungen sämmtlicher grösseren Gelenke (Beugungen und Streckungen, Rollungen ad maximum ausgeführt) rufen Zerrungen der in den Muskeln verlaufenden Nerven hervor, welche dem Kranken, geradeso wie die mechanischen Eingriffe ausserordentlich wohlthun, ihn in eine behagliche, gehobene Stimmung versetzen.

Der Neurastheniker sehnt sich im Gegensatze zum Neuralgischen nach der Stunde, in welcher die mechanische Therapie an ihm vollzogen wird. Er wartet mit fiebernder Ungeduld auf den Arzt. Ich habe Neurastheniker beobachtet, welche bittere Thränen vergossen und mit Vorwürfen mich empfangen haben, wenn ich eine Stunde später als gewöhnlich meinen Krankenbesuch abstattete.

Die mechanische Behandlung solcher Kranken wird in einer Anstalt täglich, eventuell zweimal im Tage vorgenommen. Geschulte Gymnasten (Nichtärzte) eignen sich zur Ausführung dieser Behandlung ganz vorzüglich. Der Arzt überzeugt sich nur von Zeit zu Zeit von der richtigen Ausführung und muss schon des Kranken wegen bisweilen zugegen sein; denn der letztere verlangt Sorgfalt und Ueberwachung.

13. Beobachtung.

Herr C. von M. aus Russland, 38 Jahre alt, wurde im Sommer 1876 von den Herren Doctoren Tappeiner und Hausmann aus Meran nach Aussee dirigirt, damit das Klima dieses hochgelegenen Thales ihn von einem Zustande befreie, dessentwegen er seit Jahren von einem Kurorte zum anderen wanderte.

Die Untersuchung ergab bei Herrn v. M. keine pathologische Veränderung irgend eines Organes und doch fühlte derselbe sich in hohem Grade elend und herabgekommen. Er vermochte kaum 10 Minuten zu gehen, ohne zu ermüden; Appetit fehlte gänzlich und Entleerung konnte nur durch Medicamente erzwungen werden. Der elende Körperzustand wirkte auf das Seelenleben des Kranken in der nachtheiligsten Weise zurück. Derselbe wurde von einer an Melancholie grenzenden Verstimmung beherrscht; seine Frau versicherte, sie habe ihren Gatten seit Jahren nicht heiter gesehen, Lachen sei ihm thatsächlich fremd geworden.

Schmerzempfindungen längs der Wirbelsäule, schlaffe, fast welke Muskulatur, fahle Gesichtsfarbe, blasse anämische Haut vervollständigen das Bild der ausgesprochenen Neurasthenie.

Täglich vorgenommene passive und active Bewegungen sämmtlicher Muskelgruppen haben innerhalb 4 Wochen den apathischen, morosen, wortkargen und übelgelaunten Mann vollständig umgewandelt, welcher nun mit Heisshunger seine Mahlzeiten verzehrte, und 4 Stunden lange Märsche ohne Ermüdung zurücklegte. Regelmässige, tägliche Entleerungen stellen sich ein und eine durch Jahre verloren gegangene Heiterkeit trat an Stelle der melancholischen Stimmung.

—

Was von der Neurasthenie gesagt wurde, gilt ebenso für Hysterie, Hypochondrie und die leichten auf diesen Erkrankungen wurzelnden Psychosen, welche von Arndt und anderen nur als ein höherer Grad von Neurasthenie angesehen werden. Treten nämlich statt der blossen raschen Ermüdung als weitere Folgezustände krampfhafte Vorgänge in den Muskeln, im Gefässsysteme und entsprechende Processe in den Drüsen ein, so geht die Neurasthenie in die Hysterie, beziehungsweise in die Epilepsie über. Treten statt der blos raschen Ermüdung ebenfalls als weitere Folgezustände stärkere psychische Erregungen, ein Gefühl von Unruhe, bald mit, bald ohne Beklommenheit und Angst ein, so hat man es mit Hypochondrie und Melancholie zu thun oder auch mit Zwangsvorstellungen und Zwangsgedanken, wie sie manche Formen von Verrücktheit einleiten.

Die Trennung der Neurasthenie von der Hysterie und Hypochondrie ist nach Arndt eine reine Unmöglichkeit, wenn man nicht von vorgefassten Meinungen und Willkürlichkeiten aller Art ausgeht. Es wird immer, sagt Arndt, im Belieben des einzelnen Autors stehen, was er noch der blossen Neurasthenie zurechnen will oder was er schon glaubt, unter dem Capitel Hysterie, Hypochondrie, Epilepsie, Psychose unterbringen zu müssen. Was von den einzelnen Autoren als Spinalneurose, Spasmophilie, Convulsibilität, habituelle Rückenmarksschwäche, Nervosismus, Erethismus des Nervensystems, Nervenschwäche, reizbare Schwäche, gesteigerte Sensibilität beschrieben wird, und von Brachet: Neurospasmie — von Valleix: Nevralgie générale, qui simule des maladies graves des centres nerveux — von anderen französischen Autoren: Nevropathie proteiforme, Surexcitation nerveuse, état nerveux genannt wurde, sind nur verschiedene Bezeichnungen für dasselbe Leiden. Alle Autoren sind darüber einig, dass es kaum möglich ist, diese Zustände dauernd zu beheben, dass es vor Allem kein Medicament gibt, die übermässig reizbaren Nerven für immer zu beruhigen.

Gerhard*) und andere Autoren versichern, dass jederzeit Besserung eintrete, mögen die Erscheinungen von Seite des Nervensystems noch so erschreckend und gefahrdrohend sein. Aber solche Kranke bedürfen sorgfältiger, ärztlicher Ueberwachung, einer geordneten Lebensweise, regelmässiger Schlafenszeit, Aufenthalt in frischer Luft, angenehmer geistiger Anregung durch Lectüre und Musik, leichter hydropathischer Proceduren, körperlicher Arbeit. Letztere, in Form einer täglichen regelmässigen, ärztlich geleiteten Bewegungskur, erfüllt schon deshalb ihre Aufgabe besser als elektrische Behandlung, weil diese Kranken damit 1—2 Stunden in einer ihnen sehr angenehmen Weise beschäftigt werden.

Die hydropathischen Anstalten, die Wichtigkeit der Mechanotherapie erkennend, haben fast ausnahmslos diese Behandlungsmethode in ihr Programm aufgenommen. Wieviel nebenbei der moralische Einfluss des Arztes bei solchen Kranken vermag, ist eine anerkannte Thatsache und diese Erfahrung hat einzelne Autoren zu dem Ausspruche verleitet: Nicht die Arznei, sondern der Arzt heile diese Krankheiten.

---

*) Gerhard, Ueber einige Angioneurosen. Volkmann's Sammlung klinischer Vorträge. Leipzig 1881.

Die in neuester Zeit durch Hypnotisiren erzielten günstigen Resultate sind nur ein Beweis mehr für die mächtige Wirkung psychischer Einflüsse, welche sich ebensogut an das allgemeine Elektrisiren, an die allgemeine Massage, sowie alle anderen therapeutischen Massregeln knüpfen. Am belehrendsten nach dieser Richtung ist der bekannte von Dr. Israel*) veröffentlichte Fall: Eine hysterische Kranke litt an Ovarialneuralgie, welche unstillbares Erbrechen zur Folge hatte. Da alle erdenklichen Mittel das Leiden nicht bessern wollten, schlug Israel die Castration als letztes Refugium vor. Die Kranke willigte ein. Nach Einleitung der Chloroformnarkose machte Israel einen kleinen Hautschnitt, der alle Tage mit grosser Sorgfalt verbunden wurde.

Die Kranke, welche sich castrirt wähnte, war von diesem Augenblicke an von ihrem schweren Leiden geheilt, welches sie durch 6 Jahre gefoltert hatte.

Rheinstädter betont in seiner interessanten Abhandlung über weibliche Nervosität**) die Nothwendigkeit, junge Mädchen, die zur Nervosität neigen, zu praktisch gebildeten Hausfrauen heranzuziehen, alle Phantasterei in ihnen zu unterdrücken und durch Turnen und Schwimmen auf körperliche Erziehung einzuwirken.

Diabetes mellitus.

Die Studien der neuesten Zeit haben auch diese Erkrankung in den Bereich der Mechanotherapie einbezogen. Die Statistik hervorragender, mit Diabetes sich viel beschäftigender Aerzte Seegen, Trousseau, Fleckles, Zimmer) ergibt, dass ein grosses Percent dieser Erkrankungen auf fettleibige Personen der höheren Stände entfällt, und dass eine unthätige, mit wenig Muskelbewegung verbundene Lebensweise bei gleichzeitig reichlicher Ernährung ein disponirendes Moment abgibt.

Cantani verzeichnet unter 218 Diabetikern 109 Rentiers, Geistliche und Notare.

Eine mit Diabetes fast immer combinirte Erscheinung ist allgemeine Muskelschwäche und leichte Ermüdbarkeit. Senator***)

*) Dr. James Israel, Berliner klin. Wochenschr. 1880, Nr. 17.

**) Rheinstädter, Ueber weibliche Nervosität. Sammlung klinischer Vorträge von Volkmann. Leipzig 1880.

***) Senator, Diabetes mellitus in Ziemssen's Handbuch der speciellen Path. u. Ther. XIII. Bd., I. Hälfte.

setzt diese Erscheinung auf Rechnung der fehlerhaften Ernährung der Muskelsubstanz durch das zuckerhaltige Blut.

Auch ist es eine bekannte Thatsache, dass sich bei Diabetikern bisweilen Muskelzuckungen und Krämpfe, besonders in den unteren Extremitäten, einstellen.

Cantani erklärt den Diabetes mellitus als eine Anomalie des Stoffwechsels, bei welcher der eingeführte oder aus den Albuminaten in normaler Weise im Organismus entstandene Zucker nicht verwendet und deshalb mit dem Urin ausgeschieden wird.

Wie alle Physiologen annehmen, geben die Muskeln den Hauptsitz für den Stoffwechsel ab.

Zimmer*) geht sogar so weit, die Ursache des Diabetes sowohl in der Leber, wie in den Muskeln zu suchen. Nach seiner Ansicht sind die Muskeln gerade in den schweren Fällen betheiligt.

Zimmer's Ideengang ist folgender:

Leber und Muskeln enthalten Glycogen, Ferment und Wasser, von welchen drei Factoren die Zuckerbildung abhängen soll. Nun sei aber der Gehalt an Glycogen und Ferment relativ constant, der Gehalt an Wasser aber wechselnd. Vermehrt sich nun der Wassergehalt andauernd, so dass eine continuirliche Zuckerbildung in diesen Organen Platz greife, so entsteht Diabetes.

Nach Senator kann eine Vermehrung des Zuckers im Blute von den Muskeln aus kaum anders als durch die Wechselbeziehungen zwischen den letzteren und der Leber gedacht werden.

Entspringt nämlich die Melliturie aus der Leber, so ist dieses Organ jederzeit hyperämisch, durch energische Muskelarbeit wird aber bekanntlich das Blut in allen inneren Organen vermindert und zu den Muskeln hingeleitet. Es findet in letzteren eine energische Oxydation statt, in welcher ein guter Theil des im Blute befindlichen Zuckers verbrannt wird. In dieser Weise erklärt sich die Zunahme des Zuckergehaltes bei Diabetikern, deren Muskeln nicht arbeiten.

Zimmer will in der Muskelthätigkeit einen zweiten grossen Vortheil für Diabetiker erblicken, bei denen die Erkrankung eine hepatogene ist.

In Folge der gesteigerten Ernährung der Muskeln nehmen die festen Bestandtheile derselben zu, dagegen nimmt ihr Fett-

*) Zimmer, Die Muskeln eine Quelle, Muskelarbeit ein Heilmittel bei Diabetes. Carlsbad 1880.

und Wassergehalt ab, sie fühlen sich praller an und ihre Fähigkeit, den Zucker selbst im Zustande der Ruhe vollkommen umzusetzen, wird bedeutend erhöht.

Zimmer konnte aus seinen Krankenbeobachtungen die Richtigkeit der auseinandergesetzten Anschauung in unzweifelhafter Weise demonstriren.

Schon nach mehreren Tagen körperlicher Anstrengung wurde an einem eingeschalteten Ruhetage stets viel weniger Zucker ausgeschieden, wie ehedem unter gleichen Bedingungen.

Schon früher wurde von Bouchardat angegeben und von Külz bestätigt, dass der Zuckergehalt unter dem Einflusse von Muskelbewegung im Harne abnimmt und für einige Zeit ganz verschwinden kann. Zimmer ist überzeugt, dass consequente, alle grossen Muskelgruppen in Anspruch nehmende Uebungen in Verbindung mit reichlicher Fleischnahrung viele Fälle von hepatogenem Diabetes zur vollständigen Heilung bringen oder Kranke wenigstens länger leistungsfähig erhalten können. Nun entfällt aber auf 20 Fälle von Diabetes mit hepatogenem Ursprung höchstens ein sogenannter schwerer Fall, d. h. ein solcher, wo die Glycogenbildung auch in den Muskeln beeinträchtigt wird, woraus sich ein Schluss auf die grosse Bedeutung ziehen lässt, welche der Muskelanstrengung bei Behandlung des Diabetes beigelegt werden muss. Allerdings unterlässt Zimmer nicht, vor zu sanguinischen Hoffnungen zu warnen; denn nicht bei allen Kranken darf man auf gleichen Erfolg rechnen, weil nicht die Muskeln aller Kranken einer Kräftigung und Massenzunahme fähig sind. Bei älteren, marastischen, anämischen Individuen sind die Muskeln weniger einer Kräftigung und Entwicklung zugänglich, als bei jungen und nicht blutarmen Personen. Herzfehler und Lungenerkrankungen verbieten energische Muskelübungen ganz und gar.

Zimmer spricht in seiner oben citirten Abhandlung auch von Fällen, wo sich Muskelkraft bei den ersten Versuchen als indifferent erweist oder die Zuckerausscheidung sogar vermehrt.

In diesen Fällen liegt eine Muskel-Insufficienz vor, deren Ursache erforscht werden muss.

Bisweilen liegt der Grund dieser Insufficienz in zu grossem Fettreichthum der Muskeln.

So erzählt Zimmer von einem 262 Pfund schweren Kranken, bei welchem Glycosurie durch Muskelarbeit Anfangs gesteigert, in der Folge aber vermindert wurde. In einzelnen Fällen wird man die Muskelübung für eine spätere Zeit verschieben oder ganz untersagen müssen. Ein anderes Mal wiederum dürfte es gut sein, die activen Bewegungen durch mechanische Eingriffe (Drücken, Kneten, Hacken) zu ersetzen oder die letzteren den activen Bewegungen vorausgehen zu lassen.

Zimmer hat auch Diabetes schwerer Form beobachtet, bei denen Muskelübung von gutem Erfolge begleitet war, so dass die schwere Form wenigstens in die leichte übergeführt wurde, und er kommt zu dem Schlusse, dass die Wirkung der Muskelarbeit in vielen Fällen von Diabetes eine nachhaltigere ist, als die von Rollo angegebene Diät.

Da es sich bei Diabetes um energische Thätigkeit sämmtlicher Muskeln des Körpers handelt, so werden jene Uebungen die zweckmässigsten sein, bei denen alle grösseren Muskelgruppen in gleicher Weise angestrengt werden.

Aus diesem Grunde werden sich Uebungen an allen in heilgymnastischen Anstalten vorhandenen Apparaten (Barren, Reck, Leiter, Schwebringe) der Reihe nach vorgenommen empfehlen. Von den sonstigen Leibesübungen dürfte Reiten in raschem Tempo und Fechten einen gleich guten Effect erzielen.

IV. GRUPPE.

Mechanotherapie bei Gehirncongestionen, bei Hämorrhoiden und Lungenemphysem.

Die Eigenschaft des Muskels, während der Arbeit grössere Mengen Blutes in sich aufzunehmen, kann sehr gut verwerthet werden, um auf die Entlastung innerer blutüberfüllter Organe in günstigem Sinne einzuwirken.

Es ist bekannte Thatsache, dass Menschen, welche eine sitzende Lebensweise führen, zu Gehirncongestionen und Hämorrhoiden neigen und dass ihre Zustände sich bessern, wenn sie täglich die nöthige Leibesbewegung vornehmen. Die nachtheilige Folge andauernder Blutüberfüllung eines Organes hat Erweiterung der Venen und Verlust der Contractibilität der Muskelhaut der Gefässe zur Folge. Sind diese pathologischen Veränderungen einmal entwickelt, dann kann weder Muskelarbeit noch irgend eine therapeutische Methode eine Aenderung herbeiführen.

Das Lungenemphysem geht bekanntermassen nicht aus Mangel an Körperbewegung hervor, obwohl auch das seinerzeit von Rokitansky angenommen wurde, sondern es ist das Product aller jener Vorgänge, welche eine forcirte Exspiration bedingen: sogar mühsame Stuhlentleerungen können zur Entstehung des Leidens Veranlassung geben.

Schwere Defäcation wirkt gewiss bei schon bestehendem Emphysem verschlimmernd ein und da absolute Muskelunthätigkeit Trägheit des Darmcanals zur Folge hat, müssen Emphysematiker schon aus diesem einen Grunde täglich ihre Muskeln üben. sei es durch mässige Märsche, sei es durch zweckmässig geregelte und wohl überwachte Heilgymnastik, wobei die goldene Mittelstrasse einzuhalten ist. Denn bekanntermassen wirkt bei Emphysematikern jedes Uebermass von Bewegung in hohem Grade nachtheilig. Die verminderte Elasticität der Lunge vermindert auch deren Saugkraft, reducirt die respiratorische Fläche, erzeugt angestrengteres Athmen, setzt die Oxydation des Blutes herab. erschwert die Circulation in den Capillaren und führt in letzter Linie Nutritionsanomalien herbei.

Angestrengte Muskelthätigkeit bedingt aber grössere Leistung von Seite der Lungen, sie würde demnach die Athemnoth vermehren und mit dieser alle aus ihr entspringenden schädlichen Folgen nur steigern

Es muss mithin nur gerade so viel Muskelthätigkeit aufgebracht werden, als nöthig ist, um einen Theil des Blutes in die Muskeln abzuleiten, in ihnen den Chemismus anzuregen und die Oxydation des Blutes theilweise zu übernehmen.

Die pneumatische Behandlung der Emphysematiker, welche darin besteht, dass man dieselben in verdünnte Luft ausathmen lässt, ist ja eine rein mechanische. Durch diese Methode wird die in den Lungen vorhandene schädliche Residualluft ausgepumpt, dadurch wird die Ausdehnung der Lungenbläschen vermindert und bei der nächsten Inspiration kann die frische sauerstoffreiche Luft eindringen. Gleichzeitig wird dadurch die Circulation in den Lungencapillaren verbessert und die Ernährung des Parenchyms zum Normalen zurückgeführt. Durch öftere Wiederholung dieser Therapie können jene Theile der Lunge, welche wohl ausgedehnt aber noch nicht atrophisch sind, ihre frühere Elasticität wieder gewinnen.

Eine andere mechanotherapeutische Massregel gegen Emphysem ist von G e r h a r d t empfohlen worden. Er räth, abwechselnd den Thorax und den Bauch in regelmässigem Rhythmus zu comprimiren.

Während bei Lungenemphysem active Bewegung auf ein bescheidenes Mass reducirt werden muss und allenfalls das, was man allgemeine Massage nennt (sanfte, mechanische Eingriffe an allen Weichtheilen), eine wohlthuende Ableitung auf die Haut herbeiführt, eignet sich für an Congestionen Leidende und Hämorrhoidarier eine ausgiebige Durchturnung sämmtlicher Muskelgruppen, Man beginne mit den Uebungen der Kopf-, Hals-, Nackenmuskeln, gehe zu den Uebungen der Muskulatur der oberen Extremitäten, des Rumpfes, und endlich der unteren Extremitäten über. Hämorrhoidariern wird überdies durch passive und Widerstandsbewegungen, wie sie in der nächstfolgenden Gruppe ausführlicher auseinandergesetzt sind, erheblicher Nutzen geschaffen. Auch die mechanischen Eingriffe, welche dieser Gruppe gelten, sollen von wesentlichem Gewinne sein.

V. GRUPPE

Mechanotherapie bei chronischen Verdauungsbeschwerden und Obstipationen.

Diese beiden Zustände gehen fast immer Hand in Hand. Besteht der eine durch längere Zeit fort, dann gesellt sich jederzeit der andere hinzu.

Hier ist selbstverständlich nur die Rede von jenen chronischen Verdauungs- und Defäcationsstörungen, welche auf sogenannter „abdomineller Plethora“ beruhen.

Verdauung, Resorption und Entleerung stehen unter dem Einflusse mannigfacher Nerventhätigkeit (Sympathicus, Vagus, Ganglien, Gefässnerven), welche den complicirten, zur Verdauung gehörigen organischen und unorganischen Muskelapparat reguliren.

Es erklärt sich hieraus, in welchem Zusammenhang selbst rein psychische Momente zur Verdauung und Entleerung stehen; wie Schrecken plötzlich Diarrhoe erzeugen und andauernde Gemüthsaufregung die Verdauung beeinträchtigen kann. Verdauung und Fortbewegung der Nahrung im Darmcanal hängt aber nicht allein von der Thätigkeit der verschiedenen Muskelapparate ab, sondern auch von der Muskulatur der im Darme verlaufenden Gefässe und vom Blutdruck, unter welchem das Blut in diesen Gefässen circulirt, also auch wesentlich von der Herzthätigkeit.

Fliesst das Blut unter zu schwachem Drucke im Darmcanal, so entwickelt sich nothwendiger Weise Stase im Pfortadersystem mit allen hiedurch bedingten Folgeübeln.

Auf die Bluteirculation im Darmcanale, wie auf die Fortbewegung des Chylus ist aber auch die Energie der Respiration von wesentlichem Einfluss. Schwache, oberflächliche Athmung hat nur sehr geringe Bewegungen des Zwerchfelles zur Folge. Die Thätigkeit der Bauchmuskeln steht in stricter Wechselbeziehung zur Thätigkeit des Zwerchfells und der Respirationsmuskeln. Geringe Energie der Athmung fordert die Bauchmuskeln nicht zur Gegenleistung heraus; die letzteren bleiben unthätig und diese Unthätigkeit addirt sich zur Schädlichkeit, welche die schwache Triebkraft des Herzens innerhalb der Blutgefässe des Darmcanals verursacht.

Der innige Zusammenhang zwischen Thätigkeit der gesammten Muskulatur des Körpers mit der Verdauung und Entleerung ist auf diese Weise Jedermann einleuchtend. Die tägliche Erfahrung lehrt diese jedem Laien bekannte Thatsache.

Es liegt aber ausser dem geschilderten physiologischen Connexe, demzufolge Körperbewegung die Thätigkeit des Herzens und der Lunge erhöht, also den Kreislauf und die Respiration anregt, noch ein zweiter physiologischer Grund vor.

Johannes Müller ist der Ansicht, dass die Thätigkeit der willkürlichen Muskeln die organischen Muskelfasern des ganzen Körpers, mithin auch die des Darmtractus nach dem Gesetze der Mitbewegung kräftige und zur Arbeit ansporne. Er sagt: „Je mehr wir die Muskelbewegung versäumen, um so leichter tritt ein Zustand von Torpidität im Tractus intestinalis ein und Jedermann ist bekannt, wie vortheilhaft die Muskelbewegungen des animalischen Systems auf die Regelmässigkeit der Bewegungen des Darmcanals und die Regelmässigkeit der Excretionen einwirken.“

Nach Virchow entwickelt sich diese Hyperämie im Pfortadersysteme auf doppelte Weise. Wenn in Folge einer nervösen Störung die Muskelfasern der Arterien und Venen ihre Energie einbüssen, so erlangen die elastischen Fasern der Gefässwände das Uebergewicht. Die Gefässe werden erweitert, schlaff, das Blut fliesst dann träge und langsam, wie das Wasser ruhiger strömt im erweiterten Bette.

Die zweite Art der abdominellen Blutüberfüllung ist Stase in den Venen der Pfortader wegen zu geringer Triebkraft des Herzens.

Aus diesen Hyperämien bilden sich nun nothwendiger Weise die chronischen Verdauungs- und Defäcationsstörungen heraus.

Die strotzenden Pfortadergefässe verlieren zum Theile ihre Aufsaugungskraft, die Lymphgefässe sind der an sie herantretenden Leistung nicht gewachsen. Eine nothwendige Folge hievon ist ein Zurückbleiben des bereiteten Speisebreies im Magen- und Darmcanale. Das lange Verweilen des Speisebreies ruft eine abnorme chemische Zersetzung desselben hervor. Diese obnormen Zersetzungsproducte werden von den Sauggefässen resorbirt und in's Blut geführt, das dadurch eine abnorme Qualität erhält und schwere Allgemeinerkrankung, Nutritionsstörung erzeugt. Durch den chemisch alterirten Inhalt des Darmcanals wird die Schleimhaut gereizt und auf dem Wege des Reflexes werden alle möglichen Nervenerscheinungen ausgelöst (Uebelkeiten, Brechneigung, Koliken, Krämpfe aller Art), abgesehen von dem durch die chemische Veränderung erzeugten Aufstossen, dem Sodbrennen, dem pappigen, sauren, bitteren Geschmack. Die gleichzeitig vorhandene Obstipation sperrt den bei der Verdauung sich bildenden Gasen den Ausweg, in Folge dessen Flatulenz und Aufgetriebensein entsteht. Haben solche Zustände längere Zeit bestanden, dann tritt Abmagerung, grosse Mattigkeit, Gemüthsverstimmung hinzu, welche bis zur Hypochondrie und Melancholie sich steigern kann. Virchow ist der Ansicht, dass sich aus dauernder Hyperämie der Pfortader auch das runde Magengeschwür und die Muskatnussleber entwickeln könne. Die häufigste Ursache dieser schweren Leiden ist eine sitzende Lebensweise, Mangel an Bewegung der willkürlichen Muskeln (unter denen vorzugsweise die Inspirations- und Bauchmuskeln zu verstehen sind).

Dass man die Ursache oft gar nicht herausfindet, liegt in der Natur der Sache. Es braucht eben viele Jahre, bis die Beschwerden sehr lästig werden, und die Kranken erzählen in naiver Weise: „Ja früher bin ich auch viel gesessen und habe trotzdem gut verdaut."

Bisweilen liegt die Ursache solcher Verdauungs- und Defäcationsbeschwerden in einer früheren Erkrankung des Darmcanals (Dysenterie, Typhus) oder überhaupt in Vorgängen, welche die Innervation herabsetzen: ungeordnetes Leben, Excesse in baccho et venere, geistige Ueberarbeitung, Gemüthsaufregungen.

Es darf nicht übersehen werden, dass es Individuen, vorzugsweise jugendliche gibt, welche bei vortrefflicher Verdauung, bei sehr gutem Aussehen und ausgezeichneter Ernährung an hartnäckigen Obstipationen leiden, für welche keine der aufgezählten

Ursachen Geltung haben. Die Fäcalmassen sind eben zu fest und voluminös, so dass die Muskulatur des Darmes die Ausstossung nicht zu bewältigen vermag.

Die Aufgabe der Mechanotherapie ist es nun, die herabgesetzte oder zum grossen Theile verloren gegangene Energie der organischen Muskelfasern der Pfortadergefässe des Magens und Darmcanals wieder herzustellen und dies lässt sich auf mannigfache Weise erreichen.

In erster Linie durch kräftige, active Bewegung des ganzen Körpers, weil dadurch die Herzthätigkeit angeregt, der Blutdruck in allen Gefässen erhöht wird. Bekanntlich nimmt die Kraft der Muskeln mit ihrer Leistung zu.

Nach Du Bois-Reymond kräftigen sich auch die glatten Muskelfasern durch Uebung, wie dies pathologische Thatsachen beweisen. Die Hypertrophie der Blasen- und Pylorusmuskulatur bei übermässigen Widerständen, die Hypertrophie des Herzens bei Herzfehlern sprechen für diese Ausnahme.

Rosenthal's Vermuthung, dass die durch kalte Bäder und Waschungen gewährte Immunität gegen Erkältungen auf Uebung der glatten Muskeln der Haut und ihrer Gefässe beruht, erhält auf diese Weise eine empyrische Grundlage.

Du Bois-Reymond macht die geistvolle Bemerkung: „Kalte Waschungen und Bäder sind Turnen der glatten Hautmuskeln."

Wenn auch allgemeine Muskelübungen dem angestrebten Zwecke dienen, so sind doch in bevorzugter Weise jene Bewegungen am wirksamsten, welche die Respirations- und Bauchmuskeln zur Arbeit zwingen, indem durch diese Uebungen die sämmtlichen in der Bauchhöhle liegenden Organe aus dem Zustande der Ruhe und Unthätigkeit aufgerüttelt werden. Unter dem Einflusse kräftiger und tiefer Inspirationen beginnt das Muskelspiel des Zwerchfelles und der Bauchmuskeln, der Druck innerhalb der Bauchhöhle kann regelmässig an- und abschwellen, die Circulation des Blutes in den Gefässen der Pfortader wird frei und lebendig, die Energie der Muskulatur dieser Gefässe hebt sich; die normalen Druckverhältnisse gestatten eine geordnete Fortbewegung des Chylus und der Fäcalmassen; die Muskulatur des Darmrohres gewinnt allmälig ihre frühere Kraft und nach und nach stellen sich normale Functionen ein. Von den heilgymnastischen Bewegungen genügen die folgenden:

A. Freiübungen.

1. Rumpfbeugen vor- (Fig. 115) und rückwärts (Fig. 116) nach rechts und links. Der Gymnast hilft mit seinen Armen.

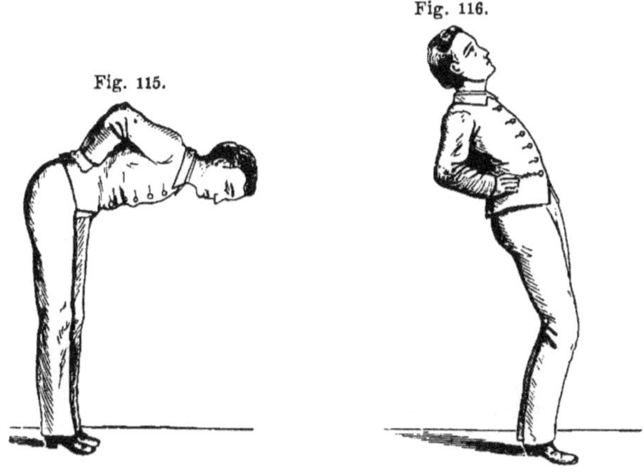

Fig. 115. Fig. 116.

Diese, sowie jede folgende Uebung wird 10—20mal wiederholt, je nachdem die Anzahl der Kategorien von Uebungen gross oder gering ist.

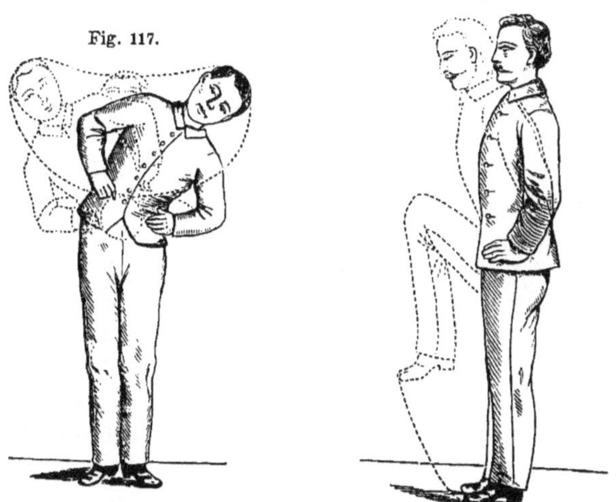

Fig. 117. Fig. 118.

2. Rumpfkreisen — ist nichts anderes als die Combination der vorgenannten 4 Uebungen, von denen die eine in die andere übergeht.

Der Gymnast steht vor dem Kranken und gibt mit seinen Armen den Anfangs ungelenkigen Bewegungen des Kranken mehr Nachdruck.

Der Rumpf beschreibt einen Kegel, dessen Spitze am Kreuzbeine liegt. Die Füsse des Kranken sind bei dieser Uebung fest geschlossen, die Arme seitlich an die Hüften gestemmt. Fig. 117.

3. Knieheben bis zum Anbrusten. Der Oberkörper (Rumpf) macht eine leichte Bewegung nach vorwärts. (10mal mit dem rechten, 10mal mit dem linken Beine.) Fig. 118.

4. Armwerfen vor- und rückwärts — wobei der Rumpf im Augenblicke, wo die Arme nach vorwärts geschleudert werden,

Fig. 119. Fig. 120.

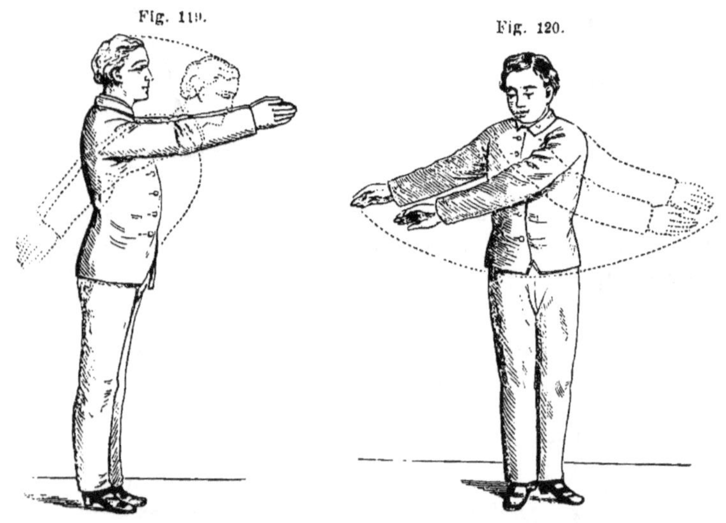

sich nach rückwärts, und wenn dieselben nach rückwärts geschleudert werden, nach vorwärts bewegt —, damit eine energische Bewegung in den Bauchmuskeln erzeugt werde (mit und ohne Hanteln). Fig. 119.

5. Armwerfen seitwärts, wobei der Kranke den Rumpf ein wenig vorneigt und letzteren mitbewegt (mit und ohne Hanteln). Fig. 120.

6. Axthauen. Der Patient spreizt die Beine, die Fussspitzen nach auswärts gewendet; hebt die gestreckten Arme senkrecht nach oben und macht nun eine Bewegung mit dem ganzen Rumpfe nach abwärts, als wollte er ein zwischen den Füssen

befindliches Holz spalten. Die Arme müssen zwischen den Beinen nach rückwärts durchschlagen (mit und ohne Hanteln). Fig. 121.

Fig. 121.

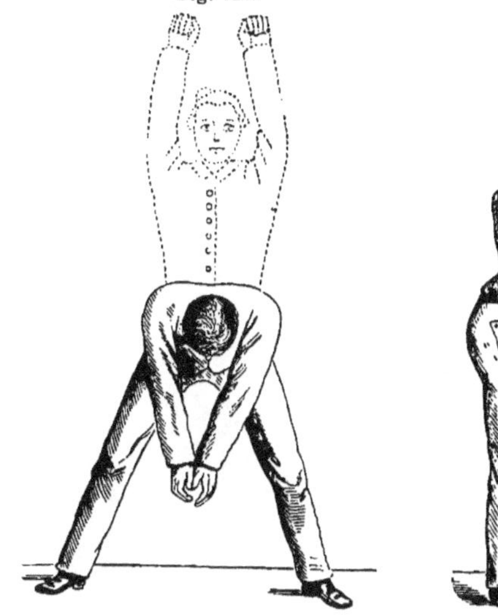

Fig. 122.

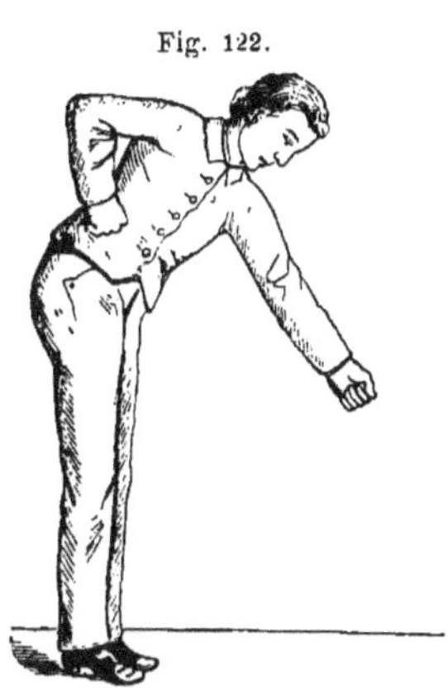

7. Sägebewegung. Der Patient hat seinen Körper stark nach vorne geneigt, stösst den einen Arm nach vorwärts, während er mit dem andern dieselbe Uebung im entgegengesetzten Sinne (nach rückwärts) vornimmt. Fig. 122.

Fig. 123.

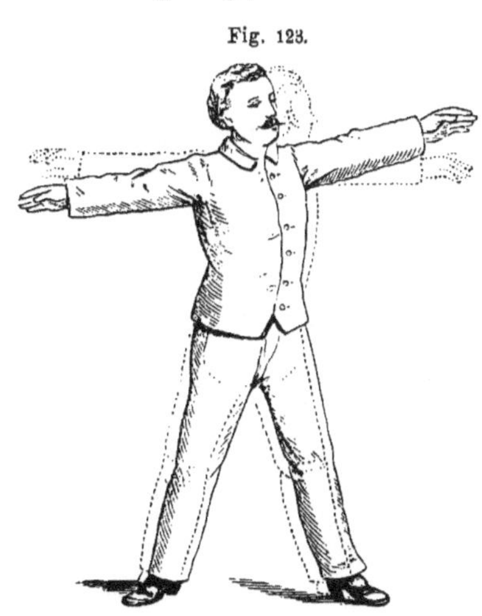

8. Schrittwechsel mit abwechselnder Drehung des Rumpfes (nach rechts und links). Ich habe die Erfahrung gemacht, dass selbst höchst intelligente Kranke diese Uebung trotz Beschreibung nicht ausführen können, wenn dieselbe nicht in der Praxis gezeigt wird. Aus diesem Grunde füge ich nur die Zeichnung bei, welche mehr sagt, als alle Schilderung. Fig. 123.

9. Ausfall mit Vor- und Rückbeugen des Oberkörpers. Der Kranke macht mit einem Beine einen Schritt nach

vorwärts (so weit er kann) und beugt es im Kniegelenke, während das andere im Kniegelenke gestreckt wird, er beugt nun den Rumpf so weit als möglich nach vorne gegen den gebeugten Ober-

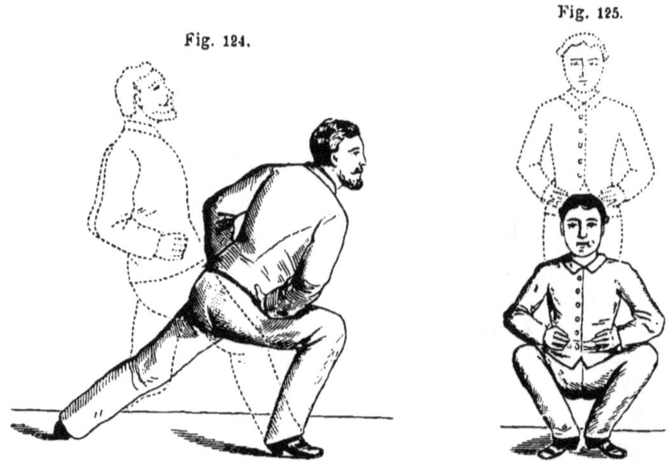

Fig. 124. Fig. 125.

schenkel, verharrt in dieser Richtung 20 Secunden. Nun richtet der Kranke sich auf und neigt den Rumpf nach rückwärts, wobei

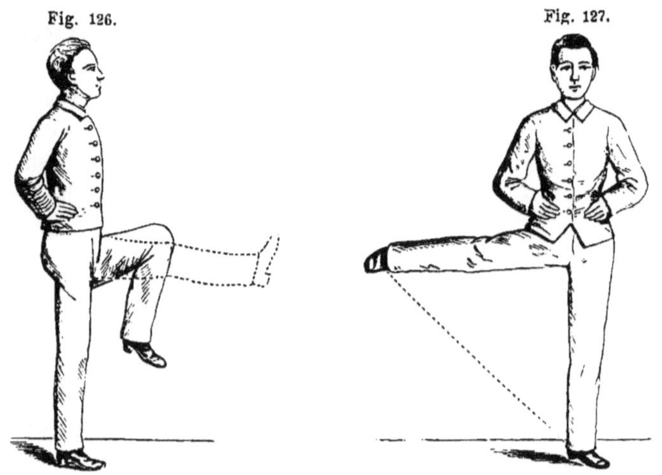

Fig. 126. Fig. 127.

die früher im Kniegelenke gebeugte Extremität gestreckt, die hintere gestreckte im Kniegelenke gebeugt wird. Nach 5maliger Wiederholung macht der Leidende mit dem anderen Beine den

Ausfall nach vorwärts und wiederholt in dieser Stellung die beschriebenen Bewegungen (5mal). Fig. 124.

10. Niederhocken. Der Kranke, der seine Arme in die Hüften stützt, die Füsse geschlossen und nach auswärts gerichtet hält, lässt sich in hockende Stellung nieder, verweilt etwa zehn Secunden in derselben und schnellt dann in die stehende Stellung zurück. Die Bewegung muss in raschem Tempo ausgeführt werden. Fig. 125.

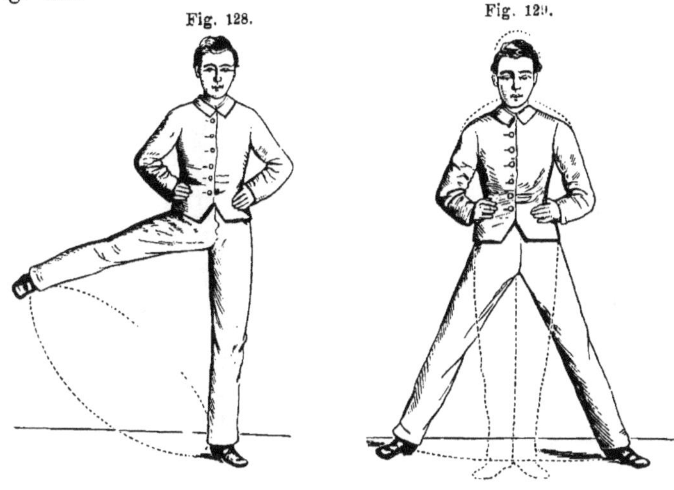
Fig. 128. Fig. 129.

11. Beinheben vorwärts. Fig. 126.
12. Beinheben seitwärts. Fig. 127.
13. Beinkreisen. Fig. 128.
14. Beinspringen. Fig. 129.

B. Uebungen an Apparaten.

Ich nehme Rücksicht auf die Behandlung des Kranken im eigenen Hause, führe deshalb nur solche Apparate an, welche sich mit sehr geringen Unkosten in jedem Zimmer anbringen lassen. Um den Körper in Streckung zu bringen, spreizt man zwischen den beiden Wänden einer Thüre eine runde Stange, gerade stark genug, um von den Händen des Kranken umfasst zu werden, oder man befestigt an der Zimmerdecke mittelst eiserner Haken zwei starke Lederriemen oder Stricke, welche an ihrem unteren Ende mit Leder überzogene Ringe tragen, die der Hand des Kranken in ihrer Dicke entsprechen.

Diese Ringe (Schweberinge genannt) haben den Vortheil, dass sie auch zu Uebungen verwendet werden können, für welche die das Reck ersetzende, oben erwähnte horizontale Stange sich nicht eignet. Die Schweberinge müssen sich durch eine Schnallenvorrichtung höher und tiefer stellen lassen.

1. Beinheben im Streckhange. Die Schweberinge müssen so hoch gestellt sein, dass der Kranke sie nur auf den Zehen stehend (Zehenstand) erreichen kann. Der Kranke erhebt

Fig. 130. Fig. 131.

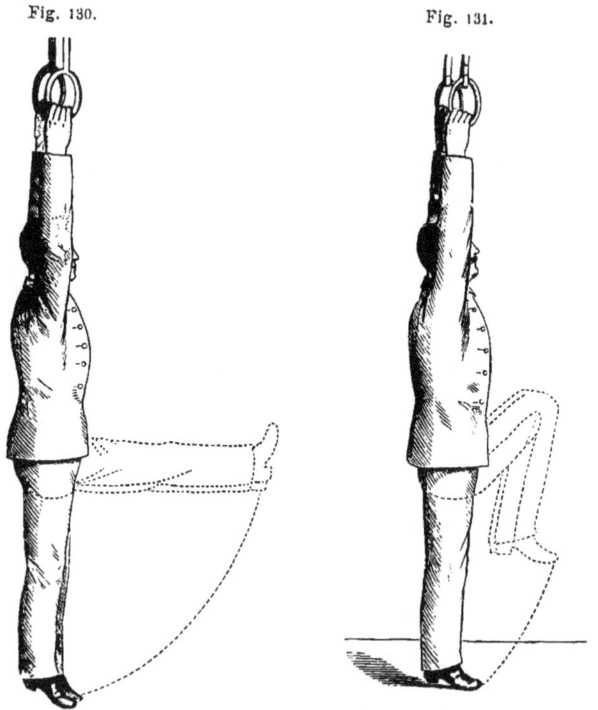

die beiden Beine (im Kniegelenke gestreckt) womöglich bis zur Horizontalen und erhält sie in dieser Lage, so lange seine Kraft ausreicht. Nun kehren die Beine wieder auf den Fussboden zurück, um die Uebung von Neuem zu wiederholen (10mal). Fig. 130.

2. Beinstossen im Streckhange. Schweberinge wie bei der oben genannten Uebung. Ausgangsstellung des Kranken gleichfalls dieselbe. Die Knie werden an die Brust angezogen, hierauf die Unterschenkel mit aller Kraft nach abwärts gestossen, dadurch die Oberschenkel im Hüftgelenke gestreckt (5mal wieder-

Fig. 132.

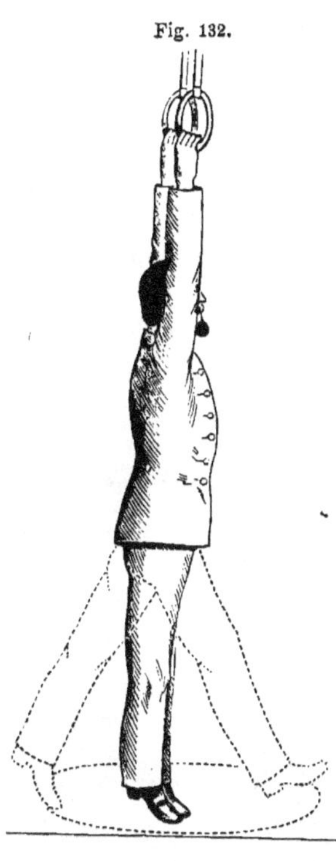

holt). Nach einer kleinen Ruhepause auf dem Fussboden wird die Bewegung ein zweitesmal vorgenommen. Fig. 131.

3. Beinkreisen im Streckhange. Analog dem Rumpfkreisen. Ausgangsstellung wie früher. Der Kranke beschreibt, nachdem er die Oberschenkel erhoben, mit denselben einen Kreis nach rechts und dann nach links (10mal wiederholen). Diese Bewegung ist etwas schwierig auszuführen. Der Rumpf geräth leicht in Mitbewegung, was absolut vermieden werden muss.

4. Trichterkreisen im Anhange. Die Schweberinge müssen behufs Ausführung dieser Uebung dem Kranken bis zur Brust herabreichen. Der letztere erfasst die beiden Ringe, legt den Rumpf nach rückwärts, streckt die Arme, während die Füsse die ursprüngliche Stelle nicht verlassen. Wird der eine Arm an den Körper angezogen, so fällt nothwendigerweise der Rumpf nach

Fig. 133.

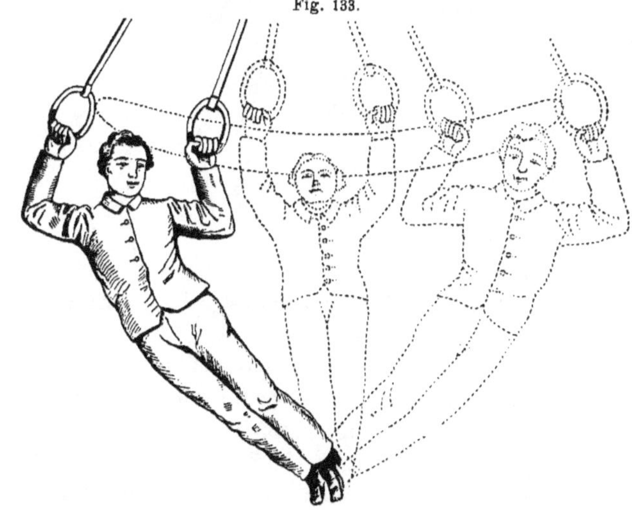

der Seite des angezogenen Armes. Benützt der Kranke unter geschickter Thätigkeit seiner Rumpfmuskeln diesen Fall, so vermag er sich über den Fall hinaus nach vorwärts zu schwingen und durch fortwirkende Thätigkeit der Armmuskeln mit dem Rumpfe einen Kegel zu beschreiben, dessen nach unten liegende Spitze die allerdings rotirenden, allein die Stelle nicht verlassenden Fussspitzen bilden. Diese Uebung wird nach beiden Richtungen (nach rechts und links) vorgenommen.

Sämmtliche vier Uebungen wirken auf die Unterleibsorgane in sehr günstiger Weise ein, indem sie dieselbe erschüttern.

C. Passive Bewegungen.

Der passiven Bewegungen werden in den heilgymnastischen Anstalten eine grosse Anzahl vorgenommen. Mit den folgenden wird man jedoch jederzeit das Auskommen finden.

1. Hüfterschütterung. Der Kranke hält sich mit seinen Armen an der Reckstange fest. Der Gymnast stellt sich hinter ihn, legt seine Hände auf die Crista ilei auf, so dass die Finger die Spina anterior superior umgreifen. Nun bewegt der Gymnast das Becken in der Weise, dass bald die rechte, bald die linke Hüfte nach vorwärts zu stehen kommt. Die Bewegung wird in raschem Tempo vorgenommen. Der Kranke muss seine Beckenmuskulatur schlaff erhalten. Eine 20malige Erschütterung genügt (10mal nach rechts, 10mal nach links). Nun lasse man eine Ruhepause eintreten und wiederhole die

Fig. 134.

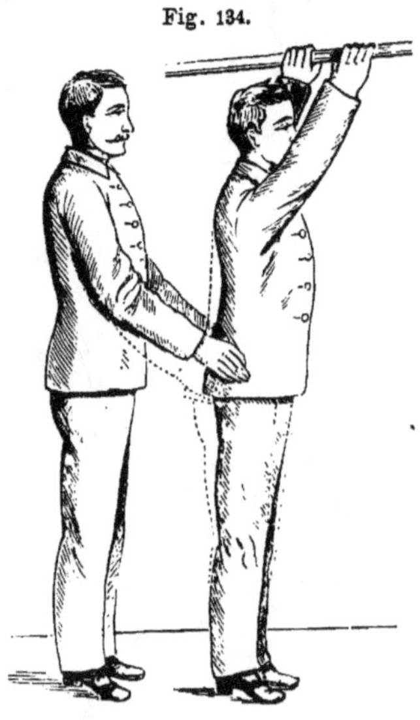

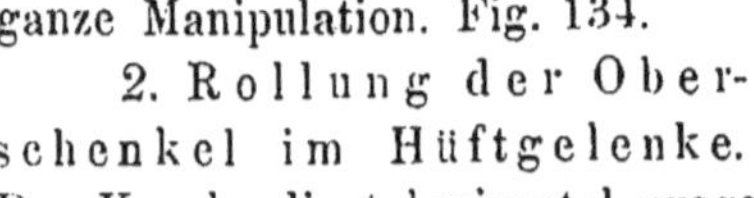

ganze Manipulation. Fig. 134.

2. Rollung der Oberschenkel im Hüftgelenke.

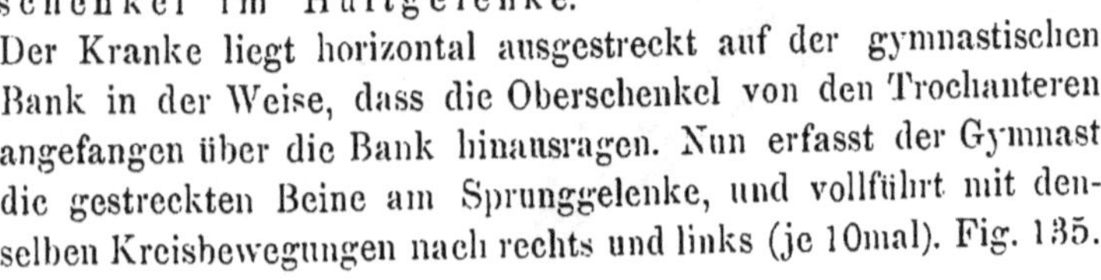

Der Kranke liegt horizontal ausgestreckt auf der gymnastischen Bank in der Weise, dass die Oberschenkel von den Trochanteren angefangen über die Bank hinausragen. Nun erfasst der Gymnast die gestreckten Beine am Sprunggelenke, und vollführt mit denselben Kreisbewegungen nach rechts und links (je 10mal). Fig. 135.

Fig. 135.

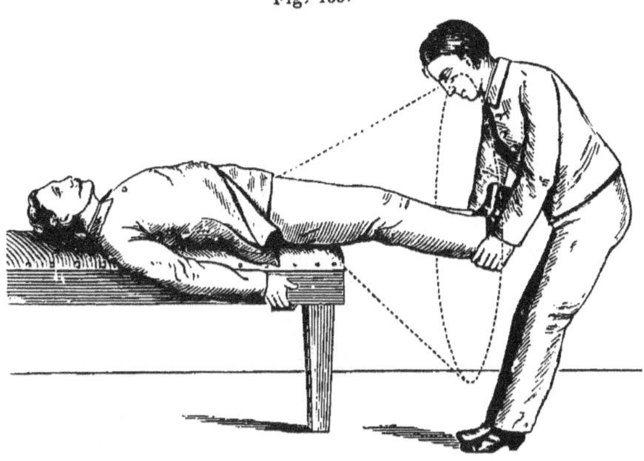

Hierauf nimmt der Gymnast eine mit vieler Kraft ausgeführte Streckung der Extremitäten vor. Der Gymnast steht zu Füssen des Kranken. Fig. 136.

Fig. 136.

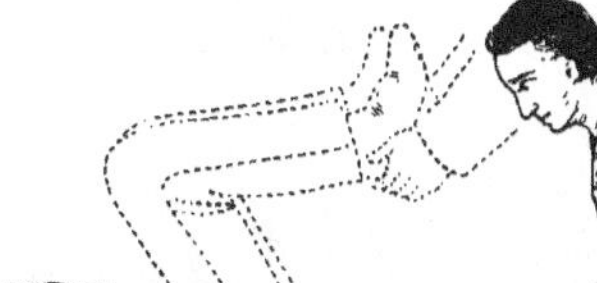

Da, wo das Hauptleiden in chronischer Stuhlverstopfung besteht, sind mechanische Eingriffe von grosser Wirkung. Dieselben haben den Zweck, durch Druck auf die Ganglien des Plexus coeliacus und hypogastricus Reflexbewegungen auszulösen und dadurch die peristaltischen Bewegungen hervorzurufen, durch die directe Reizung (Kneipen, Drücken, Erschüttern) die vasomotorischen Nerven zu reizen und die Muskeln des Darmcanales anzuregen.

Der Plexus coeliacus ist leicht zu finden, da er auf der vorderen Wand der Aorta descendens aufliegt. Wenn man die Linie zwischen Processus xyphoideus und dem Nabel halbirt und an diesem Punkte in die Tiefe drückt, so stösst man mit Sicherheit auf den Plexus und seine Ganglien.

Halbirt man eine vom Nabel zur Symphyse gezogene Linie und dringt an diesem Halbirungspunkte in die Tiefe, so erreicht man zuverlässig den Plexus hypogastricus superior und seine Ganglien. Man verwendet hiezu die Spitzen der gestreckten Finger.

Fig. 137.

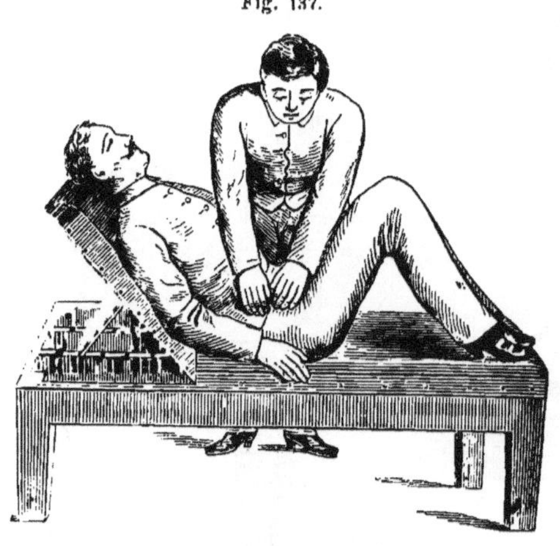

Der Kranke nimmt auf der gymnastischen Bank eine halb sitzende, halb liegende Stellung ein; die Oberschenkel und Knie gebeugt, weil die Bauchdecken in dieser Stellung am meisten erschlafft sind (Fig. 137). Ich nehme diese Manipulation jedoch in der Weise vor, dass ich die straff gehaltenen Finger nicht blos an den genannten zwei Punkten in die Tiefe drücke, sondern sämmtliche Stellen der Bauchdecke in der angegebenen Weise bearbeitet, und zwar zuerst in transversaler, dann in longitudinaler Richtung Ist diese Manipulation, welche in eigenthümlich vibrirenden Stössen besteht, 20—30mal ausgeführt, dann erfasse ich zwischen Daumen und den vier übrigen Fingern in der Regio hypochondriaca auf der einen Seite den oberen Theil des Colon ascendens, auf der anderen den oberen Theil des Colon descendens und führe intensive, von oben nach abwärts fortschreitende Knetungen aus. Zum Schlusse drücke ich in der Regio inguinalis mit vieler Kraft in die Tiefe, um auch den unteren Theil des Colon ascendens mit dem Coecum und die Flexura sigmoidea mit dem Rectum zu kneten und zu erschüttern.

Zur Ausführung von Widerstandsbewegungen, durch welche die Bauchmuskeln gekräftigt werden sollen, eignet sich nichts besser, als der schon erwähnte Apparat (Fig. 138). Die beige-

Fig. 138.

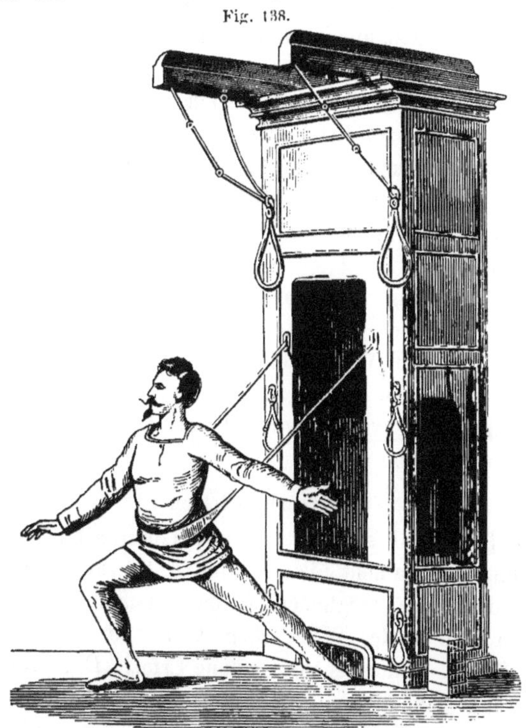

gebene Zeichnung versinnbildlicht die Thätigkeit der Bauchmuskeln. Die Kraft des Gymnasten ist durch Gewichte ersetzt, welche im Innern des Apparates an den von den Enden der Bauchbinde ausgehenden Stricken befestigt sind und sich nach auf- und abwärts bewegen.

Allgemeine Bemerkungen.

Es bedarf wohl nicht betont zu werden, dass die Bewegungskur durch vernünftige Diät unterstützt werden muss. Es gibt viele jugendliche, vollkommen gesunde Individuen, welche an schweren

Constipationen leiden. Die Fäcalmassen solcher Personen, auf welche das Wort „krank“ nicht passt, haben einen ganz gewaltigen Durchmesser und es begreift sich, dass deren Durchgang durch das Darmrohr der Elasticität der Ringmuskelfasern viel zumuthet. Das Rectum befindet sich in einem Zustande fortwährender höchster Erweiterung.

Zu wiederholten Malen habe ich die Erfahrung gemacht, dass nach einigen Wochen mechanischer Behandlung die Entleerungen, welche ehedem nur durch Abführmittel erzwungen werden mussten, sich unmittelbar nach Vornahme der Proceduren einstellten. Die Dauer der Behandlung variirt von 4—12 Wochen. Es wäre also nicht gerechtfertigt, nach etwa 6 Wochen die Kur aufzugeben, wenn kein Erfolg bis dahin erzielt wurde.

Es kommen auch Kranke zur Beobachtung, bei denen eine selbst durch drei Monate mit aller Sorgfalt durchgeführte Bewegungskur das Leiden nicht behebt; diese Kranken zählen jedoch zu den Ausnahmen.

Die Mittheilung von Beobachtungen bietet wenig Interesse: die letzteren gleichen sich, wie ein Ei dem andern. Wenn ich dennoch mit wenigen Worten eines von mir behandelten Kranken Erwähnung thue, so geschieht es nur, um zu zeigen, dass Mechanotherapie bisweilen wirklich als Ultimum refugium angesehen werden kann.

14. Beobachtung.

H. v. B., 54 Jahre alt, litt seit vielen Jahren an Obstipationen, konnte ohne Medicament niemals eine Entleerung haben.

Nachdem alle möglichen Kuren versucht worden waren, unterzog er sich in der Wiel'schen Anstalt in Zürich einer diätetischen Kur — leider ebenfalls ohne Erfolg. Eine von mir vorgenommene 4wöchentliche mechanische Behandlung brachte die Functionen des Darmcanales in solche Regelmässigkeit, dass sich H. v. B. einer täglichen normalen Entleerung erfreut und keines Medicamentes mehr bedarf.

VI. GRUPPE.

Mechanotherapie der Chorea und des Schreiberkrampfes.

So bekannt die Erscheinungen sind, unter welchen diese beiden Erkrankungen auftreten, so unsicher ist die pathologische Anatomie über den Sitz derselben.

v. Ziemssen*) vertritt mit Charcot und anderen Autoren die Ansicht, dass das Grosshirn und vor Allem die grossen Basalganglien der Hauptsitz der Veränderungen bei der Chorea seien. Andere (Bert, Onimus, Chauveau) verlegen die Erkrankung in's Rückenmark.

Sowie man über den Sitz des Leidens noch nicht im Reinen ist, kennt man bis jetzt auch die Natur des Irritaments nicht. Man beschuldet embolische Vorgänge im Corpus striatum, im Talamus.

Für die plötzlich durch psychische Einflüsse entstehende Chorea wird Nutritionsstörung im Gehirne angenommen, welche durch die mächtige Einwirkung des psychischen Affectes auf das vasomotorische Centrum und die von letzterem ausgehende anomale Beeinflussung der Circulation im Gehirne bedingt werden.

Der Kräftigung des Organismus durch continuirlichen Aufenthalt in frischer Luft, durch gute Ernährung, durch Herbeiführung eines andauernden Schlafes, der vernünftigen, liebevollen Ueberwachung und moralischen Beeinflussung sei als eines, jede bisher versuchte Methode wesentlich unterstützenden Mittels nur nebenbei erwähnt. Wir haben uns nun mit der mechanischen Behandlung der Erkrankung zu beschäftigen.

Diese Methode wird von einzelnen Aerzten blos als Adjuvans, von anderen als das eigentlich wirksame Mittel anerkannt.

v. Ziemssen verweist die methodische Gymnastik auf die Periode der Abnahme der Krankheit. Es handelt sich dabei um Anregung der Willenskraft durch ernsten Zuspruch und die Fixirung der Aufmerksamkeit auf die gymnastischen Uebungen.

v. Ziemssen betrachtet es als selbstverständliich, dass kein Arzt bei symptomatischer Chorea in Folge eines Gehirn- oder Spinalleidens an eine gymnastische Behandlung denken wird.

Die mechanische Behandlung der Chorea ist durchaus keine neue Errungenschaft.

Die ersten Versuche wurden schon im Jahre 1847 im Hôpital des enfants malades in Paris gemacht und bis zum 22. Juli 1851 lag schon ein Beobachtungsmaterial von 95 Krankheitsfällen vor, welche durch methodische Gymnastik geheilt wurden, nachdem sie den anderen Methoden hartnäckig widerstanden. Dr. Blache

*) v. Ziemssen, Chorea in Ziemssen's Handbuch der speciellen Pathologie und Therapie. XII. Bd., II, 2. Hälfte.

hielt in jenem Jahre in Gegenwart des Directors der Pariser Assistance publique und vieler hervorragenden Aerzte einen interessanten Vortrag über die neue Methode, welche er auf seiner Abtheilung durch den damals berühmten Masseur Napoleon Laisné ausführen liess. Einige Zeit vorher war schon durch Dr. Sée eine vortreffliche Arbeit veröffentlicht worden, die von der Académie des sciences preisgekrönt wurde und in welcher der Autor der neuen Methode die gymnastischen Uebungen den ersten Platz unter allen Heilmitteln eingeräumt.

In seinem Berichte macht Dr. Blache die erfreuliche Mittheilung, dass im Laufe von 4 Jahren von allen der gymnastischen Behandlung unterzogenen choreatischen Kindern auch nicht eines zu Grunde ging.

Napoleon Laisné, ein Nichtarzt, Professor der Gymnastik am Collége Louis le Grand, führt in seinem Werke*) eine grosse Anzahl werthvoller Beobachtungen über die von ihm durch Gymnastik geheilten Choreakranken an und schildert die Methode.

Nach seinen Erfahrungen ist es im Beginne der Erkrankung schwer, mit einiger Sicherheit über die Dauer der Behandlung etwas auszusagen. Sehr schwere Fälle gelangen in kurzer Zeit zur Heilung, während im Gegentheile scheinbar leichte Erkrankungen sich sehr in die Länge ziehen, man mag thun, was man wolle. Er konnte in seiner langen Praxis beobachten, dass übermässig verzärtelte, boshafte, sehr nervöse Kinder schwerer geheilt wurden, als gutmüthige und sorgfältig erzogene. Kinder, bei denen die Chorea sich in Folge von Onanie entwickelt hat, pflegen schwer von ihr befreit zu werden.

Bei den Erkrankungen leichtesten Grades genügen in der Regel einfache, nicht anstrengende rhythmische Uebungen, um die Heilung zu bewerkstelligen. Laisné geht in der Regel in folgender Weise zu Werke:

Man stellt das Kind vor sich hin und hält es mit seinen Beinen fest. Nun erfasst man seine Hände und lässt es mit jedem Arme regelmässige Bewegungen ausführen, indem man laut zählt: eins, zwei, drei, vier u. s. w., oder, was noch besser ist, singt, so dass jede Bewegung des Kindes dem Rhythmus sich anpasst. Man schärft dem Kinde ein, genau zuzuhören, die Bewegungen nur nach dem Tempo und nicht auf eigene Rechnung auszuführen.

*) Napoleon Laisné, Applications de la Gymnastique à la guérison de quelques maladies. Paris 1865.

Man muss bei diesen Uebungen alle Aufmerksamkeit darauf verwenden, dass nicht eine unwillkürliche krankhafte Bewegung einer Extremität mit einer angeordneten Bewegung zusammenfalle. Die erstere lasse man ruhig ablaufen. Ist die Uebung mit den Armen zu Ende, so werden diese fixirt und es werden nun wiederum im Rhythmus Bewegungen mit den Beinen vorgenommen, ohne Berücksichtigung der krankhaften Bewegungen, welche in der ersten Zeit unterlaufen.

Von Zeit zu Zeit lässt man eine Ruhepause eintreten, während welcher die Extremitäten festgehalten werden, um krankhafte Bewegungen zu verhindern. Hierauf wird das Kind an die schiefe Leiter gebracht und auf den Rücken gelegt. Die Füsse werden fixirt, seine Arme oberhalb des Kopfes an eine Sprosse gelegt und nun muss sich das Kind so lange festhalten, als seine Kraft es gestattet. Diese Uebung wird mehrere Male wiederholt. Hierauf lässt man das Kind setzen und ausruhen. Nun werden die Schultern, der Rücken und die Beine gerieben und leicht geknetet. Im Beginne der Behandlung darf man keinesfalls von dem Kinde mehr Willenskraft verlangen, als es aufzubringen vermag. Wird diese Grenze überschritten, so tritt anstatt Beruhigung eine vermehrte Aufregung ein und alles bisher mühsam Gewonnene ist mit einem Male verloren.

Ein anderer Fehler wird häufig dadurch begangen, dass man die Kinder zu viel marschiren lässt. Auch ist es der Heilung abträglich, die kleinen Kranken an den lärmenden Spielen anderer Kinder theilnehmen zu lassen, oder sie wegen ihrer ungeordneten Bewegungen den ganzen Tag zurechtzuweisen. Man muss im Gegentheile sie mit Sanftmuth beruhigen, wenn sie unwillkürlich etwas aus den Händen fallen lassen. Auch muss man alle Vorsicht walten lassen, dass sie sich weder schneiden, noch die Haut abschürfen.

Sobald der Zustand sich ein wenig gebessert hat und das Kind die commandirten Bewegungen ziemlich gut ausführt, fügt man neue Uebungen hinzu, bei denen der freie Wille ausschliesslich waltet: Uebungen an der horizontalen Leiter, am Barren, am Reck. Von dem Augenblicke an, wo das Kind so ziemlich Herr seiner Bewegungen geworden ist, darf es mit den übrigen Kindern gemeinsam turnen und die vollständige Heilung tritt nach und nach von selbst ein. Alles, was soeben geschildert wurde, bezieht sich auf die Behandlung im Kinderspitale, wo die Kinder der strengen Disciplin des Hauses untergeordnet sind und die regelmässigen Uebungen ausschliesslich von Aerzten überwacht werden.

In der Familie stösst die Behandlung auf viele Schwierigkeiten. Der Umgebung fehlt das nöthige Verständniss, mit solchen Kindern umzugehen. Sie verliert die Geduld und die armen Kinder können nichts recht thun, so viel sie sich auch bemühen mögen.

Alles das trägt nur dazu bei, die Erkrankung in die Länge zu ziehen.

Das Leiden selbst macht die Kinder gewöhnlich launisch, eigensinnig. Es ist jedoch kein Grund vorhanden, ihnen in Allem nachzugeben; das würde nur die krankhafte Anlage verschlimmern.

Auch darf nicht übersehen werden, dass grosse Reinlichkeit, frische Luft, ruhige Zerstreuung, nahrhafte Kost unerlässliche Bedingungen für die Genesung der kleinen Kranken sind.

Bei schwer kranken Kindern müssen die Uebungen zweimal täglich, und zwar mit noch grösserer Sorgfalt und noch schonenderer Behutsamkeit vorgenommen werden. Man muss sie noch mehr überwachen, um Verletzungen zu verhindern. Es lässt sich oft nicht vermeiden, solchen Kindern, wenn sie im Bette liegen, die Arme und Füsse festzubinden, damit sie sich nicht Schläge versetzen oder herausfallen.

Bei den allerschwersten Fällen kann die gymnastische Behandlung erst beginnen, wenn der Zustand sich ein wenig gemildert hat.

Wenn man ein Kind vor sich hat, welches weder gehen noch sprechen kann, so muss dasselbe einer Person zur Pflege übergeben werden, welche mit seinen Gewohnheiten vertraut ist. Denn sobald das Kind seine Wünsche nicht mehr in Worte kleiden kann, wird es sehr unruhig und schreit um so lauter, je mächtiger sein Verlangen ist. Es heisst förmlich die Gedanken solcher Kinder zu errathen, indem man ihren Blick studirt. Man richtet die verschiedensten Fragen an das Kind, welches uns anstarrt, und wenn wir nach drei bis vier Fragen noch immer nicht seinen Wunsch errathen haben, beginnt es von Neuem zu schreien und zu gesticuliren. Vergeblich bietet man dem Kinde die mannigfaltigsten Gegenstände an, vergeblich sucht man es zu beruhigen. Hat das Kind Hunger, so setzt man es auf seinen Sessel, eine Person hält ihm Rumpf und Arme, eine zweite den Kopf und eine dritte muss bereit sein, ihm im Augenblicke, wo es den Mund öffnen kann, die Nahrung beizubringen. In ähnlicher Weise wird mit dem Getränke vorgegangen. Man hält einen Becher nahe bei seinem Munde, und so oft das Kind den letzteren öffnet, wird ein kleiner Schluck hineingeschüttet, denn in diesem Zustande kann das Kind selten mehrmals nacheinander Schluckbewegungen vornehmen. Sehr häufig wird alles in den Mund Gebrachte wieder herausgeschleudert. Man darf sich dadurch jedoch nicht abhalten lassen, von Neuem Nahrung in den Mund zu bringen. Alle Geschirre und die Utensilien, welche beim Füttern des Kindes benützt werden, müssen aus Zinn gemacht sein, damit das Kind sich nicht verletze, wenn es schnell den Mund schliesst. Deshalb ist es am zweckmässigsten, dass Kind mittelst Flüssigkeiten zu nähren, welche dasselbe mittelst eines Schlauches aus einem Gefässe aufsaugt, so oft es dieses zu thun vermag.

Laisné gelangt auf Grundlage einer sehr grossen Anzahl von Beobachtungen zu folgenden Schlüssen:

I. Keine der bisher gegen Chorea angewendeten Heilmethoden hat eine so grosse Anzahl von Heilungen erzielt als die gymnastische.

II. Die heilgymnastische Behandlung lässt sich fast bei allen Kranken anwenden, während für jede der medicamentösen Methoden Gegenanzeigen vorhanden sind.

III. Die Heilung tritt ungefähr in derselben Zeit ein, wie nach Anwendung der Schwefelbäder; aber sie ist andauernder und die Beruhigung erfolgt schon in den ersten Tagen.

IV. Sobald die ungeordneten Bewegungen aufhören, hebt sich die Ernährung der Kinder in auffallender Weise; die letzteren werden durch diesese Methode nicht nur von der Chorea, sondern auch von der dieselbe gewöhnlich begleitenden Anämie geheilt.

Die gymnastischen Uebungen, welche man für den ersten Augenblick für gefährlich halten könnte, bieten keine Bedenken.

Laisné machte ebenfalls darauf aufmerksam, dass im Beginne, wo die Kranken noch keine Macht über ihre Muskeln besitzen, nur passive Bewegungen vorgenommen werden dürfen.

Als geschichtlich interessant verdient die Thatsache Erwähnung, dass ein junges Mädchen, Mademoiselle Clémentine Lebégue, welche selbst an Chorea leidend, durch Heilgymnastik geheilt wurde, als Professorin der Gymnastik im Hôpital Sainte-Eugenie (heutzutage Hôpital Trousseau) angestellt wurde und durch ihr Verständniss, ihre Geduld und Ausdauer sich die Anerkennung aller Aerzte erwarb.

Die Behandlung lässt sich sehr gut durch intelligente Laien ausführen, sobald sie durch einige Zeit vom Arzte unterrichtet wurden.

Die Heilung der Chorea durch methodische Gymnastik ist die treffendste Illustration für den Du Bois-Reymond'schen Ausspruch: „Muskelübung ist nicht blos Uebung der Muskeln, sondern vielmehr Uebung des Gehirns."

Laisné heilte durch methodische Gymnastik auch solche Fälle von Chorea, deren hervorragendes Symptom in jahrelang fortbestehenden Anfällen eines erschöpfenden, krampfhaften Hustens bestand.

Dr. Blache*) legt in seinem Berichte über die Behandlung der Chorea den höchsten Werth auf die passiven Bewegungen bei Kindern, die zu unruhig sind, als dass sie mit den übrigen Kranken die gymnastischen Uebungen ausführen könnten, und ist der Ansicht, man müsse diese passiven Bewegungen auch im Bette vornehmen.

Behandlung des Schreiberkrampfes.

Zwischen Chorea und Schreibekrampf waltet sowohl ein anatomischer als genetischer und symptomatischer Unterschied ob. Die beiden Erkrankungen haben nur das Gemeinsame der gegen den Willen des Individuums eintretenden Muskelcontractionen. Während bei Chorea jederzeit und in jeder beliebigen Muskelgruppe des Körpers Contractionen eintreten, ohne dass der Wille dabei betheiligt ist, entstehen beim Schreiberkrampf und den ihm verwandten Formen (Clavierspielkrampf, Schneiderkrampf, Schusterkrampf, Melkerkrampf) die unwillkürlichen Zuckungen nur bei gewissen Verrichtungen, nur in bestimmten Muskeln und in der Regel nur, nachdem die betreffenden Muskeln einige Zeit in geordneter Weise functionirt haben.

Während die Chorea meistens eine Erkrankung des jugendlichen Gehirns ist und mit anderen, dem Centralnervensysteme angehörenden Leiden oder constitutionellen und hereditären Zuständen combinirt angetroffen wird, entwickelt sich der Schreiberkrampf fast immer nur in Folge allzugrosser Arbeitsleistung der befallenen Muskeln bei erwachsenen Personen; sei es nun, dass die erkrankten Muskeln die ihnen zugemuthete Leistung nicht

*) Blache, Du traitement de la chorée par la gymnastique, rapport lu à l'académie de médecine le 10. avril 1855.

bewältigen können oder dass die Ueberanstrengung in einer fehlerhaften Haltung der Feder begründet ist.

Ueber die Natur und den Sitz des Leidens walten verschiedene Ansichten ob, die jedoch alle noch der Positivität entbehren.

Nur die eine Thatsache steht ausser allem Zweifel, dass dem Zustande, der allgemein als Schreibekrampf beschrieben wird, mannigfaltige, pathologische Processe zu Grunde liegen, so dass Benedikt, um die verschiedenen Formen symptomatologisch zu trennen, drei Typen aufstellt, welche Gliederung auch Erb bei der vorläufig noch bestehenden Unklarheit des pathologischen Vorganges als zweckmässig bezeichnet.

Benedikt unterscheidet nämlich eine spastische, eine tremorartige und eine paralytische Form. Allen diesen Formen kommt das gemeinsame, charakteristische Merkmal zu, dass nicht nur beim Schreiben, sondern bei Beschäftigungen, welche vorzugsweise die Finger in Anspruch nehmen (Nähen, Clavierspielen, Violinspielen, Melken, Hämmern) nach einiger Zeit der Thätigkeit Beschwerden und Störungen eintreten, welche als Ermüdung vom Kranken empfunden, die Fortsetzung der Leistung mühselig oder ganz unmöglich machen.

Benedikt war es auch, welcher für diese Erkrankung den bezeichnenden Ausdruck: „coordinatorische Beschäftigungsneurosen" in Vorschlag gebracht hat, weil in den meisten Fällen die Coordination der Bewegung gestört ist.

Beim Schreiben müssen nämlich eine Menge rasch nach einander folgender oder auch gleichzeitig stattfindender Contractionen der kleinen Fingermuskeln (Musculi lumbricales, interossei), der Beuger und Strecker der Finger, insbesondere des Daumens, endlich der Muskeln des Vorderarmes und Oberarmes zusammenwirken. Die Association dieser mannigfachen Bewegungen wird bekanntlich nur im Laufe von Jahren durch tausendfältige Uebung erlernt, bis diese Bewegungen fast unbewusst sich vollziehen.

Gleichzeitig mit den zarten, kaum sichtbaren Bewegungen der Finger, welche die Striche der Buchstaben zu Stande bringen, läuft eine constante Bewegung der Hand von links nach rechts ab, wodurch die Zeile entsteht.

Erb stellt es als wahrscheinlich hin, dass die mannigfaltigen, die einzelnen Bewegungen der Finger und der Hand auslösenden Willensimpulse an bestimmten Stellen des Gehirns (Coordinationsapparaten) sich zusammenordnen, dass jedoch die coordinirenden Leitungsbahnen bis zu einem gewissen Grade unabhängig sind von der Leitung der einfachen, den nicht complicirten Willensbewegungen dienenden motorischen Bahnen.

Es leuchtet von selbst ein, dass jede, auch die kleinste Veränderung in der Leitung einer dieser Bahnen eine Störung der ganzen Association herbeiführen muss. Bei Steigerung der Erregbarkeit und Leitungsfähigkeit einzelner Bahnen und bei unverändertem Willensimpulse wird in den betreffenden Muskeln Krampf auftreten.

Bei Vermehrung der Widerstände einzelner Bahnen wird die betreffende Muskelthätigkeit schwächer sein und ein dadurch hervorgerufener Ausgleich durch Verstärkung des Willensimpulses bedingt Krampf in den coordinirten Muskeln.

Es steht aber auch fest, dass Erkrankung der peripheren Nerven und Muskeln Störungen in den associirten Bewegungen der Muskeln, der Finger und der Hand zur Folge haben können, welche durch Krampf oder Schwäche sich äussern.

Die von Benedikt aufgestellten drei Formen entsprechen den hervorragendsten Symptomen, unter denen die eigenthümliche Erkrankung auftritt. Bei einzelnen Kranken, und dies ist die Mehrzahl, kommt es, nachdem sie einige Zeit geschrieben haben, zu wirklichen Krämpfen (spastische Form). Einzelne oder mehrere Muskeln werden von tonischen oder clonischen Krämpfen befallen. Am häufigsten ist der Daumen und Zeigefinger ergriffen; die Feder entfällt den plötzlich gestreckten Fingern oder der Daumen wird krampfhaft an die Feder gedrückt, während der Zeigefinger gebeugt und gleichzeitig abducirt wird (die Feder wird vom Papiere weggeschnellt). Hie und da beobachtet man auch krampfhafte Pronations- und Supinationsbewegungen im Vorderarm, so dass die Feder vom Papier aufgehoben und auf diesem hin- und hergezerrt wird.

Ausnahmsweise erzeugen auch Krämpfe der Schultermuskeln die abnormen Bewegungen.

Die tremorartige Form äussert sich in Zittern der Hand und des Vorderarmes, so dass die Schrift wellenförmig, zackig und unleserlich wird.

Bei der paralytischen Form endlich fehlen die Krämpfe, dafür ist die Hand so müde und schwach, dass sie den Eindruck der Lähmung macht. Die Hand ist wie erstarrt; im ganzen

Arme wird ein schmerzhaftes Gefühl verspürt, welches sich über Schulter und Rücken fortsetzt, so dass das Schreiben äusserst peinlich wird.

In der Regel können andere gröbere Arbeiten ganz gut und mit voller Kraft ausgeführt werden. Die Schmerzen in der erkrankten Hand nehmen bisweilen den Charakter der Neuralgie an.

Die Kranken klagen über Schmerz in der Schulter, im Rücken, an einzelnen Dornfortsätzen, an den Querfortsätzen der Hals- und Brustwirbel, bisweilen im Hinterhaupt. Hie und da geben die Patienten an, dass sie an einzelnen Stellen des Vorderarmes Ameisenlaufen oder Taubsein empfinden.

Fast bei allen von Schreibekrampf befallenen Personen verschlimmern Gemüthsaffecte, Aufregungen, geistige und körperliche Ueberanstrengung das Leiden.

Der hauptsächlichste Grund des Schreiberkrampfes ist andauerndes und anstrengendes Schreiben, ausnahmsweise leiden aber auch Personen daran, welche sich mit Schreiben wenig beschäftigen.

Aber auch schlechte Haltung der Feder, sowie spitzige, harte Federn können zur Entstehung beitragen.

Die Annahme, dass der Schreiberkrampf erst seit Erfindung der Stahlfedern beobachtet wird, beruht auf Irrthum, denn es liegen Berichte aus einer Zeit vor, wo man ausschliesslich mit Kielfedern schrieb.

Nach Allem, was bis jetzt über den Schreiberkrampf bekannt ist, müsste, wie Erb annimmt, der Sitz des Leidens (bei typischen Formen) in Form einer Ernährungsstörung in das Centralnervensystem verlegt werden, entweder in die graue Substanz des Halstheiles des Rückenmarkes oder in die Stammgebilde, oder in die graue Rinde des Gehirns.

Nach der Ansicht fast aller Autoren dürfte keine wie immer geartete Therapie im Stande sein, das Leiden zu beheben. Eine völlige Heilung gehört zu den Seltenheiten, aber wesentliche Besserung ist häufig zu erzielen. In vielen Fällen ist jede Behandlung erfolglos. Nach einiger Zeit des Bestandes der Erkrankung verschlimmert sich das Leiden und das Schreiben wird endlich ganz unmöglich.

Bei den verschiedenen Mitteln, welche gegen Schreiberkrampf angewendet werden (Elektricität, Kaltwasserkur, Gymnastik, Bäder. narkotische und spirituöse Einreibungen, mechanische Eingriffe), wurde immer als Bedingung hingestellt, dass der Kranke während der Zeit der Behandlung das Schreiben ganz unterlassen müsse.

Entgegen dieser allgemeinen Anschauung und Gepflogenheit vertritt v. Nussbaum die im Jahre 1882 veröffentlichte Ansicht*), dass man mit Hilfe eines später zu beschreibenden Apparates, welcher den Kranken zwingt, die Muskeln in einer der gewohnten, geradezu entgegengesetzten Richtung anzustrengen, denselben so viel schreiben lassen solle, als er nur immer vermag.

Professor v. Nussbaum ruft den an Schreiberkrampf Leidenden zu: „Schreiben Sie recht viel mit diesem Apparate; denn je mehr Sie schreiben, desto schneller werden Sie genesen und auch wieder bei normaler Federhaltung schreiben können.“ Der berühmte Münchener Chirurg geht von dem Gedanken aus, dass, da beim Schreiben fast ausschliesslich die Flexoren und Adductoren der

Fig. 139.

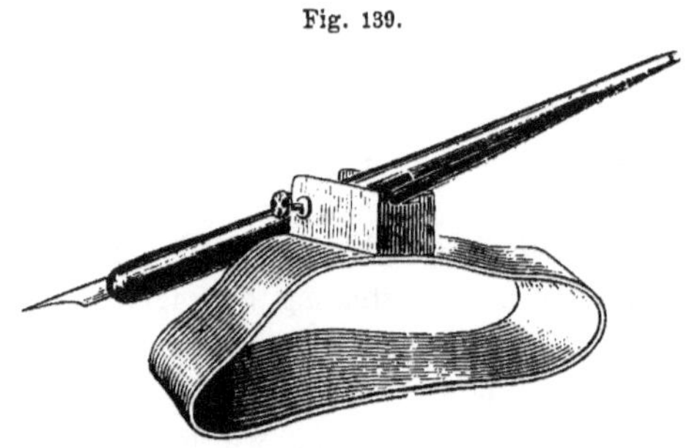

Finger thätig sind und die Ueberanstrengung der hierbei arbeitenden Muskeln den Krampf hervorruft, der letztere vermieden oder geheilt werden könne, wenn eine Methode angewendet wird, welche die Antagonisten, also die Extensoren und Abductoren zur Thätigkeit anspornt (Fig. 139).

Zu diesem Zwecke construirte v. Nussbaum einen ovalen, etwa 2 Centimeter breiten, aus Hartgummi gefertigten, dünnen Reifen, der nach oben etwas convex, den vier Fingern (Daumen, Zeige-, Mittel- und Ringfinger) sich anschliessend, über diese gesteckt wird, während der kleine Finger ausserhalb des Reifens bleibt. An der oberen Fläche des Reifens befindet sich in einer stellbaren Klemme der Federhalter (Fig. 140). Der Reifen ist ein wenig breiter, als die von ihm umschlossenen Finger.

*) v. Nussbaum, Einfache und erfolgreiche Behandlung des Schreibekrampfes. Eine vorläufige Mittheilung. Aerztliches Intelligenzblatt. 1882, Nr. 39.

Soll der Reif nicht von der Hand fallen, so müssen sich die Finger gegen denselben spreizen, u. zw. der Daumen nach links, die drei anderen Finger nach rechts, wodurch diese eine der sonstigen gerade entgegengesetzte Bewegung ausführen und der Act des Schreibens von den Fingern auf die ganze Hand übertragen wird. Die vom Kranken ehedem auf die Flexoren und Adductoren ausgeübte Innervation wird nun auf die Extensoren und Abductoren übertragen.

Mit Hilfe dieses Apparates sollen an Schreiberkrampf leidende Personen nicht nur andauernd schreiben können, sondern mit der Zeit auch in die angenehme Lage versetzt werden, ohne den Apparat wie früher dem Schreibgeschäfte zu obliegen, da durch die mit Hilfe des Reifes erzielte Kräftigung der Extensoren und

Fig. 140.

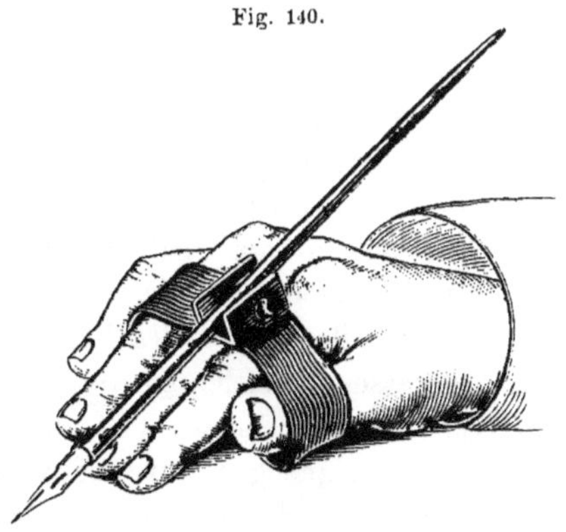

Abductoren hinreicht, den Antagonisten das Gleichgewicht zu halten, mithin dem Krampfe vorzubeugen. Die Anzahl der Beobachtungen über den Werth des beschriebenen, jedenfalls sehr genial erdachten Reifes*) ist noch zu klein, um ein definitives Urtheil darüber abgeben zu können.

Wenn mitgetheilt wird, dass Jedermann schon nach einigen Stunden Uebung mit den Extensoren schön und deutlich schreiben lernt, so möchte ich aus eigener Erfahrung diese Anschauung dahin richtigstellen, dass bei Einzelnen vielleicht die erwähnte Behauptung zutrifft. Ich habe aber selbst wiederholt und längere Zeit des Experimentes halber, nicht aus therapeutischen Gründen,

*) Diese Apparate werden nach Professor v. Nussbaum's Angabe bei Gebrüder Stiefenhofer in München erzeugt. Man thut gut, bei Bestellung die natürliche Breite der Hand anzugeben.

mit dem Reifen geschrieben, ich schrieb deutlich, jedoch weder schön noch geläufig. Ich zweifle nicht daran, dass man nach wochenlanger Uebung es dahin bringen kann, schön und ziemlich rasch zu schreiben, aber kaum nach einigen Stunden. Die Schriftzüge fallen, wie das nicht anders möglich ist, mit Hilfe des Reifes viel grösser und unsicherer aus. Die gerade Linie einzuhalten, bietet noch viel erheblichere Schwierigkeiten. Dass Kranke, welche kaum mehr ihren Namen schreiben können, ohne Krampf zu bekommen und mit Hilfe des Nussbaum'schen Reifes einige Seiten zu Stande bringen, ohne zu ermüden, sich in hohem Grade glücklich schätzen, ist selbstverständlich.

Nussbaum hält dafür, dass in den Fällen, wo ein Krampf das Schreiben unmöglich macht, durch seinen Apparat Heilung erzielt werden kann, dass aber Massage der Hand und des Armes, Bäder und Faradisation nebenbei angewendet, die Kur wahrscheinlich beschleunigen.

Dr. Limbeck*), Assistent an Professor Přibram's Klinik in Prag, hat in einem Falle spastischen Schreiberkrampfs, wo nach dem Anlegen des Nussbaum'schen Bracelets Zeige- und Mittelfinger im zweiten und dritten Phalangealgelenke über die vordere Kante des Bracelets gebeugt wurde, so dass das Schreiben schwierig wurde, an der Beugeseite des Bracelets eine dünne Holzschiene anbringen lassen, welche einerseits in ihrer Achse, entsprechend der Stellung des Zeige- und Mittelfingers beim Schreiben etwas nach innen gebogen war und andererseits ihrer Fläche nach sich der Höhlung des Handtellers anschmiegte. Die Schiene reichte von der Spitze der genannten Finger bis zur Mitte des Vorderarmes und wurde sowohl über den Fingern, wie auch an letzterem Orte vermittelst eines Bändchens fixirt. Durch diese Vorrichtung wurden die zwei betheiligten Finger an der Beugung nach abwärts gehindert und zugleich die ganze Hand in eine flache Lage gezwungen, so dass die Federhaltung nicht mehr so steil war.

Nussbaum formulirt seine mit dem Reifen gemachten Erfahrungen in folgenden Worten:

1. Jeder, der einen wirklichen Schreiberkrampf hatte und seinen Namen nicht mehr zusammenkritzeln, geschweige denn zwei Zeilen schreiben konnte, schrieb mit dem Apparate zu seiner

*) Prager Med. Wochenschrift. 1887. Nr. 51.

grössten Ueberraschung sofort mühelos und deutlich ein Paar Seiten.

2. Nie trat während des Schreibens mit dem Apparate eine Spur von Krampf ein.

3. Jeder erklärte, während des Schreibens mit dem Apparate gerade an jenen Stellen der Hand, die sonst von Schmerzen gequält waren, eine äusserst behagliche Empfindung zu haben.

4. Nach einiger Ausdauer bekamen einzelne Kranke von selbst das Gefühl, dass sie die Schreibfeder jetzt auch wieder auf normale Weise fassen könnten.

5. Es ist gewiss rationell, die krampfhaft ergriffenen Muskeln ausser Function zu setzen und die geschwächten Antagonisten durch fleissige Gymnastik zu stärken, und das geschieht beim Schreiben mit dem in Rede stehenden Apparate.

Fig. 141.

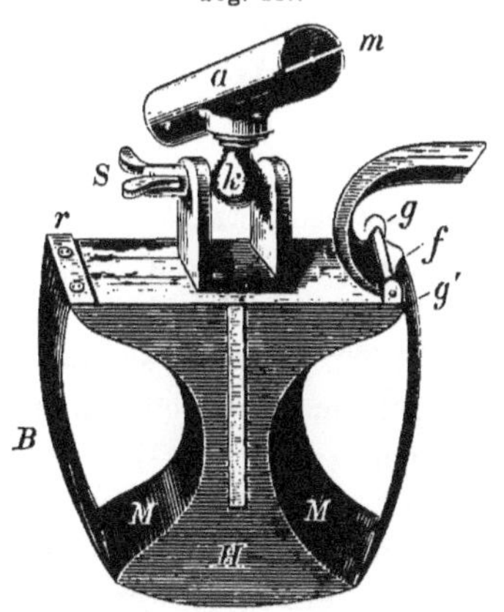

Die Ziele, welche eine mechanische Behandlung verfolgt, werden durch die pathologische Begründung des Leidens ersichtlich — vorausgesetzt, dass die Theorie von der Schwäche der Antagonisten richtig ist. Die Mechanotherapie stellt sich die Aufgabe, in den schwachen Muskeln durch mechanische Eingriffe eine energischere Ernährung hervorzurufen und durch methodische Gymnastik diese zu kräftigen, ihre Volumen zu vermehren.

Zabludowsky (Berlin) hat einen Apparat construirt, welcher dem Zwecke noch besser entspricht, wie aus der folgenden Schilderung einleuchtet.

In Fig. 141 bedeutet *a* das Rohr, in welchem der Federstiel befestigt ist. Dieses Rohr, das bei *m* der ganzen Länge nach geschlitzt ist, hält den Stiel fest, obwohl derselbe gedreht und der Länge nach verschoben werden kann. Mittelst des Gelenkes bei *k* kann das Rohr um die Querachse bewegt und durch die Schraube *s* festgestellt werden.

Der Körper *H* des gesammten Federhalters hat zwei halbmondförmige Ausschnitte *M*, welche die Fixirung des Apparates zwischen zwei Fingern gestatten.

Dabei kommen die Adductionsmuskeln zweier Finger nebeneinander in Action und wenn diese ermüden, so wird die Vorrichtung zwischen zwei andere Finger gebracht, durch welche Abwechslung die Arbeit des Schreibens wesentlich erleichtert wird.

Benedikt (Wien) hat diesen Schreibeapparat von Zabludowski dadurch verbessert, dass er ein mässig elastisches Band *B* um die halbmondförmigen Ausschnitte herumführte. *)

Dieses Band ist bei *r* durch Schrauben befestigt, geht zwischen *g* und *g'* durch einen kleinen Spalt und wird durch einen gezahnten Widerhaken *f* befestigt.

Fig. 142.

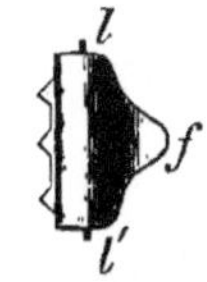

Dieser Widerhaken steckt mit zwei kurzen Zapfen *l* und *l'* in den Säulchen *g* und *g'*, wodurch eine Beweglichkeit um die Längsachse erzielt wird.

Benedikt hat durch diese Zuthat eine Fixirung des Apparates erreicht, ohne die Muskeln der betheiligten Finger in Anspruch zu nehmen. Es können aber auch nach dem Willen des Kranken die Adductoren und Abductoren sich abwechselnd an der Arbeit betheiligen.

Die Benedikt'sche Modification hat noch den weiteren Vortheil, dass der Apparat auch bei Lähmung und Contractur der betreffenden Muskeln verwendet werden kann. **)

Für den sogenannten paralytischen Schreiberkrampf, bei welchem keine deutlichen Krämpfe vorhanden sind, sondern Ermüdung und Schwäche der Hand und des Vorderarmes das hervorragendste Symptom bilden, wird jede Form der Bewegungskur Vortheil bringen. Mechanische Eingriffe (Drücken, Kneten, Muskelhacken) der Vorderarmmuskulatur, der Muskulatur des Daumens und

---

*) Benedikt, Zur mechanischen Behandlung des Schreiberkrampfes. Internationale klinische Rundschau. 1887, Nr. 13.

**) Der Apparat wird von der Firma Wolters (Wien, Kärntnerstrasse 30) in zwei Grössen des Ausschnittes *M* je nach der Fingerdicke des Kranken ausgeführt.

der Volarfläche der Hand werden ebenso gute Dienste leisten, wie passive und active Bewegungen.

Um auf die Musculi interossei und lumbricales einzuwirken, erfasst man mit beiden Händen die Hand des gegenübersitzenden Kranken und nimmt an ihr Bewegungen in der Weise vor, dass die einzelnen Metacarpalknochen von einander so viel als möglich abgezogen und nach auf- und abwärts bewegt werden. Eine andere passive Bewegung besteht darin, dass man den Radialrand der kranken Hand mit der einen, den Ulnarrand mit der anderen erfasst, die Ränder nach aufwärts, den mittleren Theil nach abwärts drückt.

Endlich wird die Uebung in entgegengesetztem Sinne vorgenommen. Die Metacarpi des kleinen und Zeigefingers werden nach abwärts, die Metacarpi des Mittel- und Ringfingers werden dadurch nach oben gedrängt. Durch diese passiven Bewegungen werden die auf andere Weise schwer zugänglichen Musculi lumbricales und interossei mechanisch bearbeitet und die in ihnen verlaufenden krankhaft innervirten Nerven gezerrt und molecular erschüttert. Selbst der elektrische Strom vermag sich kaum einen Weg zu diesen kleinen, verborgenen, von dicker Epidermis und reichlichem Fette bedeckten Muskeln zu bahnen.

Nach Haupt sind es hauptsächlich die Musculi interossei, welche die Abduction und Adduction besorgen. Die sieben Interossei volares und dorsales vertheilen sich derart, dass jedem Finger zwei derselben zur Verfügung stehen, mit Ausnahme des kleinen Fingers, der nur einen Interosseus volaris besitzt und dessen Abduction durch den Abductor digiti minimi bewerkstelligt wird.

Wirkt einer dieser Muskeln für sich, so muss er die betreffende erste Phalanx nach seiner Seite ziehen, also abduciren oder adduciren. Wirken jedoch beide Muskeln ein und desselben Fingers gemeinschaftlich, so müssen sie, da sie auf der Dorsalseite der ersten Phalanx unter sich und mit der Sehne des Extensor digit. com. verbunden sind, diese Phalanx an sich ziehen, demnach beugen, in zweiter Linie aber die Sehne des Extensor dig. com. spannen, so dass diese im Stande ist, die beiden letzten Phalangen zu strecken, was sie ohne diese Mithilfe der Interossei nicht vollständig vermag.

Duchenne nimmt zur Erklärung dieser räthselhaften Erscheinung, dass nämlich die Interossei zwei entgegengesetzte Bewegungen ausführen (Bewegung der ersten, Streckung der zweiten und dritten Phalangen), ein bisher noch unbekanntes anatomisches Verhältniss an.

Die von Haupt gegebene Darstellung des anatomischen Sachverhaltes klärt jedoch dieses Räthsel vollkommen auf.

Ich gehe nun an die Mittheilung zwei von mir beobachteter Fälle von Schreiberkrampf, welche in jeder Beziehung so verschieden sind, dass sie gewiss ganz verschiedene pathologische Processe repräsentiren und nur durch das eine gemeinsame Charakteristicum verbunden werden, dass bei beiden Patienten Schwierigkeiten bis zur Unmöglichkeit des Schreibeactes sich einstellten.

15. Beobachtung.

Herr Baron d. B., k. k. Forstmeister, 44 Jahre alt, von sehr kräftiger Constitution und heiterem Temperamente, empfand die ersten Symptome seines Leidens schon im Jahre 1872, ohne denselben Bedeutung beizulegen. Seit 5 Jahren hat er beim Schreiben das Gefühl des Schwerseins und der Unbeholfenheit in der Hand. Insbesondere fallen ihm alle Striche schwer, welche, wie die Schattenstriche, beim m, n, t, f von rechts und oben nach links und unten sich bewegen. Beim deutschen s wird die Hand unwillkührlich nach links gezogen, so dass alle seine s in einen Haken auslaufen.

Seine rechte Hand hat beim Schreiben jederzeit das Bestreben, gegen die Radialseite hin sich zu flectiren. Sobald Baron d. B. eine Zeit ($^1/_2$—1 Stunde geschrieben hat, wird der Schreibeact mühsam, ungeordnet, krampfhaft, bis die einzelnen Bewegungen endlich gar nicht mehr ausgeführt werden können, obwohl dieselben Bewegungen in der Luft ohne allen Anstand vorgenommen werden. Im Vorderarme stellt sich ein schmerzhaftes Ziehen ein, der Daumen drückt sich krampfhaft gegen den Mittelfinger, welcher in Folge des jahrelangen Druckes von Seite des Daumens an der letzten Phalanx eine Schwiele besitzt.

Einzelne Buchstaben können, wenn der „Krampf" eintritt, noch ohne Mühe gemacht werden; dagegen ist die Ausführung zusammenhängender Wörter mit Mühe und Schmerz verbunden. Die Schrift wird zitterig, krampfhaft, unleserlich.

Um den Eintritt dieses lästigen Zustandes, der ihn in seinem Berufe sehr stört, hintanzuhalten, stemmt Herr d. B. den Mittelfinger der linken Hand beim Schreiben gegen die rechte, um die Neigung der letzteren, nach links sich zu bewegen, zu verhindern.

Schon seit 2 Jahren ist es dem Patienten nur durch das von ihm ersonnene Mittel (Hilfe der linken Hand) möglich, längere Zeit zu schreiben und dies nur in langsamem Tempo.

Der intensive Schmerz liegt im Handgelenke und unmittelbar über demselben zwischen Radius und Ulna. Setzt Herr d. B. das Schreiben fort, wenn der Schmerz im Handgelenke schon eingetreten ist, dann greift er auf den Vorder- und Oberarm, endlich auch auf die Muskulatur der Schulter über; doch manifestirt der Schmerz sich daselbst (besonders in der Fossa supraspinata) mehr als Ermüdung. Ganz merkwürdig ist die Erscheinung, dass bei schlechtem Wetter und niederem Barometerstand (Sturm, Regen, Südwind) der Zustand sich verschlimmert. Ja, es besteht ein so inniger Zusammenhang zwischen den Empfindungen in dem rechten Handgelenke und dem Wetter, dass d. B. aus der Schmerzhaftigkeit und Mühseligkeit, welche beim Schreiben sich einstellt, 12—18 Stunden vorher den Eintritt schlechten Wetters mit mathematischer Präcision vorherzusagen im Stande ist.

Jeder Gemüthsaffect, sowohl freudiger wie betrübender Natur, verschlimmert den Zustand. Am besten schreibt d. B. nach einer gut zugebrachten Nacht am Morgen bei ruhiger Gemüthsverfassung.

Abgesehen von diesen leicht erklärlichen Schwankungen im Zustande der Hand hat jeder Tag seine guten und schlechten Stunden, wofür sich keine Erklärung finden lässt.

Der Beruf des Baron d. B. bringt es mit sich, dass er an vielen Tagen vom Morgen bis zum Abende am Schreibtische beschäftigt ist. Die verschiedenen Phasen seines Befindens gestalten sich folgendermassen:

Am Morgen von 8—9 Uhr geht das Schreiben am leichtesten und besten von Statten. Von 9 Uhr ab bis 12 Uhr, zu welcher Zeit eine zweistündige Ruhepause in dem Bureau eintritt, nimmt die Schwierigkeit im Schreiben immer mehr zu.

Trotz der zweistündigen Ruhe geht es von 2 bis 5 Uhr Nachmittags nicht gut. Um diese Zeit aber tritt plötzlich ohne allen Grund eine auffallende Besserung ein, so dass d. B. alle deutlich zu schreibenden Briefe für diese Zeit aufspart.

Baron d. B. beschäftigt sich in seiner dienstfreien Zeit mit Malen und Clavierspielen. Diese beiden, seine leidende Hand ebenfalls in Anspruch nehmenden Beschäftigungen ermüden ihn nie, auch wenn er durch Stunden dabei thätig ist. Nur fällt es ihm sehr schwer, kleine feine Objecte zu malen.

Sobald d. B. beim Schreiben an seinen Zustand denkt, oder so oft er gezwungen ist, rasch und hastig zu schreiben, geht es schlechter und er beginnt zu schwitzen. Es muss noch bemerkt werden, dass d. B. beim Erwachen in seiner rechten Hand das Gefühl des Pamstigseins empfindet, seine Finger sind wie geschwollen; er hat die Empfindung der Unbeholfenheit beim Erfassen kleiner Gegenstände.

Sobald d. B. sich jedoch gewaschen und etwas Bewegung im Zimmer gemacht hat, verschwinden alle die genannten Empfindungen.

Auch nach körperlichen Anstrengungen (Märsche von einer Stunde genügen) wird das Schreiben mühsamer. Nachdem Baron d. B. schon die mannigfaltigsten Mittel versucht hatte, begann ich am 27. August 1882 die mechanische Behandlung, zu welchem Behufe er einen 3monatlichen Urlaub nahm, um seiner Hand vollkommene Ruhe gönnen zu können.

Die mächtig entwickelten Streckmuskeln der Hand, die Muskulatur des Daumens, der Palma manus, die lumbricales und interossei wurden, wie früher geschildert, täglich bearbeitet.

Ich empfahl dem Patienten nebenbei Zither zu lernen, was ihm bei seiner musikalischen Vorbildung nicht schwer fallen würde. Ich wollte durch die beim Zitherspiel nothwendige Spreizung der Finger (Abduction) bezwecken. Ich habe zu jener Zeit den Nussbaum'schen Reifen noch nicht gekannt, der im Grunde genommen dasselbe Ziel, nur in viel intensiverer und vollkommenerer Weise anstrebt.

Auch die Muskulatur des Daumens wird beim Zitherspiel gerade in einer beim Schreiben entgegengesetzten Richtung angestrengt. Der Daumen hat sich nämlich beim Zitherspiel von den übrigen Fingern zu entfernen, wenn er mit dem metallenen Ringe bewaffnet die Bass-Saiten anschlägt.

Die täglich vorgenommenen Knetungen hatten nach Verlauf von vier Wochen keinen wesentlichen Einfluss auf den Zustand des Patienten. Er machte zu dieser Zeit die Wahrnehmung, dass er viel leichter schreibe, wenn er mit der linken Hand das untere Ende des rechten Oberarmes fasst, derart, dass die 4 Finger aussen, der Daumen innen gegen den Condylus internus hin zu liegen kommen.

Da ich von der Mechanotherapie keinen Erfolg constatiren konnte, versuchte ich es mit dem vielfach empfohlenen Strychnin in Form von Injectionen: Strichnin nitric. 0·10, Aq. dest. 20·00.

Von dieser Flüssigkeit wurde jeden dritten Tag eine halbe Spritze injicirt. Die erste Injection wurde am 30. October gemacht. Am selben Tage schrieb d. B. auffallend besser, leichter und sicherer, ohne Zittern. Freilich hatte er an diesem Tage durch einige Stunden angestrichen, um seine Armmuskeln zu ermüden.

3. November. Heute wurde die zweite Injection gemacht. Am Abende schrieb d. B. Briefe durch eine und eine halbe Stunde ohne Ermüdung, ohne Schmerz, ohne Zuckung, — ohne Hilfe der linken Hand einen überraschenden Erfolg, der sich leider in der Folge als trügerisch herausstellte.

15. November. Sorgfältige Beobachtung stellt die Ueberzeugung fest, dass hoher Barometerstand, trockenes, kühles, sonniges Wetter das Leiden vermindert, das gegentheilige Wetter aber ungünstig einwirke.

28. November. Der Patient klagt nach wie vor über lästigen Schmerz in der Tiefe des Handgelenkes und macht mich darauf aufmerksam, dass er bei Bewegungen desselben ein lebhaftes Knarren empfinde, welches ich sogar deutlich hören konnte. Ich deutete dieses Knarren als den Ausdruck von Residuen nach einem abgelaufenen rheumatischen Processe und verordnete Jodsalbe.

Nach etwa 14 Tagen nahm das Knarren bei Bewegung des Handgelenkes ab, die Schmerzen liessen nach und merkwürdiger Weise! von diesem Augenblicke an konnte d. B. aus dem Zustande seines Handgelenkes das Wetter nicht mehr prophezeien. Er hatte nun auch bei Südwind wenig Schmerz, das Schreiben wurde dagegen auch bei blauem Himmel und hohem Barometerstande manches Mal mühsam. Es unterlag keinem Zweifel, dass der Schreibekrampf durch einen chronischen Rheumatismus im Handgelenke complicirt gewesen war. Nachdem die Jodsalbe den letzteren behoben hatte, blieb der reine Schreibekrampf zurück.

11. December. Die mittlerweile fortgesetzten Knetungen des Vorderarmes und der Hand erwiesen sich als zwecklos.

An diesem Tage las ich vom Nussbaum'schen Reifen, den wir sofort kommen liessen und mit welchem Baron d. B. einige Tage schrieb, ohne eine Erleichterung zu verspüren, weshalb er weitere Versuche mit diesem Apparate aufgab.

18. Jänner 1883. Der Zustand des Patienten hat sich nicht geändert, — d. B. erklärt, er könne 3 Stadien täglich in seinem Befinden unterscheiden:

1. Stadium: Anfangs schreibe er mit einer gewissen Unbeholfenheit.

2. Stadium: Dann werde das Schreiben geläufiger.

3. Stadium: Ermüdung. Die Bewegungen gehorchen nicht mehr dem Willen.

Eine Besserung wurde durch die mechanische Behandlung nicht erzielt. Seine Beobachtungen über die Ausführung gewisser Bewegungen der Hand lauten folgendermassen:

1. Alle Bewegungen von links unten nach rechts oben fallen ihm schwer, besonders bei runden Strichen, wie dies bei lateinischen n der Fall ist.

2. Senkrechte Striche gelingen ihm nicht, sie werden nach links verzogen.

3. Horizontale Linien werden gewellt.

Fig. 143.

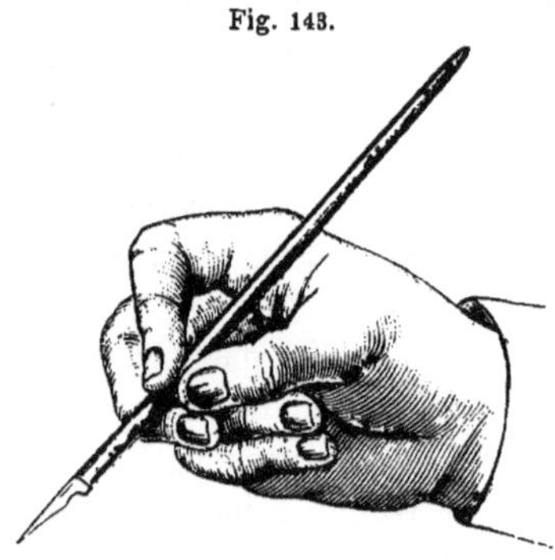

4. Alle Striche, welche von rechts oben nach links abwärts geführt werden, fallen länger aus als beabsichtigt wurde.

5. Bisweilen schreibt Baron d. B. auffallend gut und leicht, ohne dass er in seiner Lebensweise oder in den Verhältnissen einen Grund aufzufinden wüsste.

6. Februar 1883. Keines der bisher empfohlenen Mittel vermochte den Schreiberkrampf des Kranken zu bessern, geschweige zu heilen.

Ueber die Ursache der Entstehung des in Rede stehenden Leidens kann kein Zweifel obwalten; sie ist in der fehlerhaften Haltung der Feder zu suchen.

Die beifolgende Zeichnung, genau nach der Natur aufgenommen, zeigt, in welch krampfhafter Weise die Finger um die Feder herumliegen (Fig. 143).

Die Schwiele am Mittelfinger ist für die übermässige Kraft, mit welcher die Finger an die Feder angedrückt (also adducirt) werden, ein ebenso beredtes Zeugniss, wie die Erzählung des Patienten, dass er manchen Federstiel während des Schreibens in Folge des übermässigen Festhaltens abgebrochen habe. So mächtig auch die Muskulatur bei dem Patienten entwickelt ist, der durch fehlerhafte Führung der Feder bedingte Kraftaufwand und die übermässige Anstrengung der Muskeln des Daumens, wie der Adductoren und Flexoren der Finger musste zur Ermüdung führen. Ich habe des Vergleiches halber eine Zeichnung der correcten Federhaltung beigegeben (Fig. 144). Leider ist es dem Kranken trotz allen Bemühens heute nicht mehr möglich, eine andere Federhaltung sich anzueignen. Baron d. B. machte die interessante Beobachtung, dass die Muskulatur des rechten Vorderarmes durch die mecha-

Fig. 144.

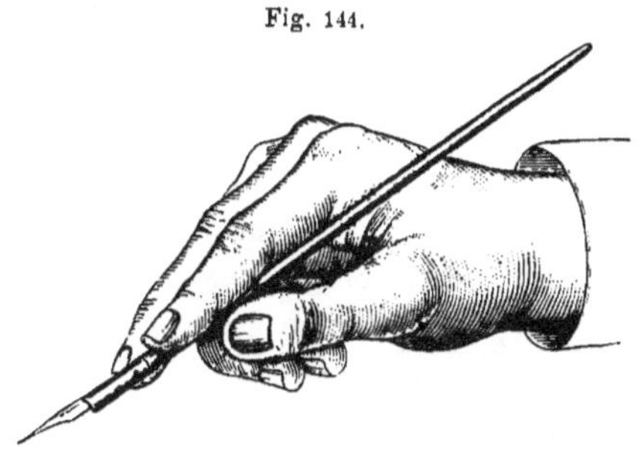

nischen Eingriffe auffallend an Volumen zugenommen hat. Die Messung ergab eine Zunahme von $1 \frac{1}{2}$ Centimetern.

16. Beobachtung.

Herr A. V., Forstofficial aus Gmunden, von zarter Constitution und schwacher Muskulatur, 52 Jahre alt, litt im Jahre 1877 an Gicht der linken unteren und der rechten oberen Extremität. Der Gebrauch von Schwefelbädern in Baden, unterstützt durch eine von Herrn Dr. Kutscher vorgenommene mechanische Behandlung, brachte die unförmig geschwollenen Gelenke am Sprung- und Handgelenke wieder zur Norm zurück. Dr. Kutscher elektrisirte die unbewegliche Hand, nahm Behandlung mittelst Kautschuk-Kugeln vor, worauf die Beweglichkeit der steifen Finger sich wieder einstellte. Der Kranke konnte nun wieder schreiben, sogar kalligraphische Arbeiten ausführen.

Im Mai 1880 begann nach längerem Schreiben Ermüdung sich einzustellen, welche sich bis zum Schreibekrampf steigerte.

Schon beim ersten Buchstaben, den er machte, wurde der Vorderarm pronirt, dabei hatte er jedoch keinen Schmerz, sondern die Empfindung der vollkommenen Muskelunfähigkeit, der Lähmung auf der Seite der Flexoren. Das Schreiben mit der rechten Hand wurde vollkommen unmöglich, weshalb er sich mit der linken Hand einübte und ein Jahr lang dieselbe zum Schreiben verwendete. Aber nach dieser Zeit fühlte Herr V. auch im linken Vorderarme eine nicht von Schmerz begleitete Schwäche; es entwickelte sich Krampf in den Fingern und in der Hand. Der Daumen und Zeigefinger wurde gestreckt (Herr V. sagt, in die Höhe gezogen), die Feder fiel aus der Hand.

Nun versuchte V. wieder mit der rechten Hand zu schreiben. Dr. Mayer in Gmunden verordnete Chloroform, mit welchem der Patient die Muskulatur des kranken Vorderarmes frottiren sollte. Bei Ausführung dieser Verordnung empfand V. ein angenehmes Wärmegefühl in den leblosen Gebilden und am nächsten Tage schrieb er leichter. Das nun täglich wiederholte Frottiren hatte einen sichtlich guten Erfolg. Das Schreiben ging leichter von Statten. Im Sommer 1881 ging V. wieder nach Baden; die Schwefelbäder hatten jedoch keinen Einfluss auf sein Leiden, wohl aber besserte Faradisation der Arm- und Handmuskulatur den Zustand, so dass der Kranke wieder mit der rechten Hand schreiben konnte, wenn die Bewegungen der Finger auch steif waren und seiner Schrift jeder Schwung fehlte.

Herr V. konnte jedoch nie länger als 30 Minuten in continuo schreiben. Nach Ablauf dieser Zeit musste er sich eine Rauhepause von 10 Minuten gönnen. So war es am Vormittage.

Am Nachmittage jedoch wurde die Ermüdung schon so gross, dass er nach 30 Minuten langer Schreibarbeit wenigstens 30 Minuten ausruhen musste, um von Neuem fortsetzen zu können. Am besten und leichtesten schreibt Herr V. am Montage, wo sich die Ruhe des Sonntags geltend macht.

Sobald Ermüdung im Vorderarme und in der Hand eintritt, entsteht Zittern und Herr V. ist gezwungen, seine Arbeit einzustellen.

Am meisten ist die Muskulatur des Daumens ergriffen. Ganz eigenthümlich ist folgende Mittheilung des Leidenden: „Wenn ich zu schreiben beginne, wird der Ballen der zweiten Phalanx des rechten Daumens, welcher bis dahin hart ist, weich, er bekommt Falten, welche sich auch über der Muskulatur des Daumens bilden. Dann entwickelt sich nach und nach Schwäche im Arme, endlich die Unfähigkeit, zu schreiben. Witterungswechsel hat keinen Einfluss. Gemüthsaffecte hingegen machen das Schreiben unmöglich. Ja, dieselben äussern sich sogar noch am nächsten Tage.

Unruhige, schlaflose Nächte machen sich am nächsten Morgen in nachtheiliger Weise geltend.

Nach längerer Ruhe stellt sich in der sonst immer kalten Hand und im kalten Vorderarme ein angenehmes und wohlthuendes Wärmegefühl ein; dann geht das Schreiben besser von Statten."

Als die Ursache des Schreibekrampfes bei diesem Kranken lässt sich mit einiger Berechtigung Ueberanstrengung der Hand annehmen, umsomehr, als seine Muskulatur eine sehr zarte, wenig entwickelte ist. Herr V. hat allerdings mit dieser schwachen Muskulatur schon 30 Jahre vom Morgen bis zum Abend dem Schreibgeschäfte obgelegen. Es scheint, dass der gichtische Process im Handgelenke eine Ernährungsstörung in den Muskeln und Nerven hervorgerufen hat und dass sie von diesem Augenblicke an ihre Leistungsfähigkeit einbüssten.

Der Schreiberkrampf des Herrn V. liesse sich am besten in die paralytische Form nach Benedikt einreihen. Ich empfahl Herrn V. tägliche Knetungen der am Vorderarme entspringenden Flexoren der Finger, Knetungen des Thenar, der in der Vola manus gelegenen Muskeln, sowie die Vornahme aller jener passiven Bewegungen der Metacarpalknochen, durch welche eine Kräftigung der Musculi lumbricales und interossei erzielt werden kann.

Da Herr V. nicht in Aussee, sondern zwei Stunden entfernt (in Gmunden) sein Domicil hat, so konnte ich ihm die Methode nur einmal zeigen.

Das genügte ihm jedoch, um seine Frau zu unterrichten, welche die mechanischen Eingriffe täglich vornahm.

Ich empfahl Herrn V. überdies, sofort die Feder niederzulegen, wenn er die ersten Anzeichen der Ermüdung empfindet und ordnete ihm an, in diesem Stadium sich einen kräftigen Strahl kalten Wassers auf die Muskulatur des Vorderarmes geben zu lassen.

Diese Behandlung, vom Patienten mit grosser Pünktlichkeit durchgeführt, hatte glänzenden Erfolg. Nach drei Monaten konnte Herr V. schon 8—10 Stunden täglich schreiben, ohne zu ermüden, ohne dass der eigenthümliche Lähmungszustand sich einstellte oder die Feder seinen Händen entfiel.

Auch wurde die Schrift schöner und die Züge sicherer. Interessant ist die Beobachtung des Kranken, dass er mit dem Gänsekiel leichter schreibt, als mit der Stahlfeder.

Die nun folgenden, wortgetreuen Berichte, welche Herr V. mir von Zeit zu Zeit zukommen liess, geben ein Bild der fortschreitenden Besserung, welche sein Zustand unter Anwendung der mechanischen Behandlung machte.

17. September 1882. — Erster Krankheitsbericht.

„Der Zustand in meiner rechten Hand hat sich insoferne bereits gebessert, dass die Muskeln des Vorderarmes länger Widerstand leisten, d. h. die Hand ermüdet beim Schreiben nicht so bald. Federführung noch unsicher. Wenn die Besserung meines Zustandes in gleicher Weise fortschreitet, dürfte mir das Schreiben nicht mehr schwer fallen.

27. September 1882. — Zweiter Krankheitsbericht.

Die Besserung meines Zustandes schreitet in günstiger Weise fort. Die Ermüdung des Armes bei längerem Schreiben ist nicht mehr so gross. Andere Wahrnehmungen habe ich nicht gemacht.

8. October 1882. — Dritter Krankheitsbericht.

Vorerst erlaube ich mir die beiden Fragen, welche Sie, geehrter Herr Doctor, unterm 29. v. M. an mich zu richten die Güte hatten, zu beantworten.

1. Frage: „Ist der Bericht langsam geschrieben?"

Anfangs schreibe ich gerade nicht mehr langsam; erst mit der eintretenden Ermüdung des Vorderarmes wird die Federführung langsam und unsicher. Dieser Zustand tritt jedesmal ein, wenn ich circa zwei Stunden schreibe. Schmerz empfinde ich keinen, nur Ermüdung des Armes, welche, wenn ich mit dem Schreiben pausire (etwa $^1/_2$ Stunde), verschwindet.

2. Frage: „Ist die Schrift normal?"

Die Schrift ist noch nicht normal, es fehlt insbesondere die Geläufigkeit. Die Buchstaben sind ungleich und eckig. Ich schreibe diese Mängel blos der Kraftlosigkeit der Vorderarm-Muskeln zu. Auf Grund meiner Wahrnehmungen darf ich annehmen, dass, wenn der Arm durch das tägliche Massiren die nöthige Kraft erlangt, auch die vorerwähnten Gebrechen verschwinden werden. Seit meiner letzten Relation hat die Besserung meines Zustandes keine besonderen Fortschritte gemacht.

20. October 1882. — Vierter Krankheitsbericht.

Wie Sie, geehrter Herr Doctor, aus meiner Handschrift gütigst entnehmen wollen, macht sich nun eine wesentliche Besserung in meinem Zustande bemerkbar. Ich kann gegenwärtig schon mindestens zwei Stunden schreiben, ohne eine Ermüdung im Vorderarme zu fühlen. Schnell zu schreiben ist mir nicht möglich. Ich muss es offen gestehen, dass ich mit dem bisherigen Heilerfolg zufrieden bin.

10. November 1882. — Fünfter Krankheitsbericht.

Der schlimme Zustand in meiner Hand, in Folge dessen mir das Schreiben noch vor einigen Monaten nur mit grosser Anstrengung, ja oft gar nicht möglich war, ist durch das von Ihnen, geehrter Herr Doctor, gütigst angeordnete Heilverfahren bereits soweit behoben, dass ich gegenwärtig schon mehrere Stunden ohne Ermüdung schreiben kann. Ich darf jedoch nicht unerwähnt lassen, dass ich die Wahrnehmung gemacht habe, dass es entschieden besser ist, wenn ich mit einem Gänsekiel schreibe. Die Stahlfeder reizt bei längerem Schreiben die Vorderarmmuskeln. Vorerst stellte sich Ermüdung ein und darauf empfinde ich im Vorderarme, und zwar nur an der Aussenseite, leichte Zuckungen, welche, wenn ich eine Viertelstunde mit dem Schreiben pausire, verschwinden. Die Hand bekommt jetzt ein frischeres Aussehen und kann ich eine nicht unbedeutende Kraftzunahme constatiren.

3. December 1882. — Sechster Krankheitsbericht.

Seit meiner letzten, unterm 10. November l. J. erstatteten Relation ist in meinem Zustande insoferne wieder eine Veränderung eingetreten, als die Zuckungen im Vorderarme selbst bei längerem Schreiben sich nur mehr selten einzustellen pflegen. Andere Beobachtungen habe ich in dieser Periode nicht gemacht.

14. Jänner 1883. — Siebenter Krankheitsbericht.

Ich bin schon seit längerer Zeit derart mit Dienstesgeschäften überbürdet, dass ich bei dem besten Willen nicht dazu komme, meine Angelegenheiten rechtzeitig zu ordnen und im Currenten zu erhalten.

Da ich täglich, die Sonn- und Feiertage nicht ausgenommen, 8—9, auch 10 Stunden angestrengt schreibe, so kann ich mich nicht genug darüber wundern, dass der Zustand meiner Hand sich demungeachtet bessert.

Wäre ich in der glücklichen Lage, die guten Rathschläge, welche Sie, geehrter Herr Doctor, mir wiederholt zu ertheilen die Gewogenheit hatten, auch präcise befolgen zu können, müsste meines Erachtens der Heilerfolg ein noch günstigerer sein.

Auf Grund der bisher gemachten Wahrnehmungen darf ich, ohne unbescheiden zu sein, wohl behaupten, dass es für die Hand entschieden besser ist, wenn ich mit einem Federkiel schreibe und den Gebrauch der Stahlfeder noch einige Zeit meide, weil letztere die Nerven leichter reizt und der Schreiberkrampf sich einstellen könnte. Die Zierlichkeit der Schrift wird zwar beeinträchtigt, wenn man mit einem Gänsekiel schreibt, allein dies hat nichts auf sich."

„Was die Schreibversuche mit dem mir empfohlenen Apparate des Professor v. Nussbaum anbelangt, so habe ich in jüngster Zeit ganz befriedigende Resultate erzielt.

Nach meiner unmassgeblichen Ansicht dürfte der Apparat jenen Personen, die blos an partiellem Schreibkrampf leiden, recht gute Dienste leisten. Erstreckt sich der Krampf nicht blos auf die Finger, sondern auch auf den Vorderarm, wie es bei mir in der linken Hand der Fall war, dann wird dieses Hilfsmittel gar keinen oder nur einen unbedeutenden Erfolg aufweisen.

Meiner rechten Hand verschafft derselbe keine Unterstützung, weil der Sitz des Uebels im Vorderarm sich befindet."

Dieses Urtheil eines genau sich beobachtenden Kranken schien der Veröffentlichung nicht unwürdig zu sein.

VI. CAPITEL.

Mechanische Behandlung der seitlichen Rückgrat-Verkrümmungen.

Die Anschauungen, welche bis in die jüngste Zeit über Wesen und Behandlung der seitlichen Verkrümmungen der Wirbelsäule allgemeine Geltung hatten (Schwäche der Muskulatur der einen Seite), hätten mich berechtigt, diese Erkrankung in dem vorhergehenden Capitel abzuhandeln.

Die neueren, Epoche machenden Forschungen von Lorenz haben mich jedoch veranlasst, der mechanischen Behandlung der Scoliose, durch deren Verständniss der praktische Arzt um die sich ihnen anvertrauenden Familien grosse Verdienste erwerben kann, ein eigenes Capitel anzuweisen. Gerade der Umstand, dass die einmal entwickelte Scoliose der sachkundigsten Behandlung grosse, oft unüberwindliche Schwierigkeiten entgegenstellt, während durch frühzeitiges Erkennen die Entwicklung mit so leichter Mühe verhütet werden kann, machen es jedem praktischen Arzt zur Pflicht, diesen Erkrankungen seine Aufmerksamkeit zu widmen. Da sich ein rationelles Eingreifen von Seite des Arztes nur dann denken lässt, wenn eine gründliche Kenntniss des Krankheitsprocesses ihm zur Seite steht, so will ich auf Grundlage der ausgezeichneten, neues Licht über denselben verbreitenden Publicationen von Lorenz*) in Kürze zusammenfassen, was mir zum Verständnisse des Ganzen unentbehrlich erscheint.

I. Pathologische Anatomie der Rückgrat-Verkrümmungen.

Die Veränderungen der Wirbelsäule in den Anfangsstadien der Scoliose sind vor Lorenz gar nicht studirt, mithin auch nicht gekannt worden. Dieser Autor ist der Ansicht, dass in den

*) A. Lorenz, Pathologie und Therapie der seitlichen Rückgrat-Verkrümmungen. Wien 1886, Alfred Hölder.

allerersten Stadien überhaupt keine nachweisbaren Veränderungen an dem Knochen- und Bandapparate vorhanden sind, indem die scoliotische Haltung in horizontaler Lage verschwindet. Er hält dafür, dass das erste, auf anatomischen Veränderungen beruhende Symptom der Scoliose in einer geringen Beweglichkeitsbeschränkung nach Seite der Convexität der mit Vorliebe eingenommenen seitlichen Flexionsstellung der Wirbelsäule besteht. Die anatomischen Ursachen dieser Beweglichkeitsbeschränkung sind bisher nicht untersucht, können aber per analogiam erschlossen werden.

Bei jeder habituellen Gelenkslage in Flexionsstellung tritt Verkürzung der Weichtheile ein, welche in dem von den Gelenkskörpern eingeschlossenen Winkel gelegen sind.

An den Wirbelkörpern entwickeln sich (ohne Rücksicht auf die gleichzeitig entstehende und immer höhere Grade erreichende Torsion der Wirbelsäule) in Folge des ungleichmässigen Druckes ausgesprochene Veränderungen. Der Wirbelkörper bekommt die Form eines Keils, dessen Spitze nach der concaven, dessen Basis nach der convexen Seite gewendet ist.

Eine weitere Folge der seitlichen Krümmung ist die, dass die an der Convexität der Krümmungen gelegenen Wirbelhälften stärker auf einander drücken, sich inniger berühren. Dadurch vergrössern sich die Facetten der Processus articulares; an der convexen Seite berühren sich die Gelenksfacetten weniger, sie verlassen sich und werden allmälig kleiner. Bei hochgradigen Verkrümmungen atrophiren die Gelenksfortsätze auf der Concavität durch den zunehmenden Druck, dagegen werden die benachbarten Flächen des Querfortsatzes durch Nearthrosenbildung in das Gelenksterritorium einbezogen; deshalb bleiben die concavseitigen Facetten immer grösser als die convexseitigen.

An den scoliotischen Wirbeln lassen sich noch andere Formveränderungen erkennen, welche schwieriger zu erklären sind und welche Lorenz als durch die Torsion der Wirbelsäule entstanden betrachtet.

Ein näheres Eingehen auf diese feinen Details liegt nicht im Interesse dieser nur praktische Ziele verfolgenden Abhandlung. Wem es darum zu thun ist, diese Details zu studiren, den verweise ich auf das von dem gründlichsten Forschungstriebe Zeugniss ablegende obgenannte Buch von Lorenz.

Es handelt sich dabei nicht blos um eine Torsion der Wirbelsäule als Ganzes, sondern, wie Albert und Volkmann schon erkannt haben, um eine Torsion jedes einzelnen Wirbels in seiner Substanz. Der Körper des Wirbels ist nämlich, wie Volkmann zeigte, in seiner Insertion am Bogenstücke wie geknickt, nach der Seite der Connexität der Scoliose wie hinübergezogen, der Processus transversus dieser Seite ist nach hinten gekrümmt und dem Dornfortsatze abnorm genähert. Es sei hier mit wenigen Worten der Anschauung Nicoladoni's erwähnt, der zufolge die Torsion der scoliotischen Wirbelsäule nur auf Sinnestäuschung beruhen soll, nachdem vor ihm Hüter schon die Torsion für eine nur scheinbare und durch Asymmetrie der Wirbelkörper hervorgerufen erklärte.

Lorenz erbringt in seiner citirten Abhandlung auf Grundlage pathologisch-anatomischer Studien den Beweis, dass die Torsion keine Sinnestäuschung, sondern eine effective sei, welche nicht ein Knochenbälkchen, nicht eine Bandfaser genau an ihrer normalen Stelle lässt und den Thorax in höchstem Grade deformirt.

Die Veränderungen, welche am Thorax und seinen Adnexen sich herausbilden, formulirt Lorenz in folgender Weise:

„An der convexen Seite der Krümmung sind nicht blos die Rippen des unteren Krümmungsschenkels, sondern sämmtliche Rippen gesenkt. An der concaven Seite der Krümmung zeigen sich die Rippen des unteren Krümmungsschenkels nicht erhoben, sondern mässig gesenkt; nach oben zu nimmt diese Senkung ab, die Rippen werden horizontal und schliesslich leicht erhoben.

Die convexseitige Thoraxhälfte erleidet eine Verkleinerung in allen Dimensionen; das Becken wird constant schief und asymmetrisch; die Ursache dieser Asymmetrie liegt in der Formveränderung des Kreuzbeins.

Die Veränderungen im Bänderapparate wurden zuerst von Nicoladoni nachgewiesen. Dieselben entwickeln sich aus den Gestalt- und Lagenveränderungen der knöchernen Bestandtheile der Wirbelsäule und aus Verlängerungen (die mit Verdünnungen), aus Verkürzungen (die mit Verdickungen einhergehen). Entfernen sich die Insertionspunkte der Bänder, so müssen letztere sich verlängern, im entgegengesetzten Falle aber verkürzen.

Die convexseitigen Muskeln werden verdünnt, gedehnt, blass, verfettet, schlecht genährt; an der concaven Seite machen sich keine Veränderungen geltend. Die langen Rückenmuskeln zeigen ausser der Structurveränderung auch Veränderung ihrer Lage zu den Dornfortsätzen.

II. Wie entsteht die habituelle Rückgrats-Verkrümmung?

Es würde den Rahmen dieser kurz gedrängten Abhandlung überschreiten, wollte ich auf die im Laufe der Jahre von verschiedenen Autoren aufgestellten Theorien (M. Eulenburg, Hüter, Guérin, Stromeyer, Malgaigne, Lorinser, Sabatier, Bouvier, Desruelles, Struthers, Bühring) näher eingehen. Ich will mich nur derjenigen Erklärung zuwenden, welche zuerst von Roser und Volkmann aufgestellt, von allen modernen Chirurgen anerkannt und auch von Lorenz in seinem herrlichen Buche als die einzig richtige hingestellt wird.

Die Erklärung (Belastungstheorie) lautet: Die habituelle Scoliose ist als die consolidirte, habituelle, scoliotische Haltung aufzufassen, welche durch allmälige Veränderungen im Bänder- und Knochenapparate fixirt wurde.

Eine sehr klare Vorstellung gibt Billroth*) in folgendem Ideengang:

Die Geradhaltung der Wirbelsäule ist das Resultat einer dauernden Muskelspannung. Diese werden wir weniger gewahr beim Gehen und Stehen, weil wir dabei alle Muskeln des Körpers anspannen. Wenn wir aber beim Sitzen die Muskeln der unteren Körperhälfte entspannen, so theilt sich die Neigung zur allgemeinen Muskelruhe unwillkürlich den anderen Muskeln mit. Unser gewöhnliches, bequemes Sitzen ist mehr ein Liegen; das stramme, anständige Sitzen kann nur durch energische Erziehung erzielt werden und erfordert eine gewollte, wenn auch durch Gewöhnung vielleicht unbewusste starke Anspannung unserer Rückenmuskeln.

Wird nun die Aufmerksamkeit der Kinder beim Sitzen auf andere Dinge concentrirt, so lässt die Muskelspannung der Rücken- und Nackenmuskeln nach; die Wirbelsäule wird durch die Schwere des nach vorne sinkenden Kopfes nach vorne gebogen. Will das Kind diese dem Lehrer auffallende Haltung vermeiden, so sinkt der Oberkörper zuerst in seinem unteren Theile nach einer Seite zusammen (meist nach rechts); das Kind wendet den oberen Theil der Wirbelsäule nach links, um das Gleichgewicht zu erhalten.

---

*) Vortrag über Rückgrats-Verkrümmungen, gehalten in der Oesterr. Gesellschaft für Gesundheitspflege in Wien am 11. October 1885. — Aerztliche Vereinszeitung, 15. October 1885.

In dieser Weise wird die Wirbelsäule des sitzenden Kindes beim Unterricht stundenlang in gleicher Stellung schief gehalten.

Die Schulbänke haben entweder keine oder unzweckmässige Lehnen; bisweilen wird den Kindern auch das Anlehnen verboten, weil sie bei unzweckmässig angebrachten Lehnen in unanständige Stellung gerathen.

Die habituelle Scoliose fällt gerade in die Zeitperiode, in welcher eine physiologische Steigerung der Ossificationsvorgänge am ganzen Skelette eintritt. Je rascher der Knochen wächst, desto plastischer ist er; desto leichter erleidet er unter den dauernden Einflüssen ungleichmässiger Belastung eine Veränderung seiner Gestalt; daraus erklärt es sich, dass die Deviation der Wirbelsäule vorzugsweise in die Zeit vom 7. bis 14. Lebensjahre fällt.

Aus der stärkeren Belastung der Proliferationszonen auf der einen Seite entsteht Wachsthumshemmung, aus der Entlastung der Proliferationszonen auf der anderen Seite resultirt Wachsthumsbeschleunigung. Das ungleiche Höhenwachsthum bewirkt die Keilform des Wirbelkörpers und damit ist die starre seitliche Biegung der Wirbelsäule gegeben.

Die habituellen Flexionsstellungen der Wirbelsäule bei den verschiedensten Beschäftigungen, insbesondere beim Schreiben, geben die Gelegenheitsursachen ab, deren Cumulationswirkungen nur unter Voraussetzung der erwähnten anatomischen Verhältnisse möglich wird.

Die Statistik der Scoliose weist ein ausgesprochenes Erblichkeitsmoment nach. Eulenburg fand unter 1000 scoliotischen Kindern bei 25% das Erblichkeitsmoment. Busch fasst die Erblichkeit der Scoliose in dem Sinne auf, dass er eine gewisse Schlaffheit und Widerstandslosigkeit der constituirenden Elemente der Wirbelsäule als das erbliche Uebel betrachtet, auf dessen Boden sich durch die Gelegenheitsursachen die Deviation ausbildet.

Jede Senkung des Beckens nach der einen oder anderen Seite ruft eine seitliche Beugung der Lendenwirbelsäule hervor, deren Convexität der gesenkten Beckenhälfte entsprechen muss; jede einseitige Arbeitsleistung eines Armes hat eine seitliche Beugung der Wirbelsäule zur Folge. Die gewohnheitsmässige Benützung des rechten Beines als Standbein bedingt bei vielen Kindern eine Senkung des Beckens linkerseits. Das Kreuzbein als Träger der Wirbelsäule geräth dabei aus seiner senkrechten Stellung in eine schräge Lage und bedingt dadurch die linksconvexe Beugung der Wirbelsäule.

Die Mehrzahl der habituellen Scoliosen ist durch die beim Schreiben eingenommene Haltung entstanden. Kinder pflegen häufig beim Schreiben nur auf dem einen oder anderen Knorren zu sitzen, was zur Beckensenkung einerseits und zu consecutiver Beugung der Wirbelsäule führt.

Aber auch bei Benutzung beider Knorren nimmt das Kind beim Schreiben in der Regel eine schiefe Haltung ein. Der rechte Vorderarm ruht auf dem Tische, während von der linken oberen Extremität höchstens die Hand, bisweilen nur die Finger aufruhen: die rechte Schulter ist nach vorne geschoben, die linke nach rückwärts gestellt; die vordere Fläche des Thorax steht schief zur Tischkante, die rechte Schulter steht höher als die linke. Die Wirbelsäule biegt sich in der Dorsalgegend stärker nach rechts, u. zw. um so mehr, je mehr der Schreibende die Körperlast auf dem aufgestützten rechten Arm ruhen lässt. Je weiter der Sitz der Schulbank von der Tischplatte entfernt, desto ungünstiger gestaltet sich die Haltung für das schreibende Kind. Die rechte Thoraxhälfte wird stark gedehnt und biegt sich in der Achselhöhle convex aus, während die linke Thoraxhälfte im entsprechenden Grade zusammengeschoben wird.

Lorenz ist der Ansicht, dass die meisten Scoliosen in sitzender Stellung erworben werden. Ist einmal die minimalste Abweichung habituell geworden, dann wird sie durch die oberhalb der Deviation gelegenen Körpertheile verschärft.

F. Schenk hat in seinen Studien über die Haltung der Kinder beim Schreiben mittelst sinnreich construirter Apparate nachgewiesen, dass von 200 Schülern nur 6 keine seitliche Verschiebung des Oberkörpers nachweisen. Rachitische Knochenerweiterung ist gewiss bisweilen die Ursache der Scoliose: es wäre aber falsch, diese Knochenerweichung jeder Krümmung der Wirbelsäule zu Grunde zu legen, indem die Plasticität des im energischen Wachsthum begriffenen, sonst ganz gesunden Wirbels gross genug ist, um unter dem Einflusse des jahrelang einwirkenden, einseitigen Druckes in Folge der scoliotischen Haltung beim Sitzen jene Formveränderungen einzugehen, welche den scoliotischen Wirbel charakterisiren. Das rasche Emporschiessen mancher Kinder sollte die besondere Achtsamkeit der Eltern und

Pfleger wachrufen — dasselbe ist ein besonders disponirendes Moment.

Billroth beantwortet die Frage, warum nicht alle Kinder, welche die Schule besuchen oder zu Hause viele Stunden des Tages sitzen und schreiben, scoliotisch werden, dahin, dass die genannten Schädlichkeiten besonders auf solche Kinder wirken, welche bei sehr raschem Wachsthume matt und schlaff werden — besonders auf phlegmatische Kinder. Das lebhafte, wenn auch im allgemeinen schwächliche Kind wechselt sehr oft seine Stellung, sowohl im Sitzen, als im Stehen, befindet sich in fortwährend nervöser Spannung, die sich mehr weniger allen Muskeln mittheilt. Das muskelfaule Kind sitzt aufmerksam oder gedankenlos, meist in derselben Stellung und lässt seinen Oberkörper immer nach derselben Richtung hin hängen. Die ausschliessliche Verwendung des rechten Arms beim Schreiben befördert die sich nach und nach fixirenden Bewegungen der Wirbelsäule. Bei kräftigem Bandgefüge und kräftigen Knochen gleichen sich während der Nacht die geringen Verschiefungen aus, die Wirbelsäule ist am anderen Morgen wieder gerade. Junge Menschen sind Morgens 1—2 Centimeter grösser als Abends. Die weichen, wenig elastischen Wirbel junger Mädchen dehnen sich nicht immer während der Nacht vollständig aus, es bleibt ein Minimum von Schiefheit zurück. Am folgenden Tage wirkt daher die andauernde schiefe Stellung schon wieder etwas stärker, als die Wirbelform. Alles, was diese andauernde schiefe Belastung begünstigt, fördert mittelbar die Entstehung und Steigerung der Schiefheit; Temperament und sonstige geistige Eigenschaften sind dabei wichtige Momente.

Die Heilung hochgradiger Scoliosen wäre nur denkbar, wenn man mindestens eben so viele Jahre, wie die Formveränderungen zu ihrer Entstehung brauchten, dazu verwenden könnte, um sie denselben Weg zurückzuführen, den sie durchlaufen haben. Diesem Beginnen stellen sich aber unüberwindliche Hindernisse entgegen.

Die Wirbel müssten sich an den Stellen, wo sie seitlich zusammengedrückt sind, wieder ausdehnen, d. h. mehr wachsen, als auf der anderen Seite. Das könnte vielleicht einigermassen erreicht werden, wenn man Jahre lang die Belastung der Wirbelsäule fern hält, d. h. wenn man das Gehen, Stehen und Sitzen verbietet und die Kinder 4—5 Jahre ohne Unterbrechung liegen liesse. Ein solches Opfer kann man aber nicht empfehlen, weil kein Arzt für den wirklichen Erfolg einstehen könnte.

Die Wahrscheinlichkeit einer Heilung wäre um so geringer, je älter das Kind, d. h. je näher letzteres dem Zeitpunkte steht, in welchem das schnelle Wachsthum der Knochen seinen Abschluss gefunden hat. Bei dieser trostlosen Aussicht auf Heilung bereits stark entwickelter Verkrümmungen muss alle Sorgfalt und Ueberwachung dahin gerichtet werden, die Entwicklung der Scoliose hintanzuhalten oder doch wenigstens die ersten, leisesten Anzeichen zu bemerken, um ein Fortschreiten mit allen Mitteln zu verhindern.

Prophylaxe der Scoliose.

Der Umstand, dass die Scoliose nur bei Culturvölkern vorkommt, gibt uns einen wichtigen Fingerzeig, die Ursache der Scoliose in dem mit dem Schulbesuche oder dem häuslichen Unterrichte verbundenen, vielstündigen Sitzen und vor Allem in der beim Schreiben eingenommenen Schiefhaltung des Körpers zu suchen.

Kinder müssen gezwungen werden, auf ihre Körperhaltung zu achten, wodurch sie unbewusst zu einer gleichmässigen, andauernden Anspannung aller Muskelgruppen des Körpers gewöhnt werden. Sämmtliche Muskeln des Körpers sollen durch die verschiedensten Leibesübungen ausgebildet und gekräftigt werden (Turnen, Reiten, Fechten, Schwimmen).

Das Sitzen muss auf das möglichste Minimum reducirt werden; es muss den Kindern gestattet sein, sich anzulehnen; die Schulbänke und Arbeitstische müssen zweckmässig construirt sein. Ist der Körper ermüdet, so lasse man ihn in horizontaler Lage einige Stunden ausruhen. Manche in der Entstehung begriffene Scoliosen bilden sich selbst zurück, sobald der Schulbesuch aufhört.

Gattungen der Scoliose. — Diagnose der Scoliose.

Man unterscheidet Lendenscoliosen und Brustscoliosen, je nachdem die Krümmung in dem Lendentheile oder Brusttheile der Wirbelsäule sich entwickelt hat. Da jede dieser Gattungen von Scoliose eine secundäre Krümmung zur Folge hat (die Lendenscoliose bedingt eine Krümmung in dem Brusttheile und umgekehrt), so spricht man von primären und consecutiven Krümmungen.

Je nachdem die primären Krümmungen ihre Convexitäten nach rechts oder links haben, spricht man von primären rechtsconvexen und primären linksconvexen Brustscoliosen, von primären rechtsconvexen und primären linksconvexen Lendenscoliosen.

Die Diagnose der beginnenden Scoliose ist für den Arzt bisweilen eine recht schwierige Aufgabe, indem die wechselnde Stellung der untersuchten Kinder leicht zu Täuschungen Veranlassung gibt. Deshalb muss man die Untersuchung mehrmals vornehmen; erst dann gelangt man zur Erkenntniss, welche von den verschiedenen Haltungen die habituelle ist.

Das erste Symptom der beginnenden Scoliose ist häufig eine Verschiebung des Oberkörpers auf dem Becken nach der einen oder anderen Seite — eine Verschiebung, welche nur bei aufrechtem Stande bemerkbar ist, bei Vorwärtsbeugung des Rumpfes aber und in der Bauchlage verschwindet.

Die laterale Verschiebung des Oberkörpers auf dem Becken erfolgt stets in der Richtung der primären Krümmung; die herabhängenden Arme weisen als natürliches Loth auf die Lageveränderung des Oberkörpers hin. Hängt z. B. der rechte Arm frei in der Luft und ist mehrere Centimeter vom rechten Darmbeinkamme entfernt, während der linke Arm auf der gleichseitigen Crista ossis ilei aufliegt, so hat man es mit einer primären Brustscoliose zu thun.

Die seitliche Verschiebung des Oberkörpers hat eine Asymmetrie der Seitencontouren des Rumpfes zur Folge. Bei Rechtsverschiebung des Oberkörpers auf dem Becken wird der rechtsseitige Umriss von der Achselhöhle bis zum Trochanter etwas convex geschweift, der Tailleneinschnitt und der rechte Hüftkamm verschwinden. Der Umriss der linken Seite nimmt eine concave Schwingung an, der linke Tailleneinschnitt wird vertieft, die linke Hüfte springt vor.

Bei der Linksverschiebung des Oberkörpers zeigen die seitlichen Grenzlinien des Rumpfes das entgegengesetzte Verhalten.

In einer grossen Anzahl von Fällen bleibt jedoch das normale Verhältniss zwischen Becken und Oberkörper erhalten. Die gekrümmte Wirbelsäule steht dann vollkommen senkrecht auf dem Becken (aufrechte Krümmung) und diese Fälle sind es vorzugsweise, welche der Entdeckung durch Eltern und Aerzte lange entgehen.

Was nun die Häufigkeit der einzelnen Formen der Scoliose anbelangt, so stimmen die Autoren darin überein, dass die primäre rechsconvexe Brustkrümmung ebenso häufig vorkommt, wie die primäre linksconvexe Lendenscoliose — während die primäre linksconvexe Brustkrümmung und die primäre rechtsconvexe Lendenkrümmung in verschwindend geringer Anzahl zur Beobachtung gelangt.

Lorenz möchte es vor der Hand unentschieden lassen, welcher der beiden fast ausschliesslich zur Behandlung kommenden Deviationen bezüglich der Häufigkeit der Vorrang gebührt, ob der rechtsconvexen Dorsalscoliose oder der linksconvexen Lendenscoliose.

Drachmann fand unter 1308 scoliotischen Patienten 93·35 Procent Mädchen und 6·65 Procent Knaben. Unter diesen 1308 Fällen befanden sich 553 = 42·3 Procent rechtsseitige Dorsalscoliosen, 642 = 47·7 Procent linksseitige Lendenscoliosen.

Wie geht man bei Untersuchung Scoliotischer zu Werke?

Man lasse das zu untersuchende Kind in einem gut erleuchteten Raume bis zu den Hüften entkleiden und binde die Kleider oberhalb der Trochanteren fest, damit das Kind der Sorge, die Kleider könnten herabrutschen, enthoben, ein ruhige, ungezwungene Haltung einnehme. Der untersuchende Arzt muss die Lichtquelle hinter seinem Rücken haben. Herabhängende Zöpfe werden auf dem Kopfe aufgebunden, nicht aber über die Schultern nach vorwärts geworfen. Das Kind stehe gleichmässig auf beiden Beinen — die Fersen geschlossen, die Fussspitzen nach auswärts gerichtet — die Arme fallen zwanglos zu beiden Seiten herab. Eine vorhandene Seitenverschiebung des Oberkörpers auf dem Becken wird in grösserer Entfernung deutlicher erkannt, der Arzt muss deshalb einige Schritte vom Kinde zurücktreten. Nun prüfe man, auf welcher Seite die Taillenfalte vertieft ist und fasse das Verhältniss der herabhängenden Hände zum Rumpfe in's Auge.

An der Vorderfläche des Kindes erkennt man die Verschiebung des Oberkörpers auf dem Becken, indem man vom Jugulum ein Loth herabfallen lässt. Dieses fällt seitlich vom Magen und der Symphyse. Lässt man rückwärts vom 7. Wirbel ein Loth nach abwärts, so geht dieses bei Lateralverschiebung des Oberkörpers seitlich an der Crena ani vorbei. Man streiche mit Daumen und Zeigefinger die Dornfortsätze umfassend, von oben nach abwärts. Der durch den Druck erzeugte rothe Streifen zeigt durch seine Krümmung die bestehende Deviation.

Bezüglich der Schulterblätter muss bemerkt werden, dass nicht jede Unregelmässigkeit in ihrer Haltung durch Scoliose bedingt ist. Dieselben stehen bei mageren, muskelschwachen Kindern bisweilen flügelartig vom Thorax ab, ohne dass die geringste scoliotische Veränderung der Wirbelsäule vorhanden ist. Kinder mit normaler Wirbelsäule haben bisweilen die Gewohnheit, die eine Schulter hängen zu lassen, die andere in die Höhe zu ziehen. Bei vorhandener Torsionsveränderung der Rippenwinkel ist jedoch die Haltung der Schulterblätter als eine durch die Formveränderungen des Thorax bedingte, ganz charakteristisch.

Nun untersuche man, welche Schulter höher steht. Bei rechtsconvexer Dorsalkrümmung ohne ausgesprochene linke dorsocervicale Gegenkrümmung ist häufig die rechte Schulter höher stehend; ist jedoch eine Gegenkrümmung vorhanden, dann steht die linke Schulter höher. In gleicher Weise findet man bei linksconvexer Dorsalkrümmung ohne dorso-cervicale Gegenkrümmung die linke Schulter höher, bei Gegenkrümmung aber die rechte.

Bei der typischen Dorsalscoliose ragt die linke Brusthälfte und gewöhnlich die Wölbung der rechten Schulter vor, das Schulterblatt ist auf die Seitenfläche des Brustkorbes verschoben.

Hat man die Symmetrie zwischen rechts und links geprüft, dann untersuche man die Wirbelsäule auf die Ausgleichbarkeit der vorhandenen Formveränderungen. Bei primärer Lendenscoliose kann man durch Unterschieben von dünnen Brettchen (etwa $1/2$ bis 1 Centimeter Dicke) unter den der Convexität der Lendenkrümmung entsprechenden Fuss die Deviation sofort ausgleichen. Diese Manipulation gibt gleichzeitig die Höhe der nöthigen Sohleneinlage an. Primäre Dorsalscoliosen werden durch die geschilderte Beckenschiefstellung nicht ausgeglichen; ja es kann beispielsweise eine rechtsconvexe Brustkrümmung durch Erhöhung des Beckens linkerseits noch schärfer hervortreten.

Behandlung der schon entwickelten Scoliose.

Leichte Grade von Scoliose werden schon durch die horizontale Bauchlage ausgeglichen; durch verticales Aufheben jenes Armes, welcher der Convexität entgegengesetzt ist, vermag man die Deviation aufzuheben. Hat jedoch die Beweglichkeit des gekrümmten Segmentes der Wirbelsäule wesentlich abgenommen, dann ist eine Ausgleichung der Abweichung durch die genannten Manipulationen nicht zu erreichen; dann muss eine systematische mechanische Behandlung Platz greifen.

Bis in die jüngste Zeit wurden die habituellen Scoliosen durch die sogenannte schwedische Heilgymnastik, durch Widerstandsbewegungen bekämpft und wurden die Scoliotischen während der Nacht in eigens construirte Lagerungsapparate gelegt, in denen die Wirbelsäule durch Zug und Druck in normaler Lage erhalten werden sollte.

Man ging von der Idee aus, dass die Scoliose ausschliesslich durch eine functionelle Gleichgewichtsstörung zwischen den rechts- und linksseitigen, die Wirbelsäule beugenden Muskeln bedingt sei. Der Hauptvertheidiger dieser Anschauung, Dr. M. Eulenburg, beruft sich in seinem Artikel „Rückgrat-Verkrümmungen" der I. Auflage der Real-Encyclopädie (1883) auf Hyrtl, welcher darüber Folgendes sagt: „So lange die auf die Wirbelsäule wirkenden Muskelkräfte ihren physiologischen Antagonismus behaupten, so lange ist eine dauernde Rückgratverkrümmung ausgeschlossen. Darnach ist die häufigste Entstehung der Rückgratverkrümmung und speciell der Scoliosis habitualis eine Störung des Gleichgewichts in der Leistungsfähigkeit der Rückenmuskeln."

Diese Anschauung, welche allgemeine Giltigkeit erlangt hatte, wurde durch Lorenz, dem wir ganz neue Ideen über das Wesen der Scoliose verdanken, als unrichtig widerlegt. Er sagt: „Die angebliche Functionsuntüchtigkeit der convexseitigen Muskeln ist eine weder durch klinische, noch durch anatomische Beweise gestützte, höchst willkürliche Annahme; die schwedische Heilgymnastik zum Zwecke der Stärkung der convexseitigen Muskeln habe deshalb gar keine theoretische Berechtigung."

Jede Polemik und Auseinandersetzung der gegentheiligen Ansichten vermeidend, das praktische Ziel dieses hochwichtigen Capitels mir vor Augen haltend, kann ich nichts Besseres thun, als an den Ideengang von Lorenz mich anlehnend, seine Methode als die vorläufig allgemein adoptirte in gedrängter Kürze auseinanderzusetzen und dieselbe aus eigener Anschauung und Erfahrung als die zweckmässigste, einfachste und am raschesten Heilung erzielende zu erklären.

Lorenz ist weit entfernt, den die Muskeln und den ganzen Organismus kräftigenden Einfluss der Heilgymnastik bei Scoliotischen zu bezweifeln — allein das ist, behauptet er, nicht die nächste Aufgabe der Therapie bei Scoliose.

Der Scoliotische braucht in erster Linie keine stärkeren Muskeln, sondern vor Allem eine gerade Wirbelsäule und das erreicht man niemals auf dem Wege der Heilgymnastik. Dafür spricht schon der Umstand, dass die Heilgymnastiker bei Behandlung der Scoliose niemals der directen Einwirkung auf die Wirbelsäule durch Maschinen entrathen konnten. Ein so wirksames Mittel die Heilgymnastik (Widerstandsbewegungen) in der Prophylaxe abgibt, so machtlos ist sie für sich allein, sobald die verkrümmte Wirbelsäule auch nur die leiseste Rigidität erlangt hat.

Lorenz deutet darauf hin, dass selbst Eulenburg, der hervorragendste wissenschaftliche Verfechter der heilgymnastischen Therapie der Scoliose die Verwendung von Pilotenmiedern für nothwendig erachtet und er durch die seitlichen Armstützen seines Trageapparates die Wirbelsäule von der Belastung durch Kopf, Hals, Schultern und Arme zu befreien trachtet.

Sämmtliche Apparate und Mieder, welche durch Druck und Gegendruck (auf die Convexitäten), durch Zug und Gegenzug (an den Enden der gekrümmten Wirbelsäule angreifend) wirken, haben wenig Werth. Sie gewähren den Eltern der Scoliotischen die moralische Genugthuung, dass für ihr Kind etwas geschieht, oder die Aerzte suchen sich über den Mangel der die Deviation verbessernden Wirkung damit zu trösten, dass man in dem Drucke der Pilote die Mahnung für den Kranken sehen will, dass er sich bemühen müsse, sich gerade zu halten.

Die von Sayre eingeführte Behandlung der Scoliose durch starre, unabnehmbare Gypspanzer hat sich ebenfalls nicht bewährt. Man ist allgemein zur Erkenntniss gelangt, dass diese Gypspanzer, in welchen die armen Kinder verschmachteten, eine grausame Qual war, welche nicht nur keinen Nutzen brachte, sondern nachtheilig wirkte. Um die Behandlung der Scoliose hat sich Sayre ein grosses Verdienst erworben, als er die abnehmbaren Gypsmieder einführte.

Dieses von Sayre erfundene, von Lorenz verbesserte abnehmbare Gypsmieder bildet im Vereine mit methodischer Geraderichtung der Wirbelsäule die heutzutage anerkannt beste und erfolgreichste Behandlung der Scoliose, nachdem der Filzverband und die mannigfaltigsten Mieder und sonstigen Lagerungsapparate als zwecklos verlassen wurden. Indem ich diejenigen Leser, welche sich für die ausführlichen Details interessiren, auf das epochemachende, mit grosser Sachkenntniss und seltener Hingebung für die gute Sache geschriebene Buch von Lorenz verweise, will ich hier die Methode der Geraderichtung der Wirbelsäule und der

Anlegung der abnehmbaren Scoliosenverbände in gedrängter Kürze wiedergeben:

Die methodische Geraderichtung der Wirbelsäule.

Ist die scoliotische Wirbelsäule rigid geworden, dann ist von keiner orthopädischen oder heilgymnastischen Behandlung eine Besserung zu hoffen. Lorenz fasst jede scoliotische Wirbelsäule als einen Complex pseudoankylotischer Gelenke auf. Diese Gelenke müssen daher gelockert werden und das lässt sich nur durch methodische gewaltsame Geraderichtung (Redressement) erzielen.

Das von den Patienten nach Angabe verschiedener Autoren angegebene „Selbstredressiren", darin bestehend, dass der Patient die Kraft zur Correction der Haltung selbst aufbringt, ist ganz werthlos. Selbst die vom Arzte aufgebrachte Kraft gibt nur wenig aus und die kurze Zeit, welche der Arzt zum Redressiren verwenden kann, ist ein Tropfen im Meere. Die Kranken müssen dahin gebracht werden, dass sie mehrere Stunden im Tage dazu verwenden, durch gewisse Körperstellungen das Redressement zu erreichen, ohne activ einzugreifen.

Dies geschieht am zweckmässigsten durch seitliche Suspension.

Der hiezu verwendete Apparat ist überaus einfach und kann von dem simpelsten Tischler angefertigt werden. Derselbe findet sich in dem Capitel (Lumbago auf pag. 200) abgebildet.

Zwei starke verticale Hölzer auf einem festen horizontalen Rahmen sind durch eine Querstange verbunden. Die verticalen Hölzer haben Längsschlitze, in denen ein verschiebbarer, in seinem mittleren Theile gepolsterter Cylinder aus Holz höher und tiefer gebracht und auf hölzernen Nägeln festgestellt werden kann. An dem auf dem Fussboden aufruhenden Holzrahmen wird ein Riemen angeschnallt, welcher eine mit Leder überzogene eiserne Handhabe besitzt; letztere lässt sich kürzer und länger schnallen.

Der verschiebbare Quercylinder wird so gestellt, dass die obere Fläche des gepolsterten Mittelstückes der Höhe der Achselhöhle des Patienten entspricht. Um nun die Art und Weise, in welcher das Selbstredressement vorgenommen wird, zu veranschaulichen, wollen wir einen bestimmten Fall in's Auge fassen.

Wählen wir die häufigste Form, die rechts convexe Brustscoliose mit einer Gegenkrümmung im Lendensegmente nach links:

Der Patient tritt an den Apparat heran, erfasst mit der linken Hand den Riemen, setzt den rechten Fuss auf den Steg, welcher die aufrechtstehenden Hölzer verbindet; nun schlüpft er mit dem Kopfe und dem Oberkörper mittelst einer Drehbewegung unter dem linken Arme hindurch, legt sich dann mit der rechten Thoraxhälfte, knapp unterhalb der Achselhöhle so auf das gepolsterte Mittelstück des Quercylinders, dass die grösste Convexität

Fig. 145.

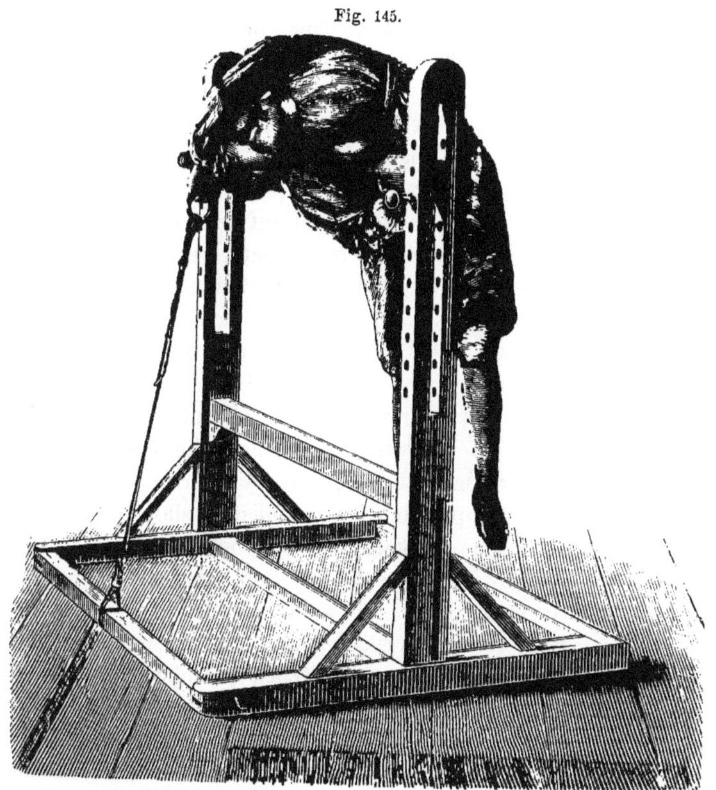

der Rippen senkrecht auf der Unterlage aufruht. Nun verlässt der rechte Fuss den Quersteg.

Der auf den Quercylinder balancirende Körper stellt einen zweiarmigen Hebel dar, dessen längerer Arm von dem unteren Thoraxantheile der Lendenwirbelsäule, dem Becken und den unteren Extremitäten gebildet wird, während der kürzere aus dem oberen Antheile des Thorax, dem Kopfe und der linken oberen

Extremität sich zusammensetzt. Den Stützpunkt des herabhängenden Körpers, die oberste Kuppe der Rippenwölbung, stellt das Hypomochlion dar.

Die Kraft, mit welcher das Redressement bewerkstelligt wird, entspricht dem Gewichte des Körpers. Will man diese Kraft steigern, so hängt man mit Schrott gefüllte Säckchen (5 bis 10 Kilo schwer) an die Sprunggelenke. Doch ist es rathsam, mit dieser Verschärfung der Procedur erst nach einiger Zeit zu beginnen, bis sich der Patient an die unbequeme Lage gewöhnt hat.

Die seitliche Suspension muss einige Zeit hindurch in Gegenwart des Arztes ausgeführt werden, um fehlerhafte Haltung auf dem Apparate hintanzuhalten. Erst dann, wenn der Arzt die Ueberzeugung gewonnen hat, dass der Patient jederzeit die correcte Lage aufzusuchen im Stande ist (d. h. der rechte Diagonaldurchmesser des Thorax muss senkrecht auf der Unterlage stehen), dann kann demselben die Ausführung überlassen werden.

Durch die seitliche Supension in Verbindung mit dem vom Arzte ausgeführten Drucke, ist man im Stande, den kindlichen Thorax umzuformen. Die Gestaltveränderung der Rippen hält allerdings in der ersten Zeit der Behandlung nur während der Dauer der mechanischen Eingriffe vor; aber mit der Fortsetzung und Wiederholung der Einwirkung werden die Veränderungen bleibend, welche darin bestehen, dass die vermehrte Wölbung der convexseitigen Rippenwinkel sich abflacht, dass die Rippenwinkel linkerseits eine stärkere Wölbung bekommen und in der Gegend der rechtseitigen Rippenknorpel ein rechtseitiger vorderer Rippenbuckel entsteht.

Die ersten Redressement-Versuche sind ausserordentlich schmerzhaft, weil die pseudoankylotischen Gelenke in ihren Verbindungen (Bänder) gezerrt, gedehnt, gelockert werden. Lorenz warnt deshalb vor energischem Vorgehen bei den ersten Suspensionsversuchen. Der Anfänger muss wissen, dass diese ersten Versuche nie ohne Thränen ablaufen. Auch eine andere Erscheinung muss erwähnt werden, welche den Anfänger erschrecken könnte, nämlich die grosse, schmerzhafte Athemnoth, welche in der ersten Zeit der Behandlung sich einstellt und als Symptom der Ummodelung der Thoraxform aufgefasst werden muss.

Es ist gut, den Patienten vor dem ersten Redressement auf diese beängstigende Erscheinung aufmerksam zu machen und ihn anzuhalten, möglichst tief einzuathmen. Die Dauer, durch welche ein Patient in der Suspensionsstellung aushalten kann, hängt von der Kraft und dem Willen desselben ab; zwei bis drei Minuten können als die Durchschnittsdauer gelten. Das Redressement wird vom Patienten 20 bis 25 Mal nach einander wiederholt und dieser Cyclus mehreremale täglich vorgenommen, so dass die Kinder zwei bis drei Stunden im Tage damit zubringen.

Bei Lendenkrümmungen muss natürlich die Lagerung des Patienten in modificirter Weise vorgenommen werden. Nehmen wir an, es handle sich um die häufigste Form, die links convexe Lendenkrümmung.

Der Patient erfasst den Riemen mit der rechten Hand, setzt den linken Fuss auf den Quersteg, rotirt Kopf und Oberleib unter dem rechten Arm, legt sich in halber Rückenlage knapp oberhalb des linken Darmbeinkammes auf den gepolsterten Cylinder des Apparates. Die Schmerzen sind bei der Lendenkrümmung geringer, Athemnoth tritt selten ein; bisweilen stellen sich Schmerzen im Kreuze und in der rechten unteren Extremität ein.

Man hat ausserdem die mannigfaltigsten passiven Bewegungen ersonnen, um das Redressement zu bewerkstelligen. Die wirksamste dieser Bewegungen sei hier geschildert und in Zeichnung (Fig. 146) wiedergegeben:

Der Patient (linkseitige Lendenscoliose) liegt auf der Massagebank so, dass der Oberkörper über die Bank hinausragt; er schlägt den rechten Arm über seinen Kopf; der Arzt unterfängt den Oberkörper des Liegenden mit dem linken Arm am obersten Theile des Thorax, diesen an sich ziehend, so dass die Wirbelsäule gegen links gekrümmt wird. Nun legt der Arzt den Ballen seiner rechten Hand an die Convexität der Lendenkrümmung an und drückt dieselbe mit vieler Kraft nach rechts, diese Procedur 5—10 Mal wiederholend.

Diese Manipulation ist für den Arzt anstrengend, für den Patienten ziemlich schmerzhaft. Zum Selbstredressement der Lendenscoliose lässt sich jede Uebung, bei welcher der Körper einen seitlichen Bogen bildet, verwenden; nur muss der Scheitel des seitlichen Bogens in der Lendenwirbelsäule und seine Convexität der Scoliosenkrümmung entgegengesetzt sein. So z. B. kann das Redressement dadurch erzielt werden, dass der Patient in eine an einer senkrechten Stange befestigte Beckengabel eingeschnallt wird. Nun wird um die Convexität der Lendenkrümmung und den Pfahl ein gepolsterter Gurt gespannt und um diesen letzteren wird die Wirbelsäule umgebogen.

Ein gleichzeitiges Redressement der Brust- und Lendenscoliose kann in aufrechter Stellung des Patienten in folgender Weise vorgenommen werden: Der Patient wird wie vorher in eine gepolsterte Beckengabel gestellt, die an einem senkrechten Holze befestigt ist. Die in der Höhe der Spina angelegte Gabel wird

Fig. 146.

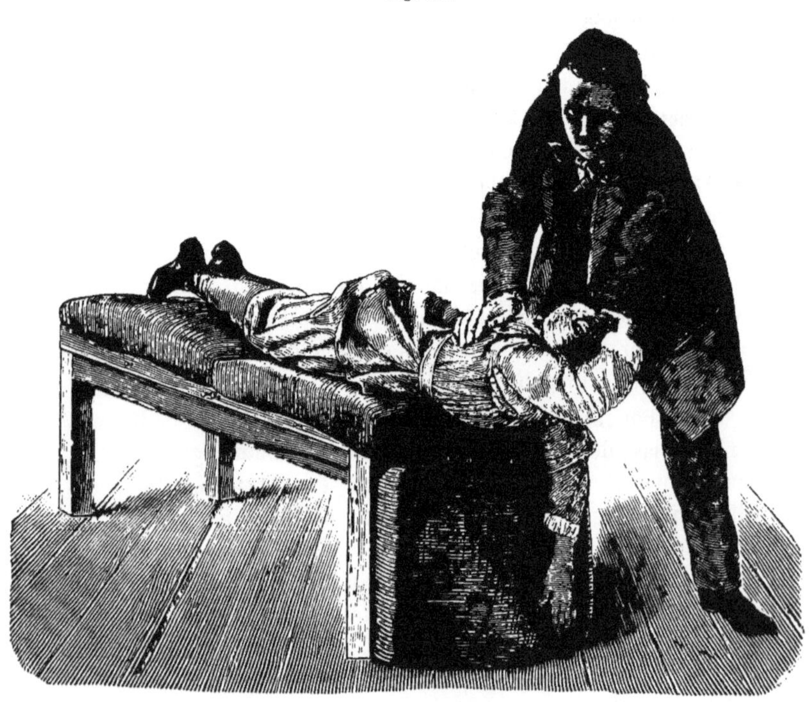

mit einem gepolsterten Riemen geschlossen; der linke Fuss steht auf einer 3—4 Centimeter Unterlage, so dass das Becken rechts tiefer steht. Der Stamm wird nach links geneigt, wodurch eine Umkrümmung der scoliotischen Lendenwirbelsäule hervorgerufen wird. Nun wird der Thorax, um welchen ein gepolsterter Gurt angelegt wurde, gegen diesen Gurt nach rechts gedrückt, der Kopf nach rechts geneigt, wodurch das nach rechts convexe Brustsegment in die Medianlinie gedrängt wird.

Die Wirkung kann durch die Belastung der Schultern mittelst Krägen, die mit Schrott gefüllt sind, verstärkt werden. Der Schrott muss im Kragen gleichmässig vertheilt sein, was man dadurch erreicht, dass man ihn in concentrischen und radiären Linien durchnäht. Man kann auch mehrere solcher übereinander gelagerter Krägen verwenden; ein Gewicht bis zu 30 Kilo wird leicht vertragen. Mit diesen Krägen, unter steter Beobachtung der Dornfortsatzlinie zweckmässig dirigirt, kann der Arzt energische Redressements bewerkstelligen, wobei er seine eigene Kraft schont.

Sache des Arztes ist es, mit aller Vorsicht zu Werke zu gehen und in der ersten Zeit sich mit geringen Wirkungen zu begnügen.

Die Patienten haben in den ersten 14 Tagen das Gefühl des Zerbrochenseins; nach dieser Zeit tritt die allmälige Gewöhnung ein. Bei beweglicher Scoliose erreicht man die Mobilisirung der Wirbelsäule in wenigen Wochen; die rigideren brauchen viele Monate. Vollkommen rigide Scoliosen nehme man gar nicht in Behandlung, auch wenn die Krümmungen geringfügig sind, bei ihnen bleibt das sorgfältigste und fachkundigste Eingreifen ohne Erfolg. Die Mobilisirung der scoliotischen Wirbelsäule muss jeder weiteren therapeutischen Massregel vorhergehen. Die durch das Redressement erzielte Richtigstellung der Wirbelsäule muss durch starre, abnehmbare Verbände erhalten und die Dorsionsveränderungen der Rippen zur normalen Stellung zurückgebracht werden.

Anfertigung des abnehmbaren Scoliosenverbandes.

Man zieht über den nackten Körper des Patienten einen aus Schafwolle gewirkten, etwa 57 Centimeter im Durchmesser haltenden doppelwandigen Tricotstrumpf, welcher je nach der Taille (Raum zwischen Darmbeinkamm und der Achselhöhle) 70 bis 75 Centimeter lang ist, in der Weise, dass der Strumpf vom Kopfe her über die senkrecht ausgesteckten Arme gezogen wird.

Dieser Wollstrumpf, welcher dem Körper eng und faltenlos anliegen muss, wird nach oben und unten fest gespannt. Dies erreicht man dadurch, dass er mit Bändchen über den Schultern und an den Strümpfen festgenäht wird. Die Naht des Strumpfes verlege man in die vordere Medianlinie. Die offenen Schnittränder des doppelten Wollsackes werden miteinander vernäht. Die Magengrube unter dem Wollsack wird mit einem dünnen Wattepolster ausgefüllt. An der Spina und längst der Crista ossis ilei werden auf dem Strumpfe weiche Filzstreifen angenäht, wodurch diese Stellen gegen den Druck des nun anzulegenden Gypsverbandes geschützt werden

Nun bringt man den Patienten in eine verticale Supensionsstellung (die Beely'sche Schwebe eignet sich gut zu diesem Zwecke) und bezeichnet mit Blaustift die untere und obere Grenze des anzulegenden Verbandes auf dem Körperstrumpfe.

Die untere Grenze verläuft vorne höchstens einen halben Centimeter unterhalb des vorderen oberen Darmbeinstachels, reicht aber rückwärts etwas tiefer herab. Behufs Bestimmung der oberen Grenze fixirt man auf dem Rücken rechts und links den Punkt, auf welchem während der Suspensionsstellung die untere Spitze der Scapula zu liegen kommt. Eine diese Punkte verbindende Linie entspricht der Axillarhöhe des Verbandes. An der vorderen Seite liege die Grenze etwas tiefer, als rückwärts. An der vorderen Seite reiche die Grenzlinie ein klein wenig höher, als die untere Peripherie der Mamma.

Die Schulterblätter dürfen durch den Verbandrand nicht hinaufgeschoben werden, sondern die unteren Winkel der Schulterblätter müssen im Verbande Raum finden. Um dies zu erreichen, bedeckt man die Schulterblätter vor Anlegen des Verbandes mit dreieckigen Filzplatten, so dass die obere Partie des Verbandes nach Herausnahme der Filzplatten etwas weiter wird. Die Filzplatten müssen nach Erforderniss eine bestimmte Dicke haben und gut zugeschärft sein, damit sie sich im Gypsverbande nicht abdrücken. Man bringt diese Filzplatten unterhalb des Tricots, also auf nacktem Körper, an den verflachten Stellen der vorderen Thoraxhälfte derart an, dass zwischen den durch Krümmungsverminderung der Rippen vertieften Antheilen der Thoraxwand und den durch die Krümmungsvermehrung der Rippen erhobenen Thoraxparthie ein Niveau hergestellt wird.

Es ist nothwendig, die Patientin einige Tage vor Anlegen des Verbandes in der unbequemen Suspensionsstellung, in welcher sie 12—15 Minuten ausharren muss, einzuüben, wobei man die Fusspitzen durch eine Unterlage unterstützt.

Nun geht man an das Anlegen des Verbandes. Die Organtinbinden sind schon früher in folgender Weise hergerichtet worden: Feinmaschiger Organtin wird in 10 Centimeter breite Streifen gerissen und durch feinsten, möglichst frischen Alabastergyps hindurchgezogen. Die Streifen werden zu mässig starken Bindenrollen aufgerollt.

Diese Rollen werden mit Vorsicht in laues Wasser eingelegt und nachdem alle Luft aus ihnen entwichen, behutsam ausgedrückt. Man beginnt mit den ersten Touren am Becken und indem man zwei Drittel der unterliegenden Binde mit der nächsten Tour deckt, schreitet man allmälig nach oben. Bei den dem Strumpfe unmittelbar aufliegenden Touren ist die allergrösste Sorgfalt nöthig, damit keine Falte entstehe, welche schmerzhaften Druck erzeugen könnte. Auch ist es rathsam, die Binde nicht umzuschlagen, sondern abzuschneiden und frisch zu beginnen. Jeder Ueberschuss an Gyps werde mit einer ovalen Metallplatte entfernt.

Man überschreitet die gezogenen Grenzlinien oben und unten mehrere Finger breit, um auch an den Rändern des Verbandes eine gleichmässige Dicke zu erzielen. Nach Beendigung der Bindetouren, welche 8- bis 10fach über einander liegend, eine Dicke von 3 Millimeter besitzen, ist der Verband so weit erhärtet, dass man sofort zur Abnahme schreiten kann. Man zieht an der vorderen Mittellinie mit einem Lineale einen Bleistiftstrich, holt die Bauchpolster unter dem Verbande hervor und geht nun an's Aufschneiden des letzteren. Man bewerkstelligt das mit einer starken, nach der Kante gebogenen Scheere, indem man das untere geknöpfte Blatt unter den Tricot schiebt und das Griffende möglichst parallel zum Körper hält. Dem Patienten empfiehlt man, während des Schneidens den Bauch einzuziehen, damit man keine Hautfalte zwischen die Blätter der Scheere bekomme. Auf diese Weise wird mit dem Gypsverbande gleichzeitig der Tricotstrumpf aufgeschnitten.

Nun löst man die Achselbänder und jene Bänder, welche den Tricot an den Strümpfen festhalten; hierauf wird der Verband vorsichtig auseinander gebogen und derart um seine Achse gedreht, dass er von der Schmalseite des Rumpfes abgenommen werden kann. Die Schnittränder werden nun genau auf einander gepasst und durch eine straff umwickelte Callicotbinde in ihrer Lage erhalten. Nun untersucht man genau die Innenseite des Verbandes auf etwaige Falten. Falls solche vorhanden sind, werden sie mit einem Hammer, dessen Kopf abgerundet ist, vorsichtig glatt gehämmert.

Nun löst man am oberen und unteren Rande des Verbandes den Tricotstoff bis zu der mit Blaustift gezeichneten Grenzlinie, welche sich auf der Innenseite des Verbandes abgeklatscht hat und schneidet mit einer starken Hohlscheere die überflüssigen Theile ab, was keine Schwierigkeiten bereitet, so lange der Gyps nicht vollkommen hart geworden ist.

Man achte besonders darauf, dass der Verband in der Gegend des vorderen, oberen Darmbeinstachels nicht zu lang ausfalle, da sonst das Sitzen behindert ist. Die Schnittränder werden durch Streichen zwischen zwei Fingern geglättet und hierauf das obere und untere Ende des Tricotstoffs über die äussere Fläche des Verbandes herab-, beziehungsweise hinaufgeschlagen und mit Sicherheitsnadeln an einander befestigt.

So lange der Verband noch weich ist, werden die inneren Kanten der Schnittränder sorgfältig geglättet und der ganze Rand etwas nach aussen umgekrämpelt, da sonst der Verband mit seinen Rändern drückt.

Nun wird der Verband in einen Trockenofen gestellt, der aus einem Blechcylinder besteht, dessen Boden mit einem runden Ausschnitt zur Aufnahme einer Gas- oder Weingeistflamme versehen ist. Der Deckel des Cylinders trägt eine Handhabe zum bequemen Abheben und ist mit einer Abzugsöffnung für die heisse Luft versehen. Der Verband ruht auf einem, in entsprechender Entfernung von der Flamme befestigten Drahtsiebe. Die Trocknung soll langsam, bei nicht zu hoher Temperatur vorgenommen werden, weil der Gyps sonst pulverig und der Verband rasch weich wird. In 4—5 Stunden ist der Verband vollkommen getrocknet, ausserordentlich hart und doch genügend elastisch, um auseinander gefedert zu werden.

Ist der Verband getrocknet, dann kann man die übrige Vollendung einem Arbeiter überlassen, welcher die Ränder etwas zufeilt, die äussere Fläche mit dem überflüssigen Tricotstoff überzieht und die Schnürung aufnäht. Zur Schnürvorrichtung verwendet man Lederstreifen, in welche kleine Häkchen eingelassen sind; diese werden mit einer starken Miederschnur aneinander gezogen.

Das Gelingen und die Brauchbarkeit eines solchen Verbandes hängt von der Sorgfalt und Genauigkeit ab, mit welcher derselbe hergestellt wird.

Die Patienten tragen den Gypsverband über einem anliegenden Tricotleibchen. Der Verband wird von der Schmalseite des Thorax her angelegt und durch eine Rotation in die richtige

Lage gebracht. Beim Auseinanderfedern hat man darauf zu achten, dass beide Hälften in gleichem Grade daran participiren, weil sonst eine Charnier erzeugt wird, wodurch der Verband rasch unbrauchbar wird. Ein gut präparirter, mit Sorgfalt gehandhabter Verband dauert durchschnittlich 4—5 Monate. Nimmt das Kind in dieser Zeit zu, so muss er erneuert werden, bevor er unbrauchbar geworden. Die Kosten eines Verbandes sind nicht geringe; die Anfertigung erfordert eine geschickte Hand, Routine und Gewandtheit.

Der Lorenz'sche Torsions-Lagerungsapparat.

Um die Wirbelsäule in der durch die mechanische Behandlung erzielten Correctur zu erhalten, hat man die mannigfaltigsten Streckbetten und Lagerungsapparate verwendet. Das Princip der orthopädischen Streckbetten beruht auf Zug an den Achseln und Gegenzug an den Schenkeln, um auf diese Weise die gekrümmte Wirbelsäule gerade zu richten. Einzelne dieser Streckbetten sind derart construirt, dass auch seitliche Züge an der gestreckten Wirbelsäule angreifen, um die Krümmungsscheitel der Brust- und Lendenabweichung in die Mittellinie zurückzuführen. Bei den vielfach verwendeten Streckbetten mit geneigter Ebene wird die Extension der Wirbelsäule durch die Eigenschwere des Körpers bewerkstelligt. Das Streckbett von Klopsch gestattet neben der Streckung der Wirbelsäule eine Torsion der Wirbelsäuleabschnitte, indem es statt der seitlichen Züge ein doppeltes Planum inclinatum für Brust- und Lendenverkrümmung besitzt.

Die orthopädischen Lagerungsapparate entbehren der Streckvorrichtungen. Der Ausgangspunkt sämmtlicher Lagerungsapparate bildet das Bühring'sche Bett, welches eine gepolsterte Eisenplatte besitzt, die einen zum Festschnallen des Patienten dienenden Beckengurt trägt. Am Bette sind verschiebbare Hohlplatten angebracht, welche von der Seite und von unten her einen Druck auf die Convexitäten der Brust- und Lendenkrümmung ausüben.

Alle bisher verwendeten Lagerungs- und Extensionsapparate gehen von dem Lehrsatze aus, dass der letzte Grund der Scoliose in der aufrechten Körperhaltung, d. h. in der mit dieser Haltung verbundenen Belastung der Wirbelsäule zu suchen ist.

Lorenz behauptet, dass man, auch wenn alle schädlichen äusseren Einflüsse (schlechte Schreibhaltung, Rechtshändigkeit) beseitigt würden, die Häufigkeit der Scoliose vermindern, die Wirbelsäulenverkrümmung aber nie aus der Welt schaffen könnte.

Zur Correctur einer Scoliose ist nicht nur eine Entlastung der concavseitigen Wirbelkörperhälften, sondern auch eine stärkere Belastung der convexseitigen Antheile nothwendig. Dies kann aber nur auf dem Wege der Umkrümmung erreicht werden.

Diese Umkrümmung der scoliotischen Wirbelsäule ist durch mechanische Eingriffe und Belastung von oben her für den Moment leicht zu bewerkstelligen, es ist jedoch schwer, diese Umkrümmung dauernd zu erhalten.

Nach Lorenz liegt die Zukunft der Scoliosentherapie in der Aufgabe, die scoliotische Wirbelsäule in Umkrümmungsstellung von oben her zu comprimiren oder die Eigenlast des Rumpfes auf die künstlich umgekrümmten Segmente in corrigirendem Sinne wirken zu lassen. So lange aber die Therapie dieses Ziel nicht erreicht hat, können die Lagerungsapparate nicht entbehrt werden.

Lorenz hat nun entgegen den bisher verwendeten Lagerungsapparaten, auf denen der Patient in gleichmässiger Rückenlage ausgestreckt ist, einen in seinem Principe ganz neuen Lagerungsapparat construirt, der es sich zur Aufgabe macht, die corrigirenden Kräfte nicht auf den in indifferenter Rückenlage befindlichen Rumpf wirken zu lassen, sondern in einer gewissen differenten Lage des Körpers das ausschliessliche Mittel zu finden, die seitlichen Abweichungen der Wirbelsäule zu beeinflussen und durch eine gewisse, der bestehenden Verkrümmung entgegengesetzte, also antiscoliotische Zwangshaltung während der horizontalen Ruhelage des Körpers auf die seitlichen Abweichungen der Wirbelsäule in günstigem Sinne einzuwirken.

Ist die Lendenwirbelsäule noch einigermassen beweglich, so gelingt die Umkrümmung derselben durch die blosse Lagerung des Körpers ohne besondere Schwierigkeit.

Es genügt, im Bette die Seitenlage einzunehmen und dabei den Oberkörper einerseits, die Beine andererseits hoch zu lagern, so dass die Lendenwirbelsäule den Scheitel eines Winkels bildet, dessen einen Schenkel die Beine und das Becken, dessen andern der Oberkörper bilden. Bei einer solchen Lage auf der rechten Seite sind der linke Darmbeinkamm und der linke Rippenbogen einander fast bis zur Berührung genähert. Bei der Lage auf der linken Seite wären natürlich die rechtsseitigen Körpertheile genähert. Die Dornfortsatzlinie der Lendenwirbelsäule beschreibt bei der Rechtslage einen rechtsconvexen, bei der Linkslage einen linksconvexen Bogen.

Diese Seitenlagerung in Umkrümmungshaltung übt nach dem Gesagten nur auf die Lendenwirbelsäule eine redressirende Wirkung aus.

Um gleichzeitig auch auf die Brustwirbelsäule einen, wenn auch nicht umkrümmenden, so doch in zweckmässiger sagittaler Richtung auf die Krümmungswinkel der rechtseitigen Rippen wirkenden Druck durch die Lagerung des Körpers allein zu erzielen, muss noch eine besondere Modification dieser Lagerung eintreten. Um diesen Zweck zu erreichen, construirte Lorenz seinen Apparat in wahrhaft genialer Weise derart, dass, während Becken, Extremitäten und umgekrümmte Lendenwirbelsäule in rechter Seitenlage sich befinden, der Thorax durch eine Drehung des Oberrumpfes um 90 Grade in volle Rückenlage gebracht und (rechtsconvexe Dorsalkrümmung vorausgesetzt) nur in seiner rechtsseitigen Rückenfläche unterstützt wird, während die linke Rückenfläche ohne Unterstützung bleibt.

Der sagittale Druck, welcher durch diese Torsionslagerung auf die geknickten, rechtseitigen Rippenwinkel ausgeübt wird, kommt nach Lorenz der Grösse der Eigenschwere des Körpers gleich, wozu noch jene Kraft zu rechnen ist, mit welcher der um 90 Grade gedrehte Rumpf in die vom Becken bestimmte Seitenlage des Körpers zurückzufedern sucht.

Mit Recht sagt Lorenz, dass diese Torsionslagerung als eine künstliche Detorsion aufzufassen ist.

Fig. 147 stellt den Lagerungsapparat dar, wie er in dem von Lorenz veröffentlichten Artikel*) abgebildet ist.

Auf einem viereckigen, den Längendimensionen des Patienten entsprechenden Holzrahmen sind die vier wesentlichen Bestandtheile des Lagerungsapparates angebracht, und zwar:

1. Der Fusstheil *a*. Derselbe besteht aus einem, der Beinlänge des Patienten entsprechenden gepolsterten Brett, welches an dem einen Ende in einem Charniere beweglich ist und in einem beliebigen Winkel aufgestellt werden kann.

2. Der Beckentheil (Fig. 147 *b, c, e*). Derselbe besteht aus zwei senkrecht stehenden, starken Wänden, welche an den einander zugekehrten Flächen sehr gut gepolstert sein müssen. Die

*) Wiener med. Presse. 1887, Nr. 47.

Polsterung ist in der Weise angeordnet, dass sie gegen das Kopfende des Lagerungsapparates an Dicke zunimmt. Die Wand (Fig. 147 *b*) ist durch starke Winkeleisen fest mit dem als Grundlage des Ganzen dienenden Holzrahmen verbunden. Die Wand (Fig. 147 *c*) hingegen ist beweglich und lässt sich innerhalb gewünschter Grenzen in einer beliebigen Entfernung von der Wand (Fig. 147 *b*) festschrauben. Die Höhe der Wände muss zum Mindesten der Länge des frontalen Beckendurchmessers entsprechen. Die Breite derselben richtet sich etwa nach der Entfernung der Spina post. sup. von einer der beiden Glutealfalten. Die zwischen den beiden eine Beckengabel vorstellenden Wände befindliche Bodenfläche wird mit einem dicken Rosshaarpolster (Fig. 147 *d*) bedeckt. Derselbe setzt sich gegen das Kopfende des Apparates auf einen rollenförmigen, gepolsterten Wulst (Fig. 147 *e*) fort, welcher den

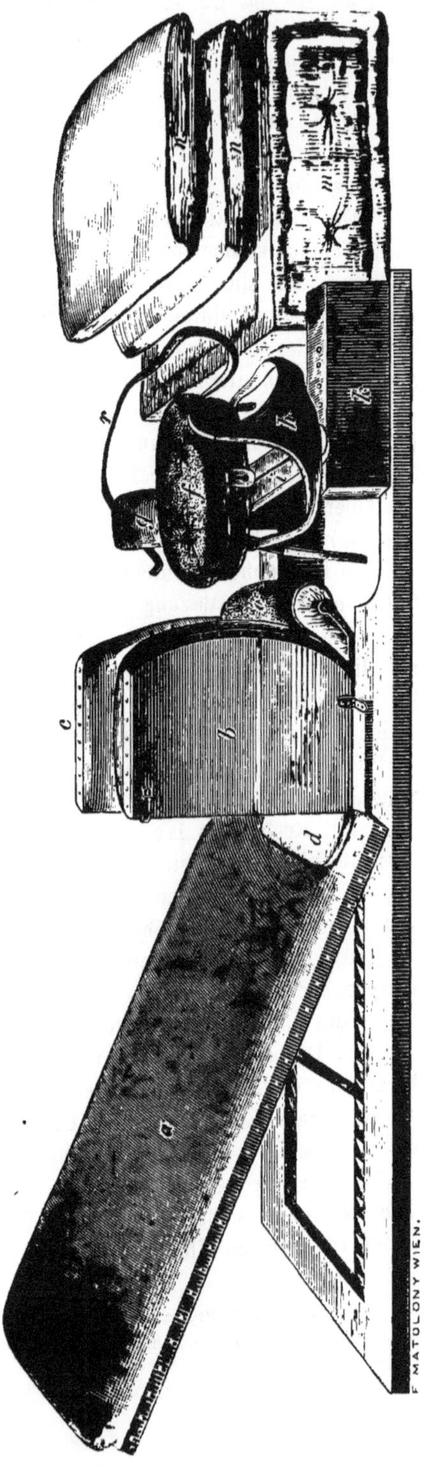

Fig. 147.

von der Beckengabel eingeschlossenen Raum gegen das Kopfende des Lagerungsapparates zu einem theilweisen Abschlusse bringt.

3. Der Brusttheil. Er wird von einer oblongen gepolsterten Platte (Fig. 147 *f*) gebildet. Dieselbe ist zur Aufnahme der convexseitigen Thoraxhälfte bestimmt. Ihre Länge entspricht nahezu dem Längendurchmesser des Brustkorbs, ihre Breite dem halben Frontaldurchmesser derselben (der Breite der convexseitigen Thoraxhälfte). Diese Rückenplatte trägt an einem äusseren Rande, etwas unterhalb dessen Mitte (gegen das Fussende des Apparates zu), einen etwas nach aussen geneigten, gepolsterten Widerhalt (Fig. 147 *g*). Die Rückenplatte nimmt vom Fussende des Apparates gegen das Kopfende desselben an Dicke zu und auch die Polsterung ist in analoger Weise angeordnet (diese Anordnung ist aus der Zeichnung nicht gut ersichtlich). Die drei Enden einer für die linke Schulter bestimmten Lederkappe (Fig. 147 *h*) sind in der aus Fig. 149 ersichtlichen Weise an die Rückenplatte (Fig. 147 *f*) und deren Widerhalt verkürzbar, befestigt. Die Rückenplatte ist an einer Querleiste (Fig. 147 *i*) in frontaler Richtung verschiebbar und mittelst einer Schraube an denselben befestigt. Die Querleiste ruht ihrerseits auf zwei mit dem Holzrahmen fest verbundenen Holzprismen (Fig. 147 *k*) und ist auf denselben in der Richtung vom Fuss- zum Kopfende des Apparates verschiebbar befestigt. Die obere Fläche der Rückenplatte (Fig. 147 *f*) liegt höher als der dem Beckenantheile des Apparates angehörende Wulst (Fig. 147 *e*) und bildet gewissermassen die etwas ansteigende Fortsetzung des letzteren.

4. Der Kopftheil (Fig. 147 *m, n*). Derselbe dient zur einfachen Unterstützung des Kopfes und kann diesem Zwecke in verschiedener Weise genügen. In Fig. 147 besteht derselbe aus einem festen viereckigen Polster, welcher zwischen das obere Ende des Holzrahmens oder vielmehr zwischen die Holzprismen (Fig. 147 *k*) angeschnallt wird. Kleinere Pölster (Fig. 147 *n*) können nach Belieben darauf gelegt werden. Der Kopftheil kann auch in der Weise compendiöser gemacht werden, dass ein schief aufsteigendes gepolstertes Brett zwischen die Holzprismen eingefügt und auf dieses dann ein kleinerer Polster gelegt wird. Der ganze Apparat ruht zweckmässig auf einer niedrigen, dem Holzrahmen an Grösse entsprechenden Bank.

Fig. 148 zeigt den Lagerungsapparat in Verwendung (Seitenansicht).

Fig. 149 zeigt den in Verwendung befindlichen Apparat aus der Vogelperspective gesehen.

Der dem Beckenantheile des Apparates angehörende Wulst *e* hat den Zweck, das Herabrutschen der Extremitäten von der schiefen Ebene des Fusstheils zu verhindern.

Die linke Schulter wird durch die Lederkappe *h* nach abwärts gezogen, um der durch die Seitenlage des Beckens bedingten Tendenz des Thorax, gleichfalls die Seitenlage einzunehmen, wirksam entgegen zu arbeiten.

Die linke Thoraxhälfte liegt vollständig hohl.

Um den Apparat passend einzustellen, wird zuerst die Breite der Beckengabel durch Versuch bestimmt und fixirt; erst nachher stellt man die Querleiste und auf dieser die Rückenplatte entsprechend ein.

Zuerst wird das Becken des Patienten in der Beckengabel fixirt, sodann der Oberkörper in volle Rücken-

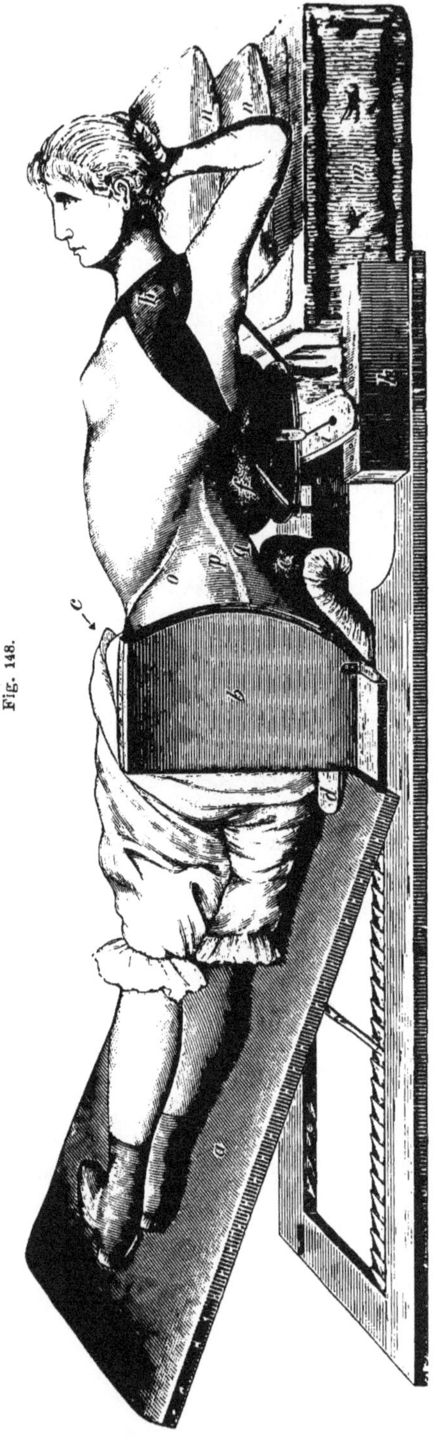

Fig. 148.

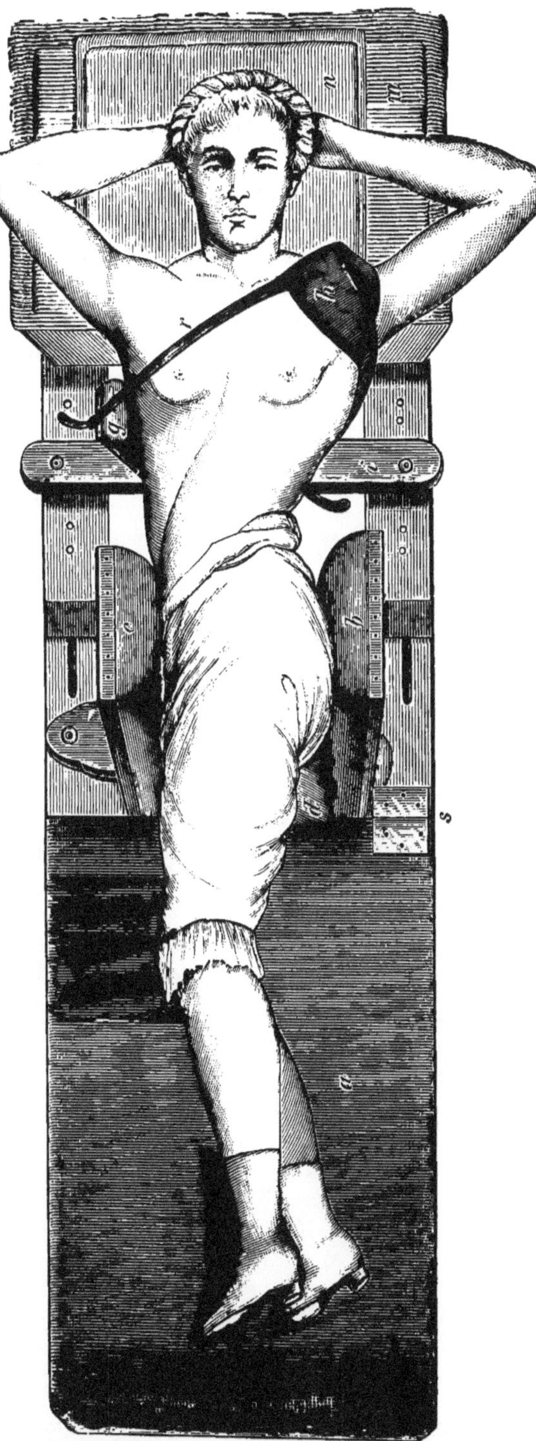

Fig. 149.

lage gebracht und die Achselkappe mässig angespannt. In der ersten Zeit empfinden die Patienten grosse Unbehaglichkeit und Athemnoth. Nach etwa 8 Tagen vertragen sie schon viele Stunden, ja die ganze Nacht im Apparate zu liegen. Man sorgt für zweckmässige Kleidung (am besten eignen sich warme Tricots für den Oberkörper, Flanell-Beinkleider für den Unterkörper.

Nach den bereits vorliegenden Erfahrungen hält sich Lorenz zur Versicherung berechtigt, dass die differente, id est antiscoliotische Lagerung des Körpers viel besser vertragen wird, als der Druck der Pelotten auf die pathologischen Prominenzen in indifferenter Rückenlage.

VII. CAPITEL.

Mechanische Behandlung der Kreislaufstörungen.

Es bleibt Oertel's grosses und unbestrittenes Verdienst, gewisse Erkrankungen des Kreislaufes, welche bis zum Erscheinen seines epochemachenden Werkes*) theils als der Therapie unzugänglich galten, theils durch diätische Methoden mit geringem Erfolge bekämpft wurden, auf rein mechanische Weise zur Heilung zu bringen. Zu diesen Erkrankungen gehören: Schwächezustände und Atrophie des Herzens, uncompensirte Klappenfehler, ungenügende oder wieder verlorene Compensation derselben, allgemeine Fettsucht, fettige Degeneration, Fettanlagerung und Fettdurchsetzung des Herzmuskels, Hydrämie, Anämie, Chlorose, Emphysem, Stauungscatarrhe der Lunge, des Magens und Darms, Oedeme etc.

Oertel's ebenso einfacher wie genialer Ideengang ist folgender:

Die Fortbewegung des Blutes durch das Herz ist im gesunden Organismus eine gleichmässige, d. h. soviel Blut auf der einen Seite durch die Vorhöfe aufgenommen wird, ebenso viel wird nach der anderen Seite hin durch die Herzkammern hinausgetrieben: die aus den Venen zuströmenden und die in die Arterien abfliessenden Blutmengen halten sich das hydrostatische Gleichgewicht. Es gibt aber mannigfaltige Veranlassungen, um dieses hydrostatische Gleichgewicht zu stören.

Diese Störungen können bedingt sein: 1. Durch eine Beschädigung des Herzens, welches als Druck- und Saugpumpe fungirt (Klappenfehler, Degeneration der Herzmusculatur); 2. durch Erkrankung der Niere, der Haut oder der Lunge, welche Organe die im Blute überschüssige Wassermenge zu entfernen haben;

*) Oertel, Therapie der Kreislaufstörungen in v. Ziemssen's Handbuch der Allgem. Therapie. IV. Bd. Leipzig, F. C. W. Vogel, 1885.

3. wenn der Lungenkreislauf derart erkrankt ist, dass die Lunge die ihr zuströmende Blutmenge nicht aufnehmen kann.

Vor Oertel hat die Wissenschaft solche Kreislaufstörungen dadurch zu bekämpfen sich bemüht, dass sie den Gefässapparat durch Blutentziehung entlastete, dass sie die Thätigkeit des Herzmuskels durch Medicamente kräftigte oder durch Schwitz- und Trinkcuren die den Kreislauf erschwerende Flüssigkeitsmenge beseitigte. Das sind aber nur palliative Mittel; habituell gewordene Störungen können auf diesem Wege nicht dauernd behoben werden. Die Störungen, welche durch Beschädigung des Circulationsapparates, durch Verschiebung des hydrostatischen Gleichgewichtes erzeugt werden, sind rein physikalischer Natur; eine Beseitigung derselben kann desshalb nur auf physikalisch-mechanischem Wege herbeigeführt werden. Die Aufgabe, welche die Therapie sich zu stellen hat, zerfällt in zwei Verfahren: *a)* in ein diätisches, *b)* in ein mechanisch-gymnastisches.

Wir haben uns, wollen wir den Rahmen des uns aufgestellten Programmes nicht überschreiten, nur mit dem letzten Punkte zu beschäftigen, indem wir bezüglich des diätischen Verfahrens auf das bereits citirte Buch des Münchener Professors verweisen.

Oertel geht von dem richtigen und unanfechtbaren Grundsatze aus, dass das Herz ein Muskel sei, wie jeder andere im menschlichen Körper, dass also die Gesetze seiner Ernährung und Kräftigung sich unter den allgemeinen Gesichtspunkten zusammenfassen lassen, wie dieselben in den früheren Capiteln ausführlich auseinandergesetzt wurden, nämlich:

a) Reichliche Blutzufuhr.

b) Energische Thätigkeit des Muskels.

Da der Herzmuskel jedoch nicht, gleich anderen Muskeln, unserem Willen gehorcht, so müssen wir die Erhöhung der Herzthätigkeit auf indirectem Wege erreichen. Oertel hat die systematische Steigbewegung, das Begehen von Curwegen mit ganz bestimmter Steigung (von 0—20°) oder kurzweg das Bergsteigen als die beste Gymnastik des Herzens in die Therapie eingeführt und als Schöpfer der Terraincurorte seinen Namen in die Geschichte der Medicin mit unverlöschlichen Lettern eingetragen. Das nun aller Welt so geläufige Wort „Terraincur" ist allerdings die Frucht mühsamer, durch 9 Jahre fortgesetzter Studien und Forschungen gewesen. Die unglaublich rasche Popularität, welche

Oertel's Ideen allerorten erlangt haben, darf als Beweis für den hohen und bleibenden Werth seiner genialen wissenschaftlichen Entdeckung betrachtet werden.

Die Anregung der Herzthätigkeit geht mit Beschleunigung des Blutlaufes in den Venen zum rechten Herzen, mit Vermehrung der Blutaufnahme in den Lungen durch Vertiefung der Athembewegungen, durch Erweiterung des Brustkorbes und dadurch bedingte Blutvermehrung in den Arterien einher. Der Gebrauch einer Terraincur findet jedoch in den Witterungsverhältnissen häufig natürliche Störungen.

Aus diesem Grunde hat auch Oertel schon die Nothwendigkeit erkannt, dass Terraincurorte heilgymnastische Säle besitzen sollen, in denen die Patienten durch Turnen und Arbeiten an Widerstandsapparaten das zur Anregung der Herzthätigkeit erforderliche Quantum von Arbeit aufbringen können, wenn Regen, Schnee und Sturm die Bewegung im Freien erschweren oder unmöglich machen.

Einfache Zimmergymnastik, mehreremale des Tages durch 20—30 Minuten ausgeführt, bietet ein zweckmässiges Surrogat für das von Oertel empfohlene systematische Bergsteigen, das selbstverständlich durch keine wie immer geartete Leibesübung ersetzt werden kann, am allerwenigsten durch Treppensteigen, indem durch die in ganz bestimmten Steigungen angelegten Curwege die Arbeitskraft des Herzens nur allmälig gesteigert und geschult wird, während das Treppensteigen die grössten Leistungen mit einem Male auferlegt; auch gehen bei anderen Leibesübungen die länger andauernde Einwirkung frischer staubfreier, sauerstoffreicher Luft, sowie die angenehmen und wohlthuenden Eindrücke, welche der Anblick schöner Landschaften auf die Gemüthsstimmung ausübt, verloren. Die Anregung der Herzthätigkeit lässt sich durch die mannigfaltigsten Arten der im geschlossenen Raume ausführbaren Bewegungen erzielen. Gehen, Hüpfen, Laufen — die zahlreichen Uebungen mit dem Kugelstabe —, Widerstandsbewegungen an den Apparaten von Burlot, am „Hygienisten“ von Mager, an dem von John E. Ruebesam in Washington construirten „Home-Gymnasium“ mögen mit einander abwechseln, um sämmtliche Muskeln des Körpers durchzuturnen und auf diesem Wege das Herz zu besserer Thätigkeit anzuspornen.

Es bedarf wohl nicht betont zu werden, dass bei Ausführung von Muskelübungen und Widerstandsbewegungen alle jene Vorsichten einzuhalten sind, welche Oertel überhaupt bei Anordnung einer Terraincur für unerlässlich erachtet. Die Misserfolge, welche durch Terraincuren erzielt wurden, sind, wie Oertel in seiner Schrift: „Ueber die diätetisch-mechanische Behandlung der Kreislaufstörungen" *) nachgewiesen hat, nicht der Methode und einer irrigen Diagnose, als vielmehr einem ungenügenden Verständnisse in Anordnung oder Ueberwachung der Cur oder dem Umstande zuzuschreiben, dass Kranke ohne ärztlichen Rath und Controle, auf eigene Faust eine Cur unternommen haben, welche, wie jedes andere Medicament, richtig indicirt und richtig dosirt verabreicht sein will. Obwohl ich durchaus nicht beabsichtige, über Terraincuren zu sprechen, so dürfte eine Aufzählung jener Contraindication hier am Platze sein, welche Oertel gegen die Anordnung einer mechanisch-gymnastischen Cur aufstellt:

1. Klappenfehler mit Insufficienz des Herzmuskels, mangelnde oder noch nicht vollständig eingetretene compensatorische Hypertrophie nach erst kurz zuvor überstandener Endocarditis — um nicht neue Entzündung des Herzens hervorzurufen oder frische Exsudatauflagerungen fortzuschwemmen und embolische Beschädigungen im Gefässapparat zu erzeugen.

2. Erkrankung des Herzens in Folge von Infectionskrankheiten: Typhus, Diphtherie etc., wobei es sich um einen directen Zerfall, hyaline, wachsartige Degeneration der Muskelfasern handelt und die noch vorhandenen Fasern keine erhöhte Arbeitsleistung mehr ausführen können.

3. Uebermüdung oder Ueberanstrengung des Herzmuskels mit Ueberdehnung seines Gewebes durch zu hoch gesteigerten intracardialen Druck, wenn der mechanische Insult noch nicht vollständig zur Abheilung gekommen ist, meist in Folge einer für das bezügliche Individuum zu grosser körperlicher Anstrengung.

4. Weit vorgeschrittene Sclerose der Kranzarterien, welche eine gesteigerte Zufuhr von Nährmaterial soviel wie unmöglich machen.

5. Allgemeine Atheromatose der Arterien, besonders der Hirngefässe, welche eine Zerreissung, Apoplexie befürchten lassen.

6. Aneurysma der Aorta und anderer Gefässstämme.

---

*) Therapeutische Monatshefte, herausgegeben von Dr. O. Liebreich. Berlin 1887.

7. Vorgeschrittene chronische Entzündung des Nierenparenchyms mit Verödung grösserer Glomerulusbezirke desselben in Folge lange bestehender Herzfehler.

8. Chronische Nierenerkrankung, bei welcher eine Entlastung des Kreislaufes in keiner Weise mehr zu erreichen ist.

9. Schwere Erkrankung des Uterus und der Ovarien.

Während der Drucklegung dieses Buches wurde von Dr. G. Gärtner, Docent an der Wiener Universität, ein Apparat erfunden, welcher sich ebenfalls zur Muskelarbeit, mithin zur Verbesserung der Herzthätigkeit eignet.

Dieser von Gärtner „Ergostat" *) genannte Apparat beruht auf einem ganz anderen Principe, als alle früher genannten, wesshalb er eine kurze Erörterung finden möge.

Fig. 150.

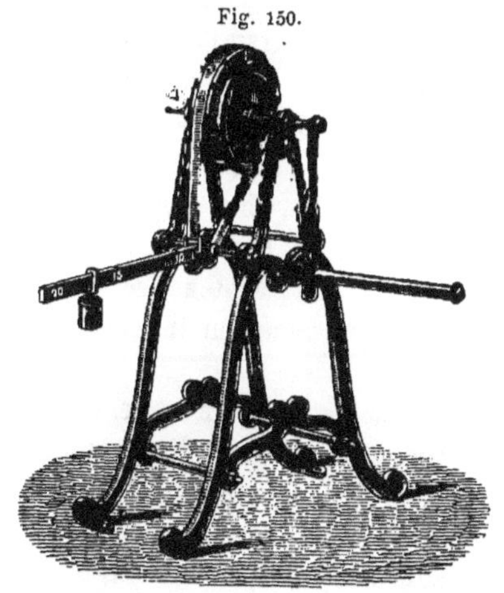

Wie die beifolgende Zeichnung ergibt, besteht der Gärtner'sche Ergostat aus einem eisernen Gestelle, an welchem eine eiserne Scheibe mittelst einer Kurbel gedreht wird.

Die Länge der Kurbel ist so gewählt, dass der mit beiden Händen sie erfassende Patient sich ziemlich tief bücken muss, ganz so, wie ein Arbeiter, welcher das Schwungrad einer Maschine dreht. Während bei den anderen Widerstandsapparaten Gewichte gehoben oder gestossen werden, ist beim „Ergostaten" Reibung zu überwinden.

*) Der Ergostat wird von den Ingenieuren Busch & Co., II., Obere Donaustrasse 63 erzeugt.

Die zu rotirende Eisenscheibe wird nämlich von einem mit Bremsklötzen umgebenen Bremsband umspannt, dessen Ende an einem Hebel befestigt ist. Mit Hilfe eines Laufgewichtes, das auf dem Hebel verschoben werden kann, wird das Band gegen die Scheibe mehr oder weniger angedrückt und auf diese Weise die Reibung zwischen der Scheibe und den Bremsklötzen verstärkt oder abgeschwächt und damit auch die Arbeitsgrösse, welche bei einer Umdrehung geleistet wird, verändert.

Der Apparat ist empyrisch gedacht; die Ziffern an dem Hebel bezeichnen die Anzahl der Kilogramm-Meter, welche bei Einstellung des Laufgewichtes auf die neben der Ziffer befindliche Kerbe in einer Umdrehung geleistet werden. Ein Tourenzähler ist mit der Achse des Apparates verbunden. Auf dem Zifferblatte kann die Zahl der erfolgten Umdrehungen jederzeit vom arbeitenden Menschen selbst, sowie vom Arzte controlirt werden. Die Zahl der Umdrehungen, multiplicirt mit der am Hebel abgelesenen Zahl, gibt die geleistete Arbeit in Kilogramm-Metern ausgedrückt an.

Die Vorschrift Oertel's, bei der Terraincur die Schritte mit den Athembewegungen in Einklang zu bringen, gilt ebenfalls für die Arbeit am Ergostaten, wo der Rhythmus der Athmung mit den Kurbelbewegungen in Uebereinstimmung gelangen muss.

Die Umdrehungen sollen langsam vorgenommen werden (20 bis 25 Touren in der Minute), weil sonst Kurzathmigkeit eintritt. Wie bei der Terraincur thut der Patient gut, während der Arbeit nicht zu sprechen.

Der Ergostat wird bei allen jenen Erkrankungen gute Dienste leisten, welche durch Muskelarbeit gebessert oder geheilt werden können; insbesondere aber bei Fettleibigkeit zweckmässige Verwendung finden. Der Apparat vereinigt mit dem Vortheile der Kleinheit, der leicht zu erlernenden und geräuschlosen Handhabung den der Wohlfeilheit und den der genau zu präcisirenden Arbeitsleistung.

Nach den geringen Erfahrungen, welche ich selbst mit dem Ergostaten zu sammeln Gelegenheit hatte, eignet sich dieser ebenso einfache als zweckmässige Apparat überall da, wo es sich um Muskelarbeit im Allgemeinen handelt (Circulationsstörungen, Neurasthenie, Fettsucht, Verdauungsstörungen, Obstipationen, Stauungen im Pfortadersysteme).

Was die Verwendung des Ergostaten bei chronischem Muskelrheumatismus anbelangt, so kann er wohl bei einzelnen Formen, aber nicht bei allen die Burlot'schen Apparate oder den in so mannigfaltiger Weise verwendbaren, so verschiedenen Zwecken dienenden „Hygienisten" von Mager ersetzen.

Er lässt sich mit vielem Erfolge bei Lumbago und Rheumatismus der Brust- und Armmuskeln anwenden; dagegen hat er geringen Einfluss auf den rheumatischen Process der Musculatur der Fossa supra-spinata, der Cervical- und Nackenmuskeln, weil eben diese Muskelgruppen bei den Kurbelbewegungen wenig in Anspruch genommen werden.

In gleicher Weise verhält es sich mit den Neuralgien. Der Ischias wird der Ergostat kaum zu Leibe können; hier handelt es sich um Tretbewegungen und Bethätigung jener Muskeln, welche den Uebergang aus dem Stehen in's Sitzen und Kauern vermitteln — also vorzugsweise von Arbeit der Gluteal- und Beugemuskeln des Oberschenkels — während der Ergostat bei Intercostalneuralgien gewiss gute Dienste leisten wird.

Literatur.

Chronologisch geordnet.

Francis Fuller. Medical gymnastique. London *1740*. — Börner. Dissertatio de arte gymnastica nova. Helmstadt *1748*. — Gerike. De gymnasticae veteris inventoribus. Helmstadt *1748*. — Tissot. Gymnastique médicale ou l'exercice appliqué aux organes de l'homme d'après les lois de la physiologie de l'hygiène et de la thérapeutique. Paris *1871*. — John Pugh. Treatise on the science of muscular action. London *1794*. — Barclay. The muscular motions of the human body. Edinburgh *1808*. — Balfour. Illustrations on the power of compression in the cure of rheumatisme, gout and in promoting health and longevity. Edinburgh *1808*. — Koch. Das Turnen vom Standpunkte der Diätetik und der Physiologie. Magdeburg *1830*. — Londe. Gymnastique médicale. Paris *1821*. — Martin. Du traitement des quelques affections musculaires, faussement attribuées jusqu'à ce jour au rhumatisme. Lyon *1837*. — Govet Indebeten. Therapeutic manipulation on medical mechanics. London *1840*. — Sonden. Vortrag über Gymnastik in ihrer Anwendung auf Entwicklung des Körpers und auf die Medicin, gehalten bei der skandinavischen Naturforscher-Versammlung. *1840*. — Pinette. Précis de la gymnastique moderne. Paris *1842*. — E. H. Richter. Die nationale und die medicinische Gymnastik in Schweden. Vortrag, gehalten bei der Versammlung deutscher Aerzte und Naturforscher. *1845*. — Hartwig. Die peripathetische Heilmethode, oder Heilung der Krankheiten durch Bewegung. Düsseldorf *1847*. — Rothstein. Die Gymnastik nach den System Ling. Berlin *1848*. — Georgii. Cinésithérapie on traitement des maladies par le mouvement selon la méthode de Ling. *1849*. — Laisné. Gymnastique pratique. Paris *1850*. — Lutterbach. Revolution in der Art des Ganges. Paris *1850*. — Sée. La chorée et des affections nerveuses. Paris *1851*. — Bequerel. Du traitement de la chorée par la gymnastique. Gazette des hôpitaux. *1851*. — Branting. Gymnastique médicale ou l'art des excercices appliquée au traitement de maladies d'après la méthode de Ling. Berlin *1852*. — Melicher. Erster Bericht über die von ihm geleitete Anstalt für schwedische Heilgymnastik. Wien *1853*. — Bonnet. Traité de thérap. des maladies articulaires. Paris et Lyon *1853*. — Heidler. Die Erschütterung als diagnostisches und Heilmittel. Braunschweig *1853*. — M. Eulenburg. Die schwedische Heilgymnastik. Versuch einer wissenschaftlichen Begründung derselben. Berlin *1853*. — Berend. Die medicinische Gymnastik, vorzugsweise vom Standpunkte des schwedischen Gymnasten Ling. *1853*. — Blache. Du traitement de la chorée par la gymnastique, Mémoire à l'académie de médecine. Moniteur des hôpitaux. *1854*. — Blache Du traitement de la chorée par la gymnastique, rapport à l'académie de médecine. (10. April) *1855*. — M. Eulenburg. Die Heilung der chronischen Unterleibsbeschwerden. Berlin *1856*. — Magne. Gazette médicale. *1856*. — Lebatard. Gazette des hôpitaux. *1856*. — Pichery. Gymnase de chambre. Manuel de gymnastique. Paris *1857*. — N. Dally. Cinésialogie ou Science du mouvement. Paris *1857*. — Girard. Sur les frictions et le massage. Gazette hebdom. de médec. et de chirurgie. *1858*. Nr. 46. — Hervieux. Ueber die Behandlung des Scleroms Neugeborner mittelst Knetung und Muskelerregung. Bulletin de thérapeutique. *1859*. (März.) — Piorry. Sehr alter Muskelschmerz rasch geheilt durch die Massage. Gazette des hôpitaux. *1860*, Nr. 49. — Dr. Haupt. Der Schreibekrampf mit Rücksicht auf Pathologie und Therapie. Wiesbaden *1860*. — Elleaume. Du massage dans l'entorse. Gazette des hôpitaux. *1860*. — Rizet. Du traitement de l'entorse par le massage. Arras *1862*. — Quesnoy. Mémoire de médecine et de chirurgie militaires. *1862*. — Servier. Ibidem. — Estradère. Du massage, son historique, ses manipulations. Thèse *1863*. Paris. — Millet. Du massage comme traitement de l'entorse. Bulletin général de thérapeutique. *1864*, 30. (Jänner.) — Rizet. De la manière de pratiquer le massage dans l'entorse. Arras *1864*. — Rizet. Du massage dans les echymoses et les contusions. Gazette médicale de Paris. *1864*, Nr. 50. — Chancerel. Historique de la gymnastique médicale depuis son origine jusqu'à nos jours. Paris *1864*. — Laisné. Applications de la gymnastique à la guérison de quelques maladies. Paris *1865*. — Van Lair. Les neuralgies, leurs formes et leur traitement. Bruxelles *1866*. — Rizet. Emploi du massage pour la diagnostic de certaines fractures. Paris *1866*. — Runge. Natur und Behandlung des Hexenschusses (Lumbago). Deutsche Klinik. *1867*, Nr. 8. — Beranger-Ferrand. Du massage dans l'entorse. Bulletin de thérapeutique. *1867*. — Laisné. Du massage etc. Paris *1868*. — Thure Brandt. Nouvelle méthode gymnastique et magnetique pour le traitement des maladies des organes du bassin et principalement des maladies uterines. Stockholm *1868*. — Nitzsche. Die Heilung der Nerven- und Muskellähmungen, die Heilung orthopädischer Gebrechen, die Heilung der Unterleibsbeschwerden durch ärztliche Zimmergymnastik. Dresden (ohne Jahreszahl). — Paz. Moyen infaillible de prolonger l'existence et de prévenir les maladies. Paris *1870*. — Phéllipeaux. Étude pratique, sur les frictions et la massage ou Guide de médecine Masseur. Paris *1870*. — Dally. Manipulations thérapeutiques. Dictionnaire encyclopédique des sciences médicales. Paris *1871*. — Cabasse. Observations pour servir au traitement de l'entorse par le massage. Gazette des hôpitaux. Février *1871*. — Metzger. Die Behandlung der Teleangiectasien. Langenbeck's Archiv. *1871*, XIII. — Bicking. Die Gymnastik des Athmens zur Heilung von verschiedenen Krankheiten, insbesondere der Schwindsucht. Berlin *1872*. — Schreber. Aerztliche Zimmergymnastik. Leipzig *1872*. — Berglind. Ueber Massage. St. Petersburger med. Zeitschrift. *1873*, IV. Bd., 5. Heft. — Rossander. Ein Fall von Schreibekrampf, geheilt mit Massage und Strychnininjection. Deutsche Klinik. *1873*. November. — Bardinet. Die Harnröhrenverengerungen und ihre Behandlung durch innere Massage. L'union médicale. *1874*. — Bergham och Helleday. Antekningen om Massage. Bemerkungen über das Knetverfahren. Nord. med. Archiv. V. Bd. 7. Heft, pag. 131. Hierüber ein Referat in der deutschen militärärztlichen Zeitschrift. *1874*, 9. Heft. — Ulrich. Pathologie und Therapie der muskulären Rückgrats-Verkrümmungen. Bremen *1874*. — M. Fontaine. Die

Massage bei Behandlung der Distorsionen. Archives méd. belges. *1874*, 3. Heft. — C. Bergham. Ueber die Behandlung acuter traumatischer Gelenkskrankheiten durch Massage. Centralblatt für Chirurgie. *1875*, Nr. 52. — Gassner. Ueber Massage. Bayerisches Intelligenzblatt. *1875*, XXII. Bd. — Billroth. Zur Discussion über einige chirurgische Zeit- und Tagesfragen. III. Bd. Zur Massage. Wiener med. Wochenschrift. *1875*, Nr. 45. — Witt. Ueber Massage. Langenbeck's Archiv für klin. Chirurgie. *1875*, XVIII. Bd. — Grasser. Massage bei Gelenkscontractionen und Distorsionen. Med. Centralzeitung *1875*, Nr. 71. — Mullier. Quelques remarques sur le traitement de certaines affections chirurgicales par le massage local Archives médicales belges. *1875*, Heft 7. — Glatter. Allgemeine Betrachtungen über den Werth der Heilgymnastik. Wiener med. Presse. *1875*, Nr. 8, 9, 11. — Mosengeil. Ueber Massage etc. Archiv für klin. Chirurgie. XIX. Bd. *1876*. — Wagner. Die Massage und ihr Werth für den praktischen Arzt. Berliner klin Wochenschrift. *1876*, Nr. 45 und 46. — Cederschjöld. Ueber die schwedische Heilgymnastik mit besonderer Berücksichtigung der mechanischen Nervenreize (Hannover). Virchow's Jahresbericht. *1876*, I. Bd., 2 Abtheilung. — Norström Traitement des mal. des femmes par le massage. Gazette hebdomadaire. *1876*, Nr. 3. — Graham. Massage in writers cramp and allied affections. New-York med. Record. *1876*, 28. April. — Nycander. Du massage, son application dans le traitement de l'entorse. Bruxelles *1877*. — Mullier. Du massage, son action physiologique et sa valeur thérapeutique, specialement au point de vue du traitement de l'entorse. Journal de médecine. Bruxelles *1877*. — Ziemssen. Massage mit warmer Douche im warmen Bade. Deutsche med. Wochenschrift. *1877*, Nr. 34. — Podratzky. Ueber Massage. Med. Presse *1877*, Nr. 10 und 11. — Graham. Schreibekrampf, Clavierspielkrampf, andere Störungen einzelner Muskeln. New-York med. Record. April *1877*. — Klemm. Die Muskelklopfung, eine activ-passive Zimmergymnastik für Kranke und Gesunde. Riga *1877*. — S. Herrmann. Ueber den praktischen Werth der Massagebehandlung. Pester med.-chir. Presse. *1877*, Nr. 50 — Bruberger. Ueber Massage und ihre Anwendung im Militärlazareth. (Mit Benützung der Akten des Kriegsministeriums zusammengestellt.) Deutsche militärärztliche Zeitschrift. Berlin *1877*, 7. Heft. — M. R. Levi. Della flagellazione. Venezia *1877*. — Le Blond. Manuel de gymnastique. Paris *1877*. — Körner. Massage und ihre Anwendung für den Militärarzt. Deutsche Zeitschrift für praktische Medicin. *1877*, Nr. 26. — Starke. Die physiologischen Principien bei der Behandlung rheumatischer Gelenksentzündungen. Charité-Annalen pro 1876. Berlin *1878*. — Serbsky. Ein Fall von Darmverschliessung. Petersburger med. Wochenschrift. *1878*, Nr. 12. — Winiwarter. Zwei Beobachtungen über die Verwerthung der Massage bei chronischen Erkrankungen innerer Organe. Wiener med. Blätter. *1878*, Nr. 29 und 31. Hierüber ein Referat im Centralblatt für Chirurgie. *1879*, Nr. 26. — Cöderschjöld. Ueber passive Bewegungen. Mittheilungen aus dem Institute für schwedische Heilgymnastik (Hannover). Virchow's Jahresbericht. *1878*, I. Bd., 2. Abtheilung. — Niehaus jun. Ueber die Massage. Vortrag, gehalten im med. pharm. Bezirksverein des Berner Mittellandes. 30. Januar 1877. Correspondenzblatt für Schweizer Aerzte. *1878*, Nr. 7. — D. Prince. Maschine zur Ausübung der Reibungen. American Practitioner. *1878*, Februar. — Mash Howard, On manipulation or the use of forcible movement as a means of surgical treatment. St. Barthol. hosp. report. XIV. — Putmann

James. Physical exercise for the sick. Boston and surgical journal Vol. XCV, 28. September, Nr. 13. — Mill's nervöser Kopfschmerz und Hemicranie. Philadelphia med. and surg. Reporter XXXIX. 14. October *1878*. — Estlander. Chronische Prostatitis, behandelt durch Massage. Svenska läkare sällsk. förhandl. XX, 4. Heft, *1878*. — Asp. Ueber Massage des Uterus. Nord. med. Archiv. *1878*, Bd. X, Nr. 22. Auszug hierüber findet sich im Centralblatt für Gynäkologie. *1879*, Nr. 8. — Treichler. Gymnastik und Stabturnen in der Hand des Arztes. Correspondenzblatt für Schweizer Aerzte *1877*, Nr. 4. Virchow's Jahresbericht. *1878*, I. Bd., 2. Abtheilung. — Garrod, S. W. Behandlung der Hämorrhoiden. The Clinik. XIV, 9 March, *1878*. — Roth. Behandlung der Kinderlähmung. Brit. med. Journal. June 14, *1879*. — E. Dally. Traitement de la paralysie infantile. Journal de thérapeutique. Paris *1879*. — Dally. Du traitement des deformations du rachis par la suspension cervico-axillaire. Paris *1879*. — Quinart. Massage der hypertrophischen Mandeln. Journal de Médecine et Chirurgie. *1879*. — Gerst. Ueber den therapeutischen Werth der Massage. Würzburg *1879*. — Starke. Physik. Wirkung der Massage. Charité-Annalen. III. Bd. Schmidtsche Jahrbücher. 1879, CLXXXIV. Bd., Jahrgang *1879*, Nr. 10. — Pagenstecher. Massage des Auges und deren Anwendung bei verschiedenen Augenerkrankungen. Centralblatt für praktische Augenheilkunde. II. Bd., December *1878*. — Metzger. Patellarbruch, geheilt durch Massage. Berghmann's Mittheilungen. Schmidt'sche Jahrbücher. *1879*, CLXXXIV. Bd., Nr. 10. — Blaikie. How to get strong and how to stay so. New-York *1879*. — Bela Weiss. Die Massage, ihre Geschichte, ihre Anwendung und Wirkung. Wiener Klinik. *1879*, November, December. — Rossander. Massage bei Fractur des Oberarmes. Virchow's Jahresbericht. *1879*, II. Bd., 2. Abtheilung. — Douglas Graham. Muskuläre Astenopie mit Myopie, Hypermetropie und Emmetropie. New-York med. Record. XVI. Bd., 8. Heft, pag. 172, August *1879*. — Johnsen. Frische Gelenksdistorsionen. Hospitals Tidende, II. Bd., pag. 7—10, 1878. Schmidt'sche Jahrbücher. 1879, CLXXXIV. Bd., Jahrgang *1879*. — Rossander. Fraktur der Patella. Hygiea XLI. Bd., 2. Heft, pag. 95, Februar. Svenska läkare sällsk. förh. pag. 41, Mai *1879*. — Asp. Massage bei chronischen Uterinkrankheiten. Virchow und Hirsch' Jahresbericht der Leistungen und Fortschritte der gesammten Medicin. *1879* XIII. Jahrgang, II. Bd., 3. Abtheilung. — Winiwarter. Vielkammerige Ovariencyste, Stauungsödem bei einer 79 Jahre alten Frau. Chirurgisches Centralblatt VI. Bd., Heft 25, *1879*. — Gerst. Krankheiten der Nase, des Kehlkopfes und der Luftröhre. Virchow's Jahresbericht. *1879*, II. Bd., 1. Abtheilung. — G. M. Beard. Ueber Schreibekrampf. Med. Record. New-York, Vol. 15, Nr. 11. Ein Auszug in der Prager med. Wochenschrift. *1879*. — Althaus. Muskelklopfer bei Kinderparalyse. British med. Journal. *1879*. — Gradenigo. Ueber Massage des Auges. Centralblatt für Augenheilkunde. *1880*, April. — Weissenberg. Ueber den Nutzen der Massage in Soolbädern. Vortrag beim 8. schlesischen Bädertage. *1880*. — Jules Gantier. Du Massage ou manipulation appliquée à la thérapeutique et à l'hygiène. Le Mans *1880*. — Ad. Hitzigrath. Die Massage. Ems *1880*. — Reeves. Massage des vergrösserten Uterus aus verschiedenen Ursachen. Jahresbericht über die Leistungen und Fortschritte der gesammten Medicin von Virchow und Hirsch. XV. Jahrgang. *1880*, II. Bd., 3. Abtheilung. — A. Tiedemann. Heilung eines Falles von langwieriger Chorea mittelst Heilgymnastik. Norsk. Mag. f. Lägevidensk.

3 R., VIII, 1, *1878*. Schmidt's Jahrbücher. 1880, IX. Bd., 187. — James M. Craith. Lumbago, Ischias und ähnliche Affectionen. Brit. med. Journal, 14. August, pag. 267. Med. Times und Gaz., 4. September *1880*. Schmidt's Jahresbericht 1880, IX. Bd., 1887. — Victor Silberer. Ueber den Werth und die Bedeutung der Gymnastik. Populärer Vortrag, gehalten im Saale des Ingenieur- und Architekten-Vereines am 21. Januar 1880. Wien *1880*. — Busch. Massage gegen Ileus durch Coprostase und Invagination. Jahresbericht über die Leistungen und Fortschritte der gesammten Medicin von Virchow und Hirsch. XV. Jahrgang *1880*, II. Bd., 1. Abtheilung, pag. 192. — Vogt. Moderne Orthopädik. Stuttgart *1880*. — Mundé. Palpation in obstetrics. American journ. of obst. 1879, Juli und October 1880, April. — Chodin. Ueber die Anwendung der Massage bei Discissio cataractae. Protokoll der Aerzte von Petersburg. 1880. — Bolin. Fractur der Patella, behandelt mit Massage. Nord. med. Archiv. 1880, Nr. 21. — Weiss. Casuistische Mittheilung über die Anwendung der Massage bei Laryngitis catarrhalis und cruposa. Archiv für Kinderheilkunde. 1880, I. Bd., 5. und 6. Heft. — Pedraglia. Massage des Auges. Centralblatt für praktische Augenheilkunde. V. April 1881. Schmidt'sche Jahrbücher, Bd CLXXXXII, Jahrgang *1881*, Nr. 11. — Bela Weiss. Anwendung der Massage bei Laryngitis catarrhalis und cruposa. Archiv für Kinderheilkunde. I, 433, Heft 5 und 6. — Pagenstecher. Ueber Anwendung der Massage bei Augenerkrankungen. Schmidt's Jahrbücher. *1881*, III. Bd., 189. — Schreiber. Massage als Mittel gegen die bei Tabes auftretende Anästhesie. Wiener med. Presse *1881*, Nr. 10. — Delhaes. Ueber die gleichzeitige Anwendung der Massage beim Gebrauch der Teplitzer Thermen. Deutsche med. Wochenschrift *1881*, Nr. 13. — Reeves Jackson. Ueber Massage des Uterus als ein Mittel zur Behandlung gewisser Formen der vergrösserten Gebärmutter. Transactions of the American Gynaecological Society. Vol. V for the year 1880. Boston *1881*. — Boudet. Behandlung des Schmerzes mittelst mechanischen Vibrationen. Progrès médical. *1881*, Nr. 5. — Ritterfeld-Confeld. Die Massage, populär-wissenschaftliche Darstellung dieses Heilverfahrens. Wiesbaden *1881*. — P. Haufe. Ueber Massage, ihr Wesen und ihre therapeutische Bedeutung. Frankfurt a. M. *1881*. — Gussenbauer. Erfahrungen über Massage. Separatabdruck der Prager med. Wochenschrift. Prag *1881*. — Dally. De l'exercice méthodique de la respiration dans ses rapports avec la conformation thoracique et la santé générale. Paris *1881*. — Schreiber. Die Behandlung schwerer Formen von Neuralgie und Muskelrheumatismus mittelst Massage und methodischen Muskelübungen. Vortrag, gehalten in der 54. Versammlung deutscher Naturforscher und Aerzte zu Salzburg. Wiener med. Presse. *1881*, Nr. 48, 49, 50, 51. — Freund. Mittheilungen über die Behandlung der Laryngitis cruposa und catarrhalis vermittelst der Massage. Vortrag, gehalten im Vereine der Aerzte von Leitmeritz. Prager med. Wochenschrift. *1881*, Nr. 47. — Langer. Zur Kenntniss des Sclerema neonatorum. Wiener med. Presse *1881*. Nr. 44 und 45. — Weil. Der Restaurateur, ein elastischer Kraft- und Muskelstärker für Zimmergymnastiker. Berlin *1881*. — Post. Elektromassage. New-York med. Record. XIX, *1881*. — Durand-Fardel. Du massage du foie dans l'engorgement hépatique simple. Bulletin gén. de thérap. *1881*, 31. Mai. — Peters. Die Massagewirkung der Moorbäder. Berliner klin. Wochenschrift. *1881*, Nr. 34. — S. Klein. Ueber die Anwendung der Massage in der Augenheilkunde. Wiener med. Presse. *1882*, Nr. 9, 10, 12,

15. — Prochownik. Zur Behandlung der Beckenexsudate. Deutsche med. Wochenschrift 1882. Nr. 32 u. 33. — Abadie. Heilung des Lidkrampfes durch Massage Gazette des hôpitaux 1882. Nr. 116. — Granville. Percussion als Heilmittel der nervösen Störungen. Brit. med. Journal. 1882, March 11. — Gillote. Erfolgreiche Anwendung von Chloroformnarcose und Massage bei Intussusception. New-York med. Journal, September. 1882. Wiener med. Wochenschrift Nr. 50. — Averbeck. Die medicinische Gymnastik. Stuttgart 1882. — Die Behandlung der Milchknoten mit Massage. Med.-chir. Rundschau. 1882, Maiheft. — Friedmann. Die Massage bei Augenkrankheiten. Wiener med. Presse Nr. 23, 1883. — A. Eulenburg. Ueber einige neuere Behandlungsversuche chronischer Rückenmarkskrankheiten, namentlich der Tabes dorsalis. Oesterreichische Badezeitung. 1882, Nr. 13. — v. Nussbaum. Einfache und erfolgreiche Behandlung des Schreibekrampfes. Münchener ärztliches Intelligenzblatt. 1882, Nr. 39. — Eulenburg. Encyclopädie der medicinischen Wissenschaften, Artikel: Massage. Wien 1882. — Schenkl. Ueber Massage des Auges. Vortrag, gehalten in der Wanderversammlung des Centralvereines deutscher Aerzte in Böhmen. 15. Juli 1882. Prager med. Wochenschrift. 1882, Nr. 30. — Rossbach. Lehrbuch der physikalischen Heilmethoden. II. Hälfte. Berlin 1882. — Busch. Allgemeine Orthopädie, Gymnastik und Massage. Ziemssen's Handbuch der allgemeinen Therapie. II. Bd., 2. Theil. Leipzig 1882. — Little und Fletscher. Ueber Massage. Brit. med. Journal. 1882. — Granville. Nerovibration as a therap. agent. Lancet 1882, Nr. 23. — Granville. A note on the treatment of locomotor ataxy by precise nerovibration. Brit. med. Journal 1882, September. — Vigouroux. Du traitement de la crampe des écrivains par la méthode de Wolf de Frankfort. Progrès médical. 1882. — Stein. Die Behandlung des Schreibekrampfes. Berliner klin. Wochenschrift. 1882, Nr. 34. — Schott. Die Behandlung des Schreib- und Clavierkrampfes. Deutsche Medicinal-Zeitung. 1882, Nr. 9. — Goodhart und Phillips. Ueber Behandlung der acuten Chorea mittelst Massage und kräftiger Ernährung. Lancet 1882, August. — Krönlein. Ueber die chirurgische Behandlung des Ileus. Correspondenzblatt für Schweizer Aerzte. 1882, Nr. 15 und 16. — Bitterlein. Darmverschluss, Kotherbrechen, Massage-Heilung. L'Union 1882, Nr. 37. — Körbl. Behandlung der Lymphome. Wiener med. Wochenschrift. 1882, Nr. 19. — Engelmann. Massage und Expression oder äussere Handgriffe in der Geburtshilfe der Naturvölker. American journal of obst. 1882, Juli. — Prochownik. Zur Behandlung alter Beckenexsudate. Deutsche med. Wochenschrift 1882, Nr. 32 und 33. — Bunge. Beiträge zur Massage des Unterleibs, insbesondere des Uterus und seiner Adnexa. Berliner klin. Wochenschrift. 1882, Nr. 25. — Reibmayer. Die Massage und ihre Verwerthung in den verschiedenen Disciplinen der praktischen Medicin. Wien 1883. — Samuely. Ueber Massage für die Bedürfnisse des praktischen Arztes bearbeitet. Wien 1883. — Stein. Ueber elektrische Massage und elektrische Gymnastik. Wiener med. Presse. 1883, Nr. 2. — Beuster. Ueber den therapeutischen Werth der Massage bei centralen und peripheren Nervenkrankheiten. Verhandlungen des Vereines für interne Medicin in Berlin, 8. Januar 1883. — Kochmann. Massage, erfolgreich bei Phlegmasia alba dolens. Allgemeine med. Centralzeitung. 1883, 16. — Schreiber. Praktische Anleitung z. Behandlung d. Massage und meth. Muskelübung. Wien 1883. — v. Aigner. Die Anwendung der Massage in den Akratothermen. Wiener med. Presse. 1883.

Nr. 21. — Operum. Von der Massagebehandlung bei perimetritischen Exsudaten. Gynäcol. obst. Med. d. Bl. I. Bd., 2. Heft. — Ausserdem: Capitel in den Lehrbüchern über Geburtshilfe und Gynäkologie. Chroback. Handbuch der Frauenkrankheiten, redigirt v. Billroth. V. Bd. — Bandl, ibidem Hegar und Kaltenbach. Die operative Gynäkologie mit Einschluss der gynäkolog. Untersuchungslehre. Stuttgart *1881*. — Vielfache Auszüge und Referate in den Schmidtschen Jahrbüchern: Jahrgang *1877*, Bd. CL, 173. — Jahrgang *1879*, Bd. CLXXXIV. — Jahrgang *1880*, Bd. CLXXXVI. — Jahrgang *1881*, Bd. CLXXXXII, — in den Berichten des Krankenhauses Wieden (Wien) *1877* und *1878*. — In Virchow's Jahresbericht. *1879*, II. Bd., 2. Abtheilung. — Binswanger. Zur Behandlung der Erschöpfungsneurosen. Allgem. Zeitschrift für Psychiatrie *1883*. — Zabludowski. Die Bedeutung der Massage für die Chirurgie und ihre physiologischen Grundlagen. Berlin *1883*. — Zaufal. Massage des Meat aud. ext. Prager Med. Wochenschrift. *1883*. Nr. 44. — Eitelberg. Massage bei Ohrenkrankheiten. Wiener med. Presse *1883*. Nr. 26, 27, 28, 30, 31. — Norström. Traité théoretique et pratique du massage. Med. Presse *1883*. Nr. 52. — Dianoux. Massage des Auges nach Sklerotomie. Deutsche Med. Zeitung *1883*. Nr. 51. — Stauber. Beiträge zur Massagebehandlung. Wiener Med. Blätter *1883*. Nr. 46 u. 47. — Reibmayr. Die Technik der Massage. Wien *1884*. — Schreiber. Traité pratique de massage et de gymnastique médicale. Paris *1884*. — Urbantschitsch. Massage des Isthmus tubae. III. Intern. Otologencongress. Basel *1884*. — Schreiber. Erfahrungen über Mechanotherapie. Wiener med. Presse. *1884*. Nr. 19 und 21. — Kapper. Zur Therapie der Darminvagination und der chronischen Constipation. Wiener allg. Med. Zeitung. *1885*. Nr. 2. — Norström. Traitement de la migraine par le massage. Paris *1885*. — Nebel. Ueber Heilgymnastik und Massage. Volkmann's Sammlung klin. Vorträge. Nr. 286. Leipzig *1886*. — Charcot. Neue Vorlesungen der Krankheiten des Nervensystems. Deutsche Ausgabe von S. Freud. Wien *1886*. — Reseh. Ueber Anwendung der Massage bei Krankheiten der weiblichen Sexualorgane. Centralblatt für Gynäkologie. *1887*. Nr. 32. — Schreiber. Mechanische Behandlung der Lumbago. Wiener Klinik. *1887*. 3. Heft. — Hünerfanth. Handbuch der Massage. Leipzig *1887*. — Profanter. Die Massage in der Gynäkolgie. Wien *1887*. — Limböck. Zur Therapie des Schreiberkrampfes. Prager med. Wochenschrift *1887*. Nr. 51. — A. Bum. Der schnellende Finger. Wiener med. Presse. *1887*. Nr. 43 u. 44. — Pollitzer. Lehrbuch der Ohrenheilkunde. Erlangen *1887*. — Weir-Mitchell. Behandlung gewisser Formen von Neurasthenie und Hysterie; deutsche Uebers. von Klemperer. Berlin *1887*. — Schreiber. A manual of treatment by massage and methodical muscle exercice. Philadelphia *1887*. — A. Bum. Die Massage in der Neuropathologie. Wiener Klinik. *1888*. 1. Heft. — Grünfeld. Die Massage. Med. Handbücher. Bd. 34. Berlin *1888*.

www.ingramcontent.com/pod-product-compliance
Lightning Source LLC
Chambersburg PA
CBHW021353210326
41599CB00011B/859

* 9 7 8 3 7 4 2 8 1 5 7 9 8 *